中华护理学会全国护理科普教育基地福建省肿瘤医院
癌协会肿瘤护理工作委员会

组织编写

常见肿瘤 CHANGJIAN ZHONGLIU
家庭护理和康复
科普图册

JIATING HULI HE KANGFU KEPU TUCE

骆惠玉　陆箴琦　主编

海峡出版发行集团 THE STRAITS PUBLISHING & DISTRIBUTING GROUP | 福建科学技术出版社 FUJIAN SCIENCE & TECHNOLOGY PUBLISHING HOUSE

图书在版编目(CIP)数据

常见肿瘤家庭护理和康复科普图册 / 骆惠玉，陆箴琦主编；中华护理学会全国护理科普教育基地福建省肿瘤医院，福建省抗癌协会肿瘤护理工作委员会编．—福州：福建科学技术出版社，2023.12

ISBN 978-7-5335-7157-3

Ⅰ．①常… Ⅱ．①骆… ②陆… ③中… ④福… Ⅲ．①肿瘤－护理－图解②肿瘤－康复－图解 Ⅳ．① R473.73-64 ② R730.9-64

中国国家版本馆 CIP 数据核字(2024)第 001596 号

书　　名　常见肿瘤家庭护理和康复科普图册
主　　编　骆惠玉　陆箴琦
编　　者　中华护理学会全国护理科普教育基地福建省肿瘤医院
　　　　　福建省抗癌协会肿瘤护理工作委员会
出版发行　福建科学技术出版社
社　　址　福州市东水路76号（邮编350001）
网　　址　www.fjstp.com
经　　销　福建新华发行（集团）有限责任公司
印　　刷　福建省地质印刷厂
开　　本　700毫米×1000毫米　1/16
印　　张　28.25
字　　数　463千字
版　　次　2023年12月第1版
印　　次　2023年12月第1次印刷
书　　号　ISBN 978-7-5335-7157-3
定　　价　198.00元

中华护理学会全国护理科普教育基地福建省肿瘤医院
福建省抗癌协会肿瘤护理工作委员会
组织编写 ■

编委名单

主　编 ■

骆惠玉　陆箴琦

副主编 ■

王影新　陈唐庚　齐　榕　杨　眉

编　委 ■

（按姓氏笔画排序）

王　燕　石灵芳　叶　钦　朱　芳　朱畅惠　任　密
刘　飞　刘　颖　许云妥　孙　鑫　邱　晶　何敏芬
张　丽　张　宏　张淑华　陈庆月　陈　英　陈艳茹
陈　莉　陈　晶　陈颖娇　青　菁　林　艳　卓　妍
卓珍珍　郑一楠　柯清仙　倪高翔　徐少青　徐珍华
徐　婧　徐雅惠　高文思　黄友秀　梁煜晴　潘志颖

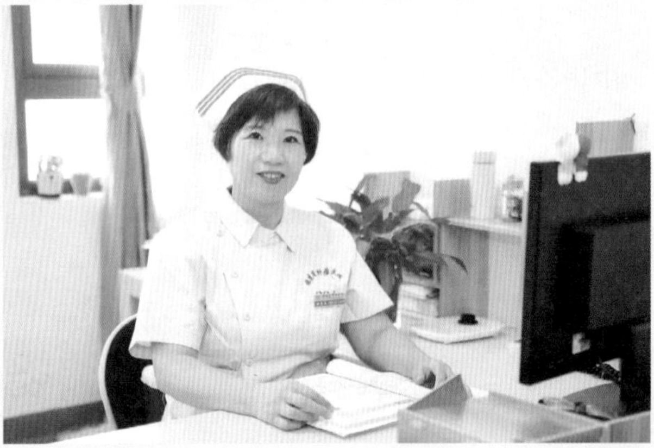

主 编 骆惠玉

骆惠玉，主任护师，硕士研究生导师。福建省肿瘤医院护理部主任，国家健康科普专家库第一批肿瘤防治专家，中华护理学会理事，中华护理学会肿瘤护理专业委员会副主任委员，中国抗癌协会肿瘤护理专业委员会常务委员，中国研究型医院学会护理分会常务理事，福建省护理质量控制中心副主任，福建省护理学会副理事长兼秘书长，福建省抗癌协会肿瘤护理工作委员会主任，闽江科学传播学者，福建省医院等级评审专家库成员。《中华护理杂志》《护理学杂志》编委。“典赞 · 2021 科普中国”年度科普人物，2021 年度福建省十佳科学传播人物，2023 年度“全国巾帼建功标兵”。

骆惠玉长期从事护理管理、肿瘤护理等方面的研究，主持及参与省厅级科研项目 10 余项，发表学术核心论文 40 余篇，获得国家级、省级、厅级各类科研成果奖 14 项及荣誉成果 26 项。主编、副主编国家级规划教材及著作 10 余部。近 40 年来，骆惠玉耕耘在临床一线，从事肿瘤预防、护理与康复的科普服务体系构建及推广应用工作，带领护理团队与时俱进探索“互联网 + ”背景下的线上、线下科普整合创新模式，为广大患者谋求福祉。

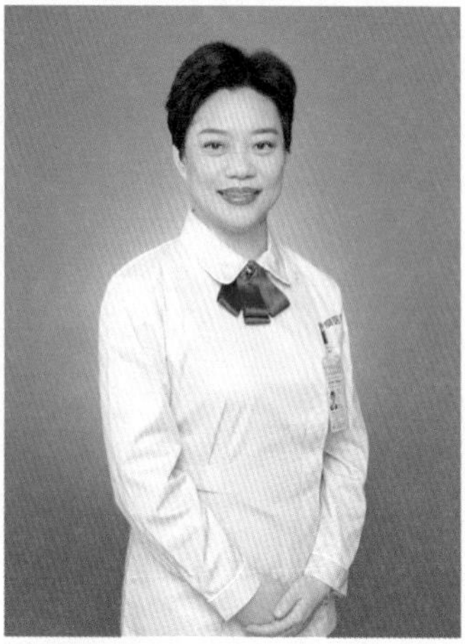

■ **主　编**　**陆箴琦**

陆箴琦，主任护师，硕士研究生导师。复旦大学附属肿瘤医院护理部主任，中华护理学会肿瘤护理专业委员会副主任委员，第二届中国抗癌协会肿瘤护理专业委员会主任委员，上海市护理学会肿瘤护理专业委员会主任委员，上海市抗癌协会肿瘤护理专业委员会主任委员。《中华护理杂志》《中国护理管理杂志》编委。

陆箴琦主任长期从事肿瘤患者症状管理、安宁疗护及肿瘤护理质量等方面的研究，主持中华护理学会及上海市多项护理科研项目，发表中文核心期刊论文 81 篇、SCI 源刊论文 6 篇。主持中华护理学会团体标准“化疗药物外渗预防及处理”的编写。曾荣获上海市护理质量控制中心第一届护理工作改进成果奖，上海市护理学会第十五届上海护理科技奖一等奖、第九届上海护理科技奖二等奖、第十一届和第十四届上海护理科技奖三等奖。

Preface

恶性肿瘤作为严重威胁大众健康的主要公共卫生问题之一，近年来发病率不断上升，约占居民全部死因的1/4，成为制约健康预期寿命提高的重要因素。

习近平总书记在党的二十大报告中指出：“人民健康是民族昌盛和国家强盛的重要标志……把保障人民健康放在优先发展的战略位置，完善人民健康促进政策……坚持预防为主，加强重大慢性病健康管理，提高基层防病治病和健康管理能力。”《“健康中国2030”规划纲要》提出2030年我国总体癌症5年生存率要提高至46.6%，这个任务十分艰巨。必须进一步强化科普宣传，早诊早治，提升肿瘤的诊疗能力，加强患者的康复保障等，做到肿瘤防治全过程全周期的管理。

为了树立“以治病为中心”向“以健康为中心”转变的大健康理念，更好地帮助大众认识癌症、全民参与防癌抗癌，福建省肿瘤医院护理部骆惠玉主任组织多名护理专家，共同编写了《常见肿瘤家庭护理和康复科普图册》。本书语言通俗易懂，借助漫画和短视频等方式介绍了常见肿瘤的基本常识、预防措施、不良反应的应对、饮食管理等，重点阐述了肿瘤的家庭护理和康复，同时配以灵活多变的小贴士，科普大众感兴趣的问题，尤其适用于肿瘤患者及其家属，帮助肿瘤患者及其家属正确认识癌症、树立战胜癌症的信心和勇气，这是我们编写本书的初衷，也是我们渴望传递给患者的心灵慰藉。

乐为之序！

福建省肿瘤医院院长

2023 年 9 月

Contents

第一章 鼻咽癌家庭护理和康复

第一节 认识鼻咽癌

鼻咽癌（nasopharyngeal carcinoma，NPC）是发生于鼻咽黏膜上皮的恶性肿瘤。

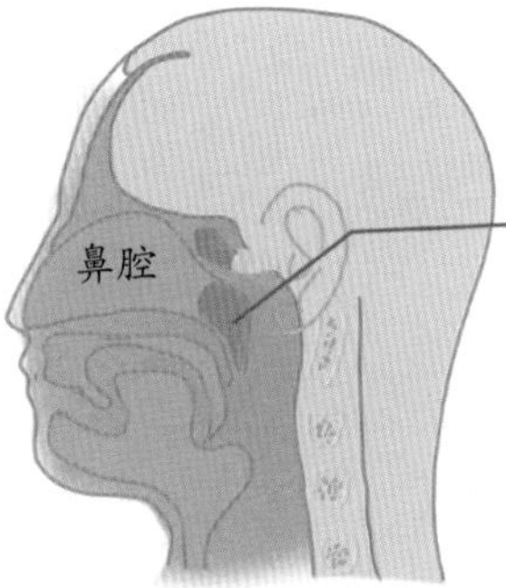

鼻咽生理位置

一、鼻咽癌的症状

（1）鼻部症状。早期可出现回吸性血涕，即晨起后用力回吸时，出现血涕或鼻咽分泌物带血丝。当肿瘤增大至堵塞后鼻孔时，鼻塞进行性加重，可为单侧鼻塞，也可为双侧鼻塞。

（2）耳部症状。肿瘤压迫到咽鼓管，可出现耳闷塞感、耳鸣甚至听力下降。

（3）颅神经症状。鼻咽癌发展至晚期，颅底骨质、脑神经被破坏，出现头痛、面部发麻、视物重影、视力下降、眼球固定、嗅觉减退或消失、声音嘶哑、伸舌偏斜、吞咽困难等。

（4）颈部淋巴结肿大。大多数患者以此症状就诊，约占首发症状40%，约70%鼻咽癌患者在体格检查时发现颈部淋巴结转移。临床上表现为颈部出现不明原因的无痛性肿块，肿块随病情进展而变大、变硬，活动度差，先出现于单侧，继之双侧。

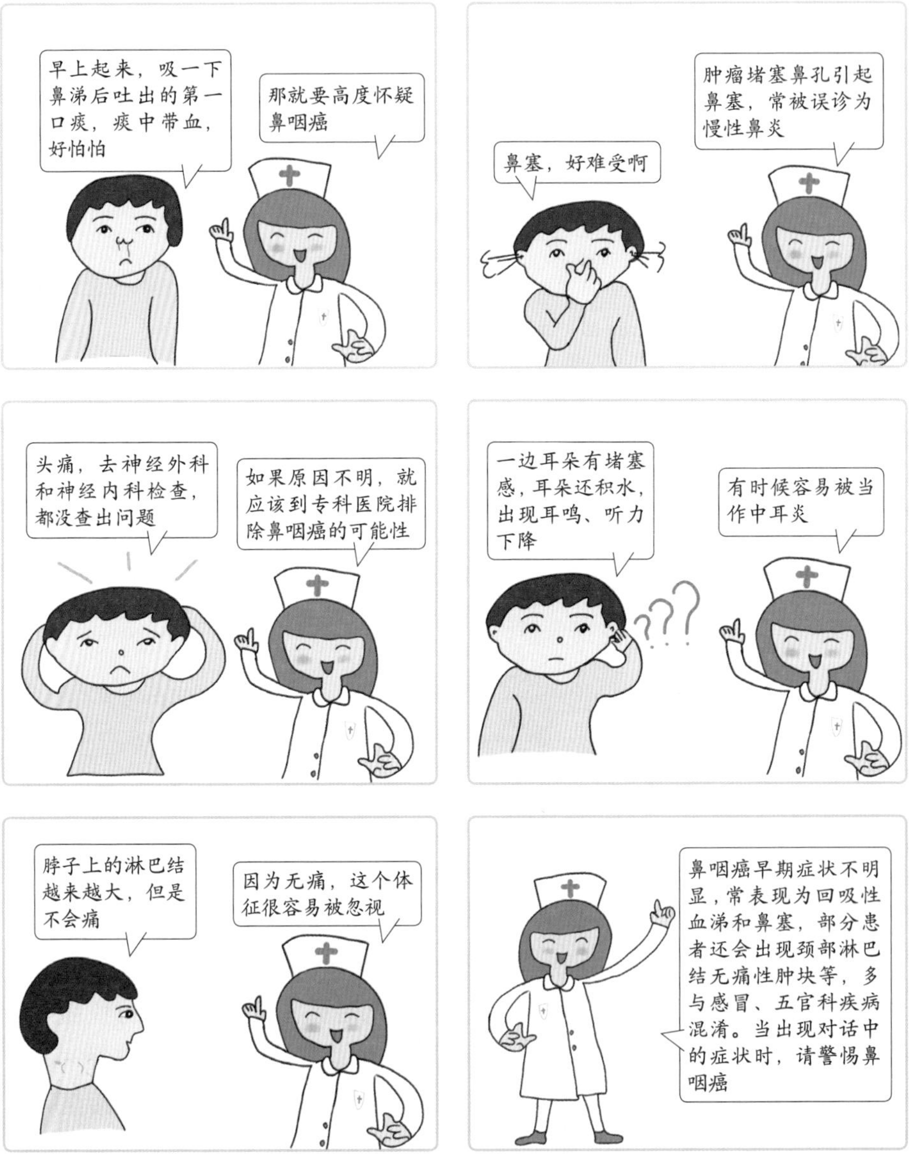

鼻咽癌常见症状

（5）皮肌炎。皮肌炎常表现为颜面、躯干、四肢皮肤肌肉炎症性改变，包括日光性皮炎、皮肤异色病等。皮肌炎患者患恶性肿瘤的概率比普通人至少高 5 倍。

（6）远处转移。鼻咽癌中晚期患者多有远处转移，通过淋巴管、血液转移至骨、肺、肝，脑转移少见。

二、鼻咽癌的致病因素

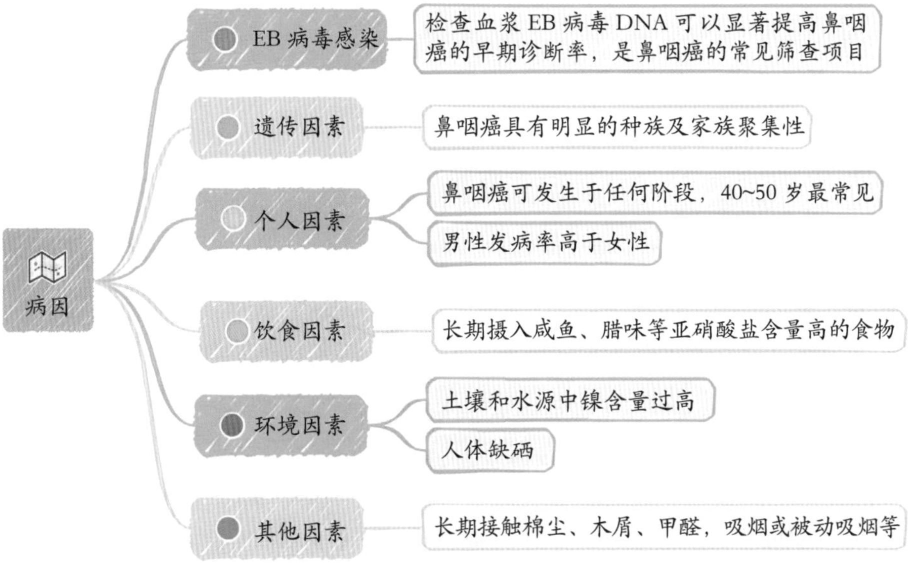

鼻咽癌病因

三、鼻咽癌的高危人群

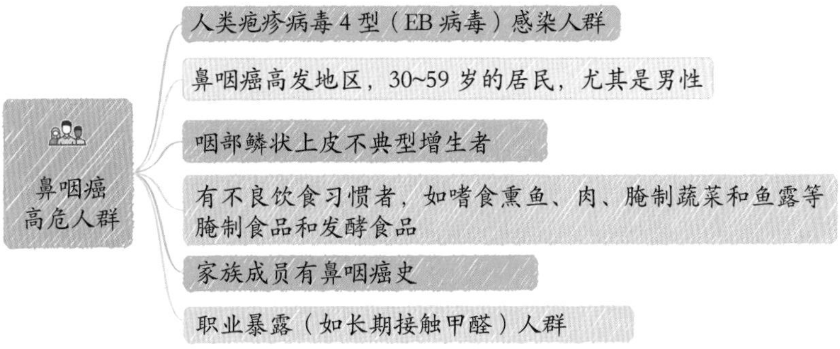

鼻咽癌高危人群

第二节

早诊早治，远离鼻咽癌

一、如何预防鼻咽癌

（一）一级预防

一级预防又称病因预防，是投入成本最少的预防措施。

（1）养成健康的饮食习惯。咸鱼、腌肉等食品的亚硝酸盐含量很高，具有致癌性，因此在生活中要尽量减少这些食物的摄入，多吃新鲜的蔬菜、水果及肉类，养成健康的饮食习惯，减少癌从口入的机会。

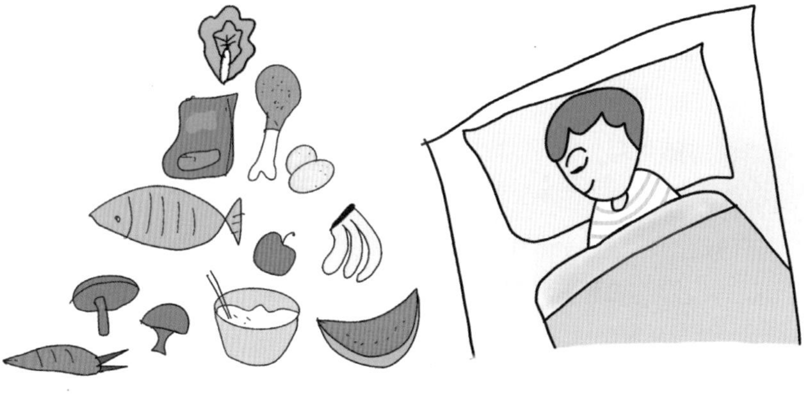

养成健康的饮食习惯

（2）远离有害物质。生活中应尽量做到不吸烟并且远离二手烟，因为烟草在燃烧过程中会产生大量化学性致癌物质，如亚硝铵、煤焦油，吸入这些物质会增加患癌风险。此外，煤油灯气体、杀虫喷雾剂、甲醛、粉尘颗粒等也应尽量避免吸入，必要时可佩戴口罩。

（3）戒掉不良习惯，避免 EB 病毒感染。EB 病毒传播途径包括唾液传播、血液传播及飞沫传播。其中，唾液传播最为常见。在我国，90% 以上的幼儿曾感染 EB 病毒，原因或许是对婴儿口对口喂食、嘴对嘴亲吻及大人小孩共用餐具等。

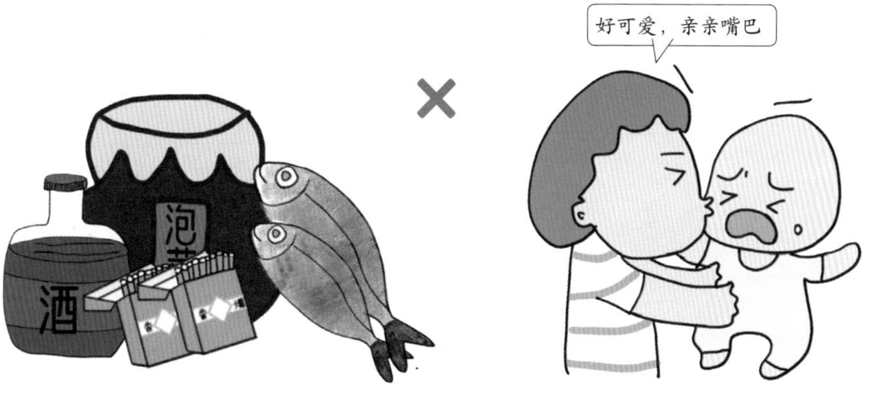

戒掉不良习惯，避免 EB 病毒感染

（4）保持鼻咽卫生。日常生活中要注意天气变化，预防感冒，并做好鼻咽卫生，戒掉抠鼻的不良习惯，冲洗鼻咽，减少 EB 病毒感染的机会。发生鼻炎、鼻窦炎、鼻息肉等，要及时到正规医院治疗。

（5）加强体育锻炼，提高机体抵抗力。

（二）二级预防

鼻咽癌应遵循“早发现、早诊断、早治疗”的“三早”预防策略，尤其是鼻咽癌高危人群，早期筛查与监测至关重要。

（1）自我筛查。自我筛查包括一看、二摸、三警惕。眼睛看、手摸颈部，观察是否出现无痛性肿块；警惕身体是否反复出现头痛、鼻塞、耳鸣、回吸性血涕等症状。若出现上述症状且持续 2 周以上，应于耳鼻喉科或头颈专科门诊就诊。

（2）医院体检。鼻咽癌高危人群应将鼻咽部检查、EB 病毒抗体检测列入常规体检项目。EB 病毒抗体阳性者，建议定期进行鼻咽镜检查。

（3）及时就诊。随着医学的普及，大众对鼻咽癌的认识有所提高，但仍有部分病例漏诊或误诊，因此怀疑鼻咽癌时一定要及时到正规医院诊治。

（三）三级预防

确诊鼻咽癌后，应积极前往拥有先进放射治疗设备及专业医疗团队的肿瘤专科医院治疗，防止病情恶化，改善预后。

二、鼻咽癌的检查

- 电子鼻咽镜下或纤维鼻咽镜下取病理组织做活检（确诊鼻咽癌的金标准）

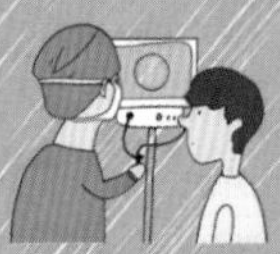

  - 如果医生在鼻咽镜下观察到鼻咽黏膜下隆起或菜花状结节肿物、出血、坏死物，会夹取可疑组织进行病理检查
    - 病理报告提示鳞状上皮分化、非角化性癌或未分化癌，可确诊鼻咽癌
  - 部分患者鼻咽镜下未见原发灶或多次活检病理结果为阴性，此时可考虑做颈部淋巴结活检
    - 病理报告提示转移性非角化性癌或转移性未分化癌，结合EB病毒DNA拷贝数大于500copies/ml，也可确诊鼻咽癌

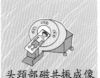

- 头颈部磁共振成像（magnetic resonance imaging, MRI）或计算机断层扫描术（computed tomography, CT）检查

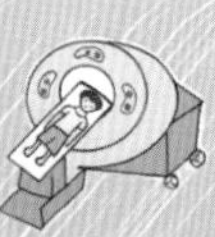

  - 帮助医生判断鼻咽癌早、中、晚期，肿物是否侵犯到脑部、咽部及侵犯程度，帮助医生制定最佳的放射治疗方案
  - 头颈部MRI或CT检查结果考虑鼻咽癌，仍需进行鼻咽镜下组织病理活检
  - 体内有金属支架不能行MRI检查患者，可进行鼻咽颈部CT检查

- 其他检查

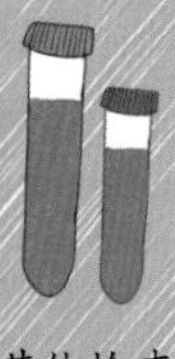

  - 实验室检查
    - 血常规、生化全套等
    - EB病毒检测
      - EB病毒DNA拷贝数在鼻咽癌早期诊断、临床分期、预后判断、疗效评价及随访复查等方面有重要意义
    - 粪常规、尿常规

鼻咽癌常见检查

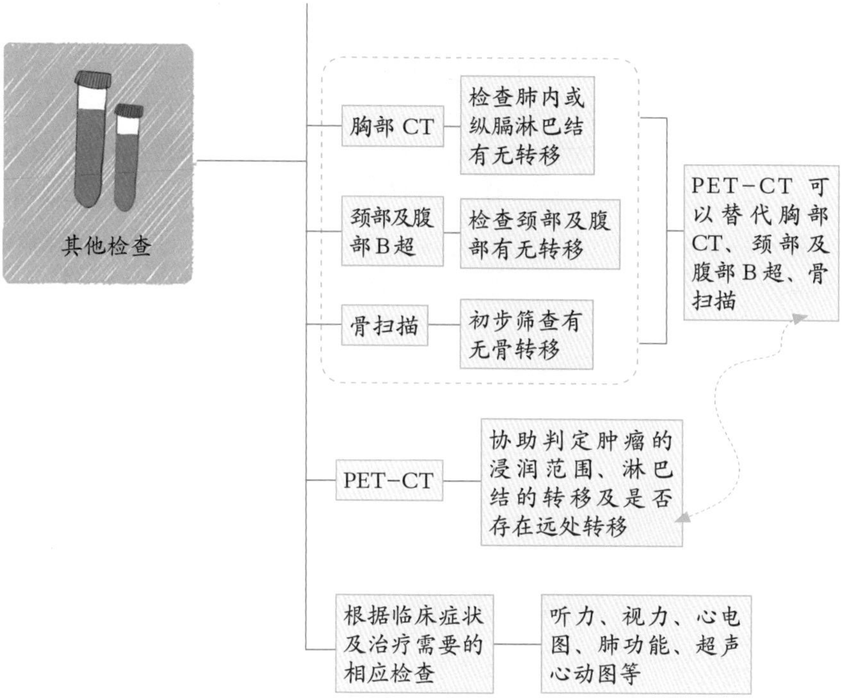

鼻咽癌常见检查（续）

三、如何治疗鼻咽癌

鼻咽癌的治疗方式以放射治疗为主。放射治疗，是利用高剂量的射线使肿瘤细胞缩小或凋亡的治疗方法。医生会根据肿瘤的分期和患者的个人情况，量身定制最佳治疗方案，包括化学治疗、靶向治疗、免疫治疗、手术、营养治疗、心理治疗等。

（1）首选放射治疗。鼻咽周围有眼、脑等重要器官及复杂的神经血管，手术风险大，难以切除干净，且术后患者生活质量差。鼻咽肿物对放射线敏感，治愈率高，且相邻的神经血管能较好地耐受放射治疗。因此，治疗鼻咽癌首选放射治疗。

（2）放射治疗联合化学治疗，远攻近搏，提高疗效。鼻咽癌除对放射线高度敏感外，对化学药物也很敏感。化学治疗是全身性治疗，它能歼灭微小病灶，降低癌细胞远处转移的可能性，联合放射治疗还可增强放射治疗的敏感性。

（3）靶向治疗及免疫治疗，精准射击鼻咽癌的新兴之秀。靶向药物俗称“生物导弹”，能够精准识别鼻咽癌细胞表面受体并与之结合，抑制癌细胞变大变强，从而达到治疗效果。不同于化学治疗对全身细胞的无差别对待，靶向治疗起到针对性的杀伤作用，对正常细胞损伤较小，副作用也相对较少。免疫治疗是通过激发或重建机体的免疫系统功能，从而控制和杀伤癌细胞，是继手术、放射治疗、化学治疗、靶向治疗后的另一种有效的治疗手段。

第三节

做好鼻咽癌的家庭护理

一、放射治疗前的准备

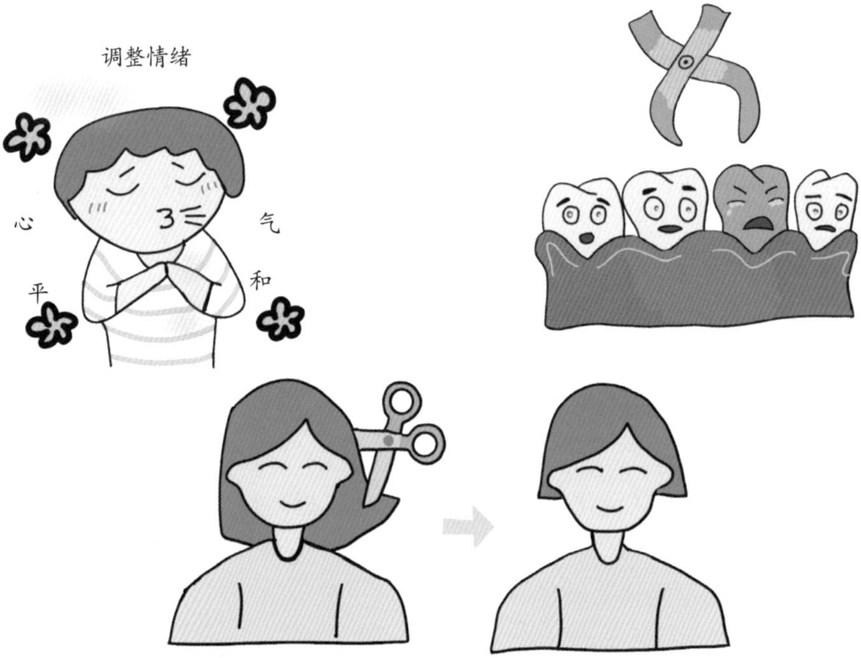

放射治疗前的准备

（一）心理准备

很多人刚确诊癌症时无法接受，反复质问为什么是我？感觉自己的人生一片黑暗。虽然患癌非常不幸，但鼻咽癌并非不可治愈。随着现代医学技术的发展，早期（Ⅰ～Ⅱ期）患者的5年生存率达到95%以上；局部晚期（Ⅲ～Ⅳb期）患者5年生存率为60%~80%。良好的心态是抗癌路上的第一步，只要对鼻咽癌有足够的认识，做到早预防、早诊断、早治疗，就能战胜鼻咽癌！

面对患者可能会出现的恐惧、抑郁等负面情绪，家人要注意倾听，缓解患者焦虑情绪，帮助患者树立战胜鼻咽癌的信心。

（二）口腔准备

放射治疗前应到正规牙科门诊处理口腔卫生，包括清除牙垢、修补龋齿、拔除重度龋齿及残根、去除金属牙套、治疗牙周病等。伤口愈合后再进行放射治疗。

因为放射治疗的区域在头颈部，射线难免会照射到牙齿、牙龈及颌骨等。如果口腔问题没有处理好，会影响放射治疗的顺利进行，提高放射性骨髓炎的发生率，后期的生活质量就会变差。口腔内的金属假牙、牙套也需要提前去除。金属会影响放射线的分布，增加假牙周围黏膜的放射治疗剂量，导致口腔溃疡且不易愈合。

（三）理发准备

放射治疗定位后，每个人都有一个量身定制的模具，这个模具合适与否很重要，而且模具是套在头颈部的，发型变化会影响到放射治疗的精准度。因此在放射治疗前，女性可将头发剪短，既有利于每次放射治疗体位的一致，保证模具和头颈肩贴合度一致，也可避免过长的头发对放射部位皮肤的摩擦。同理，男性患者如果定位制模时是短发，放射治疗期间就不要剃光头。

（四）改变不良生活习惯

戒烟酒、浓茶、咖啡，忌食辛辣、煎炸、腌制食物。避免食物过热、过硬，以免损伤食道黏膜。避免劳累和熬夜，合理运动，提高身体素质，避免心理过度紧张、压抑。

（五）特殊准备

1. 确定治疗方案后，医师谈话，签署放射治疗知情同意书

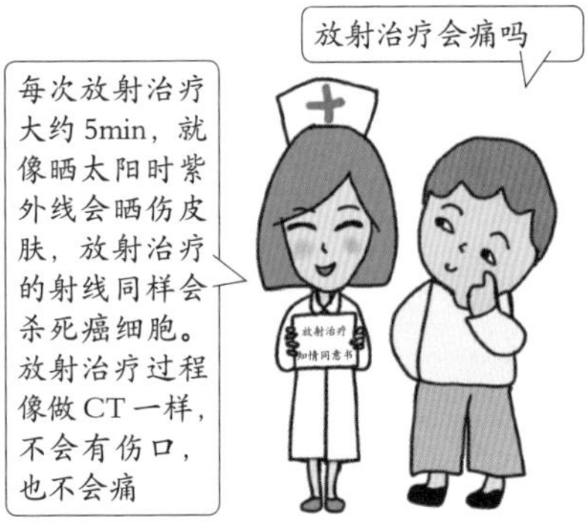
放射治疗会痛吗
每次放射治疗大约 5min，就像晒太阳时紫外线会晒伤皮肤，放射治疗的射线同样会杀死癌细胞。放射治疗过程像做 CT 一样，不会有伤口，也不会痛
放射治疗
知情同意书

2. 制模

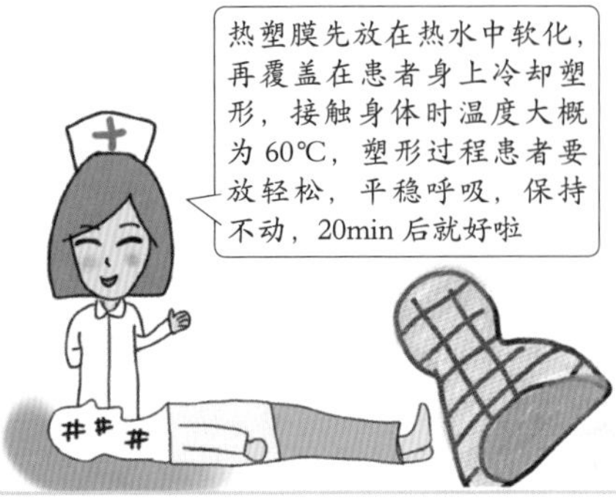
热塑膜先放在热水中软化，再覆盖在患者身上冷却塑形，接触身体时温度大概为 60℃，塑形过程患者要放轻松，平稳呼吸，保持不动，20min 后就好啦

3.CT 定位

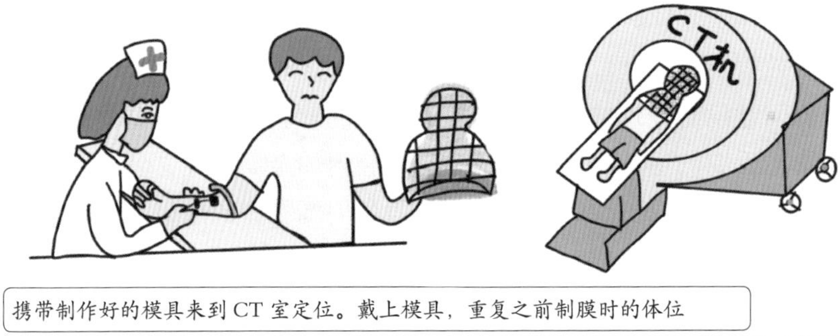
CT机
携带制作好的模具来到 CT 室定位。戴上模具，重复之前制膜时的体位

4. 勾画靶区及放射治疗计划审核

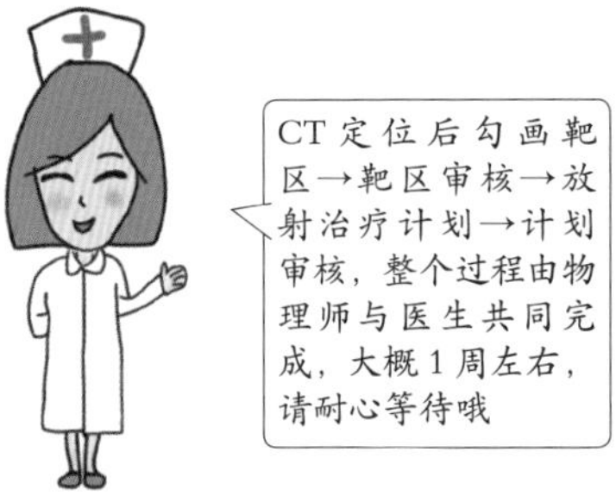
CT 定位后勾画靶区→靶区审核→放射治疗计划→计划审核，整个过程由物理师与医生共同完成，大概 1 周左右，请耐心等待哦

5. 模拟复位

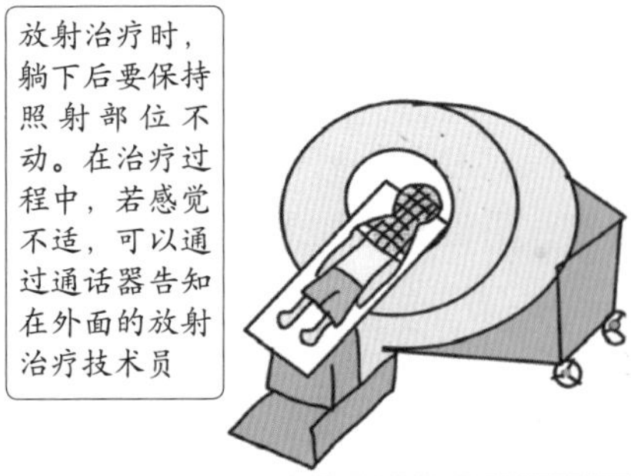
放射治疗时，躺下后要保持照射部位不动。在治疗过程中，若感觉不适，可以通过通话器告知在外面的放射治疗技术员

6. 确认无误后，就可以正式开始放疗啦

放射治疗前的特殊准备

二、放射治疗期间的护理

（一）口腔护理

放射治疗开始后 1~2 周可能会出现口腔疼痛、黏膜红肿的情况，随着放射治疗次数增多，甚至会引起口腔溃疡，并常伴有轻度味觉改变、口干和唾液黏稠等症状。这些症状一般于放射治疗结束 1~3 周后逐渐消失。

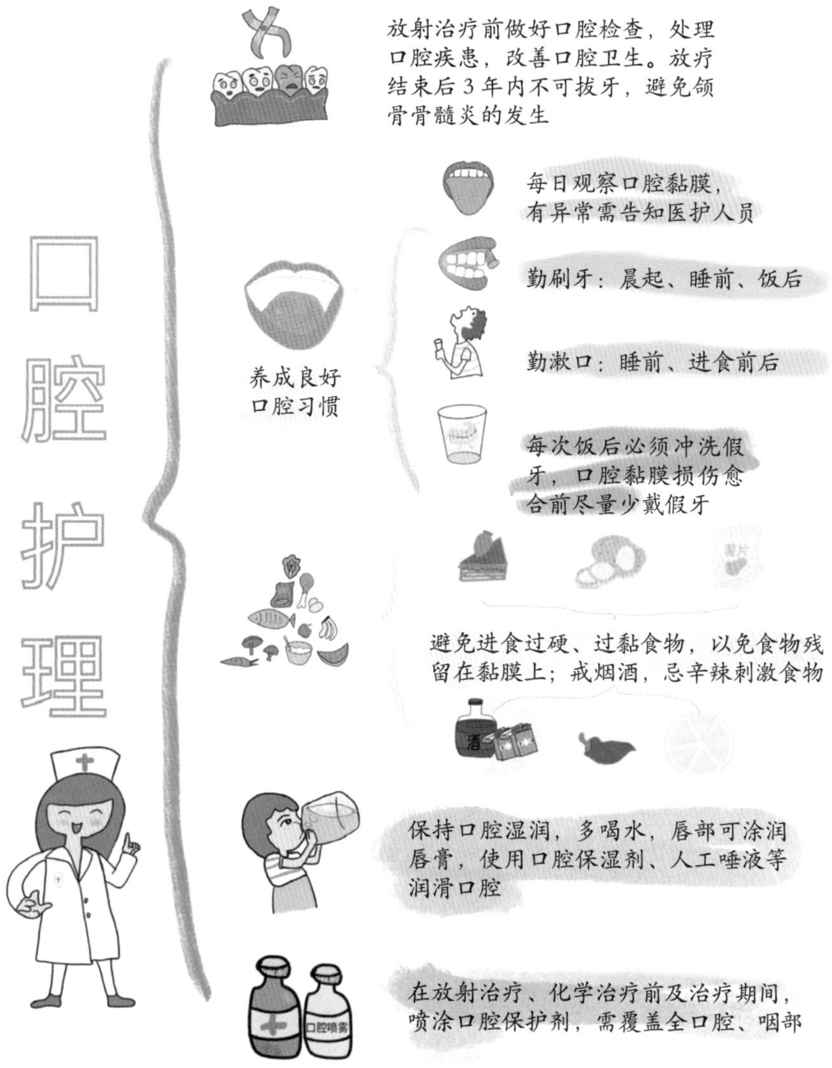

口腔护理
放射治疗前做好口腔检查，处理口腔疾患，改善口腔卫生。放疗结束后 3 年内不可拔牙，避免颌骨骨髓炎的发生
每日观察口腔黏膜，有异常需告知医护人员
养成良好口腔习惯
勤刷牙：晨起、睡前、饭后
勤漱口：睡前、进食前后
每次饭后必须冲洗假牙，口腔黏膜损伤愈合前尽量少戴假牙
避免进食过硬、过黏食物，以免食物残留在黏膜上；戒烟酒，忌辛辣刺激食物
酒
保持口腔湿润，多喝水，唇部可涂润唇膏，使用口腔保湿剂、人工唾液等润滑口腔
在放射治疗、化学治疗前及治疗期间，喷涂口腔保护剂，需覆盖全口腔、咽部
口腔喷雾

口腔护理要点

1. 口干舌燥的护理

（1）采用调强适形放射治疗、自适应放射治疗等，提高放射治疗精准度。精准度提高，腮腺得到相应的保护，口干的情况明显好于常规放射治疗。

（2）戒烟酒。吸烟和喝酒会导致口腔更干燥，进一步刺激口腔。

（3）可用润唇膏或唇膜滋润口唇，减轻口唇干裂症状。

（4）随身携带水杯，多饮水，增加漱口频率。可少量多次小口含饮或多次口腔喷雾，可用胖大海、生地、麦冬等泡水饮用或漱口。

（5）口含小冰块，吮吸无糖糖果或咀嚼无糖口香糖，以刺激唾液。柑橘、肉桂和薄荷口味通常效果很好。

（6）使用加湿器来润湿室内空气，使室内相对湿度保持在 70% 左右。

（7）研究表明，使用氨磷汀、毛果芸香碱、pH 值为中性的人工唾液等可改善口干症状。另外，针灸等中医药治疗也有一定效果。

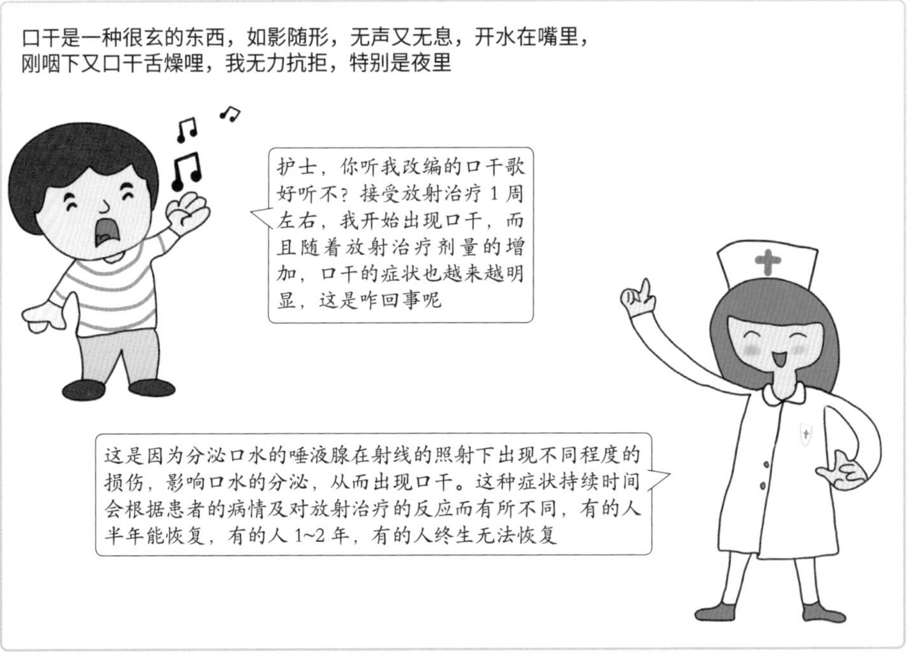

口干的形成机制

2. 腮腺肿胀、疼痛的护理

开始放射治疗后，腮腺上皮细胞水肿，腮腺导管引流不畅，而口水仍在分泌，从而导致一侧或两侧的腮腺肿胀、疼痛，严重时皮肤泛红、温度增高。一般无特殊处理可自愈，也可按以下方法来减轻症状。

（1）按摩腮腺或嚼口香糖，促进局部运动，帮助唾液排出。

（2）增加饮水量，进食后漱口，保持口腔清洁。

（3）尽量避免进食酸、甜、辣等会刺激腮腺分泌口水的食物。

（4）如果出现发热，怀疑继发感染，应报告医生进行对症治疗。

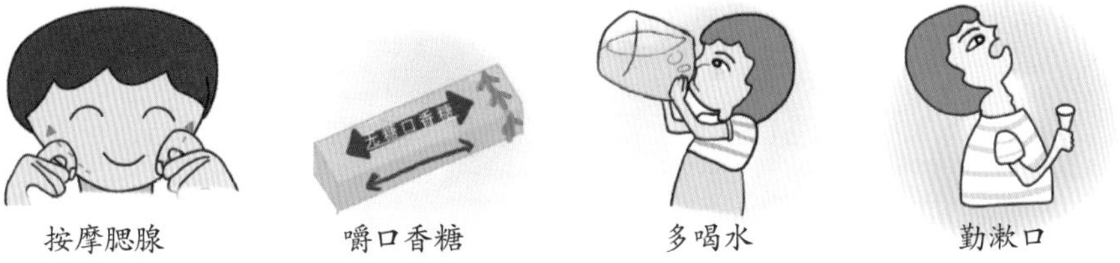

腮腺肿胀的护理要点

3. 味觉障碍的护理

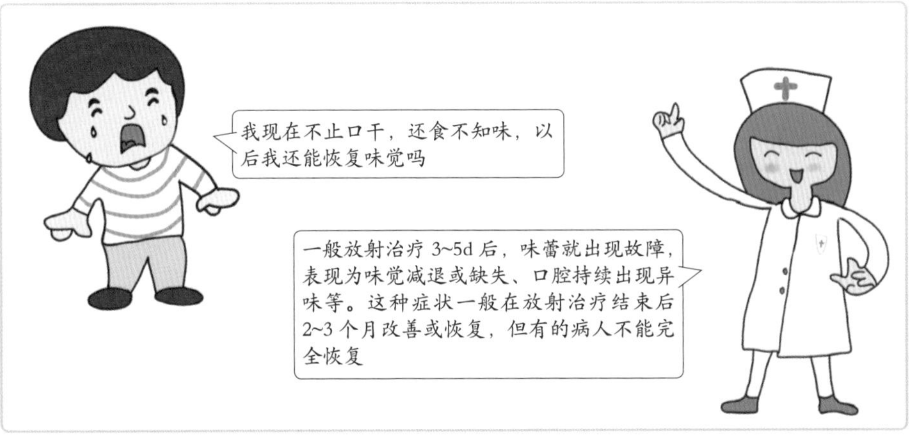

味觉障碍

（1）进餐前先以白开水漱口，去除口腔内的异味，提高味觉的敏感度。

（2）味蕾对苦味敏感度增加，应避免苦味强的食物。若患者觉得肉类有苦味，可将肉类以糖醋、果汁、香料先浸泡提味，或增加鱼、虾、蛋、奶制品、豆制品等，增加蛋白质的摄入。

（3）经常变换搭配及烹调方法，多食味道浓的食品，如香菇、洋葱、果醋、咖喱、茄汁等增强嗅觉、视觉上的刺激，弥补味觉的不足。

4. 放射性口腔黏膜炎的护理

放射治疗 1~2 周后，口腔黏膜可能会出现充血、红斑、水肿、糜烂及不同程度的溃疡，表现为局部疼痛、进食困难、口干及味觉障碍等，通常贯穿于整个放射治疗过程，在放射治疗结束后 1~3 周症状逐渐消失。

在此期间应该每天对口腔进行评估，直至口腔黏膜愈合或症状明显缓解。当出现放射性口腔黏膜炎时应如何处理？

（1）保持良好的口腔护理习惯。每天进餐后，及时清洁口腔，使用小头、软毛的牙刷，温和的含氟牙膏；口腔溃疡时使用海绵棒代替牙刷，可减轻疼痛。

（2）增加盐水漱口次数，保持口腔表面清洁和湿润，建议每日至少漱口 8 次。

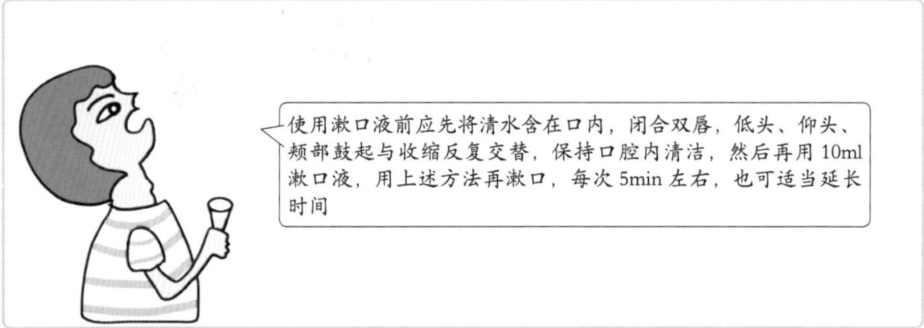
使用漱口液前应先将清水含在口内，闭合双唇，低头、仰头、颊部鼓起与收缩反复交替，保持口腔内清洁，然后再用 10ml 漱口液，用上述方法再漱口，每次 5min 左右，也可适当延长时间

漱口方法

（3）口腔黏膜炎愈合前尽量少戴假牙；软毛牙刷使用前，先用温水浸泡 5min，每月更换牙刷。

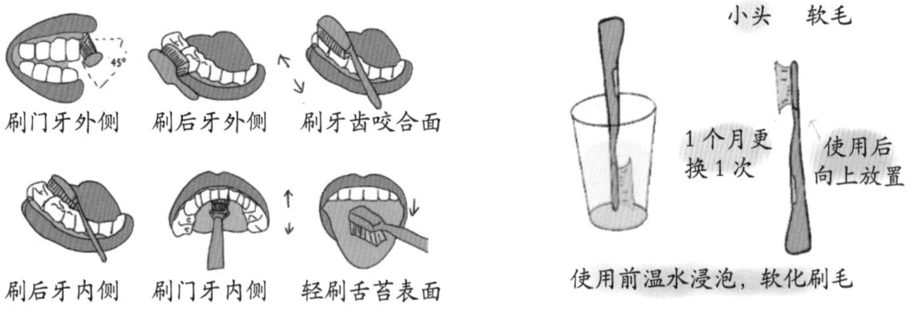
45°
刷门牙外侧
刷后牙外侧
刷牙齿咬合面
刷后牙内侧
刷门牙内侧
轻刷舌苔表面
小头
软毛
1个月更换1次
使用后向上放置
使用前温水浸泡，软化刷毛

正确的刷牙方法

（4）增强营养，进食少渣、滑润的食物；戒烟酒；避免辛辣、过烫、过硬、过咸、过酸的食物，减少对口腔黏膜的刺激。

（5）若条件允许，可以使用低能量激光疗法，照射口腔溃疡处，加速溃疡愈合。

（6）积极补充维生素 B，可遵医嘱使用重组人表皮生长因子、黏膜保护剂、康复新液、冷冻芦荟漱口液等，降低放射性口腔炎的发生率和严重程度。

（7）疼痛影响进食时，您可在进食前使用医生开具的含镇痛、麻醉药物成分的漱口液漱口以减轻疼痛；若疼痛严重，可考虑在医生的指导下使用镇痛药。若经上述措施处理后仍无法改善进食，医生会结合患者具体情况，通过留置胃造瘘管或静脉输入营养液等保证患者的营养摄入。

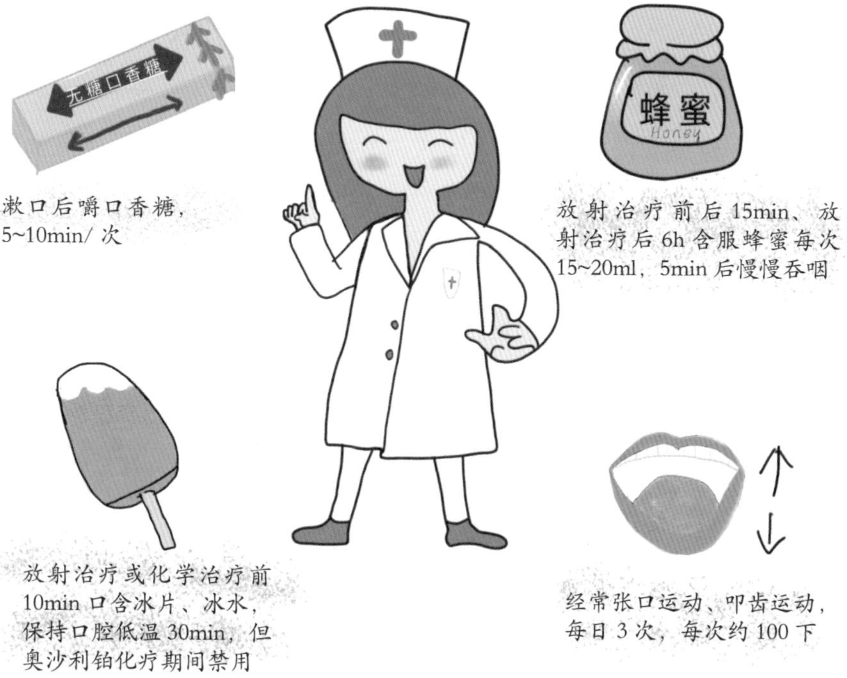
无糖口香糖
漱口后嚼口香糖，5~10min/次
蜂蜜
Honey
放射治疗前后 15min、放射治疗后 6h 含服蜂蜜每次 15~20ml，5min 后慢慢吞咽
放射治疗或化学治疗前 10min 口含冰片、冰水，保持口腔低温 30min，但奥沙利铂化疗期间禁用
经常张口运动、叩齿运动，每日 3 次，每次约 100 下

缓解口腔疼痛的方法

5. 放射性龋齿的护理

口腔失去口水的滋润、冲洗和营养，口腔的 pH 值发生改变，容易滋生细菌，造成口腔感染；受放射治疗的影响，牙槽骨和血管易被损伤，这些都是导致龋齿、牙齿松动的原因。如果放射性龋齿没有及时处理，还有可能造成颌骨感染，导致严重的放射性骨髓炎。

（1）放射治疗前到口腔科修补龋齿，拔除不能修补的牙齿或残根，这是预防放射性龋齿的关键环节，不可忽略。

（2）保持口腔卫生，用含氟牙膏增强牙釉质，注意餐后一定要漱口，避免食物残渣残留，防止细菌生长。

（3）少量多次饮水，使用口腔喷雾、人工唾液等，保持口腔湿润。

（4）放射治疗结束后一旦出现坏齿，一定要到正规口腔科处理，告知医生以前做过放射治疗，医生会根据您的实际情况谨慎分批拔除患齿。

（二）鼻腔护理

鼻咽部黏膜受到射线的照射，出现鼻干、鼻塞等症状。当鼻腔分泌物增多甚至出现脓性分泌物时，可伴有头痛。主要发生在放射治疗后期至放射治疗结束后 1 年内。

1. 鼻干、鼻塞的护理

（1）保持鼻腔清洁。每天用生理盐水冲洗鼻腔 1~2 次，清除鼻咽部分泌物及坏死组织，提高放射治疗敏感性，预防感染。

（2）保持空气相对湿度。可用加湿器或在室内置一盆水，增加空气湿度；干燥时要多喝水；可用热毛巾湿敷鼻部，或用石蜡油滴鼻；鼻塞及少量出血可用 1% 呋喃西林麻黄素滴鼻液滴鼻。

（3）避免用力回吸鼻涕、擤鼻涕、打喷嚏，不可同时捏紧双侧鼻孔擤鼻涕，禁用手指抠鼻孔，以免损伤鼻腔黏膜而导致鼻出血。

（4）鼻塞症状严重时，应查明原因，并在医生指导下用药，如呋喃西林麻黄素滴鼻液、薄荷油滴鼻剂等。

（5）注意保暖，尤其是头部的保暖。避免骤然进出冷热悬殊的环境，遇气温变化剧烈的季节要及时添加衣服，避免受寒。

（6）清淡饮食，少食辛辣上火食品，多食新鲜蔬菜、水果等。可在医生指导下适当补充维生素，如维生素 C。

（7）如果鼻腔出血量多，应暂停鼻咽冲洗，立即告知医务人员进行对症治疗。

（8）放射治疗后应定期做鼻内镜检查，及时发现鼻咽部粘连及痂皮等，防止鼻出血。

2. 鼻出血的护理

（1）少量出血可行鼻外按压；多次鼻腔、口腔先兆性少量出血，且出血量有逐次增多的趋势，应警惕鼻咽大出血的可能，立即就医。

（2）鼻腔大出血时应立即拨打“120”。同时患者取半坐卧位，头偏向一侧，保持呼吸通畅，及时将血吐出，防止其凝固而导致窒息。家人可用纱条蘸呋喃西林麻黄液滴鼻液填塞患者鼻腔，可在额头、鼻翼两侧放置冰袋，同时用拇指、食指捏紧两侧鼻翼按压止血。

（3）鼻血止住后，患者勿用力擦鼻涕、擤鼻涕、打喷嚏等，防止再次出血。

（4）患者日常保持大便通畅，避免过度憋气或用力，可常备吸收性明胶海绵，在鼻咽部出血时用吸收性明胶海绵填塞鼻腔止血。

3. 鼻咽冲洗

鼻咽冲洗是利用鼻咽冲洗器将冲洗液注入患者一侧鼻腔内进行反复冲洗，鼻腔内及鼻咽深部的分泌物、坏死组织与冲洗液从对侧鼻孔或口腔流出，起到清洁鼻腔和增强放射治疗敏感性的作用。

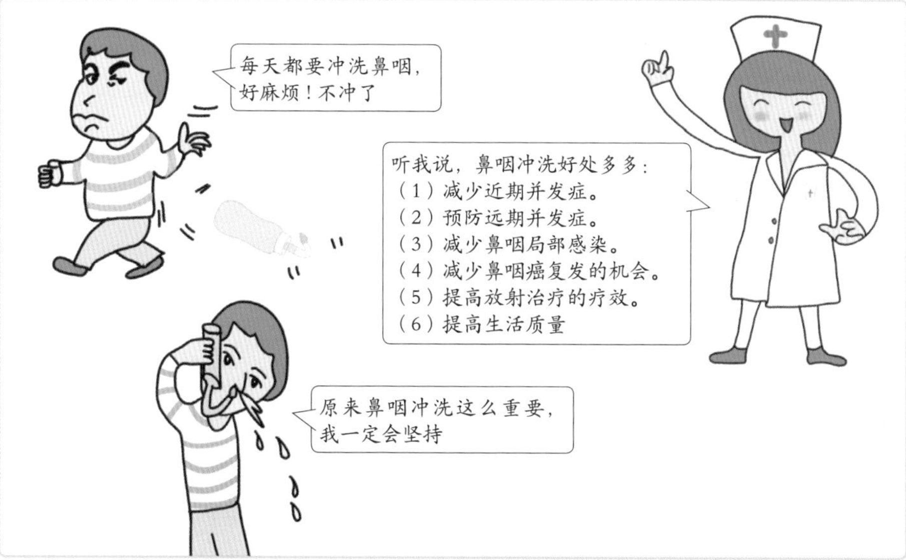

鼻咽冲洗的好处

（1）鼻咽冲洗器的选择。市面上的鼻咽冲洗器样式很多，应选择冲洗液可以冲洗至鼻咽部、冲洗范围广、能够实现深度清洁的装置，如雾化式鼻腔冲洗器、气水式鼻腔冲洗器、一次性鼻腔冲洗球、电动鼻腔冲洗器等。您可以根据个人情况和习惯选用合适的冲洗器。

（2）鼻咽冲洗液的选择。我国《慢性鼻－鼻窦炎诊疗指南》推荐使用0.9% 生理盐水冲洗鼻咽。生理盐水被认为是最佳冲洗液，也是临床常规使用的鼻咽冲洗液。鼻咽癌患者可在医生指导下选择最合适的鼻咽冲洗液。居家患者也可自制温盐水进行鼻咽冲洗，在 500ml 温开水中放入 5g 食盐进行配置（浓度约为 0.9%），或购买洗鼻盐并按说明书配置。

（3）鼻咽冲洗的水量、温度和冲洗时机。

- 鼻咽冲洗
  - 水量
    - 250ml
    - 500ml
    - 1000ml
    - 以冲洗干净为宜
  - 温度
    - 以接近人体温度为宜
    - 研究表明，冲洗温度 32~34℃最佳
    - 此温度既不会烫伤鼻黏膜，也不会刺激鼻黏膜，还可以促进鼻腔黏膜血液循环，增强局部抗炎作用，消除黏膜炎症和水肿，早期恢复黏膜形态和纤毛系统功能
  - 冲洗时机
    - 每日放射治疗前
    - 每晚 9 时至 9 时 30 分
    - 研究表明，此时冲洗能缓解鼻腔不适，有效提高舒适度和改善病情
    - 放射治疗结束后也要坚持冲洗，停止鼻咽冲洗的时间可咨询医生

鼻咽冲洗的注意事项

（4）鼻咽冲洗的操作流程。

1. 取站立位或坐位，头稍向前倾，面前放置一个脸盆

2. 清理鼻腔内分泌物，深吸气后再屏住呼吸

3. 从鼻塞较重的一侧开始，调节水流使水缓慢流入鼻腔，由对侧鼻孔及口腔流出，两侧交替进行

鼻塞严重者，可加大头部上仰的角度，利用水流重力作用更能有效通过鼻道

4. 冲洗完毕，头向前倾，使鼻腔内残液排出，双侧分别轻轻擤鼻，帮助排净分泌物

5. 漱口，用毛巾拭干

鼻咽冲洗流程

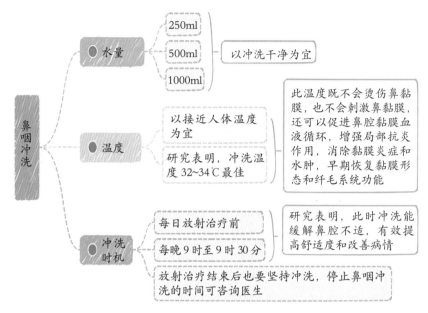

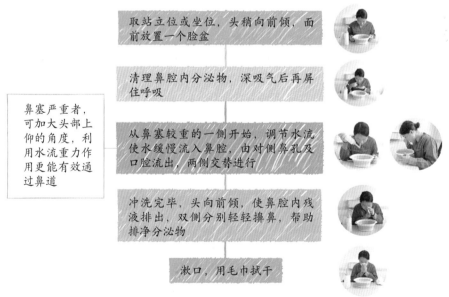

（5）鼻咽冲洗的注意事项。

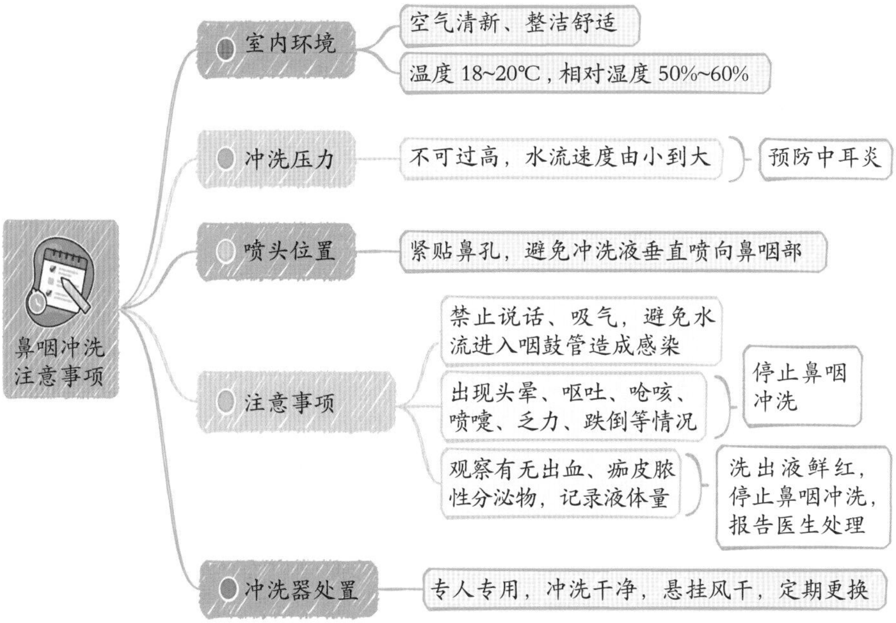
鼻咽冲洗注意事项
室内环境
空气清新、整洁舒适
温度 18~20℃，相对湿度 50%~60%
冲洗压力
不可过高，水流速度由小到大
预防中耳炎
喷头位置
紧贴鼻孔，避免冲洗液垂直喷向鼻咽部
注意事项
禁止说话、吸气，避免水流进入咽鼓管造成感染
出现头晕、呕吐、呛咳、喷嚏、乏力、跌倒等情况
停止鼻咽冲洗
观察有无出血、痂皮脓性分泌物，记录液体量
洗出液鲜红，停止鼻咽冲洗，报告医生处理
冲洗器处置
专人专用，冲洗干净，悬挂风干，定期更换

鼻咽冲洗注意事项

（三）皮肤护理

放射性皮炎是由于放射治疗过程中电离辐射照射皮肤和黏膜，使其出现炎症性损害，属于放射治疗的并发症之一，表现为瘙痒、红斑、水疱、溃疡，严重时可出现剥脱性皮炎。另外，外界气候条件、患者自我保护、颈部皮肤皱褶多等也是导致放射性皮炎的因素。一般患者在放射治疗 15~20 次时出现放射性皮炎，在放射治疗结束后 2~3 周会逐渐修复好转。

（1）放射治疗后皮肤可能会变黑，出现瘙痒、脱皮等情况，此时您无需紧张，切勿自行处理，应及时寻求医务人员的帮助，遵循医生的建议合理用药。

（2）戒烟酒，忌辣椒、生姜、芥末等辛辣刺激食物，多补充维生素 C，如菠菜、番茄、猕猴桃、橙等，促进皮肤修复。

（3）穿柔软、宽松的棉质衣物，保持放射治疗部位皮肤的清洁、干燥，避免摩擦，禁止抓挠放射治疗部位皮肤。

（4）放射治疗结束后，仍需要继续保护放射野皮肤直到皮肤完全恢复。

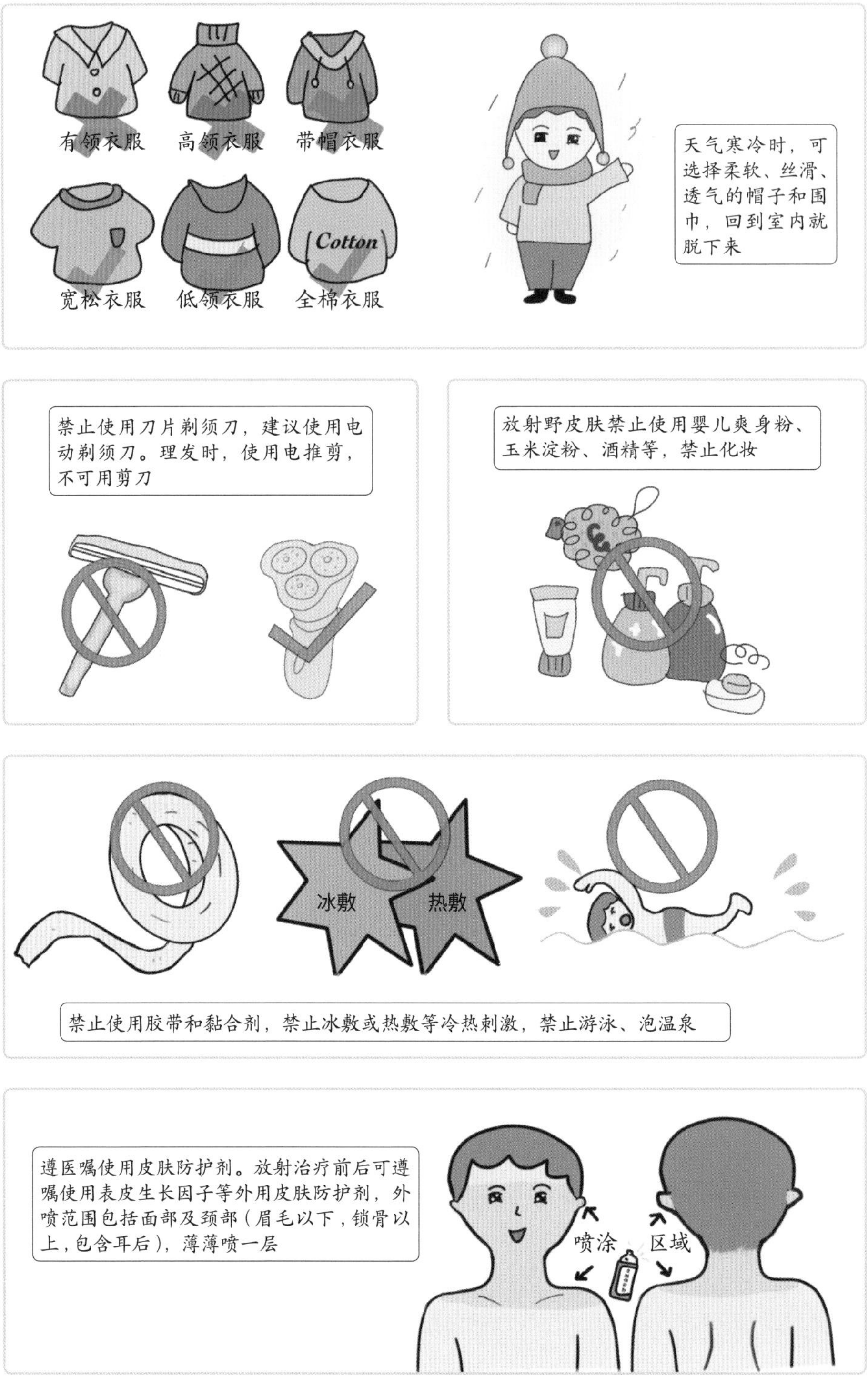
有领衣服
高领衣服
带帽衣服
宽松衣服
低领衣服
全棉衣服
Cotton
天气寒冷时，可选择柔软、丝滑、透气的帽子和围巾，回到室内就脱下来
禁止使用刀片剃须刀，建议使用电动剃须刀。理发时，使用电推剪，不可用剪刀
放射野皮肤禁止使用婴儿爽身粉、玉米淀粉、酒精等，禁止化妆
冰敷
热敷
禁止使用胶带和黏合剂，禁止冰敷或热敷等冷热刺激，禁止游泳、泡温泉
遵医嘱使用皮肤防护剂。放射治疗前后可遵嘱使用表皮生长因子等外用皮肤防护剂，外喷范围包括面部及颈部（眉毛以下，锁骨以上，包含耳后），薄薄喷一层
喷涂
区域

放射性皮炎的护理要点

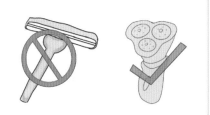

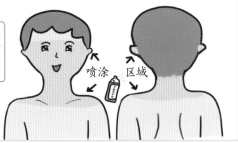

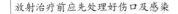

放射治疗前应先处理好伤口及感染

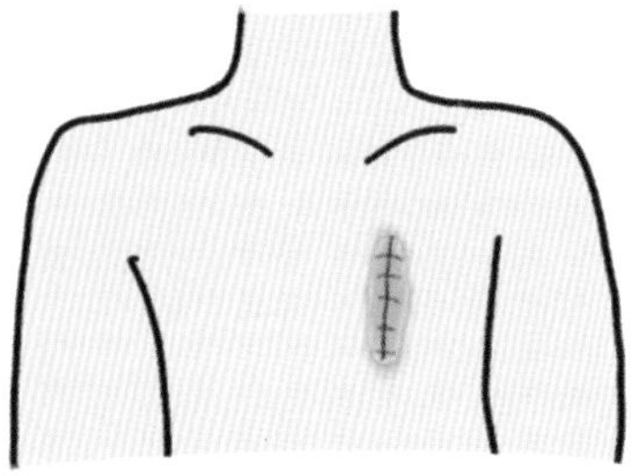

修剪指甲，放射野皮肤禁止抓挠

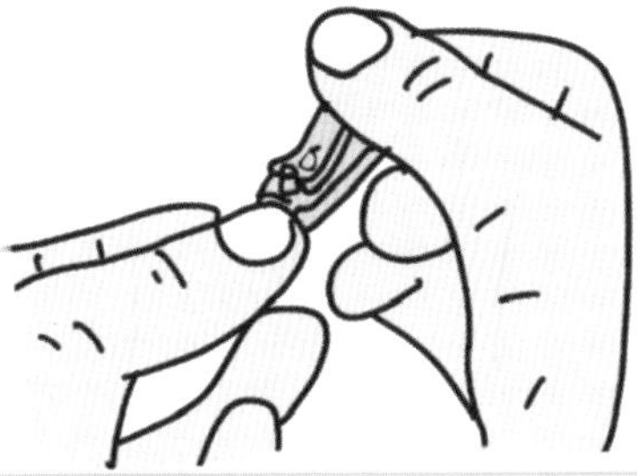

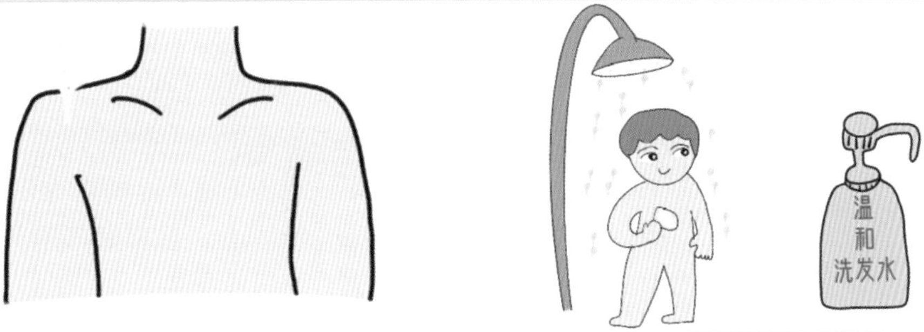

保持放射野皮肤清洁，用清水清洁皮肤，水温不宜过高，头颈部放射治疗患者，使用温和的洗发水轻柔地洗头

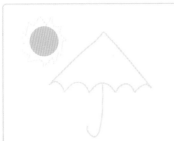

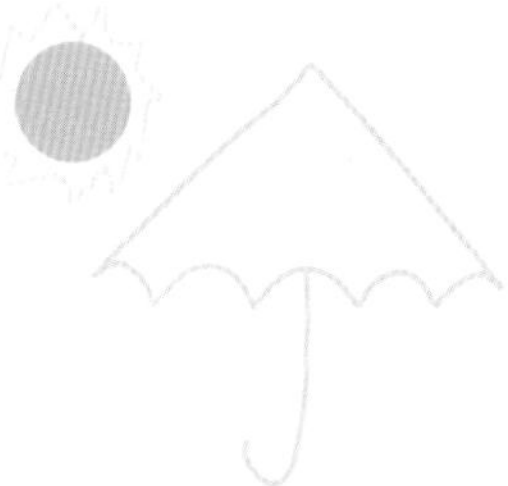

出门要防晒，可以撑伞，放射野皮肤不要涂防晒霜

放射治疗标记不可以撕掉，如有模糊、松脱，不可自行处理，应立即通知医生

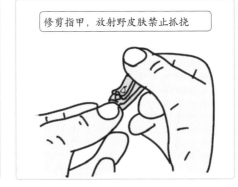

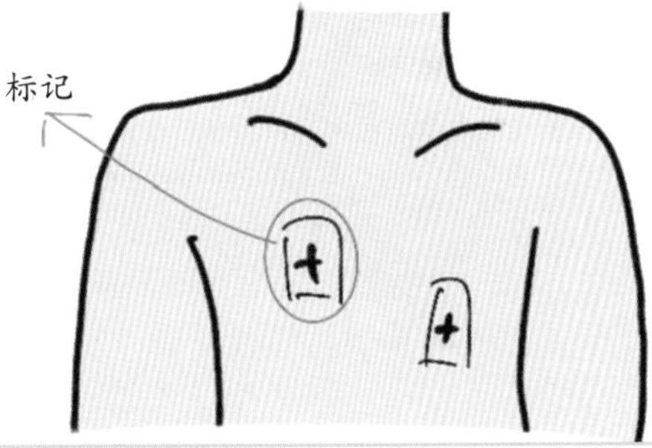

放射性皮炎的护理要点（续）

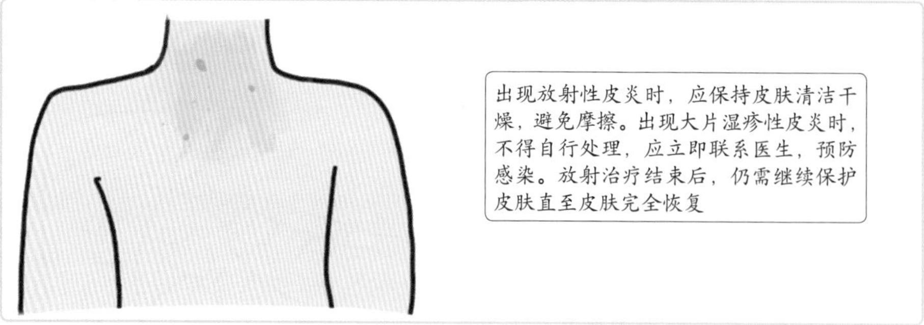
出现放射性皮炎时，应保持皮肤清洁干燥，避免摩擦。出现大片湿疹性皮炎时，不得自行处理，应立即联系医生，预防感染。放射治疗结束后，仍需继续保护皮肤直至皮肤完全恢复

放射性皮炎的护理要点（续）

（四）耳部护理

一些患者在放射治疗期间出现耳鸣、听力下降等症状，并且随着放射治疗时间的延长症状逐渐加重，这是常见的不良反应。一般不用特殊处理，如果出现耳膜穿孔、流液，就要去耳鼻喉科处理了。听力下降，可佩戴助听器，同时要预防感冒，不可用力擤鼻、挖耳朵，尽量少用耳机，洗澡时可用干棉球堵住耳道，不要使用耳毒性药物，如庆大霉素、阿司匹林等。

三、放射治疗结束后的护理

（一）居家护理注意事项

（1）预防感冒及头颈部感染，以免诱发急性蜂窝织炎、放射性脊髓炎。

（2）注意口腔卫生。放射治疗后定期到口腔科接受专业性较强的保健及诊治，尤其是放射治疗后 1 年内。放射治疗后 3 年内勿拔牙。

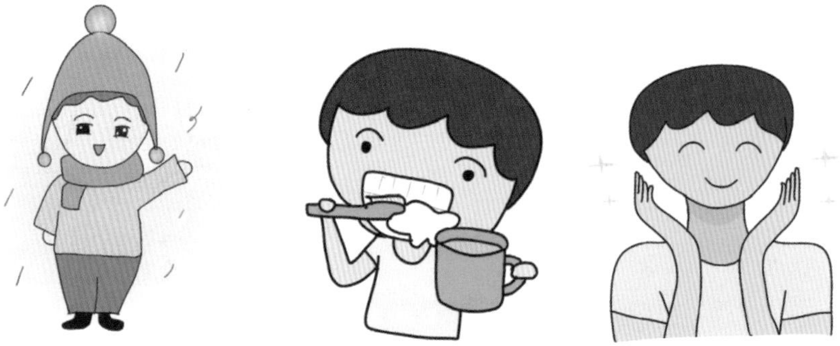

预防感冒，保持口腔卫生

（3）继续保护放射野皮肤，避免物理刺激及外伤。

（4）坚持鼻咽冲洗至少 3 年甚至终生，每天 1~2 次。

（5）加强张口锻炼及颈部功能锻炼，避免出现张口困难、颈部活动受限等功能障碍。

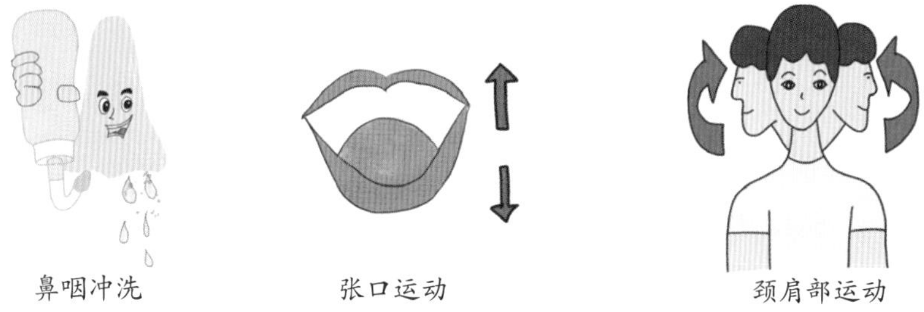

坚持鼻咽冲洗，加强功能锻炼

（6）育龄妇女应避孕 2~3 年，等病情稳定后再考虑生育问题。

（7）加强营养，规律生活，忌烟酒，勿过劳。

（8）定期复查，如有不适，及时就诊。

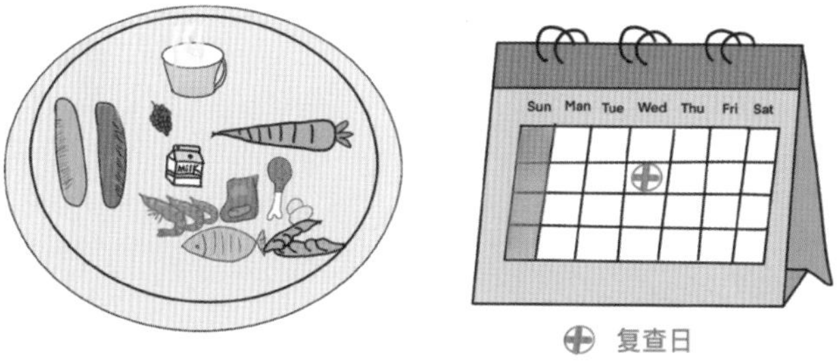

规律生活，定期复查

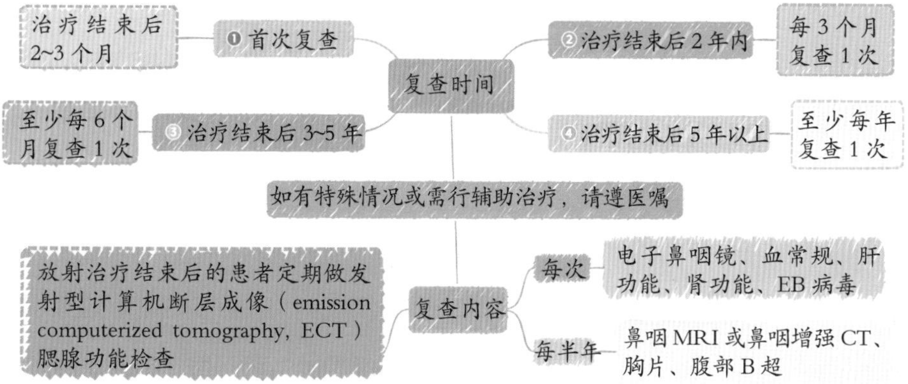

复查时间及内容

（9）休息与运动。适当进行体育锻炼，如瑜伽、散步等；可多进行户外活动，多与大自然接触；也可参加抗癌协会或抗癌俱乐部，与相同境遇的人互相交流，互相鼓励，给予心理支持。根据个人身体情况和工作强度，放射治疗后休息 1~3 个月后逐渐恢复工作。无论是体育锻炼还是恢复工作都要以不疲劳为度。正常的性生活不会给身体带来不良影响。日常生活要有规律，避免不良的生活习惯，保持良好的心态和充沛的精力。

（二）不良反应的护理

1. 张口困难、颈部功能障碍的护理

为什么会出现张口困难呢？这是因为控制张口运动的肌肉和关节在放射治疗时不可避免地接受了放射线的照射，就像肉在烈日下暴晒会变硬，变得没有弹性，肌肉会出现纤维化，收缩、舒张的能力下降。同理，关节活动度下降，导致张口困难，严重时嘴巴完全张不开，严重影响进食和说话。张口困难严重程度判断如表 1-3-1 所示。

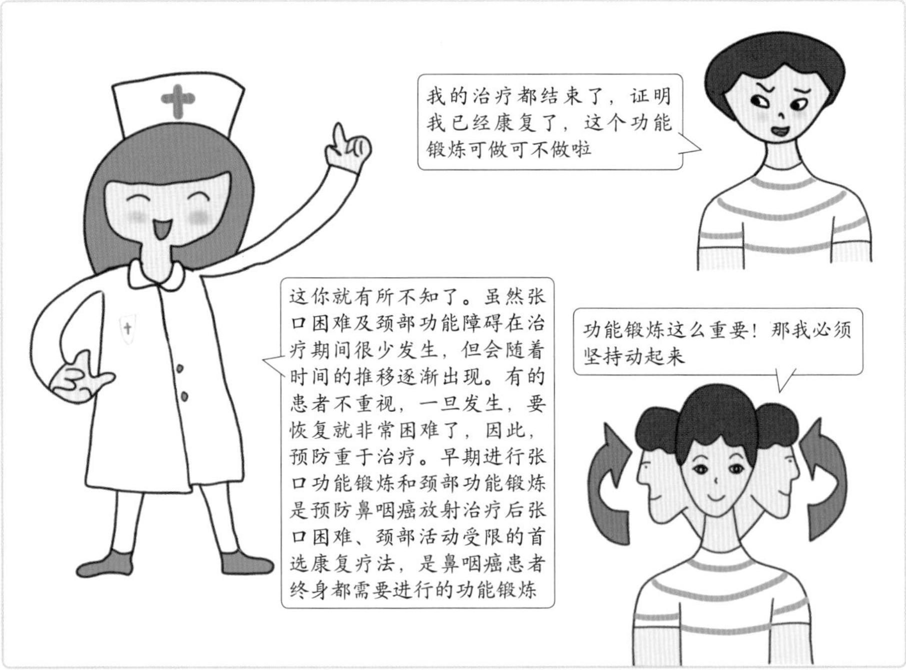

功能锻炼的重要性

表 1-3-1 张口困难的严重程度判断表

级别	症状
0 级	无
Ⅰ级	张口受限，门齿之间距离 2~3cm
Ⅱ级	进干食困难，门齿之间距离 1~2cm
Ⅲ级	进软食困难，门齿之间距离 0.5~1cm
Ⅳ级	患者无法进食，需要进行鼻饲，门齿之间距离少于 0.5cm

颈部功能障碍是颈部受放射线照射出现肌肉萎缩、颈部疼痛、水肿，伸缩能力下降，所支配的活动范围减少，颈部活动受限，局部肌肉僵硬。

2. 面部和下巴水肿的护理

面部和下巴水肿是放射治疗后常见的不良反应，是面、颈部组织受到射线照射后淋巴回流不畅所致。这种情况常在放射治疗后 1~3 个月出现，一般不需要特殊处理，放射治疗后 6~12 个月可恢复。

3. 放射性脑病的护理

放射性脑病是鼻咽癌的远期并发症之一，潜伏期长，如果出现定时障碍、定向力障碍、痴呆、癫痫等，应立即就医。

4. 内分泌失调的护理

放射治疗有时会影响到下丘脑、垂体与甲状腺而导致内分泌功能紊乱。一般在治疗结束 6~12 个月后发生，如果出现畏冷、易疲劳、没胃口、性欲下降等，要及时到内分泌科就诊，在医生指导下补充相关激素。

四、化学治疗相关不良反应的护理

临床上医生会根据患者的病情、年龄、行为状态评分、合并症等因素决定化学治疗方案，包括化学治疗药物的选择、化学治疗的时机、化学治疗的周期等。常用的化疗药物有紫杉醇、多西紫杉醇、吉西他滨、5- 氟尿嘧啶及顺铂、奈达铂、卡铂、奥沙利铂等铂类药物。不良反应主要包括恶心、呕吐、骨髓抑制、肾毒性、外周神经毒性、手足综合征等。

（一）常用的化学治疗药物及副作用

1. 顺铂、奈达铂

（1）患者用药后可能会出现肾毒性，水化可以预防肾毒性，在化学治疗期间与化学治疗结束后，患者必须饮用足够的水，每日 1500~3000ml。多排尿，保持每日尿量在 2000ml 以上。

（2）消化道毒性：用药后 1~6h 出现，表现为恶心、呕吐。

（3）骨髓抑制：表现为粒细胞减少、血小板减少及贫血，于化学治疗结束后 3 周最低，4~6 周恢复。

（4）过敏反应：较少见，表现为水肿、喘鸣、心动过速。

（5）耳毒性：表现为耳鸣，多为可逆性。

（6）神经毒性：累积剂量超过 $300mg/m^2$ 时，周围神经末梢损伤，出现四肢感觉异常、癫痫、球后视神经炎、运动失调，顺铂可能影响注意力、降低驾驶和机械操作能力。

2. 奥沙利铂

奥沙利铂的副作用主要为外周神经毒性，表现为知觉、感觉异常，遇冷加重。用药过程中如果患者出现胸闷、刺激性咳嗽、皮疹等，请及时告知医务人员。用药时注意保暖，尤其是脖子，冬天可戴围巾、手套，夏天要防止冷气直吹身体，避免用冷水漱口、冷水洗手和进食冷饮，不接触冷冻物品。若出现手脚发麻，请及时通知医务人员，加强保暖，给予肢体按摩和被动活动，必要时给予营养神经药物（维生素 B_6 和维生素 B_{12}），使用温水前，请家属试温。手脚发麻严重者，应有家人陪同，以免摔伤。神经毒性一般于患者化学治疗间歇期缓解，化学治疗结束数月后大多可消失。

3. 紫杉醇

紫杉醇的主要副作用是过敏反应，基本都发生在用药后 10min 内，主要表现为呼吸困难、荨麻疹、低血压、头晕、胸闷、面部潮红，如果患者有药物过敏史请及时告知医务人员。患者需遵医嘱按时正确口服抗过敏药，减少和防止过敏反应的发生。给药过程中护士会使用心电监护仪监测血压、心率、呼吸，患者若出现胸闷、气促、皮肤瘙痒、喉咙不适等要及时告知医务人员。用药后患者若发生肌肉酸痛，应多卧床休息，并及时告知经管医生和责任护士。用药后大部分患者都会出现脱发，停药后头发会重新长出，请不要过于顾虑，您可以提前备好假发、头巾等。

4. 5- 氟尿嘧啶

将5-氟尿嘧啶置于微量泵内给药，并且必须通过深静脉置管的途径给药，以降低化学治疗药物对血管的破坏。微量泵使用过程中需注意防止管道弯曲、扭折，观察气囊是否逐渐缩小，切勿打折而影响药物流出，夜间要更加注意。5-氟尿嘧啶还会导致不同程度的口腔炎、腹泻。化学治疗期间要保证口腔清洁，每天晨起、饭前、饭后、睡前用温开水或淡盐水漱口，用软毛牙刷刷牙，动作要轻，若出现口腔炎要遵医嘱使用黏膜保护剂。

5. 吉西他滨

吉西他滨的副作用是骨髓抑制（表现为贫血和白细胞、血小板减低）、流感样症状（表现为高热、乏力、头痛、肌肉酸痛、咳嗽、寒战等）、胃肠道反应（表现为恶心、呕吐）及变态反应（表现为皮疹、瘙痒）。

（二）常见不良反应的护理

1. 恶心、呕吐的护理

鼻咽癌化学治疗方案中，顺铂是恶心、呕吐发生率较高的药物。呕吐是化学治疗常见且可预防的不良反应，除用药外，也可以采取以下护理措施，可以最大限度减轻恶心、呕吐的症状。

（1）放松心态，因为焦虑更容易导致呕吐。

（2）在接受化学治疗前2h内避免进食。

（3）进食清淡、可口且易消化的食物，少量多餐，避免空腹。避免同时食入凉、热食物。

（4）开窗通风，使室内空气新鲜，保持环境安静，采取舒适的体位休息。

（5）床边可备新鲜柠檬，可在柠檬皮上划痕，用手挤压，使柠檬散发出清香味，有助于减轻恶心、呕吐。

（6）对生姜不反感者，可在床边备切开的生姜，恶心时闻一下生姜味，也可将生姜敷在肚脐上。

（7）在床头备垃圾袋，以备患者呕吐时用；呕吐后用温水漱口，减轻口腔内异味。

（8）呕吐3次及以上时，请通知医务人员，遵医嘱使用镇吐药和护胃药。

2. 脱发的护理

一般化学治疗后 2~3 周，头发开始脱落，但在化学治疗间隙或结束后，还会长出新的头发。应对脱发，我们可以这样护理。

（1）化学治疗前挑选合适的假发备用。

（2）建议留短发，减少梳头次数。

（3）避免使用电吹风、卷发器、发胶、染发剂。

（4）防止强光照射，可以撑伞防晒。

（5）应用以蛋白质为主的温和洗发露，不使用刺激性的生发液。

（6）化学治疗前可用冰帽等物理手段防治脱发。

3. 肾功能损伤的护理

化疗药物进入人体后，代谢产物要经过泌尿系统排泄。如果药物不能及时排出，在肾脏及膀胱停留的时间过长，就会产生较强的毒性。因此，在化学治疗时除了多饮水，还要注意以下护理要点。

（1）化学治疗前检查肾功能及肝功能。

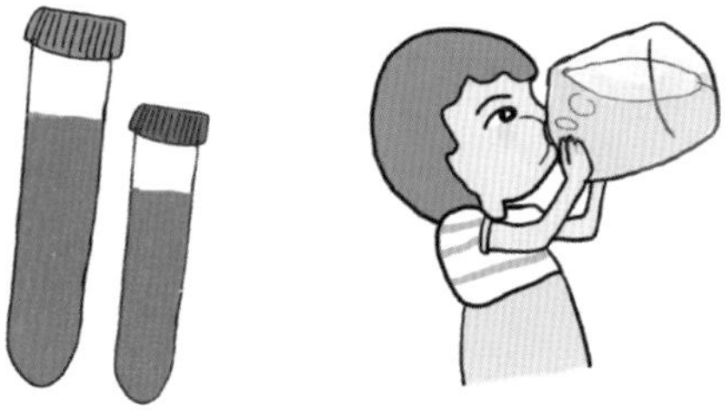

预防肾功能损伤的护理要点

（2）化学治疗前和化学治疗过程中要多饮水，保持每天尿量 2000~3000ml，如果尿量不足，医生可能会使用一些利尿剂，促进排尿。

（3）除大量饮水外，还要注意观察尿液的颜色，有异常情况请及时告知医生。

4. 过敏反应的护理

一些化疗药物如 5- 氟尿嘧啶、紫杉醇、环磷酰胺等会刺激皮肤，表现为荨麻疹、皮肤瘙痒、色素沉着等，严重时可以引起剥脱性皮炎。

（1）化学治疗前，遵医嘱服用抗过敏药物。

（2）保持皮肤清洁，定时洗浴，但不要使用过热、过冷的水或刺激性的沐浴露。

（3）当发生皮炎或色素沉着时，不要用手抓挠及乱用药物涂抹。

（4）避免紫外线直接照射，外出做好防晒。

5. 骨髓抑制的护理

化学治疗会抑制血液里的白细胞、中性粒细胞、血小板及血红蛋白，这就是骨髓抑制。严重的骨髓抑制不仅会影响化学治疗进程，同时也会引起贫血、出血、感染等并发症。粒细胞减少从停止化学治疗的第 7 天开始，第 10~14 天达到最高峰，之后维持 2~3 天，第 21~28 天逐步恢复正常。血小板从停止化学治疗后 2 周下降到最低值，维持时间较白细胞短，之后迅速回升至正常水平。

（1）进食高蛋白、高热量、含丰富维生素的食物，如鱼、肉、蛋、牛奶等。

（2）按时查血常规，注意有无发热、出血等情况。

（3）血常规异常时，遵医嘱使用升血药物。

（4）采用升血药物治疗出现发热、腰痛等症状时，要多饮水、休息。

（5）必要时遵医嘱接受输注全血或成分血。

6. 白细胞减少的护理

化疗药物对增殖旺盛的骨髓细胞有较强的杀伤作用，导致白细胞减少。这种减少是暂时的，一般化学治疗后第 2 周降至最低，第 3 周就开始恢复。如果您白细胞低于正常值时，要做好以下防护。

（1）注意休息，做好保暖，避免去人群密集的场合，预防感冒，减少探视。

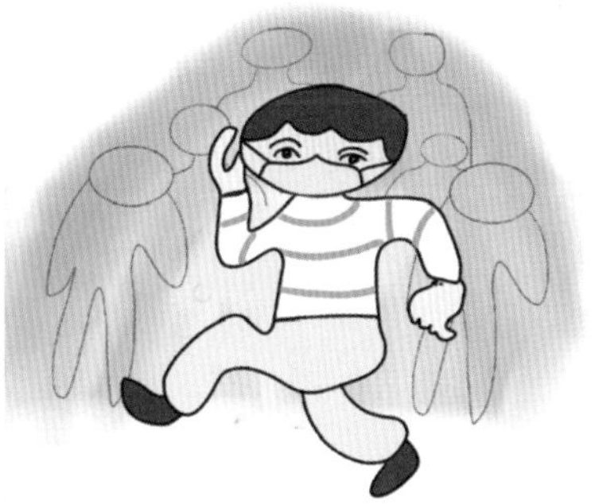

预防感冒

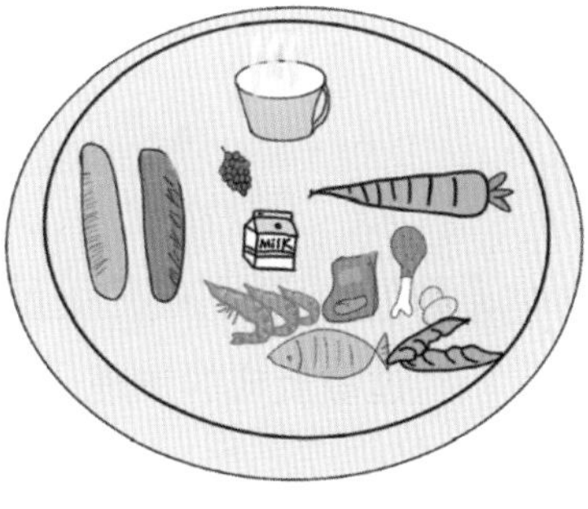

均衡膳食

（2）加强营养，多喝水，进食高蛋白、高热量食物，增强机体抵抗力，保证充足的睡眠。

（3）做好身体卫生，保持口腔、私处清洁，饭前便后洗手，若发现身上有小伤口，请及时给予消毒处理，以免引起全身感染。

勤洗手

监测体温

（4）注意体温变化，以便早期发现感染。如果白细胞低于 1×10^9/L，必须立即联系医生，采取保护性隔离。

7. 血小板降低的护理

血小板的主要功能是止血，正常值是 100×10^9~300×10^9/L，如果血小板低于 50×10^9/L，会有出血的风险。如果您的血小板低于正常值以下时，需注意以下护理要点。

（1）卧床休息，动作要缓慢、轻柔，避免磕碰出血。

（2）用软毛牙刷刷牙，动作轻柔，也可用漱口水漱口替代刷牙，以防牙龈出血，避免进食粗糙、坚硬食物。

（3）进行各种穿刺及注射后，要延长按压穿刺点时间。

（4）保持大便通畅，不用力排便，必要时使用缓泻药，同时观察大、小便颜色，若颜色不正常应通知医务人员，遵医嘱留取标本送检。

（5）观察皮肤、牙龈有无出血，有异常请及时告知医生。

（6）出现头痛、恶心等症状时，请立即通知医务人员。

五、靶向治疗相关不良反应的护理

1. 皮疹的护理

皮疹是靶向药物常见的不良反应之一，一般于用药 2 周内发生，多发生于面部、前胸、上背部等皮脂腺丰富的部位。多数患者症状较轻，表现为痤疮样皮疹及皮肤脱屑、干燥、瘙痒等，一般对日常生活没有太大影响。

（1）正确认识皮疹，靶向治疗导致的皮疹不具有传染性。

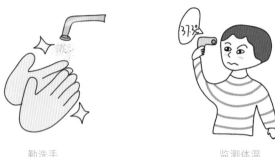

（2）减少日晒时间，出门注意防晒，建议使用防晒系数高于或等于 30 的广谱防晒霜，涂抹时避开放射野皮肤。

（3）保持皮肤的清洁与湿润，洗澡及洗脸水温不宜超过 40℃，手法宜轻柔。推荐选择含有润肤成分的 pH 值 4~6 的弱酸性沐浴露，清洁皮肤后可适当涂抹温和的乳霜。

（4）避免抓挠皮肤，避免用手挤压皮疹。

（5）遵医嘱用药。

2. 腹泻的护理

腹泻一般发生在靶向药物用药的 2~3 周内，也是靶向药物常见的不良反应。

（1）对症治疗：常用的药物有蒙脱石散、洛哌丁胺、双歧杆菌。

（2）饮食策略：在药物治疗的基础上，还应注意日常饮食。进食低脂、低纤维食物，少食多餐，避免进食含咖啡因、酒精、奶制品、脂肪、橙汁、葡萄汁及辛辣食物。

（3）皮肤护理：腹泻之后用清水清洗肛周皮肤，避免使用肥皂、沐浴露等化学用品；若腹泻次数较多，请酌情清洗，以免过度清洗导致皮肤破溃。

3. 甲沟炎的护理

甲沟炎常在用药后 4~8 周出现，主要是手指甲、脚指甲沟处红肿疼痛，甚至破溃，影响了日常生活。

（1）应穿宽松、透气的鞋袜，保持手脚皮肤清洁干爽，常涂润肤霜。

（2）不可将手脚浸泡在肥皂水中；修剪指甲动作要轻柔，不要剪得过短。

（3）日常护理不佳时，可遵医嘱使用百多邦、红霉素等抗生素，必要时使用糖皮质激素、抗真菌药、碘酊等。若甲沟炎十分严重，药物无法渗透时，需要切开引流。

4. 高血压的护理

高血压是靶向药物常见的副作用之一。一般及时处理，按时吃药，不会对身体造成太大影响。

高血压分为 3 级。1 级高血压，收缩压介于 140~159mmHg 和 / 或舒张压介于 90~99mmHg。2 级高血压，收缩压介于 160~179mmHg 和 / 或舒张压介于 100~109mmHg。3 级高血压，收缩压≥ 180 mmHg 和 / 或舒张压≥ 110mmHg。

（1）每天坚持测量血压。

（2）遵医嘱服用抗高血压药，遵循健康的生活方式，戒烟酒，饮食上限制高热量摄入，少盐少油，适量运动，心态平和。

（3）出现头痛、眩晕、烦躁、恶心、呕吐、心悸、视力模糊，提示高血压危险信号，应及时就诊。

（4）多数情况下，即使血压升高，通过使用抗高血压药控制血压的基础上，仍可继续服用靶向药物；如果使用抗高血压药无法控制血压，请遵医嘱减量或暂停服用靶向药物，待血压控制后再继续服用，不要自行减量或停药。

六、免疫治疗相关不良反应的护理

免疫治疗相关不良反应可发生在治疗开始后的任何时间，甚至是治疗停止后，大多数在治疗开始的数周至 6 个月发生。

1. 皮肤不良反应的护理

皮肤反应是免疫治疗最常见的不良反应，表现为皮疹、瘙痒、水疱等。

（1）使用弱酸性（pH 值 4~6）的沐浴露清洁皮肤，水温不宜超过 40℃；使用温和无刺激的保湿润肤霜，每天涂抹 2~3 次；使用柔软纸巾擦拭皮肤，避免来回擦拭。

（2）穿纯棉、柔软、宽松的衣物。

（3）勤剪指甲，瘙痒时避免用手抓挠皮肤。

（4）避免阳光照射，采取严格防晒措施，如戴遮阳帽、打遮阳伞、涂抹防晒用品。

（5）皮肤出现瘙痒或红斑时，局部使用含清凉剂（如薄荷）的外用产品或冷敷。

（6）出现严重皮肤反应，需遵照医生处方正确使用口服或外用药物。

2. 口腔黏膜不良反应的护理

口腔黏膜不良反应表现为口腔溃疡、疼痛、口干等。

（1）保持口腔卫生，使用软毛牙刷和含氟牙膏，禁用含酒精类漱口液。

（2）口腔发炎时，遵医嘱使用漱口液，掌握正确的漱口方法。

（3）少食多餐，清淡饮食，鼓励小口喝冷水或冰水，减轻口腔疼痛。

（4）每天饮水 2000~3000ml，少量分次饮用，口干时建议食用无糖口香糖、柠檬、山楂及话梅类食品，口唇干裂时可涂抹凡士林。

3. 消化道反应的护理

消化道反应表现为腹泻、便血、腹痛等。

（1）监测体重，留意饮食情况和排便情况。

（2）减少高纤维、高脂肪、生食、蔬菜、乳制品、酒、咖啡、糖等摄入。

（3）保持肛周皮肤清洁干燥，便后用柔软卫生纸清洁，并用温水清洗肛周皮肤。

（4）根据患者腹泻次数评估分级，给予对症治疗。具体管理建议如表 1–3–2 所示。

表 1–3–2 **免疫治疗引起腹泻的分级管理建议**

<table>
<tr><th>分级</th><th>症状</th><th>管理建议</th></tr>
<tr><td>1 级腹泻</td><td>临床无症状，腹泻频率低于每天 4 次，只需临床或诊断性观察</td><td>复查粪常规、肝功能、肾功能等，继续免疫治疗，口服补液，使用止泻药对症治疗，避免高纤维或乳糖饮食</td></tr>
<tr><td>2 级腹泻</td><td>表现为腹痛、大便带黏液或血，腹泻频率为每天 4~6 次</td><td>复查粪常规、血常规、肝功能等，预约结肠镜检查和活体组织检查，暂停免疫治疗，无需等待结肠镜检查结果即可遵医嘱进行激素治疗</td></tr>
<tr><td>3 级腹泻</td><td>表现为剧烈腹痛、大便习惯改变，腹泻频率高于每天 7 次</td><td rowspan="2">每天复查血常规、肝功能、肾功能、C 反应蛋白、电解质等，做腹腔及盆腔增强 CT、结肠镜检查和活体组织检查。遵医嘱选择禁食或流质饮食、全胃肠外营养。3 级腹泻应暂停免疫治疗，4 级腹泻永久停用免疫治疗。无需等待结肠镜检查结果即可遵医嘱进行激素治疗</td></tr>
<tr><td>4 级腹泻</td><td>症状危及生命</td></tr>
</table>

4. 肺部不良反应的护理

肺部不良反应有咳嗽、咳痰、气喘、胸痛等，一旦出现上述症状，应立即报告医生。

5. 内分泌不良反应的护理

内分泌不良反应有甲状腺功能亢进、甲状腺功能减退等，患者应遵医嘱定期检测甲状腺功能和激素水平。

6. 关节疼痛的护理

关节疼痛表现为肌肉及关节的疼痛、肿胀、红斑等。

（1）根据疼痛程度适当活动，改善睡眠和体力。

（2）活动过程中注意保护关节，防止跌倒。

（3）起床、久坐、站立等变换体位时，动作尽量缓慢。

（4）遵医嘱使用镇痛药。

第四节

鼻咽癌的饮食管理

一、饮食原则

接受放射治疗的鼻咽癌患者产生口干、味觉丧失、食欲减退、恶心、呕吐、口腔溃疡、吞咽困难、疼痛等并发症，患者摄入不足，导致营养不良。研究指出，鼻咽癌患者体重下降发生率高达46%。鼻咽癌患者的营养不良主要体现在体重丢失、能量代谢异常、血浆白蛋白降低和免疫功能下降。营养不良会影响治疗效果。

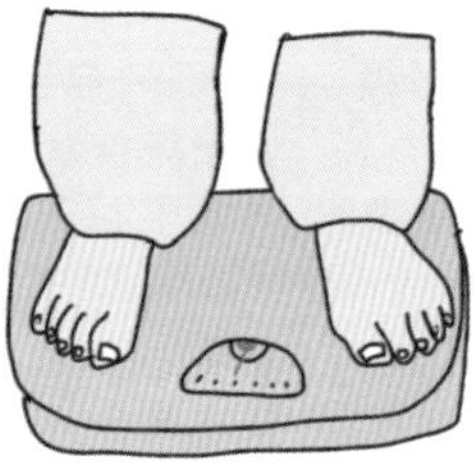

体重监测

（1）营养不良会导致血红蛋白减少。血红蛋白有运输氧气的作用，血红蛋白减少会导致机体携氧能力下降，肿瘤细胞因此缺氧。缺氧的肿瘤细胞对放射线不敏感，从而影响放射治疗效果。

（2）营养不良会导致机体免疫功能下降。免疫功能下降，引起感染等并发症，影响治疗效果。

（3）营养不良导致患者体重下降。患者明显消瘦时，最初定制的模具会变得不合适，影响放射治疗摆位的精确性，影响疗效。

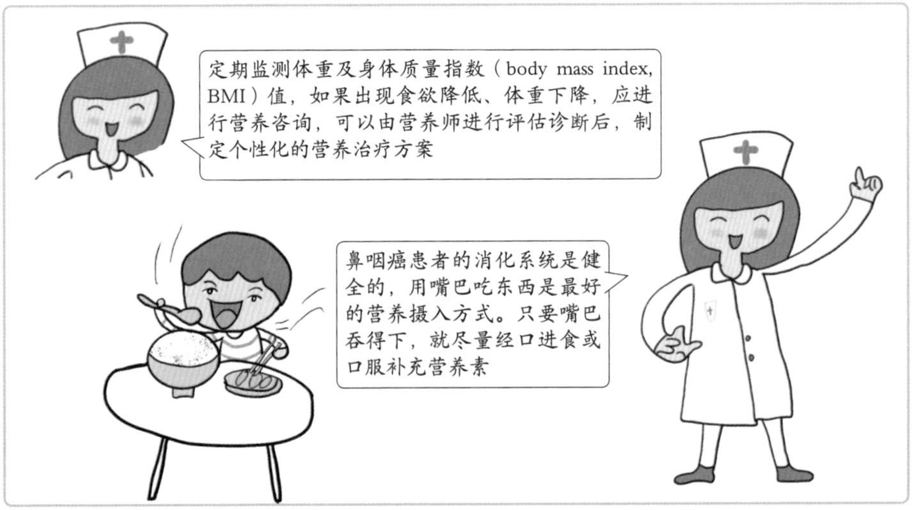
定期监测体重及身体质量指数（body mass index，BMI）值，如果出现食欲降低、体重下降，应进行营养咨询，可以由营养师进行评估诊断后，制定个性化的营养治疗方案
鼻咽癌患者的消化系统是健全的，用嘴巴吃东西是最好的营养摄入方式。只要嘴巴吞得下，就尽量经口进食或口服补充营养素

均衡膳食，监测体重及BMI值

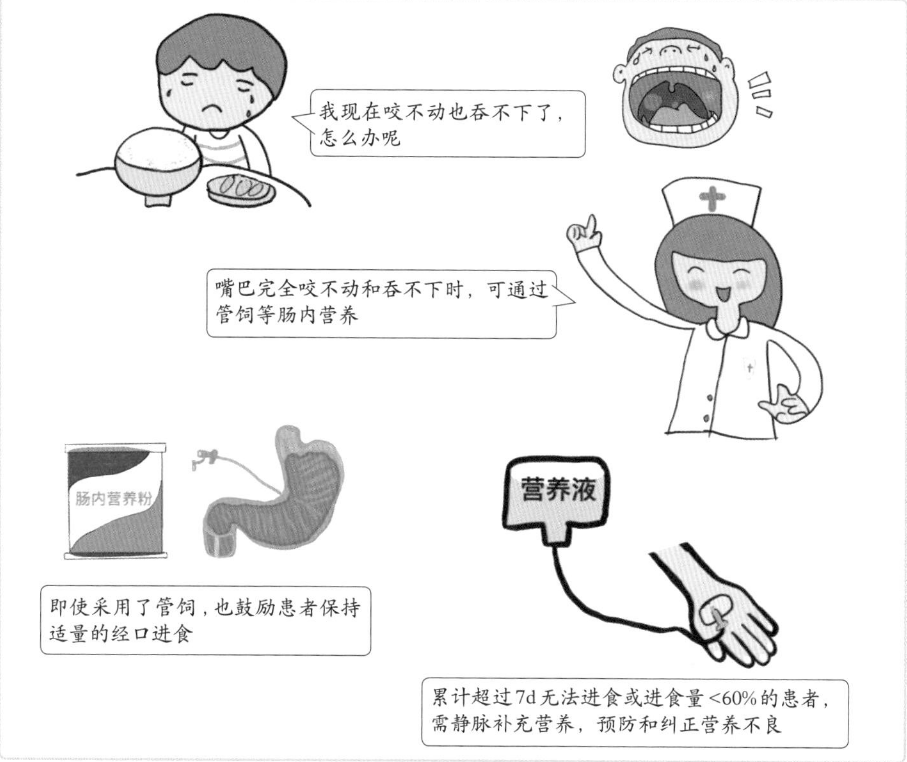
我现在咬不动也吞不下了，
怎么办呢
嘴巴完全咬不动和吞不下时，可通过
管饲等肠内营养
肠内营养粉
营养液
即使采用了管饲，也鼓励患者保持
适量的经口进食
累计超过7d无法进食或进食量<60%的患者，
需静脉补充营养，预防和纠正营养不良

肠内营养

全面均衡的营养是保证人体健康的基石，是鼻咽癌患者进行正常治疗的前提条件。鼻咽癌患者该如何应对营养不良呢？

鼻咽癌患者应遵循食物金字塔，保证食物多样化，以谷类为主，粗细搭配的原则，合理配比营养素的摄入。

在安静舒适、空气清新的环境下进食。注意色、香、味的调配，食物的摆盘，以刺激食欲。

1. 食物的选择

（1）放射治疗、化学治疗期间食物的选择。多吃高蛋白、高热量（肥胖者不建议）、高维生素的新鲜食物；避免吃辛辣、刺激和不新鲜的腌制品，如烧烤、咸鱼等。如果恶心、想吐、没有食欲，那就少吃多餐。进食时先吃营养高且爱吃的食物，并在食欲好的时候多吃一点，以增加食物的摄入量。多饮水，建议每天可摄入 30~40ml/kg 的水。

（2）放射治疗、化学治疗间歇期或结束后食物的选择。多吃蔬菜和水果，少吃红肉及加工肉类，每次摄入红肉 50~80g，每周不超过 4 次；适当增加鱼、鸡、鸭、大豆及其制品等优质蛋白质摄入；选择低脂乳制品；选用坚果或橄榄油；经常食用全谷物食物。如存在早饱、食欲差等症状，建议少量多餐。各类营养物质来源，如表 1-4-1 所示。

表 1-4-1　**各类营养物质来源**

成分	来源
蛋白质	鱼、家禽、瘦红肉、鸡蛋、低脂乳制品、坚果、坚果酱、干豆、豌豆、扁豆和大豆制品，尽量少食用加工肉
碳水化合物	全谷物、淀粉、蔬菜
ω-3 多不饱和脂肪酸	深绿色蔬菜、深海鱼、豆类、坚果、食用油

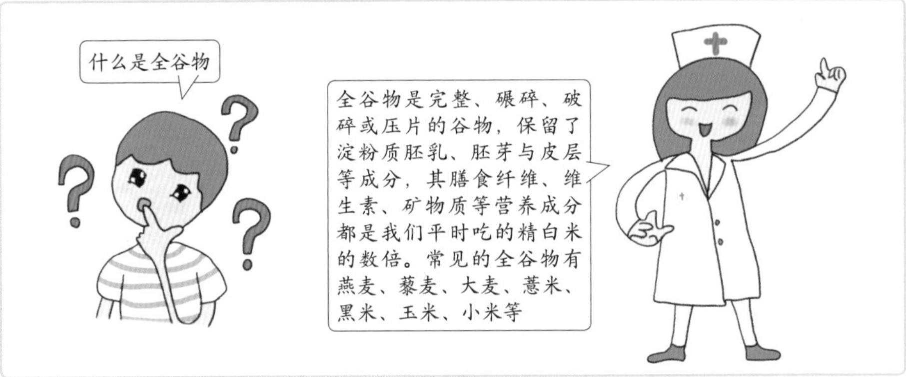

全谷物是什么

2. 食物的烹饪方式

食物烹饪方式以蒸、煮、烩、炒等为主，减少煎、炸、烤等不健康的烹饪方式，饮食宜清淡。对于吞咽困难的患者，可以将食物混入肉汤中用破壁机打成泥状或匀浆，以利于吞咽和消化吸收。

3. 进餐量的简便计算

蔬菜双手捧：两手并拢，一捧可以捧起的量，约 10g

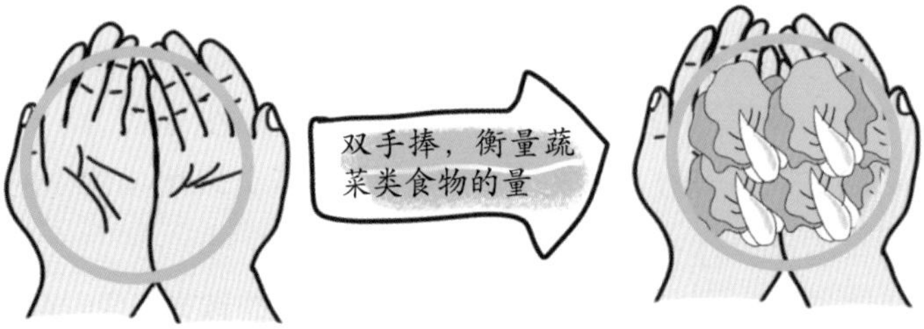

进餐量的简便计算

豆类单捧：一只手可以捧起的量，约 20g

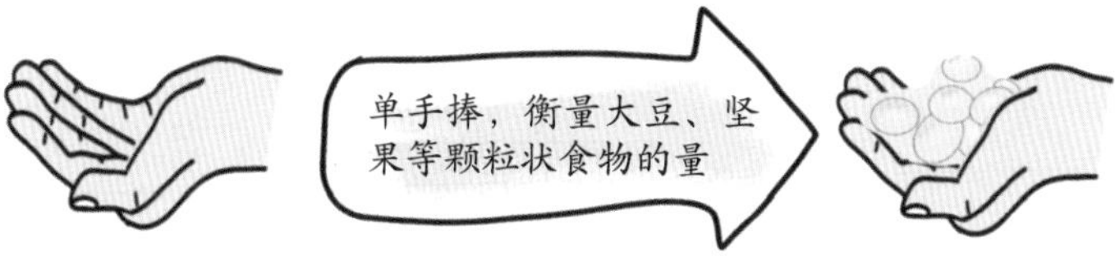

水果、叶茎类蔬菜一把：食物与拇指弯曲接触可拿起的量，约 100g

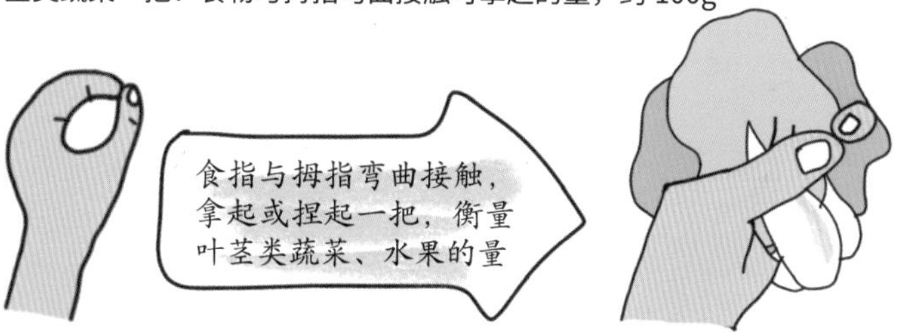

片状食物一手掌：一个手掌心大小的量，约 50g 瘦肉、25g 五花肉

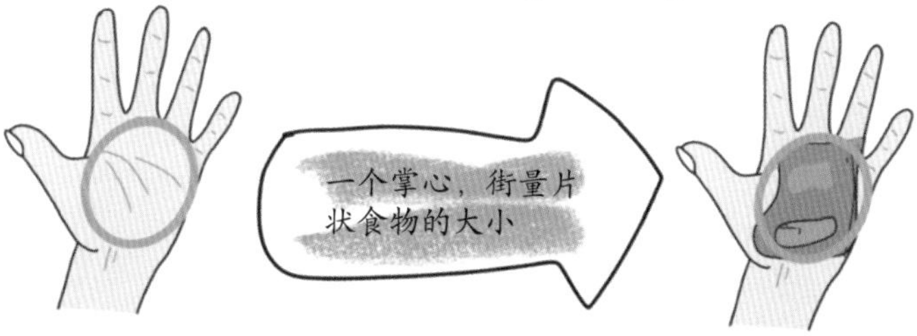

球状食物一拳头：五指向内弯曲握拢的手势的大小的量，约 200g 苹果

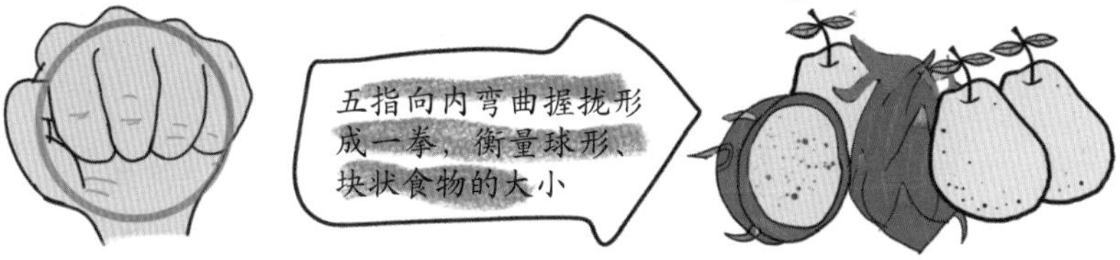

肉类奶酪两指厚：食指与中指并拢的厚度，约 50g 牛肉

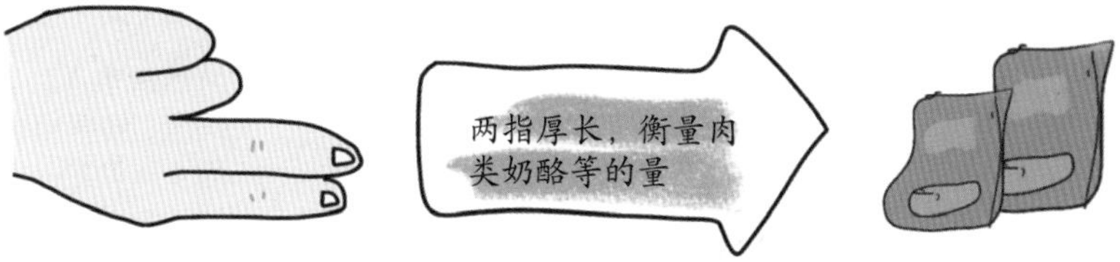

进餐量的简便计算（续）

4. 饮食处方

鼻咽癌患者饮食处方如表 1-4-2 所示。

表 1-4-2 **鼻咽癌患者饮食处方**

食疗方	配料	做法	功效
无花果炖肉	无花果 120g（干品 60g），瘦猪肉 120g	洗净切块，一同加入锅中加水煮至肉烂，加适量调料，吃肉喝汤	健脾和胃、消肿解毒，用于鼻咽癌放射治疗后引起的口干咽痛
山药莲薏仁汤	山药、莲子（去心）、薏苡仁各 30g	加水适量，慢火炖熟，加少许白糖，每天 1 次，量不限，连服 15 天	健脾益气、清心安神，用于各期鼻咽癌属脾虚者
生津利咽饮	芦根 50g，天花粉、玄参、荠菜各 25g，杭白菊 20g，麦门冬、生地黄、桔梗各 15g	同煎去渣饮汁，每日 1 次，分 2 次温服	滋阴生津、凉血利咽，用于鼻咽癌之津液亏损、口干舌燥
柴胡白术炖乌龟	柴胡、桃仁各 9g，白术 15g，白花蛇舌草 30g，乌龟 1 只	同煎去渣后加入剔净的乌龟 1 只，炖熟，吃龟喝汤，每 2~3 天炖服 1 次，可常服	扶正抗癌，用于鼻咽癌
生津止血汤	天花粉 15g，川贝母 9g，紫草根 30g	同煎去渣后加瘦肉 60g，炖熟，加适量盐调味，吃肉喝汤，每天或隔日炖服 1 次，连服 20~30 天	生津止血，用于鼻衄、咽干者
补气养血粥	当归、熟地黄、枸杞各 3g，黄芪 5g，砂仁 2g，紫米、大米、小米、花生米各 15g，红小豆 10g，红枣 25g	中药同煎至 100ml 去渣待用，把粥煮至 8 成熟后，汤药倒进粥里煮至全熟，可随自己喜好调味，每天喝 1~2 碗	补气养血、开胃和中，提高机体免疫功能，强身抗癌，用于鼻咽癌
清咽润燥粥	生地、玄参、麦冬、银耳各 3g，陈皮 2g，山药 10g，大米、小米各 25g	中药同煎成 100ml 去渣待用，银耳、山药捣碎，加水约 800ml，加入小米、大米，同煎制的汤药一起煮至约 300ml	清热解表、利咽、滋阴润燥、健脾和胃、通便，用于鼻咽癌

二、经皮内镜下胃造瘘术的饮食管理

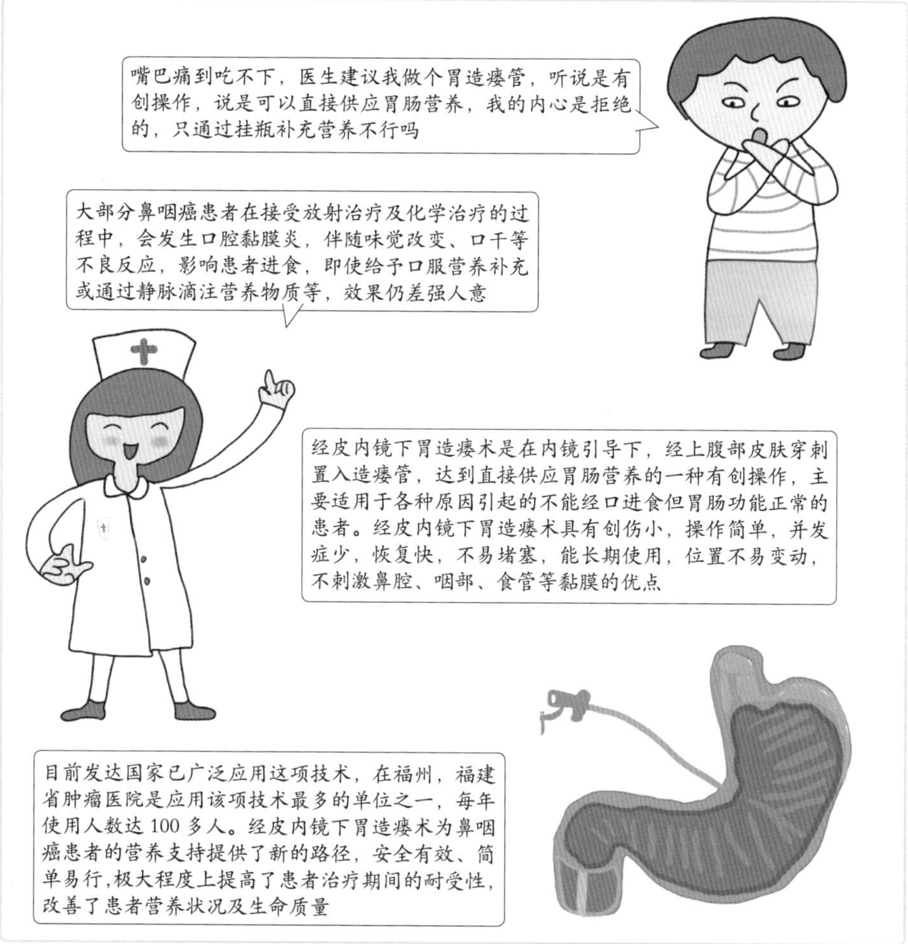
嘴巴痛到吃不下，医生建议我做个胃造瘘管，听说是有创操作，说是可以直接供应胃肠营养，我的内心是拒绝的，只通过挂瓶补充营养不行吗
大部分鼻咽癌患者在接受放射治疗及化学治疗的过程中，会发生口腔黏膜炎，伴随味觉改变、口干等不良反应，影响患者进食，即使给予口服营养补充或通过静脉滴注营养物质等，效果仍差强人意
经皮内镜下胃造瘘术是在内镜引导下，经上腹部皮肤穿刺置入造瘘管，达到直接供应胃肠营养的一种有创操作，主要适用于各种原因引起的不能经口进食但胃肠功能正常的患者。经皮内镜下胃造瘘术具有创伤小，操作简单，并发症少，恢复快，不易堵塞，能长期使用，位置不易变动，不刺激鼻腔、咽部、食管等黏膜的优点
目前发达国家已广泛应用这项技术，在福州，福建省肿瘤医院是应用该项技术最多的单位之一，每年使用人数达 100 多人。经皮内镜下胃造瘘术为鼻咽癌患者的营养支持提供了新的路径，安全有效、简单易行，极大程度上提高了患者治疗期间的耐受性，改善了患者营养状况及生命质量

经皮内镜下胃造瘘术

1. 胃造瘘饮食要求

用破壁机将食物打碎成食糜，避免坚硬及大块食物堵塞管路。由于进食方式改变，机体需要逐步适应，开始阶段应少食多餐。具体食物的选择及食谱可参照经口进食的要求处理。

2. 胃造瘘管注食护理

（1）食物准备。管饲营养液温度以 38~40℃为宜，每次喂食量不超过 200ml，全天量不超过 2000ml，可根据全天量和患者消化吸收情况合理分配。营养液保质期为 24h，需放冰箱中保存。需注食药物时，应与营养液分开喂，将药物充分溶化，注药结束后将管道冲洗干净，以防堵管。禁止将缓释药物研碎后管喂，以免影响疗效。

（2）体位准备。注食前患者取坐位，或床头抬高 35°~40°，注食后保持半卧位或坐位 60min，避免食物反流或误吸。

（3）胃造瘘管注食流程。

注食前

- 每次注食前务必回抽胃液，确保胃造瘘管在胃内
- 注食前先脉冲式注入 20~30ml 温水，患者无不适后再注入营养液

注食过程

- 营养液注入过程应缓慢，如发现有阻力，切记不要用力推注，可尝试反复回抽，仍无效应及时就医
- 若患者感觉恶心、腹胀或腹痛，需停止注食
- 若有呕吐、发烧、腹痛、腹泻等症状需及时就医

注食后

- 注食后再脉冲式注入 20~30ml 温水冲洗胃造瘘管，以防导管堵塞
- 冲洗过程应缓慢，冲净导管后抬高胃造瘘管末端，让温水进入胃内
- 夹紧拇指夹，以防空气灌入引起腹胀，用纱布包裹末端
- 每次注食后用温水洗净注食器，晾干备用

胃造瘘管注食流程

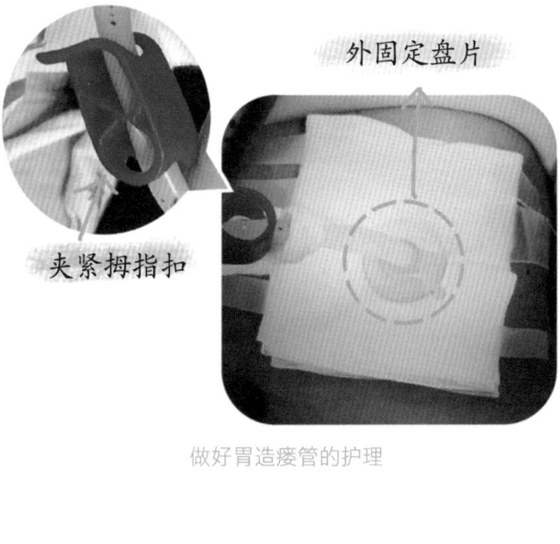

做好胃造瘘管的护理

3. 胃造瘘皮肤和导管的护理

（1）造瘘口皮肤的护理。每天观察造瘘口周围皮肤有无渗血、渗液、红肿、糜烂及肉芽增生，保持局部清洁干燥。术后 1 周内每日造瘘口皮肤处用碘伏擦拭消毒，后用生理盐水再次进行清洁，转动导管 1 圈并更换纱布，防止粘连。术后根据造瘘口渗液情况安排换药频率，若干燥无渗液可隔日换药，或每周换药 2 次。

（2）胃造瘘管的护理。妥善固定导管，宜垂直于皮肤进行固定，注意造瘘管、盘片与腹壁接触的松紧度。用防过敏胶贴配合纱布绷带或棉绳予以妥善固定，还可另加腹带固定，注意防止导管脱出。

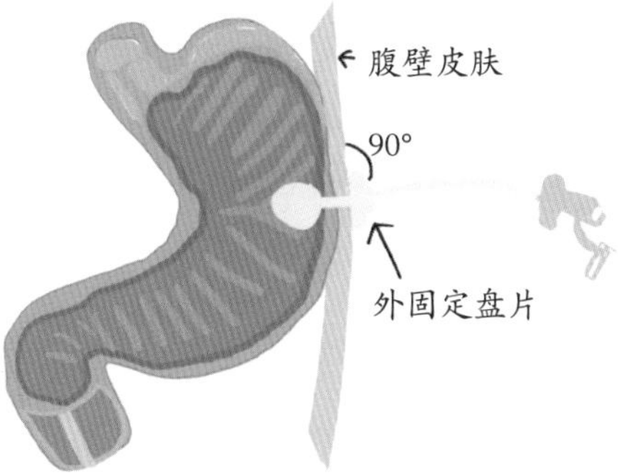

导管与腹壁皮肤垂直

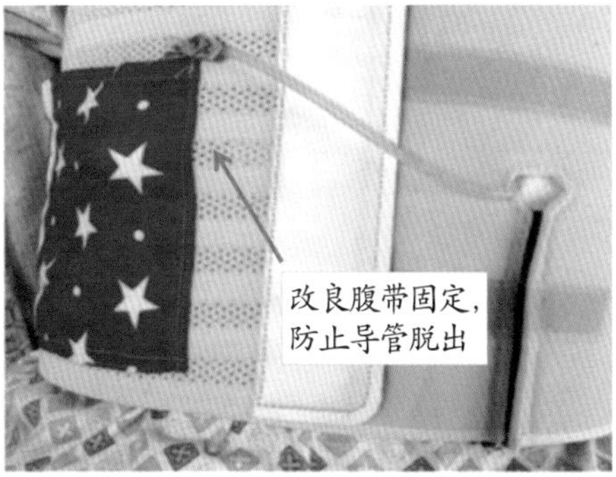

妥善固定

4. 胃造瘘管日常居家护理

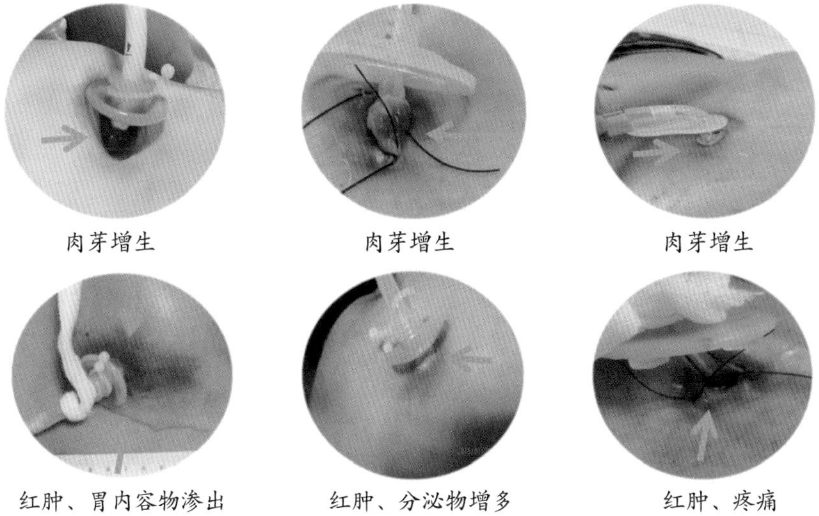

胃造瘘管常见异常情况

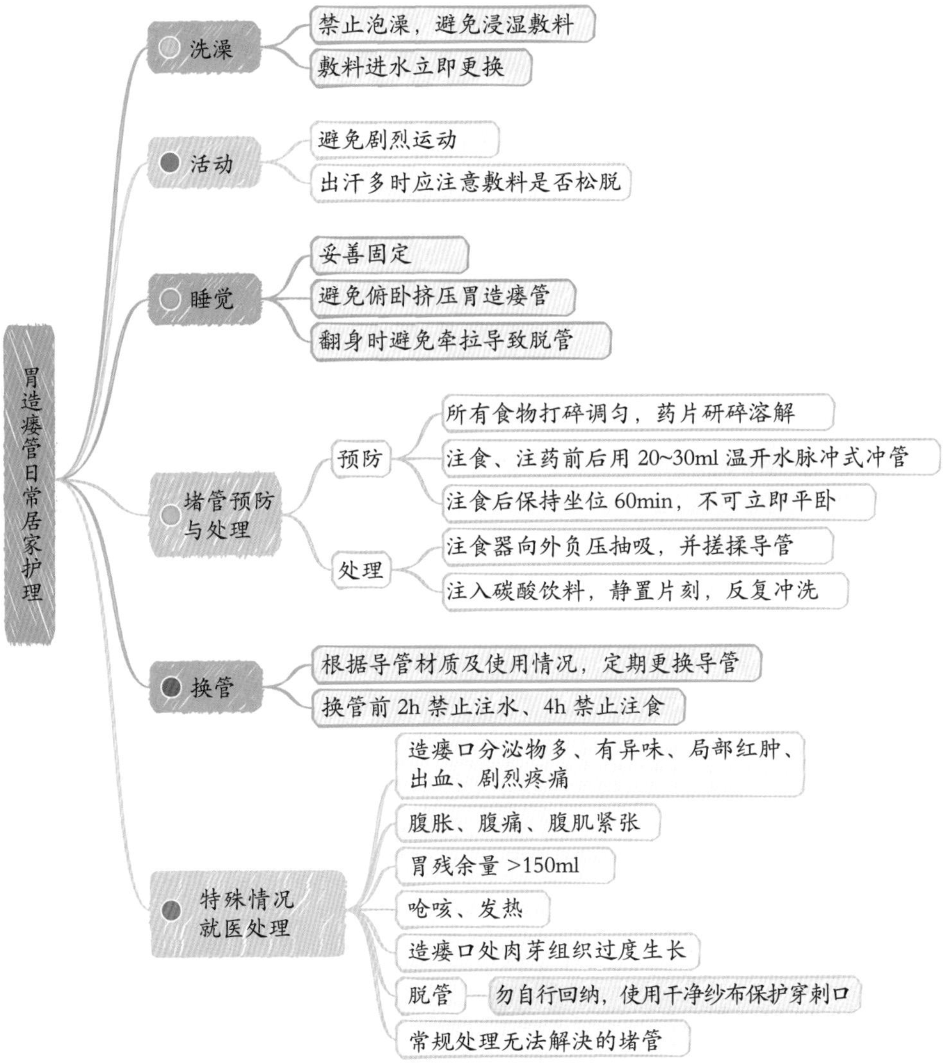
胃造瘘管日常居家护理
洗澡
禁止泡澡，避免浸湿敷料
敷料进水立即更换
活动
避免剧烈运动
出汗多时应注意敷料是否松脱
睡觉
妥善固定
避免俯卧挤压胃造瘘管
翻身时避免牵拉导致脱管
堵管预防与处理
预防
所有食物打碎调匀，药片研碎溶解
注食、注药前后用 20~30ml 温开水脉冲式冲管
注食后保持坐位 60min，不可立即平卧
处理
注食器向外负压抽吸，并搓揉导管
注入碳酸饮料，静置片刻，反复冲洗
换管
根据导管材质及使用情况，定期更换导管
换管前 2h 禁止注水、4h 禁止注食
特殊情况就医处理
造瘘口分泌物多、有异味、局部红肿、出血、剧烈疼痛
腹胀、腹痛、腹肌紧张
胃残余量 >150ml
呛咳、发热
造瘘口处肉芽组织过度生长
脱管
勿自行回纳，使用干净纱布保护穿刺口
常规处理无法解决的堵管

胃造瘘管日常居家护理

第五节

鼻咽癌的康复锻炼

放射治疗会对鼻咽癌患者颈部和面部皮肤、肌肉、关节造成累积性、缓

慢、长远的损伤。表现为面颌部及颈部皮肤、肌肉纤维化，触感硬没有弹性；面部颞颌关节活动幅度降低，张口时上下门齿之间的距离逐渐缩小，张口疼痛，口齿不清，严重者会出现牙关紧闭，影响进食；脖子变细，颈椎活动受限，转头困难。通常发生在放射治疗结束后，对抗这种硬化的症状最有效的方法就是运动，即头颈部功能锻炼。预防重于治疗，头颈部功能锻炼可从放射治疗的第一天开始，持续 2 年以上，甚至终生。

功能锻炼操

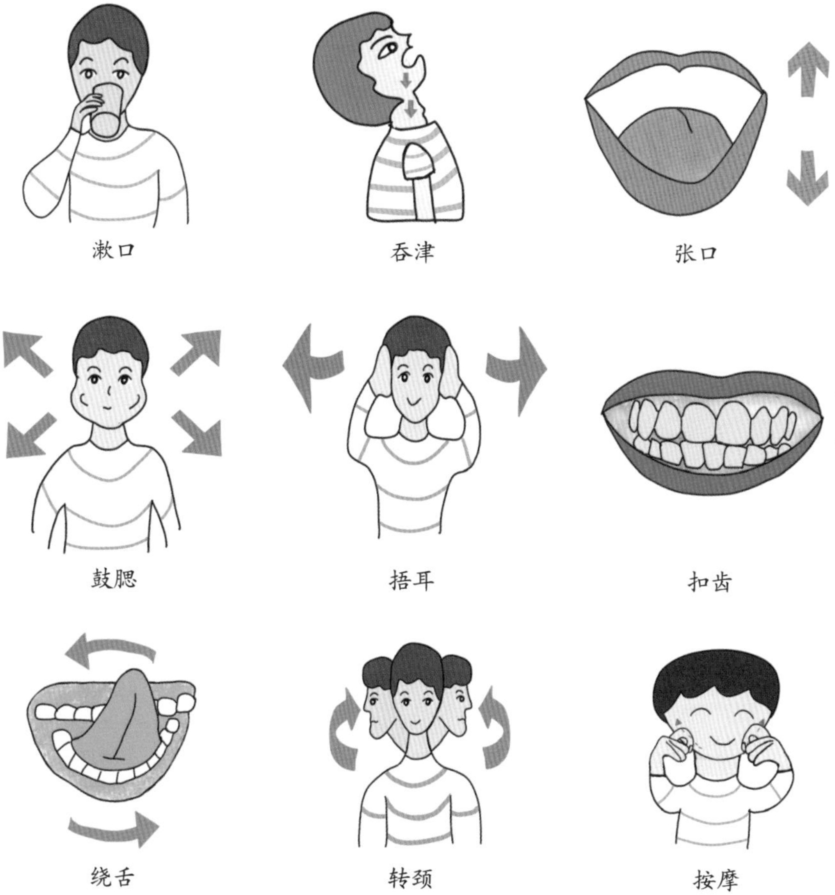

功能锻炼操

注意事项：以上运动步骤不分先后顺序，也不一定要成组锻炼，只要每个步骤的次数、频率达标即可，例如，可晨起、饭前、睡前练习漱口运动，张口运动安排在三餐后，以不感到疲劳为宜。

所有的功能锻炼应在不造成疼痛的前提下进行。放射治疗期间，如果口腔溃疡严重，张口疼痛，可酌情减少张口运动的幅度及次数。如果颈部皮肤出现急性放射反应，如发红、瘙痒、脱屑、破溃，应暂停转颈锻炼。放射治疗结束后，以上运动应坚持保质保量完成。

TIPS

小贴士

1. 放射治疗需要多久的时间

常规是放射治疗 5 天、休息 2 天，连续做 5~7 周。治疗的总剂量及次数，取决于治疗肿瘤的种类、机体的健康状况、放射野大小及部位。

2. 患者在放射治疗机上的感受是怎样的

患者像做 CT 检查一样，不会有疼痛、烧灼等不适感受，保持平和心态，在放射治疗机上不移动身体，积极配合医生完成治疗即可。

（1）视觉感受。患者躺在放射治疗机上时，能看到治疗机的机头在转动，可能还会看到红色或绿色光线，这些光线是用于定位的激光线，不是用于治疗的放射线，真正的放射线是不可见的，因此不必惊慌。

（2）听觉感受。患者在接受放射治疗时，能听到机械转动的微弱声音，不能听到放射线的声音。在治疗过程中，当医务人员需要提醒患者一些注意事项时，会在操作间通过话筒跟患者进行语音提示，患者躺在治疗机上就能听到。

（3）温度感受。治疗室温度常年控制在 20℃左右以保障放射治疗设备的正常运行，因此，患者在接受治疗时可能会觉得有些冷，为了保证放射治疗的精确度，不能穿太厚衣服，可以在未照射部位盖一层薄毯来保暖。

（4）心理感受。患者单独躺在封闭空间里接受治疗可能会产生恐惧心理，但是不必惊慌，每个治疗室都安装有高清摄像头，医务人员会在操作间通过监视器密切观察患者的情况，如果在放射治疗过程中有任何不适，可举手示意，医务人员会立即中止放射治疗并进入治疗室内处理。

3. 放射治疗结束时还有肿瘤残存怎么办

约 30% 患者在放射治疗结束时复查仍提示有肿瘤残存。其实，放射线的作用在放射治疗结束后还会持续 1~2 个月时间，肿瘤细胞是多次分裂后凋亡的，不是一下子消失的。此时，不必过于惊慌，应咨询医生，医生会根据患者的具体情况建议患者观察、复查或进一步治疗。

4. 鼻咽癌治疗结束后仍需要定期复查 EB 病毒 DNA 拷贝数吗

EB 病毒 DNA 拷贝数是鼻咽癌筛查、疗效评估、复发、进展的重要监测指标，因此治疗后仍需要定期复查。

5. 放射治疗期间可以要孩子吗

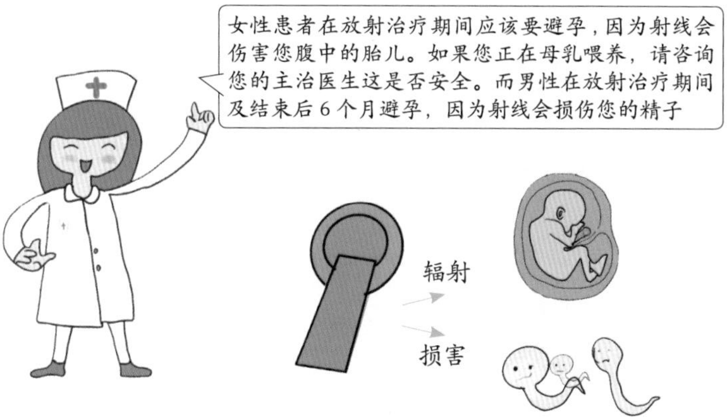

6. 为什么部分鼻咽癌患者放射治疗前需留置胃造瘘管

部分进食困难发生率高的鼻咽癌患者在治疗过程中更容易发生明显的黏膜炎、味觉改变、唾液黏稠、恶心及呕吐等不良反应，导致患者营养不良，降低治疗的疗效和生活质量。研究指出，预防性行胃造瘘术可有效降低体重减少和营养不良的发生率，改善营养状况，降低治疗的不良反应发生率及严重程度，进而提高治疗耐受性和疗效。

参考文献

[1] 陈梦微，林少俊 . 鼻咽癌的营养治疗［J］. 中国癌症防治杂志，2017，9（4）：255-259.

[2] 樊代明，郎锦义，胡超苏，等 . 中国肿瘤整合诊治指南：鼻咽癌 [M]. 天津：天津科学技术出版社，2022：5-9.

[3] 高黎，徐国镇 . 鼻咽癌 [M]. 北京：北京大学医学出版社，2007：107-117.

[4] 朱小东，李龄 . 鼻咽癌防治 [M]. 南宁：广西科学技术出版社，2017：55-57.

[5] 康敏 . 中国鼻咽癌放射治疗指南（2022 版）［J］. 中华肿瘤防治杂志，2022，29（9）：611-622.

[6] 吴事海，徐钢，全任翠，等．鼻咽癌调强放疗疗效及预后影响因素分析（附691例）［J］．现代肿瘤医学，2022，30（5）：801-806.

[7]LI A C， XIAO W W， SHEN G Z， et al. Distant metastasis risk and patterns of nasopharyngeal carcinoma in the era of IMRT：long-term results and benefits of chemotherapy [J]. Oncotarget，2015，6（27）：24511-24521.

[8] 马婷婷，吴琼，欧阳静，等．中国癌症症状管理实践指南——口腔黏膜炎［J］．护士进修杂志，2020，35（20）：1871-1878.

[9] 陈传本，陈晓钟，何侠，等．头颈部肿瘤放射治疗相关急性黏膜炎的预防与治疗指南［J］．中华肿瘤防治杂志，2022，29（2）：79-91.

[10] 王凯．鼻咽癌患者护理与家庭照顾 [M]. 北京：中国协和医科大学出版社，2016：35-40.

[11] 闻曲，刘义兰，喻姣花．新编肿瘤护理学 [M]. 北京：人民卫生出版，2011：181.

[12] 朱丽娟，袁玮媚，潘佩培．头颈部肿瘤放射性皮肤损伤的研究进展［J］．护理实践与研究，2022，19（1）：57-61.

[13] 王倩，李振，张营．放射性皮炎预防和管理的证据总结［J］．护理学杂志，2020，35（1）：83-86.

[14] 李薇．鼻咽癌患者的营养治疗共识［J］. 肿瘤代谢与营养电子杂志，2021，8（6）：600-604.

[15] 林郁清，周益君，史定姝．视频宣教结合回授法在头颈部肿瘤放疗患者口腔功能锻炼中的应用［J］．中华护理杂志，2016，51（9）：1090-1093.

第二章 口腔癌家庭护理和康复

第一节 认识口腔癌

口腔癌为发生于口腔内的恶性肿瘤，是世界上最常见的10种癌症之一，多发生于低收入或中等收入国家，是东南亚地区排名前四的癌症，主要包括舌癌、颊黏膜癌、牙龈癌、口底癌等。口腔癌绝大部分为鳞状细胞癌。

一、口腔癌的症状

（一）舌癌

（1）早期症状。患者无任何明显症状，偶尔舌头会出现轻微的刺激性疼痛且经久不愈；患者舌部可有硬结，起初局部出现隆起或黏膜无破损的小硬结，直径多小于1cm。

（2）中期症状。舌体肌肉受到肿瘤的侵犯，舌体活动受限，运动失常，可出现语言、进食及吞咽功能的严重障碍，还可出现唾液外溢。

（3）晚期症状。患者常常出现剧烈的疼痛，严重时可放射至颞部及同侧的整个头面部，患者难以入睡。若出现肿瘤坏死，则口腔内会有严重的口臭。

（二）颊黏膜癌

颊黏膜癌多为鳞状细胞癌，男性发病率高于女性。颊黏膜癌的主要临床症状为颊黏膜红斑或白斑、溃疡、肿块、疼痛、张口活动受限、牙齿松动、淋巴结肿大等。

（三）牙龈癌

牙龈癌主要临床表现为牙龈肿块、溃疡、疼痛、出血、牙齿松动、张口困难等。

（四）腭癌

腭癌早期常发生于一侧，易侵犯骨质，引起腭部穿孔，肿物呈外生型，触之易出血。晚期常伴有疼痛，语言及进食困难，牙齿松动甚至脱落等症状。

（五）口底癌

口底癌是指原发于口底黏膜的鳞状细胞癌，属于口腔恶性肿瘤。口底癌的临床症状主要有口底黏膜斑块、口底溃疡、口底菜花状肿物等。

（1）口底黏膜斑块。早期口底癌患者症状常常不明显，仅出现白色斑块、红色斑块或红白相间斑块等。

（2）口底溃疡。由于癌细胞新陈代谢快，所需营养多，肿瘤的中心过度生长、营养不足导致坏死、脱落，从而形成溃疡。普通口腔溃疡触之柔软，而口底癌引起的癌性溃疡触之略硬。

（3）口底菜花状肿物。中、晚期口底癌主要表现为口底溃疡经久不愈，伴有明显触痛或口底出现菜花样肿物，并且边缘外翻。

二、口腔癌的致病因素

- **烟草和酒精**：烟草中的苯并芘，尼古丁等会刺激口腔黏膜；饮酒会导致细胞毒性，使机体免疫力下降
- **槟榔**：槟榔含有的化学物质在口腔内经过牙齿咀嚼，与唾液淀粉酶作用后形成亚硝基，槟榔的粗糙纤维容易划破口腔黏膜，引起黏膜下纤维病损，会导致颊黏膜癌

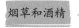

- **慢性损伤和刺激**：口腔溃疡及口腔内的慢性炎症会提高患口腔癌的风险
- **口腔卫生差**
- **营养不良**
- **环境因素**：紫外线、放射性光线、电离辐射等是许多恶性肿瘤的诱发因素，长期接触容易诱发皮肤黏膜病变，增加患癌的概率
- **遗传因素**
- **感染因素**：研究认为HPV，尤其是HPV16和HPV18等亚型与部分癌前病变和口腔癌的发生有关

口腔癌常见病因

三、口腔癌的高危人群

（1）有不良习惯的人群，如抽烟、喝酒、咀嚼槟榔。

（2）长期受到辐射，如紫外线、放射性光线、电离辐射等。

（3）不注意口腔卫生。

（4）病毒感染。

第二节

早诊早治，远离口腔癌

癌症的预防是一项系统工程，三级预防就是三道防线。第一道防线是病因预防，可以降低患癌概率，提高自我保健能力；第二道防线是及时发现、

尽早诊断；第三道防线是尽早治疗，可以提高患者生存率和生活质量。三道防线缺一不可，形成一套系统的防癌体系。

一、如何预防口腔癌

（一）一级预防：病因预防

病因预防是成本投入最少、最简单有效的预防措施。

（1）养成健康的饮食习惯。多补充维生素，每日摄入新鲜的蔬菜和水果，多吃高蛋白低脂肪的食物，少吃腌制和熏烤类食物，不吃过热及过辣的食物，避免对口腔黏膜产生不良刺激，降低患口腔癌的风险。

（2）远离有害物质。戒烟限酒，不咀嚼槟榔等粗糙食物。避免皮肤黏膜长时间接触紫外线，做好防护措施。养成良好的口腔卫生习惯，保持口腔清洁。

（3）提高机体免疫力。均衡营养、适当锻炼、保持良好的睡眠、身心愉悦等，提高机体免疫力，避免病毒感染。

（二）二级预防：尽早诊断

（1）早发现。早期筛查是口腔癌二级预防的主要手段，可以对着镜子观察头颈部是否对称，用双手食指指腹触摸面部、颈部，检查下唇、牙龈、颊部、舌体、口底、软腭及硬腭是否存在异常，及时发现，及时治疗。

（2）早诊断。口腔癌诊断的金标准是组织活检，通过组织活检确定肿瘤的类型及分化程度，为疾病的诊断及治疗方案提供依据。

（三）三级预防：尽早治疗

早期肿瘤组织较小，对周围组织破坏性小，也没有发生淋巴结和远处转移，早期治疗对患者的创伤最小，可以提高患者的生存质量。

三级预防是指临床预防和康复预防，即康复、镇痛和姑息治疗等，提高患者生存率和生活质量。口腔癌的三级预防包括为口腔癌患者制定合适的治疗方案和心理治疗。

二、口腔癌的检查

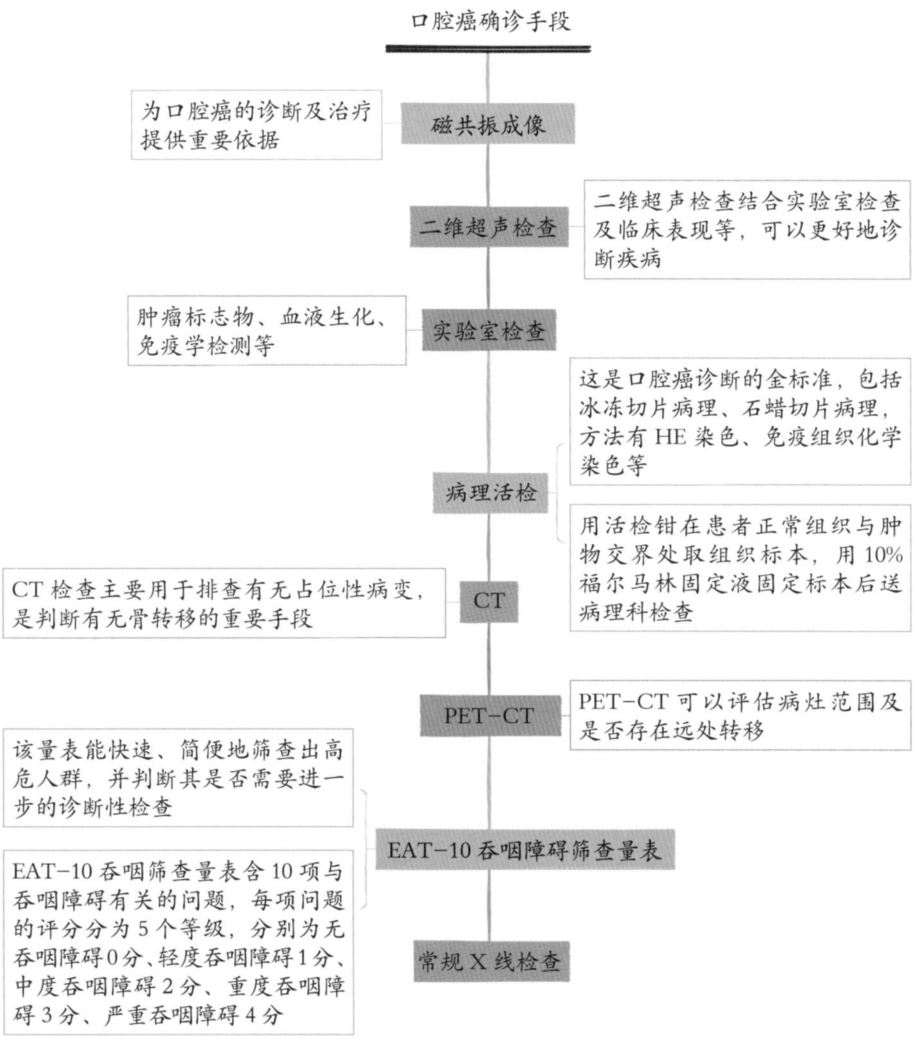

口腔癌确诊手段
磁共振成像
为口腔癌的诊断及治疗提供重要依据
二维超声检查
二维超声检查结合实验室检查及临床表现等，可以更好地诊断疾病
实验室检查
肿瘤标志物、血液生化、免疫学检测等
病理活检
这是口腔癌诊断的金标准，包括冰冻切片病理、石蜡切片病理，方法有HE染色、免疫组织化学染色等
用活检钳在患者正常组织与肿物交界处取组织标本，用10%福尔马林固定液固定标本后送病理科检查
CT
CT检查主要用于排查有无占位性病变，是判断有无骨转移的重要手段
PET-CT
PET-CT可以评估病灶范围及是否存在远处转移
EAT-10吞咽障碍筛查量表
该量表能快速、简便地筛查出高危人群，并判断其是否需要进一步的诊断性检查
EAT-10吞咽筛查量表含10项与吞咽障碍有关的问题，每项问题的评分分为5个等级，分别为无吞咽障碍0分、轻度吞咽障碍1分、中度吞咽障碍2分、重度吞咽障碍3分、严重吞咽障碍4分
常规X线检查

口腔癌确诊手段

三、如何治疗口腔癌

（一）手术治疗

口腔癌的治疗原则是以手术为主的多学科综合治疗，医生通过临床检查结果，结合患者自身的病情特点，制定最佳的治疗方案。

（二）放射治疗

早期口腔癌患者应首选手术治疗，若因其他原因无法接受手术治疗，可以选择根治性放射治疗。如果患者接受手术治疗后，仍有不良预后因素存在，可以选择放射治疗作为辅助治疗。

（三）全身综合治疗

全身综合治疗包括化学治疗、靶向治疗、免疫治疗和基因治疗等，常作为晚期病例的辅助治疗方法。

（四）其他治疗

加强患者营养支持，给予患者心理干预，结合疼痛部位、性质及时间合理使用镇痛药。同时，中医中药有助于提高患者生活质量、增强患者治疗信心。

第三节

做好口腔癌的家庭护理

一、术后并发症的护理

1. 皮瓣血管危象的护理

皮瓣血管危象是指在皮瓣移植术后皮瓣受区的小血管产生痉挛或栓塞，引起血管内血流不通畅，导致组织器官出现缺血或瘀血现象。皮瓣是否成活，关系着患者恢复情况及今后的生活质量。皮瓣血管危象多发生于皮瓣移植术后 72h 内。

（1）患者术后要注意保暖，室温维持在 22~26℃。

（2）患者术后颈部制动，避免血管过度牵拉，引起出血；避免不当的体位压迫静脉，导致静脉回流受阻。

（3）术后需要进行切口负压引流的患者，要保持引流管通畅，避免引流管扭转，造成引流不通畅。

（4）保持患者术后周围循环血量，术中体液丢失过多者，遵医嘱给予补液。给予低分子右旋糖酐 500ml 缓慢静脉滴注，扩张血管，改善皮瓣血运情况。

2. 出血的护理

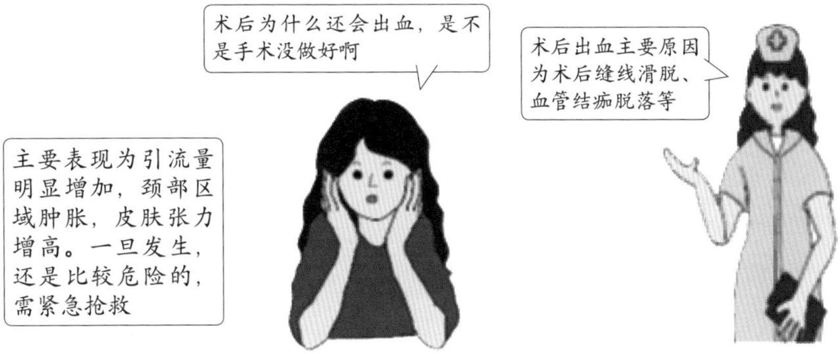
术后为什么还会出血，是不是手术没做好啊
术后出血主要原因为术后缝线滑脱、血管结痂脱落等
主要表现为引流量明显增加，颈部区域肿胀，皮肤张力增高。一旦发生，还是比较危险的，需紧急抢救

3. 发热的护理

术后发热在老年人身上比较容易出现，因为老年人抵抗力偏弱。术后，患者因口腔内切口疼痛而不敢用力咳嗽，导致肺部的痰液不能及时排出，致使分泌物残留，容易导致肺部感染。所以我们在接触患者前后要做好手部的卫生，严格执行无菌操作；病房保持通风，限制陪伴人员；鼓励并协助患者进行排痰。

4. 下肢静脉血栓的护理

手术时间过长导致患者下肢静脉血流不畅，有些患者手术后怕痛，不敢床上翻身或床边活动，再加上围手术期间，血液处于高凝状态，特别是老年患者，更容易引起下肢静脉血栓形成。静脉血栓一旦脱落，可随血液流动到肺部，引起肺栓塞，这是一种严重的并发症，会危及生命，因此预防血栓形成非常重要。①术后根据自身恢复情况，主动活动下肢，如踝泵运动，尽早进行床边活动，增加下肢静脉血流量。②对于血栓形成风险高的患者，围手术期可给予抗凝药物预防血栓形成。

5. 便秘的护理

（1）增加液体摄入量，晨起空腹喝 500ml 的温开水，湿润胃肠道。

（2）增加高纤维食物的摄入，如新鲜绿叶蔬菜、水果（尤其是香蕉、火龙果等）。便秘期间，容易导致产气的食物（如甘薯、洋葱、豆制品等）应减少食用。应减少鸡蛋、番石榴、奶酪及其他容易引起便秘的食物的摄入。

（3）如果条件允许，根据恢复情况适当运动，如步行和打太极拳等，可以促进胃肠蠕动。

（4）手掌置于肚脐周围，沿顺时针方向进行按摩，使肠蠕动增加。

（5）轻泻药和灌肠剂应在医生的指导下使用，而不是自我用药，以免引起不良后果。

二、放射治疗相关不良反应的护理

1. 口干舌燥的护理

（1）戒烟酒。

（2）口唇干裂时，可用唇膏或唇膜滋润口唇。

（3）随身携带水杯，多饮水，增加漱口频率。可少量多次小口含饮，也可用胖大海、生地黄、麦冬等泡水饮用或漱口。口含小冰块，吮吸无糖糖果或咀嚼无糖口香糖，刺激唾液分泌。使用加湿器来润湿室内空气，保持室内相对湿度 在 70% 左右。

2. 味觉障碍的护理

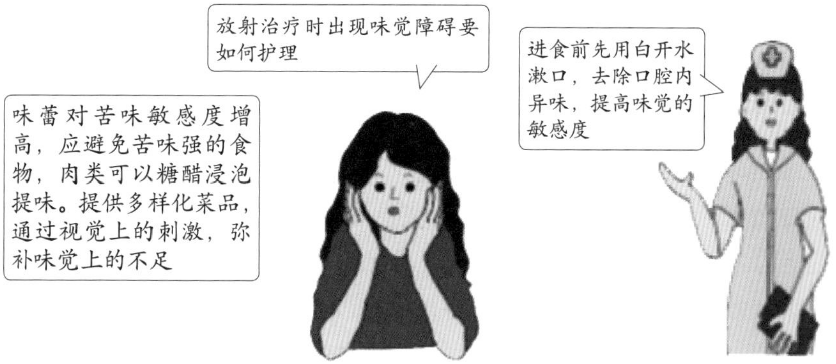
放射治疗时出现味觉障碍要如何护理
进食前先用白开水漱口，去除口腔内异味，提高味觉的敏感度
味蕾对苦味敏感度增高，应避免苦味强的食物，肉类可以糖醋浸泡提味。提供多样化菜品，通过视觉上的刺激，弥补味觉上的不足

3. 放射性皮炎的护理

（1）保持放射部位皮肤的清洁、干燥，避免摩擦。用清水清洁皮肤，水温不宜过高。用温和的沐浴露，切记不要使用肥皂。

（2）穿柔软、宽松的棉质衣物，避免穿粗糙、紧身的衣服。

（3）修剪指甲。放射部位皮肤禁止抓挠。

（4）出门要防晒。可以打伞或穿防晒衣等，放射部位皮肤不可以涂防晒霜。

三、化学治疗相关不良反应的护理

1. 恶心的护理

（1）遵医嘱，合理使用药物。

（2）闻气味较为清新的柠檬、橙子等，也可食用有香气的食物或水。

（3）输液完毕后可以在病房走廊散步，多下床活动。同时通过做感兴趣的事情分散注意力。

2. 呕吐的护理

（1）患者或家属记录呕吐的间隔时间及呕吐物的颜色、量。告知医务人员，并按时服用镇吐药。

（2）平卧位时若发生呕吐，应将头偏向一侧，防止呕吐物进入呼吸道引起窒息。之后要及时漱口，保持口腔卫生。如果患者有佩戴假牙，应在取下假牙后漱口。

（3）如果患者出现恶心、呕吐，严重到无法喝水、吃东西，请尽快到附近医院接受治疗。

3. 血细胞减少的护理

化学治疗后最为突出的副作用是骨髓抑制，表现为血液中白细胞、血小板及红细胞减少，严重时可危及生命。

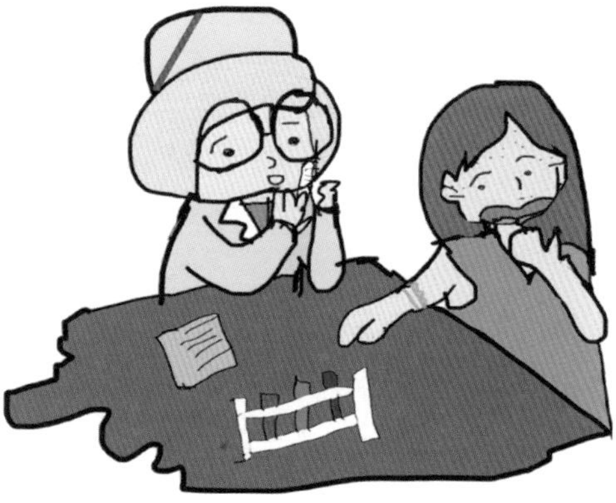

定期复查血常规

（1）加强营养。多进食富含蛋白质的食物，如各种肉类（鸡、鸭、鱼、牛、羊等）、蛋类、牛奶及豆制品。

（2）复查血常规。一般每3天复查血常规1次；若血小板＜ 80×10^9/L 或白细胞＜ 3.0×10^9/L，每 2 天复查血常规 1 次；若血小板＜ 50×10^9/L 或白细胞＜ 2.0×10^9/L，每天复查血常规 1 次。

若出现以下情况，应及时与您的主管医生联系，以免耽误病情。①白细胞＜ 1.0×10^9/L。②白细胞降低期间出现发热、腹泻等症状。③血小板＜ 30×10^9/L，或有出血倾向，如鼻衄、牙龈出血或皮下出现散在瘀斑。

（3）保持大便通畅。缓慢移动，少活动，避免磕碰；注意吃软食，以免损伤口腔；如果出现头痛、呕吐等症状，应及时就医。

（4）注意休息。少去公共场所，可以去公园散步；到医院检查血常规时，请佩戴口罩，降低感染的概率。

4. 便秘的护理

参见第二章第三节“术后并发症的护理”之“便秘的护理”。

5. 脱发的护理

脱发导致的容貌改变会直接影响到患者的情绪。头发通常在停止治疗后 1~3 个月重新长出，新长出的头发自然弯曲且柔软。

（1）第一疗程化学治疗结束后，建议患者剪短头发，减少梳理时间，延缓脱发。

（2）化学治疗期间可以戴帽子或假发，以免脱发。

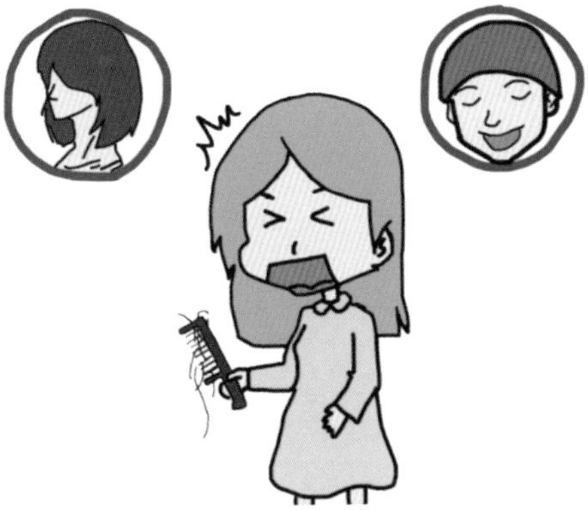

脱发

6. 四肢麻木的护理

（1）遵医嘱服用营养神经的药物，同时适当进行手足按摩、针灸，或用温水浸泡手足，以缓解麻木，促进康复。

（2）生活中注意不要接触太烫的东西，如开水。

7. 腹泻的护理

（1）观察并记录排便的频率和性质，遵医嘱使用止泻药，同时补液。

（2）排泄物会刺激肛门周围的皮肤，导致肛周皮肤破溃。每次排便后最好用软布擦拭肛门，保持局部皮肤清洁干燥。也可涂抹氧化锌软膏保护皮肤。

（3）建议穿舒适的棉质贴身衣物。

（4）选择对胃肠道刺激较小的食物。宜少食多餐，忌生冷食物。

四、气管切开的护理

（一）特殊注意事项

1. 环境要求

室温应保持在25℃左右，环境湿度应保持在60%~80%。保证室内通风，纱布用生理盐水弄湿，然后放在气管套管口，这样可以增加套管的湿度并阻止吸入异物。

2. 食物要求

合理调配饮食，防止误吸。多吃维生素含量高的菜汁、果汁，保持大便通畅，少食辛辣刺激食物，防止呛咳。

3. 避免过度用力和过度劳动

注意保暖，增强体质，预防感冒。少说话，避免喉咙因说话过多造成疲劳，可采取其他方式进行交流。

4. 固定妥善套管

气管切开后的患者不能屏气，注意妥善固定套管，如果套管太短或系带过松，可能会造成套管脱落。气管套管的系带以能伸入一指为宜，一旦发现系带绑得太松，要重新绑好系带，避免气管套管脱出。

（二）气管造瘘口的护理

学会简单的无菌操作，操作之前应洗净双手， 然后用清洁的镊子或血管钳夹取生理盐水蘸湿的棉球，以气管造瘘口为中心进行擦洗，再向周围皮肤擦洗，每天2次。注意观察局部皮肤的情况，如疼痛、红肿等，保持气管造瘘口的皮肤干净、干燥，若有异常，需要及时去医院进行检查或治疗。

（三）气切垫的更换

利用纱布制作气切垫， 正确更换气切垫，更换时动作要快，避免造成呛咳，要注意无菌操作，手尽量不触及气切垫的内面，每天更换2次，若有污染，随时更换。

（四）保持气管套管通畅

在家中或外出时，均需要注意预防异物落入气管内。外出时，准备一块纱布盖在气管套管口处，注意妥善固定。注意按时进行翻身拍背，学习有效咳嗽、咳痰，让痰液松动更容易咳出。

（五）湿化气管套管

气管内直接滴入湿化液是常用方法。湿化液由10ml生理盐水、10ml灭菌注射用水配置而成。家属要学会将配好的湿化液在患者呼气结束时滴进去，滴的时候速度要慢，每次滴2~3滴，每2h滴1次。需要特别注意的是，滴湿化液时固定好针头，防止滑脱，每天更换湿化液。另一种方法是用湿盐水纱布盖在气管套管口。有条件的话，可做雾化吸入，一天3次。避免使用会使气道和分泌物干燥的药物。

（六）预防感染

1. 预防造瘘口感染

定时用消毒液擦洗，经常更换气切垫，及时清理痰液。

2. 预防肺部感染

房间保持通风。学会鉴别早期感染症状，认真观察痰液的情况，若有痰液发黄、量增多及体温升高等，应及时就诊。

五、心理护理

（1）指导患者建立良好的心态。鼓励患者积极表达，给予正面引导及心理支持，介绍成功的案例，让同病区病友现身说教，提高患者自信心。良好的心理状态和情绪有利于疾病的恢复。

（2）循序渐进地向患者科普疾病和抗癌知识，增强患者克服疾病的信心，同时家属要给予患者最大的支持。

（3）坚持听音乐。轻快柔和的音乐可以缓解患者的焦虑、抑郁、不安。

（4）患者可利用书写纸、音像、图片及肢体语言、面部表情等方式表达需求，达到与家属沟通的目的。家属应及时回应，提高患者自信心。

术后可借助书写进行交流

第四节

口腔癌的饮食管理

治疗期间应忌生冷、油腻、霉变、腌制的食物，如咖啡、浓茶、辣椒、烟、酒。

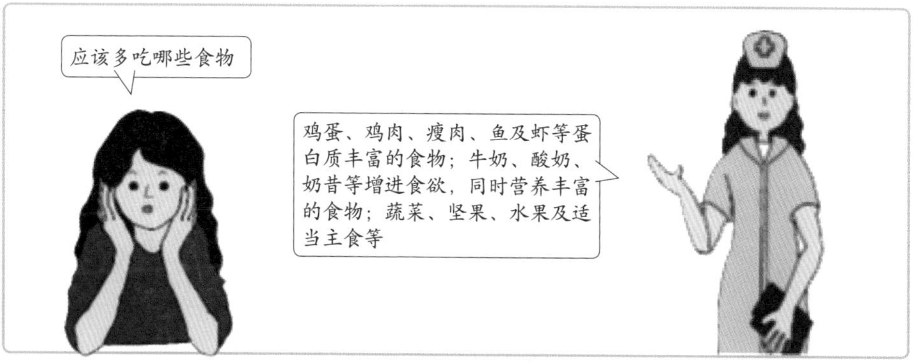
应该多吃哪些食物
鸡蛋、鸡肉、瘦肉、鱼及虾等蛋白质丰富的食物；牛奶、酸奶、奶昔等增进食欲，同时营养丰富的食物；蔬菜、坚果、水果及适当主食等

均衡膳食，助力抗癌

一、化学治疗期间的饮食管理

（1）吃自己喜欢的食物。在条件允许的情况下，可以使用醋等调味品刺激味觉，提高食欲。

（2）少食多餐。平时口袋里携带一些健康小零食，如坚果。

（3）尽量在两餐中间饮水，吃饭时不要饮水。

（4）饭前适当活动，增进食欲。选择软烂的食物。

（5）食欲不佳、影响日常生活时，应及时就诊。

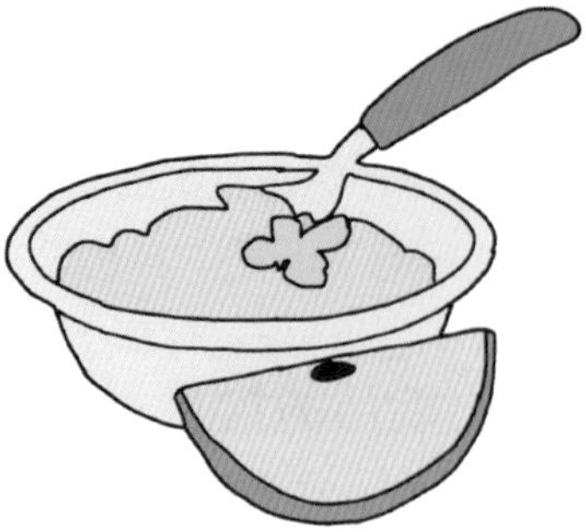

软烂的食物

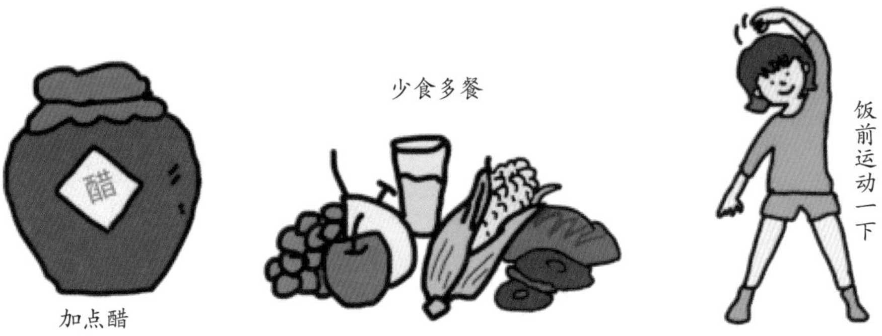

化学治疗期间的饮食管理

二、放射治疗期间出现口腔黏膜炎时的饮食管理

选择软烂、容易咀嚼的食物，如奶昔、八宝粥和蛋汤等。可以将食物浸入肉汁、酱汁、高汤或酸奶中，使食物软化。改变食物形态，把食物切成小块，也可以用搅拌机把食物打成泥。用吸管喝，可以推动饮品越过口腔疼痛部位。用非常小的勺子吃，如婴儿勺，每次少进食一点，也更容易咀嚼。如果食物太烫，患者的口腔疼痛会更加明显，吃冰片可以缓解疼痛。避免进食会使口腔疼痛加剧的食物和饮品，包括柑橘类水果和果汁（如柠檬水、橙子和柠檬等）、辛辣食物（如辣酱、辣椒和咖喱等）、尖锐的食物（如麦片、饼干、土豆和玉米片等）及含酒精的饮品等。

三、术后的饮食管理

口腔癌患者术后，因口腔内伤口未愈合，不能经口进食，早期常留置鼻胃管，给予鼻饲饮食，食物富含营养且易消化，每日 5~7 次，食物温度控制在 38~40℃，每次约 200ml，鼻饲后再加入 200~300ml 的温开水。在饮食方面，患者要注重合理搭配，注意补充维生素及微量元素，多吃蛋白质含量高（如牛奶、豆类等）、维生素含量丰富（如绿色蔬菜、水果等）的食物。

四、出院后的饮食管理

术后 2 周左右，患者可以开始饮水试验，无不良反应可改为进食流质饮食，应循序渐进，先少量经口饮水，再流质饮食、半流质饮食到正常饮食，定时、定量进食，少食多餐，饮食要以清淡为主，避免辛辣刺激之品。绝对禁止烟、酒和烧烤类食物。1 个月之后方可慢慢过渡为软食。

第五节

口腔癌的康复锻炼

一、发音锻炼

不需要非常大声地讲话，主要练习用嗓子来发音，切勿用力过猛。练习的频率为每天 3~4 次、每次 5~10min。练习初期会遇到比较多的困难，可能会容易感觉疲劳，患者自觉嗓子不适或疼痛时，可以先休息一会儿并适当饮水，待症状缓解后再练习。练习应遵循循序渐进的原则，练习发音清晰后方可逐渐练习用舌讲话。在患者能读准每个字的基础上，语速由慢至快递进，同时加强对话练习。家属可用手机记录下患者的发音视频，指导患者进行正常的发音练习。患者也可以对着镜子，观察发音口型及唇、齿、舌的运动位置，与正确的发音进行对比，纠正错误发音。

二、术后康复锻炼

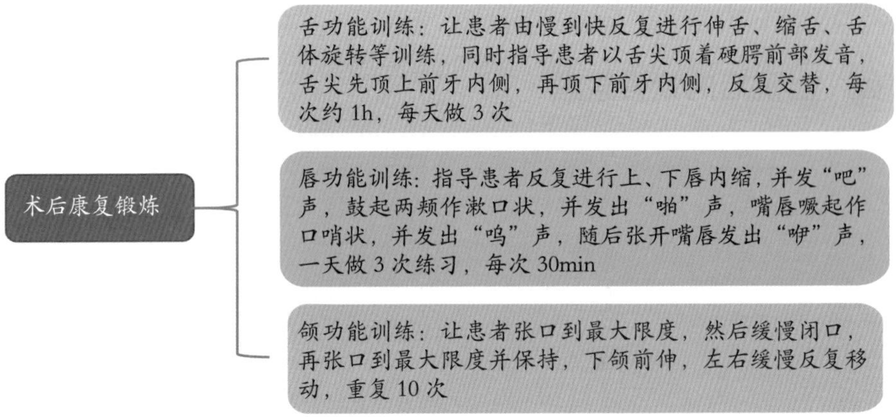
术后康复锻炼
舌功能训练：让患者由慢到快反复进行伸舌、缩舌、舌体旋转等训练，同时指导患者以舌尖顶着硬腭前部发音，舌尖先顶上前牙内侧，再顶下前牙内侧，反复交替，每次约 1h，每天做 3 次
唇功能训练：指导患者反复进行上、下唇内缩，并发“吧”声，鼓起两颊作漱口状，并发出“啪”声，嘴唇噘起作口哨状，并发出“呜”声，随后张开嘴唇发出“咿”声，一天做 3 次练习，每次 30min
颌功能训练：让患者张口到最大限度，然后缓慢闭口，再张口到最大限度并保持，下颌前伸，左右缓慢反复移动，重复 10 次

术后康复锻炼

三、吞咽功能锻炼

患者练习咀嚼、鼓腮、吹气、张颌、闭颌、磕牙等动作，每天至少进行 30 次；用医用棉签轻轻刺激咽后壁、舌根及软腭，患者做吞咽动作，根据临床检查结果，患者调整摄食体位、选择食物性状、确定一口量等，进行摄食训练。吞咽功能训练每次 20~30min，每天 1~2 次。

四、抬肩爬墙锻炼

接受颈部淋巴结清扫术的口腔癌患者可以进行抬肩爬墙练习，预防术后颈部肌肉僵直、肩关节僵硬和肩下垂，缓解颈部不适，如牵拉感、紧迫感和手术区域疼痛等。

五、颈部锻炼

颈部交替向左、向右缓慢转动，颈部转到不能转的位置再缓慢转回来，同时可以加入颈部前屈、后伸等动作，每日 3~5 次。动作要慢，不要用力，颈部肌肉尽量放松。

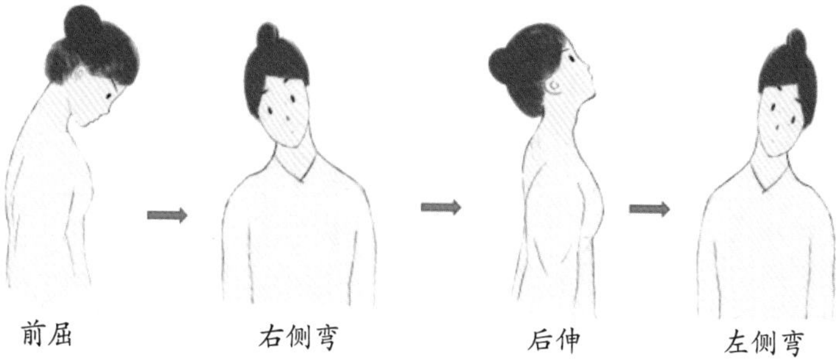
前屈
右侧弯
后伸
左侧弯

颈部锻炼

小贴士

1. 如何进行术后鼻饲的护理

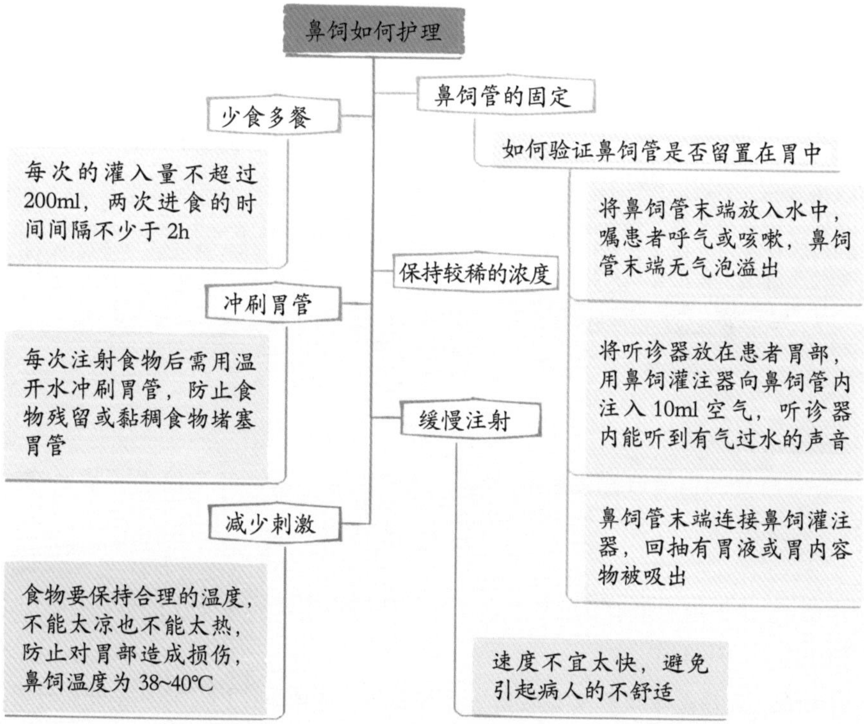
鼻饲如何护理
少食多餐
每次的灌入量不超过200ml，两次进食的时间间隔不少于2h
冲刷胃管
每次注射食物后需用温开水冲刷胃管，防止食物残留或黏稠食物堵塞胃管
减少刺激
食物要保持合理的温度，不能太凉也不能太热，防止对胃部造成损伤，鼻饲温度为38~40℃
鼻饲管的固定
如何验证鼻饲管是否留置在胃中
将鼻饲管末端放入水中，嘱患者呼气或咳嗽，鼻饲管末端无气泡溢出
将听诊器放在患者胃部，用鼻饲灌注器向鼻饲管内注入10ml空气，听诊器内能听到有气过水的声音
鼻饲管末端连接鼻饲灌注器，回抽有胃液或胃内容物被吸出
保持较稀的浓度
缓慢注射
速度不宜太快，避免引起病人的不舒适

鼻饲护理

2. 如何预防鼻饲相关的并发症

预防并发症

- **腹泻**：采取循序渐进的方法，进食过程中慢慢配合加入抗痉挛和收敛药物，避免腹泻
- **恶心呕吐**：进食时要减缓速度，食物温度保持在40℃左右，降低对胃肠的刺激
- **胃潴留**：每次进食前需要先用鼻饲灌注器进行抽吸，观察胃内容物是否已经排空，进食4h后，如果可以从胃管内抽出食物，则表示患者存在胃潴留，需要延长进食的时间间隔，或服用促胃动力药，促进胃内容物的消化
- **高血糖或低血糖**：正确认识营养补充，以免引起高血糖。长期鼻饲饮食而突然停止者可能引发低血糖，应逐步停用要素饮食，或补充其他形式的糖，使营养更全面
- **误吸呛咳**：患者进食时将床头抬高30度，时刻关注输注速度，留意胃潴留的量是多少，防止管道滑脱。若发生误吸，出现呛咳、呼吸困难等症状，需立即停止鼻饲，取右侧卧位，头部放低，抽吸出胃内食物
- **脱管或堵管**：应用细孔、柔软、稳定性好的鼻饲管，保证患者的舒适与安全，同时保证鼻饲管固定良好，避免鼻饲管滑脱，每次鼻饲结束后应立即用20ml的温开水冲洗鼻饲管，防止鼻饲管堵塞

预防并发症

参考文献

[1] 李蕾. 整体护理应用于口腔癌手术患者护理的临床效果观察[J]. 医学美学美容，2019，28(1)：163.

[2] 李松航. 舌癌患者预后及其远期生存质量的影响因素[J]. 中国实用乡村医生杂志，2016，23(7)：28-31.

[3] 梁悦悦，袁冯. 整体护理在口腔癌患者手术后护理中的应用效果[J]. 智慧健康，2020，6(27)：24-25.

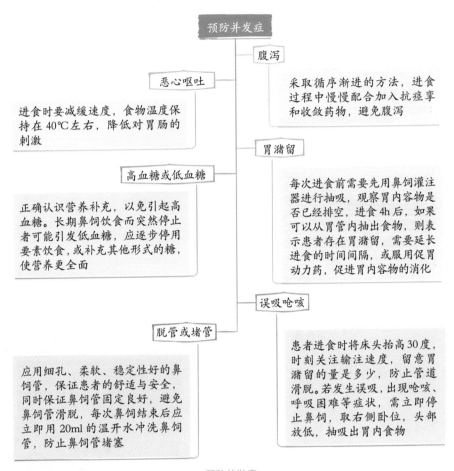

第三章 腮腺癌家庭护理和康复

第一节 认识腮腺癌

腮腺癌是发生于腮腺上皮的恶性肿瘤，以黏液表皮样癌、恶性混合瘤及腺癌较多见，腺样囊性癌、腺泡细胞癌、鳞状细胞癌和未分化癌较少见。患者多表现为肿块，触之较硬，边缘不清，若侵犯面神经、咬肌、颞颌关节等，出现疼痛、面神经麻痹，张口困难等。

一、腮腺癌的症状

腮腺癌多在无意中或体检时发现，临床表现为耳部无痛性肿块、麻木不适、张口困难等。有些患者伴有面神经瘫痪，严重者可发生淋巴结转移或远处转移。

（1）耳部无痛性肿块。肿块多位于耳垂下方或后方，生长比较缓慢，多呈结节状，表面平整或略圆，质地硬度不一，可活动，有包膜，病史较长。患者感觉不到疼痛。

（2）麻木不适。因为肿块生长较快，引起病变区疼痛，出现麻木不适等症状。

（3）张口困难。肿块较硬，与深部组织粘连，活动性较差，若肿瘤侵犯翼肌，可出现不同程度的张口困难。

（4）恶臭分泌物。皮肤溃破，创口不愈，出现恶臭分泌物。

（5）其他症状。部分患者可出现面神经瘫痪，若肿瘤侵犯到舌咽神经，患者出现声音嘶哑、呛咳等症状。原发于腮腺深叶的恶性肿瘤致咽侧壁和

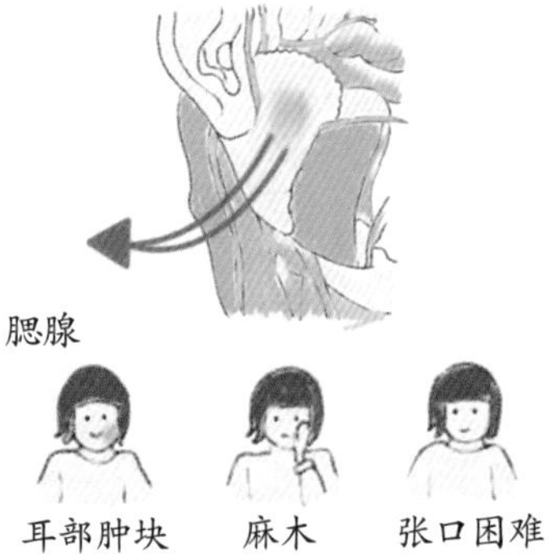

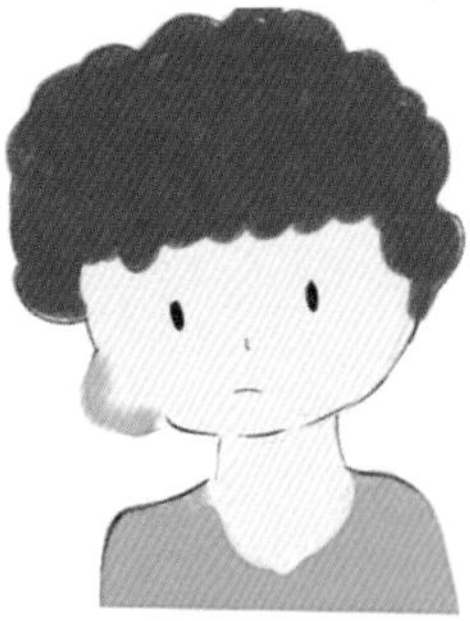

腮腺癌的临床表现

软腭隆起，肿瘤可侵犯下颌神经，出现患侧半舌、患侧下唇及患侧下牙齿麻木等。

二、腮腺癌的致病因素

腮腺癌的病因包括遗传、慢性感染、放射性物质、环境等。

三、腮腺癌的高危人群

腮腺癌好发于生活或工作在辐射环境中的人，放射线可直接诱发该病，可由亲代传给子代。

第二节

早诊早治，远离腮腺癌

一、如何预防腮腺癌

（一）一级预防

一级预防又称病因预防。

（1）健康饮食。避免长期吸烟、酗酒；忌烧烤、腌制类食物；多吃蔬菜、水果。

（2）避免不良情绪。发泄不良情绪，及时调整心态。笑对生活，改变消极、不健康的生活状态，养成良好的生活作息。

（3）远离辐射源。

（二）二级预防

（1）早发现。定期体检，日常生活中也可以经常自查，如自我观察和自我颈部触诊。一看：站在镜子前，正视前方，观察两侧脸颊是否对称，有没有异常突起或肿物。二摸：将双手分别放至耳垂前方脸颊处，轻轻触摸，由上到下，从耳垂前方至耳垂下方及后方，力量由轻到重。然后做咀嚼动作，看看随着咀嚼运动是否会触摸到肿物，如果可以触摸到，证明是有异常情况，需及时就医。

（2）早诊断。腮腺癌患者多有较明显的症状及体征，可通过体格检查发现。医生多会在此基础上行多种影像学检查。细针抽吸活检，操作简单安全，对区别腮腺良性或恶性肿瘤有较大参考价值，但有一定的局限性。另外，术中会取病理组织进行活检，以明确诊断。

（三）三级预防

早期肿瘤组织较小，对周围组织没有很大的破坏性，也没有发生淋巴结转移和远处器官转移，早期治疗对患者的创伤最小，可以提高患者的生存质量。

二、腮腺癌的检查

（一）体格检查

体格检查对于腮腺癌的诊断有重要意义。典型的腮腺癌肿块质地坚硬，活动度差或固定，边界不甚清楚，若伴有面神经麻痹，则腮腺癌的诊断基本确立。医生还需多检查软腭及咽侧壁是否隆起，若出现隆起说明肿瘤来自腮腺深叶或深叶已受侵。伴有声音嘶哑、饮水呛咳的患者，一般检查软腭及声带有无麻痹。

（二）影像学检查

1. 首选彩超

彩超有助于明确腮腺管有无狭窄、结石或异物。

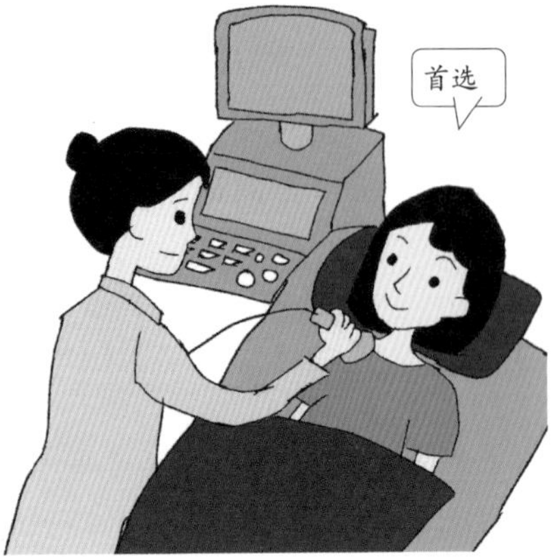

彩超检查

2. CT 检查

CT 片能清楚显示肿瘤的位置、大小及与周围结构的关系，尤其能显示乳突、岩锥、颈内静脉孔及颈内动脉是否受侵，为制订治疗方案、手术方式提供重要依据。

3. X 线检查

肿块固定于下颌骨升支的患者，应行下颌骨正侧位 X 线平片检查，有助于了解下颌骨升支有无破坏。

4. MRI 检查

相较于 CT 检查，MRI 还可明确患者神经影像，有助于判断肿瘤是否侵犯临近神经组织。

5. 病理检查

患者在手术期间，医生多会取组织样本进行活检，明确是否为恶性肿瘤。

6. 其他检查

细针抽吸活检，操作简单安全，但取样数量较少，且对于深叶肿瘤取材存在困难，容易造成种植转移。

三、如何治疗腮腺癌

目前腮腺癌的治疗以手术治疗为主，部分患者也可在手术前后辅以放射治疗。对某些已有病理诊断且肿瘤发展迅速的腮腺癌可行术前放射治疗，但大多数情况下行术后放射治疗。对于不宜手术者，可行单纯放射治疗、辅助性化学治疗等治疗方法。

（一）手术治疗

腮腺切除术是腮腺肿瘤外科最常见的手术。术前已有面神经麻痹者，应将受累的面神经连同腮腺、肿瘤一并切除，未受累的面神经分支可保留，手术时切勿剖开肿瘤而保留面神经。术前无面神经受累情况，面神经是否保留，要根据手术中具体情况而定，如果肿瘤尚未侵犯神经，在不影响彻底切除肿瘤的原则下保留面神经，必要时术后辅以放射治疗。如果腮腺恶性肿瘤侵及腺体外或下颌骨，需将受累的组织一并切除。伴有颈部淋巴结转移，同时行颈淋巴结清扫术。

（二）放射治疗

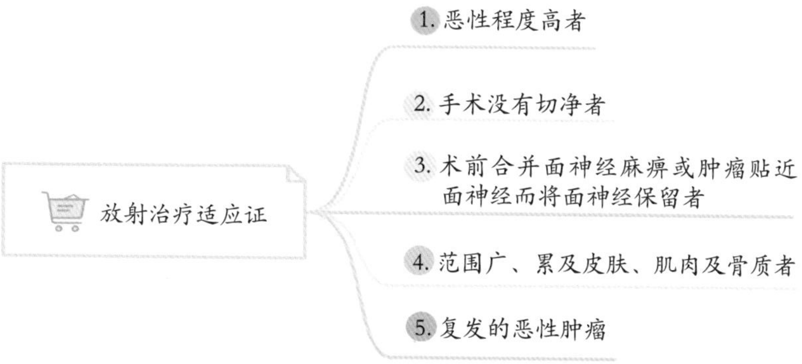
放射治疗适应证
1. 恶性程度高者
2. 手术没有切净者
3. 术前合并面神经麻痹或肿瘤贴近面神经而将面神经保留者
4. 范围广、累及皮肤、肌肉及骨质者
5. 复发的恶性肿瘤

放射治疗适应证

（三）化学治疗

化学治疗的有效率约 20%，仅作为辅助治疗的手段。治疗周期为 3~6 个月，受病情严重程度、治疗方案、治疗时机、年龄等因素影响，存在个体差异。

第三节

做好腮腺癌的家庭护理

俗话说，“三分靠治疗，七分靠护理”，外科治疗结束后，家庭护理至关重要，特别是恢复期患者。做好日常护理工作，不仅有助于患者的治疗和康复，还能提高患者的生活质量。

一、术后并发症的护理

1. 面神经受损的护理

腮腺肿瘤在面神经周围生长，如果肿瘤骑跨在面神经上，手术中的牵拉会导致患者在术后出现暂时性面瘫。神经功能恢复需要较长的时间，正常需要几个月，甚至几年，因此不必过于恐慌。

2. 涎瘘的护理

腮腺每天可以分泌 1.5L 唾液，在手术当中需要根据病情切除部分腮腺组织，残余的腺泡仍继续分泌唾液，唾液就有可能从创口流出形成涎瘘。术后需戴头套对伤口进行加压包扎，对伤口形成一道外部压力，让口水流到嘴巴里，而不流到伤口处，避免形成积液，即涎瘘。

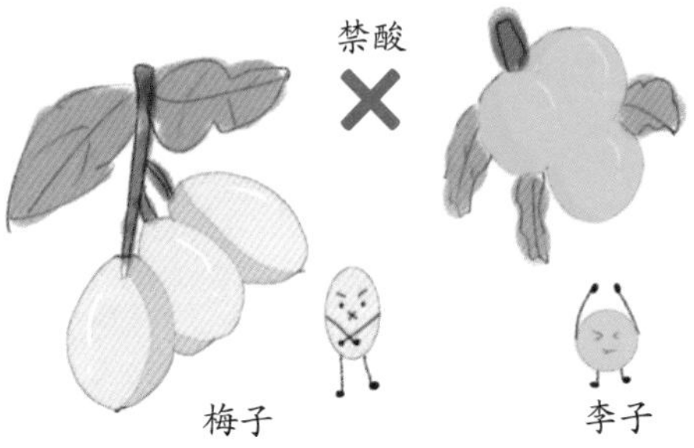

酸性食物

（1）如果发生涎瘘，一般治疗手段是抽出液体，继续加压包扎，通常 1~2 周就可以痊愈。

（2）术后禁食酸性及太咸、太甜等刺激性较强的食物，减少对腺体的刺激。

3. 局部凹陷畸形的护理

恶性肿瘤或较大的良性肿瘤，切除以后会有较明显的凹陷。加上手术野位于面部，术后可能出现外观的改变，住院期间可以多与病友沟通，让患者及家属有更直观的感受，及早建立心理防线。

二、术后伤口的护理

术后伤口引流是康复治疗的关键，目的在于预防切口内出现积血、积液等，促进伤口愈合。术后应及时进行引流，降低并发症发生率。

正常情况下术后 24~48h 引流量较多，之后会逐渐减少，颜色由红色逐渐转变为淡黄色，当引流减少至一定量（连续几天引流量少于 10ml）即可拔除引流管。

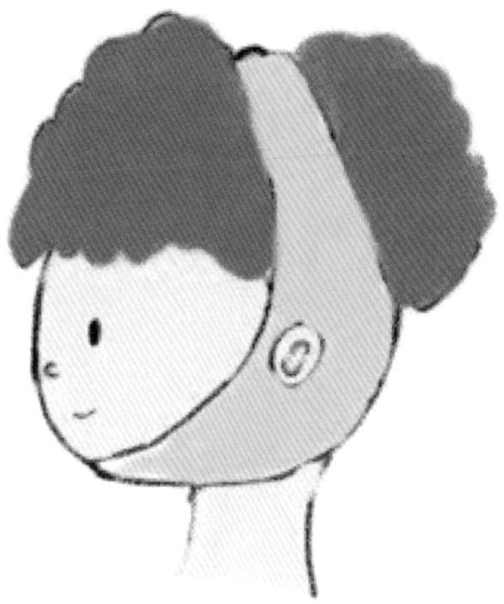

戴头套

1. 观察切口

居家时应密切关注切口情况，如果出现渗血、渗液及局部皮肤肿胀、剧烈疼痛、发热等特殊情况时，应及时前往医院就诊。

2. 沐浴

待切口处完全结痂后方能冲澡，过早冲澡会引起伤口感染。洗头时必须特别注意，因为伤口位置位于耳前和耳后，洗头时水容易流到伤口，所以也必须等到伤口完全结痂后才能洗头。

3. 戴头套

出院后仍需戴头套 10~14 天，对伤口进行加压包扎，预防腮腺瘘的发生。

三、心理护理

如果患者拥有较好的心态，能积极乐观地去面对任何事，则会收获事半功倍的效果。患者发现状态不对时应当及时进行调整，和病友多聊天，互相传递正能量，一起努力，增强对抗疾病的正能量和信心。同时，优美的音乐能舒缓紧张的心态，减轻患者焦虑、抑郁等不良情绪，特别是疲劳的时候。

家属是患者最大的支持，在家属已经接受的基础上慢慢引导患者知晓自己的病情，让患者慢慢接受，向患者讲解抗癌知识，增强患者战胜疾病的信心。当患者需要听众时，家属就安安静静做个听众，适当地给予反馈和安慰，让患者看到抗癌路上的曙光。

第四节

腮腺癌的饮食管理

腮腺癌患者术后饮食应遵循以下几个原则。

（1）饮食宜清淡。选择高维生素、高蛋白、高热量的清淡流质或半流质饮食。禁止在患者面前谈论或进食梅子、李子等酸性食物。三餐食物种类搭配如表 3–4–1 所示。

（2）饭后温水漱口。保持口腔清洁，增加患者舒适感。

（3）避免坚硬及辛辣刺激性食物。禁食酸性、辛辣、太甜、太咸的食物，减少葱、五香粉及醋等的摄入。适当减少口腔活动，减少唾液分泌。

（4）咀嚼时尽量选择健侧。

表 3–4–1　三餐食物种类搭配

餐次	食物种类
早餐	豆浆、牛奶及皮蛋瘦肉粥（三选一），搭配鸡蛋羹、蔬菜泥、水果泥等
中餐	疙瘩汤、稀饭及碎面条（三选一），搭配瘦肉碎、蔬菜泥、鱼肉碎、水果泥等
晚餐	燕麦粥、小米粥、番薯粥、芝麻粉（四选一），搭配蔬菜泥、水果泥、蒸蛋等

注：坚持上述饮食 1 个月，1 个月后根据复查结果决定是否回归正常饮食。

第五节

腮腺癌的康复锻炼

一、术后早期功能锻炼

1. 握拳运动

术后 6h 或麻醉清醒后，患者可开始握拳运动，每个动作做 4~8 次，每日 2 次。

2. 上臂运动

术后第 1 天，上臂做钟摆样动作，前后左右摆动，每个动作做 4~8 次，每日 2 次。

3. 前臂运动

术后第 2 天，活动前臂关节，每个动作做 4~8 个，每日 2 次。

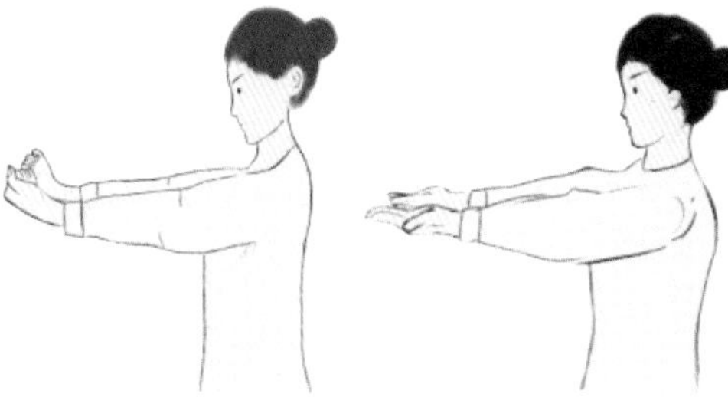

握拳运动

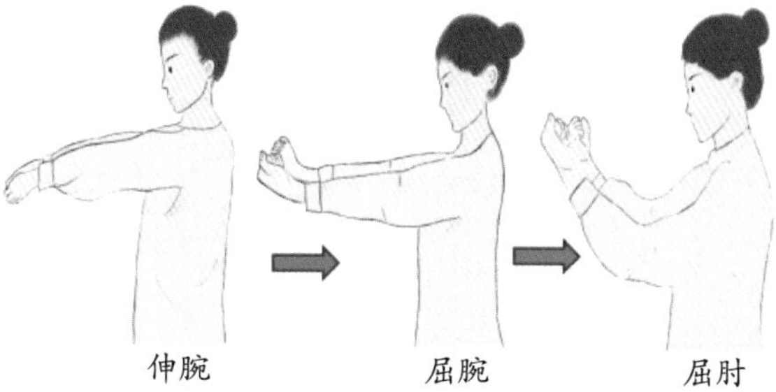

前臂运动

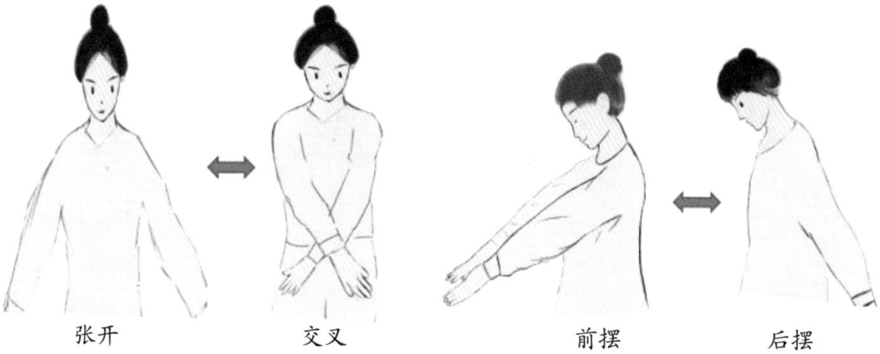

上臂运动

4. 肩关节运动

术后 3~4 天，双侧肢体共同用力，注意患侧和健侧用力不要有差别，每个动作做 4~8 次，每日 2 次。

5. 颈部运动

术后第 6 天，以前、右、后、左的顺序做颈部运动，再反向旋转，动作要慢，不要用力，颈部肌肉尽量放松，重复 8 次，每日 2 次。

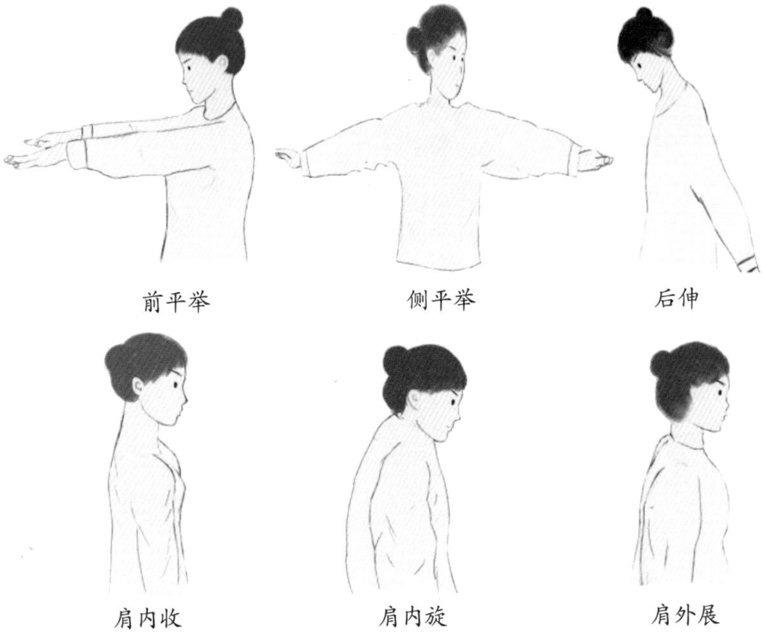

肩关节运动

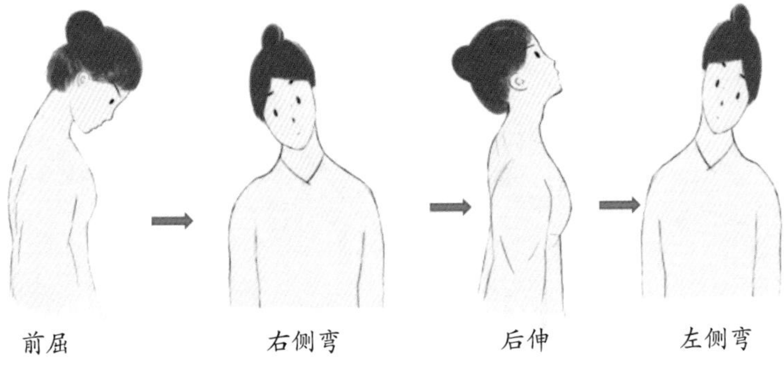

颈部运动

二、术后康复期功能锻炼

术后 1 周至出院后 3 个月，患者可进行颈部锻炼，每日 3 组，一组 5~10 次。第 1 次运动时，动作要轻柔，速度要缓慢，幅度适中，之后根据自身承受能力逐渐扩大运动范围。

患者取坐位或立位，双手叉腰或自然下垂。

（1）低头和后仰。首先低头，低头时下颌尽可能靠近胸壁，停顿数秒后恢复中立位，再慢慢后仰，至无法继续后仰为止，停顿数秒后恢复中立位。

（2）转动颈部。向左旋转 90 度，停顿数秒后回至正前方，再向右旋转 90 度，停顿数秒后回至正前方。从小幅度开始，以伤口不感到强烈疼痛为准，慢慢增加头部转动幅度。

（3）左右屈颈。头部慢慢侧向左侧，尽可能将耳朵贴近肩，停顿数秒后回至正前方。然后再慢慢侧向右侧，仍尽可能将耳朵贴近肩，停顿数秒后回至正前方。

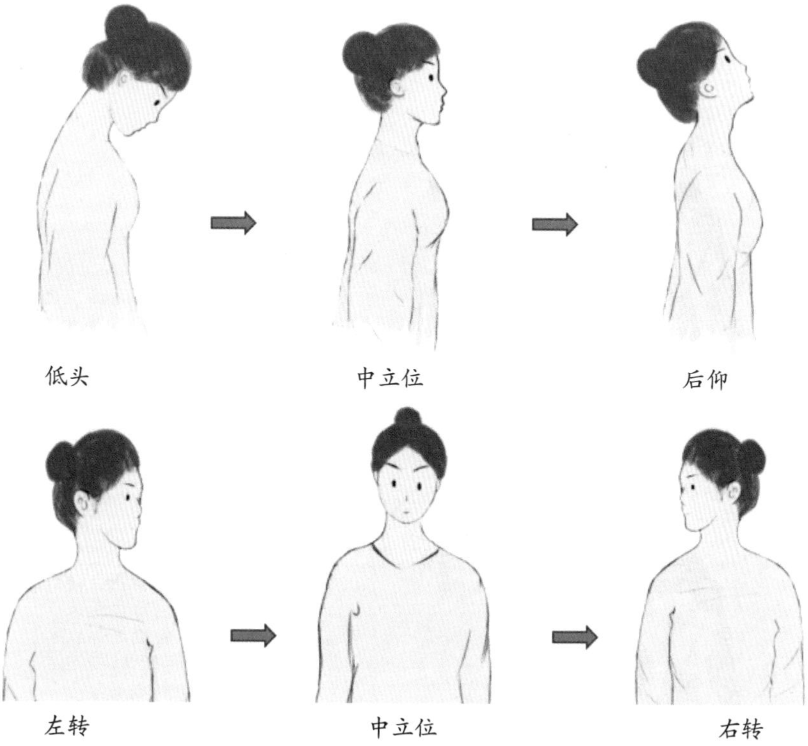

颈部锻炼

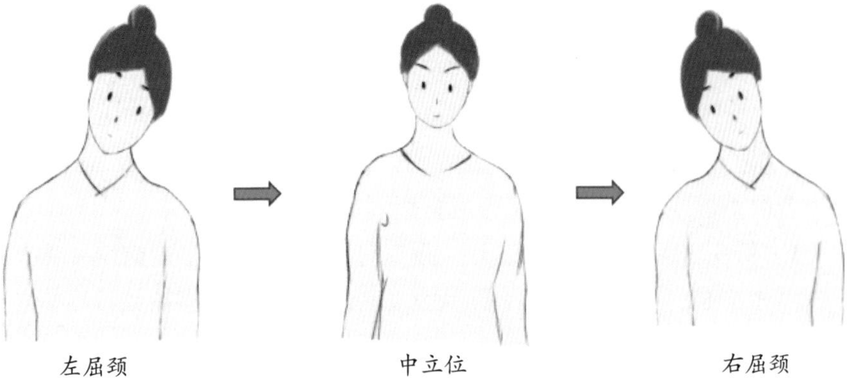

颈部锻炼（续）

值得注意的是，有出血倾向、皮肤移植和颈部制动的患者不应进行上述锻炼。

TIPS

小贴士

1. 什么是头套

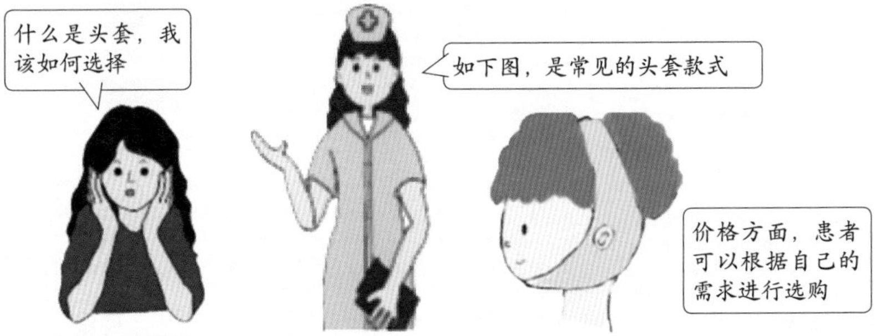

2. 为什么要戴头套？一般要戴多久

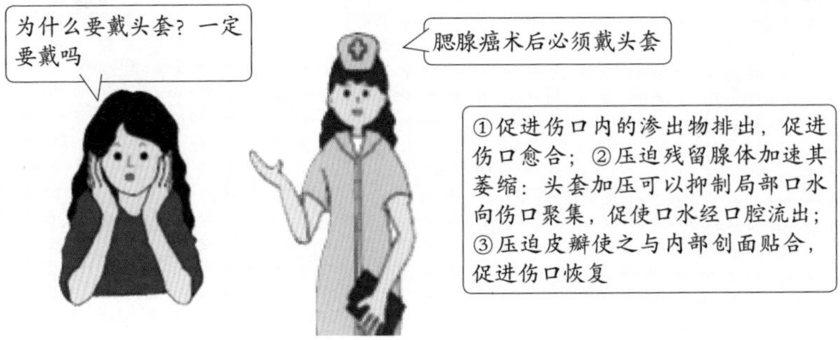

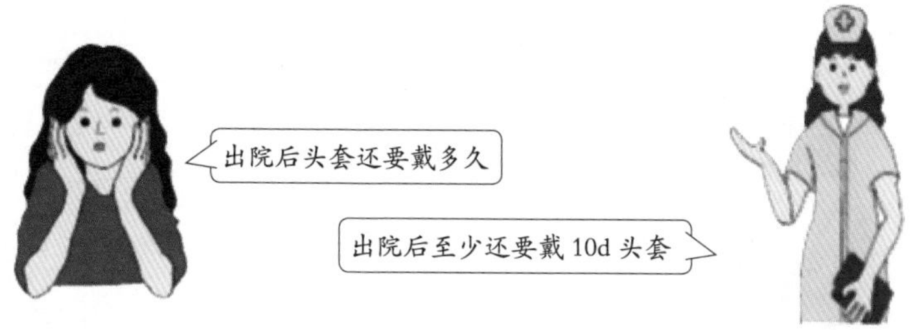
出院后头套还要戴多久
出院后至少还要戴 10d 头套

3. 戴头套期间需要注意什么

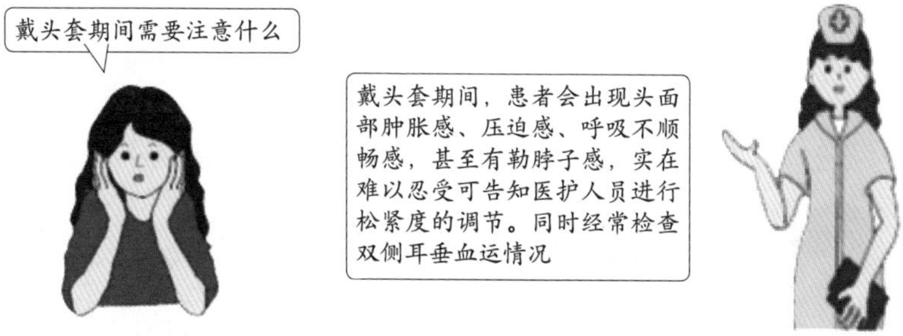
戴头套期间需要注意什么
戴头套期间，患者会出现头面部肿胀感、压迫感、呼吸不顺畅感，甚至有勒脖子感，实在难以忍受可告知医护人员进行松紧度的调节。同时经常检查双侧耳垂血运情况

4. 能不能不戴头套

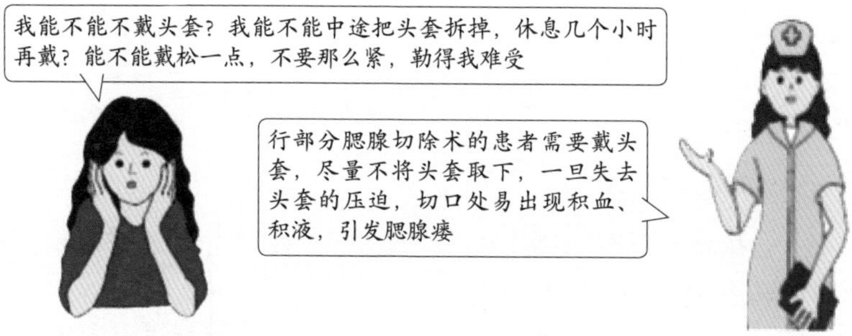
我能不能不戴头套？我能不能中途把头套拆掉，休息几个小时再戴？能不能戴松一点，不要那么紧，勒得我难受
行部分腮腺切除术的患者需要戴头套，尽量不将头套取下，一旦失去头套的压迫，切口处易出现积血、积液，引发腮腺瘘

5. 腮腺癌患者术后的饮食禁忌

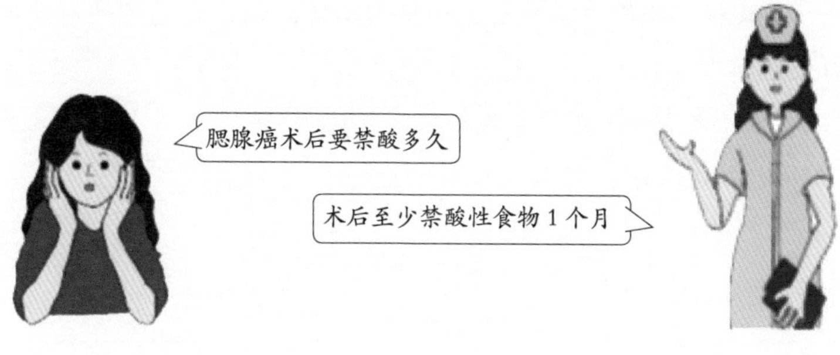
腮腺癌术后要禁酸多久
术后至少禁酸性食物 1 个月

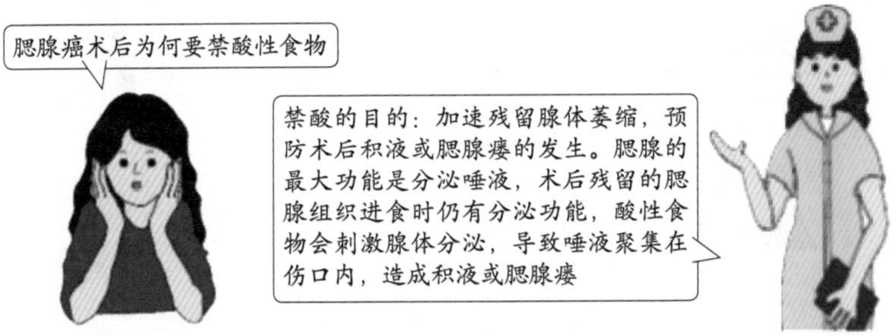
腮腺癌术后为何要禁酸性食物
禁酸的目的：加速残留腺体萎缩，预防术后积液或腮腺瘘的发生。腮腺的最大功能是分泌唾液，术后残留的腮腺组织进食时仍有分泌功能，酸性食物会刺激腺体分泌，导致唾液聚集在伤口内，造成积液或腮腺瘘

6. 术后复查有必要吗

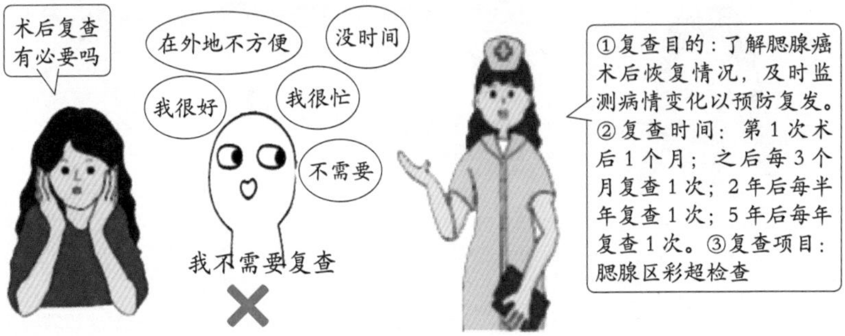
术后复查有必要吗
在外地不方便
没时间
我很好
我很忙
不需要
我不需要复查
①复查目的：了解腮腺癌术后恢复情况，及时监测病情变化以预防复发。②复查时间：第1次术后1个月；之后每3个月复查1次；2年后每半年复查1次；5年后每年复查1次。③复查项目：腮腺区彩超检查

参考文献

[1] 梁忠，郭良，赵坚强．284例腮腺癌的临床治疗分析［J］．肿瘤学杂志，2013，19(6): 466-469.

[2] 王艳华．196例腮腺肿瘤的回顾性分析［J］．中华老年口腔医学杂志，2019，17(6): 333-336.

[3] 吕凌峰．腮腺肿瘤给予改良型腮腺切除术与传统切除术治疗的对比研究［J］．全科口腔医学电子杂志，2018，5(15):8-9.

[4] 杨静，孙聚葆，詹浩辉．腮腺单发肿块的MRI诊断［J］．中国医学影像学杂志，2016，24(3): 170-174.

第四章 喉癌家庭护理和康复

第一节 认识喉癌

喉癌是头颈部常见的恶性肿瘤之一，发病率与民族、地区的差异密切相关。喉癌在我国北方地区的发病率远高于其他地区。喉部恶性肿瘤中，90%~95% 是鳞状细胞癌，其他病理类型比较少见，如基底细胞癌、腺癌、淋巴肉瘤和恶性淋巴瘤等。

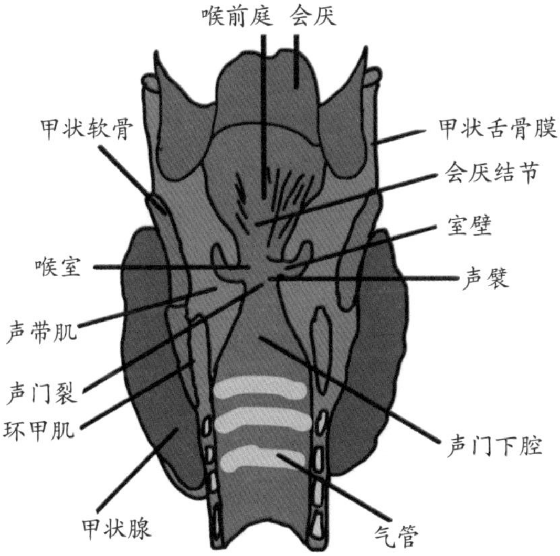

喉部的解剖结构

根据病变部位及病变范围，喉癌可分为以下 4 类。

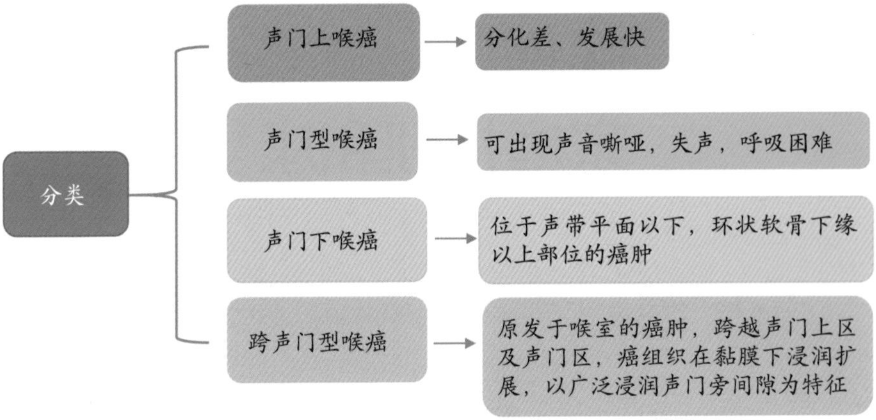

喉癌的分类

一、喉癌的症状

（1）声音嘶哑。肿瘤累及声带时，会导致声音嘶哑，这是喉癌早期最常见的症状。若出现原因不明的声音嘶哑，持续3个星期以上，且没有好转的迹象，应及时去正规的医院检查。

（2）咳嗽、咯血。如果出现刺激性干咳、痰里带血丝等症状，需警惕喉癌发生的可能。

（3）内耳疼痛。癌症严重到一定程度，并产生溃疡和严重炎症时，会导致人体神经的反射性疼痛，表现为同侧内耳疼痛。一般会出现在喉癌的中晚期。

（4）咽喉部异常感觉。吞咽困难，喉部疼痛，有异物感和紧迫感，这是声门上喉癌的早期症状，此外，发生在声带上的喉癌，到中晚期也会出现异物感和吞咽疼痛。

（5）颈部肿块。声门上喉癌或声门型喉癌发展至晚期，可能会出现颈部淋巴结转移，表现为一侧或双侧颈部肿块，触摸时有硬物感，但不会疼痛，这时应及时到医院做进一步检查。

（6）反射性疼痛。并发溃疡或喉软骨膜炎时，患者发生反射性疼痛，表现为头痛、耳部疼痛等。

（7）伴随症状。如果喉部肿瘤表面有感染，可出现恶臭味道。

二、喉癌的致病因素

喉癌的病因十分复杂，主要有以下几个因素，经常是多种因素共同作用产生的。

（1）烟草。流行调查数据表明，90% 以上的喉癌患者有长期吸烟史，而且吸烟年龄越早、吸烟时间越长、吸烟数量越多、吸假烟越多、烟气吸入程度越深，喉癌发病率越高。吸烟者患喉癌的概率是非吸烟者的 3~39 倍。

（2）酒精。研究表明，饮酒会提高患喉癌的风险。酒精在口腔和喉咙中起刺激性作用，帮助烟草中的化学物质更容易进入细胞。酒精还会减弱人体分解和清除有毒化学物质的能力。饮酒者患喉癌的概率是非饮酒者的 1.5~4.4 倍。

（3）病毒感染。成年型喉乳头状瘤是由人乳头状瘤病毒（human papilloma virus，HPV）引起的病毒源性肿瘤，是喉癌的癌前病变。其中 HPV16 和 HPV18 与喉癌的发生密切相关。

（4）环境因素。多种环境因素与喉癌的发生有关，如石棉、木屑、油漆、烟雾和某些化学物质。

（5）放射线。经常接触铀等放射性同位素，极易引发恶性肿瘤。

（6）性激素。喉癌患者中，男性患者远高于女性患者，研究表明喉癌患者体内雄激素含量相对较高，而雌激素较低。

三、喉癌的高危人群

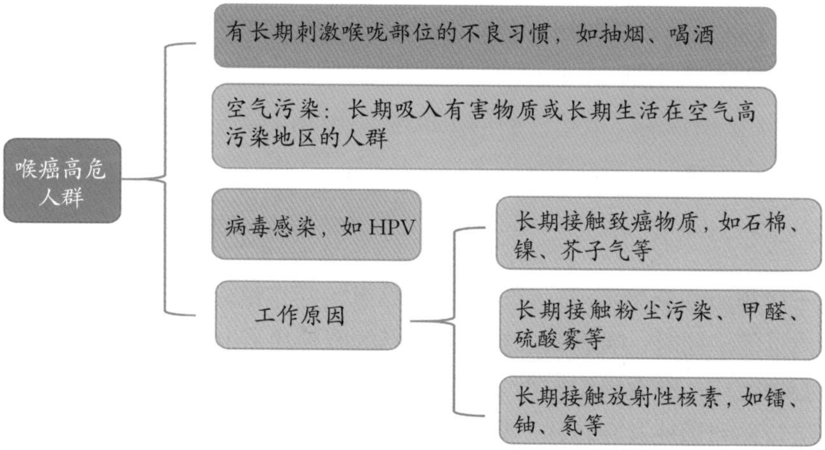

喉癌高危人群

第二节

早诊早治，远离喉癌

一、如何预防喉癌

（一）一级预防

一级预防，又称病因预防，是投入成本最少、最简单有效的预防措施。

（1）养成健康的饮食习惯。减少腊肉、腌菜、咸鱼等食品的摄入，多吃新鲜的蔬菜、水果及肉类，养成健康的饮食习惯，减少致癌物质从口入的机会。

（2）远离这些有害物质，如烟草、杀虫喷雾剂、甲醛、粉尘颗粒等。

（3）提高免疫力。我们可以通过均衡营养、适当锻炼、愉悦身心等方式提高自身免疫力，避免病毒感染。

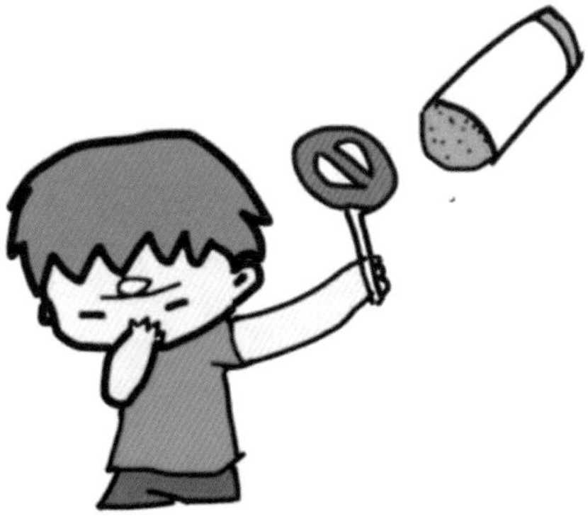

远离二手烟

（二）二级预防

（1）早发现。早期筛查是喉癌二级预防的主要手段，通过筛查可以预防高危人群，早诊断，早治疗。

（2）早期诊断。喉癌诊断的金标准是组织活检，确定肿瘤的类型及分化程度，为疾病的诊断及治疗方案提供依据。

（三）三级预防

三级预防强调尽早治疗，即康复、姑息治疗、镇痛、提高患者生存率和生活质量等。同时，喉癌的三级预防包括为喉癌患者制定合适的治疗方案，包括心理治疗。肿瘤组织较小，对周围组织没有很大的破坏性，也没有发生淋巴结转移和远处器官转移，早期治疗对患者的创伤最小，可以提高患者的生存质量。

二、喉癌的检查

1. 喉镜

喉镜主要分为直接喉镜、间接喉镜及纤维喉镜，是排除喉癌的重要手段。可以查看喉咙声带、会厌的情况，关注喉咙部位有无溃疡等情况，配合病理检查，可以进一步排除可疑病变。

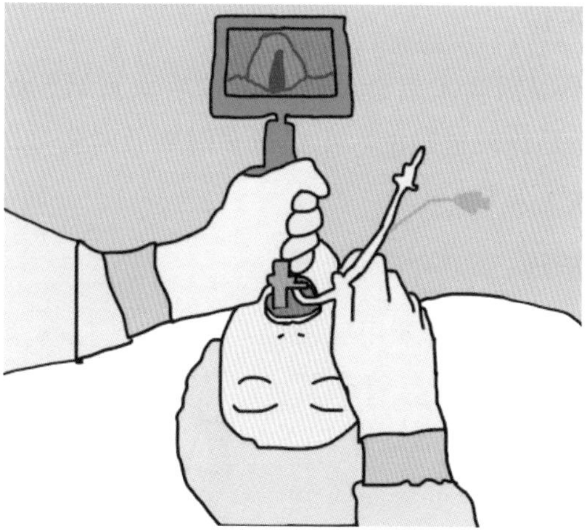

喉镜检查

2. CT 扫描及 X 线检查

CT 扫描、X 线检查可以判断肿瘤在喉内的生长范围，有无外侵及病情发展程度，还可以观察淋巴结转移情况。同时通过观察喉间隙和会厌软骨是否有肿瘤，来确定手术的部位和范围。

3. 组织活检

组织活检也是重要的诊断方法，取出部分病变组织，并对取出的组织进行病理学检查，从而确定肿瘤的类型及分化程度，为疾病的诊断及治疗提供依据。

三、如何治疗喉癌

常见的治疗方法包括手术治疗、放射治疗、化学治疗、靶向治疗和免疫治疗。必须充分考虑患者的临床分期、年龄、身体状况及家庭经济情况等多种因素，选择适合患者的个体化治疗方案。

第三节

做好喉癌的家庭护理

一、术后并发症的护理

1. 出血的护理

术后出血主要原因为术后缝线滑脱或术后血管结痂脱落等，发生率极低。一旦发生，还是比较危险的。出血量多时需及时告知医务人员，必要时需要介入治疗，或二次手术。

2. 发热的护理

（1）喉部手术后，患者要用气管套管呼吸，因此家属要做好气管套管护理工作，否则容易引发肺部感染。

（2）术后，患者因喉部疼痛而不敢用力咳嗽，导致喉部分泌物不能及时排出来，家属要鼓励并协助患者进行排痰。

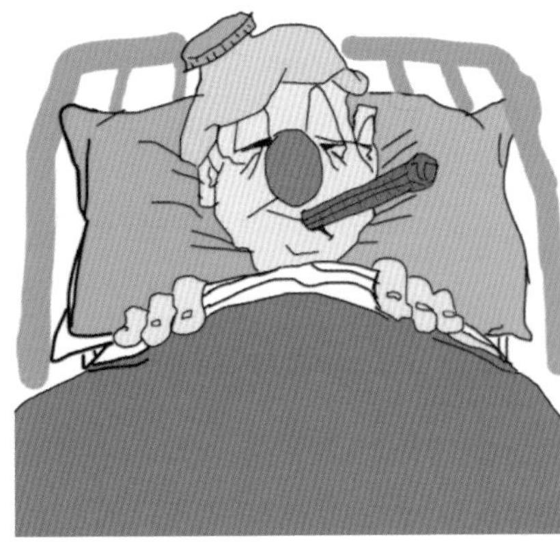

老年人发热

3. 咽瘘的处理

手术过程中咽黏膜切除过多，缝合时张力过大或缝合过紧，使黏膜缺血坏死或继发感染；术后患者鼻咽部的分泌物容易附着在喉咽伤口缝合缘处，放射治疗后，患者创口愈合能力较差；术后饮食不当等可能导致咽瘘。一般在术后 2 周左右形成，在这段时间内要密切观察患者的颈部。

（1）术后应遵医嘱，患者留置鼻胃管，采用鼻饲饮食。

（2）术后加强营养，提高机体免疫力，预防感染发生，及时吐出口中分泌物，尽量不要将口中的分泌物咽下，可以预防或减少咽瘘的形成。

（3）时刻注意患者体温变化，如发现患者套管周边皮肤红肿，或有脓液，要及时告知医务人员。

4. 误咽、呛咳的护理

喉癌术后，患者误将食物或唾液吸入气管内，容易形成吸入性肺炎。很多患者出现误咽、呛咳是因为害怕吞咽食物。

做好患者的心理安慰，鼓励其适当地做吞咽动作。最好在术后半个月左右就开始练习，可选择一些偏干的食物，如馒头、面包。这类食物经过咀嚼可形成团状食糜顺利进入食管内，这就避免了因误入气管而致呛咳。慢慢地，患者可适量进食半干的食物，如面条等。最后，喝汤、粥、水等都不成问题了。

5. 下肢静脉血栓的护理

老年患者因手术时间过长而导致下肢静脉血流不畅；有些患者术后怕痛，不敢床上翻身或床边活动；围手术期间由于肠道准备而进食不佳，血液处于高凝状态，容易引起下肢静脉血栓的形成。一旦血栓脱落，可随血液流动到肺部，引起肺栓塞，这是一种严重的并发症，可危及生命，因此预防血栓形成非常重要。

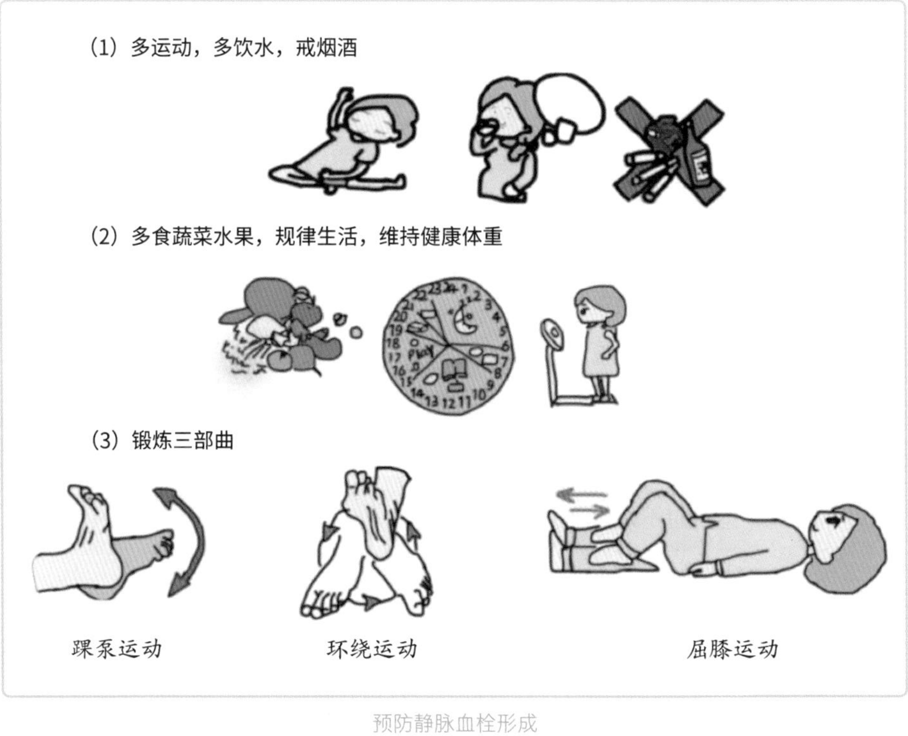

预防静脉血栓形成

（1）家属需与医务人员密切配合，关注患者病情进展。

（2）术后根据自身恢复情况，患者主动活动下肢，尽早进行床边活动，可做踝泵运动。

（3）血栓形成风险高的患者，围手术期可口服抗凝药物预防血栓形成。

二、放射治疗相关不良反应的护理

1. 口干舌燥的护理

（1）戒烟酒。抽烟和饮酒会导致口腔更干燥，进一步刺激口腔。

（2）可用唇膏或唇膜滋润口唇，减轻口唇干裂症状。

（3）多饮水，增加漱口频率。随身携带水杯，可少量多次小口含饮或多次口腔喷雾，可用胖大海、生地黄、麦冬等泡水饮或漱口。

（4）刺激唾液分泌。可以口含小冰块，吮吸无糖糖果或咀嚼无糖口香糖，刺激唾液分泌。

（5）保持适宜的温度和湿度。使用加湿器润湿室内空气，使室内相对湿度保持在 70% 左右。

2. 味觉障碍的护理

（1）漱口。进食前先用白开水漱口，去除口腔内异味，提高味觉的敏感度。

（2）味蕾对苦味敏感性增加，应避免苦味强的食物。如果患者觉得肉类有苦味，可将肉类以糖、醋、果汁、香料浸泡提味。

（3）经常变换菜品，变换烹饪方式。提供多样化菜品，通过视觉上的刺激，弥补味觉上的不足。

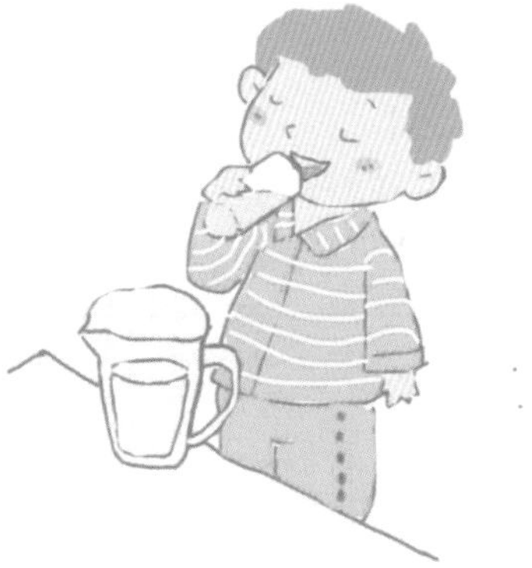

进食前饮白开水

3. 放射性皮炎的护理

（1）保持放射部位皮肤的清洁干燥，避免摩擦。用清水清洁皮肤，水温不宜过高。用温和的沐浴露，切记不要使用肥皂。

（2）穿柔软、宽松的棉质衣物，避免穿粗糙、紧身的衣服。

（3）修剪指甲。放射部位皮肤禁止抓挠。

（4）出门要防晒。可以打伞或穿防晒衣等，放射部位皮肤不可以涂防晒霜。

三、化学治疗相关不良反应的护理

1. 恶心的护理

参见第二章第三节“化学治疗相关不良反应的护理”之“恶心的护理”。

2. 呕吐的护理

参见第二章第三节“化学治疗相关不良反应的护理”之“呕吐的护理”。

3. 血细胞减少的护理

参见第二章第三节“化学治疗相关不良反应的护理”之“血细胞减少的护理”。

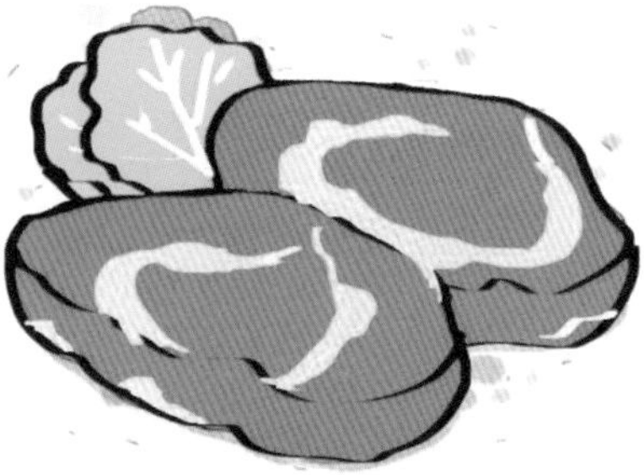

多进食蔬菜肉类

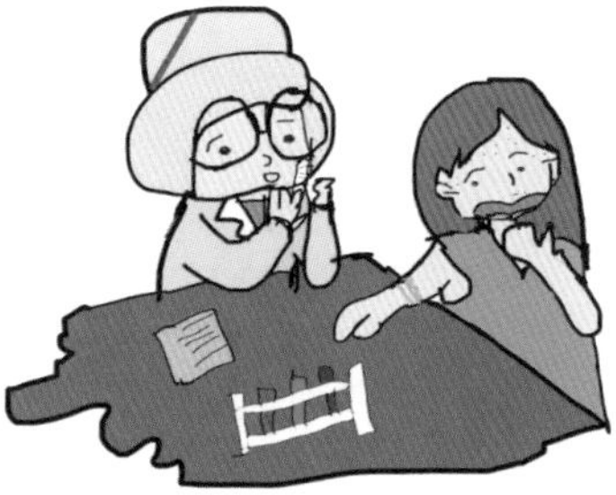

复查血常规

4. 便秘的护理

（1）及时调整饮食，多吃粗纤维食物、新鲜蔬菜和水果。多喝水，每天喝1500ml以上的温开水，有利于润滑肠道。

（2）每天以顺时针方向按摩腹部，增加肠道蠕动，促进排便。

（3）若以上方法都无法缓解，建议患者到医院就诊，医生会根据情况给予药物治疗。

5. 脱发的护理

参见第二章第三节“化学治疗相关不良反应的护理”之“脱发的护理”。

6. 四肢麻木的护理

参见第二章第三节“化学治疗相关不良反应的护理”之“四肢麻木的护理”。

7. 腹泻的护理

参见第二章第三节“化学治疗相关不良反应的护理”之“腹泻的护理”。

四、气管造瘘口、套管的护理

（1）全喉切除术后，患者及家属需要学习气管套管的保护、清洁、消毒等相关知识。定期检查套管系带的松紧度，每日用生理盐水清洁造瘘口及更换无菌纱布气管垫，气管套管宜清洗消毒，每日至少 2 次。保证内套管的畅通，清理后立即煮沸灭菌，杀菌工作完成待套管冷却后再次安装回患者喉部。

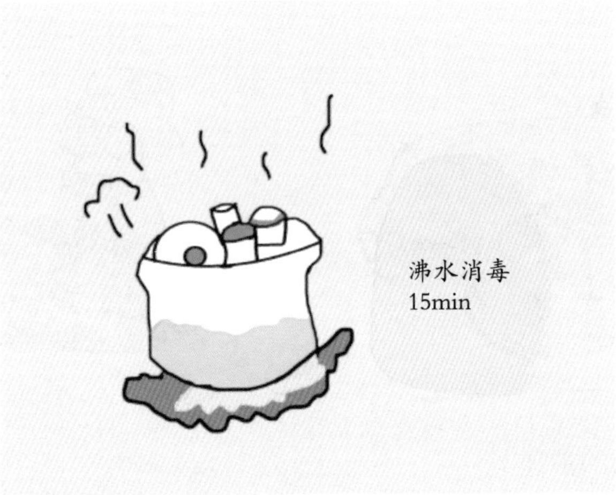

沸水消毒

（2）气管中的痰液要及时清理，避免形成回吸。如果患者明显感受到痰液难以咳出，或套管中发现痰痂，或喉部有紧迫感等，大多是由于气道比较干燥。注意保持温度、湿度，室温应保持在 18~22℃，相对湿度以 60%~80% 为宜。

（3）套管的系带应打死结，防止套管脱落。如果套管脱出，将套管消毒后，可以尝试重新插入患者喉部，如果无法重插进去或重插后患者出现呼吸不畅，应立即到医院进行紧急处理；如果患者出现气促、憋气、胸闷等不适症状，需立即取出内套管检查有无痰痂堵塞，及时进行清洗，若气促、憋气、胸闷等不适症状仍未得到改善，应立即到最近的医院进行紧急处理。

（4）合理运动，避免感染。选择恰当的运动方式，避免用力过度和进行重体力劳动。不能游泳或进行水上滑板等一系列水上运动，避免水进入气道或肺部，引发感染。洗澡时要对套管口进行保护，避免水流进套管口。

五、心理护理

参见第二章第三节之“心理护理”。

第四节

喉癌的饮食管理

在抗肿瘤治疗各时期都应注意饮食管理。只有供给身体合理丰富的营养物质，才能提高人体的抵抗力。膳食管理也是癌症防治中的重要环节。

喉癌患者应多吃下列食物来改善营养状况。①鸡蛋、瘦肉、鱼及虾等蛋白质丰富的食物。②牛奶、酸奶、奶昔等增进食欲，同时营养丰富的食物。③蔬菜、水果、坚果及适当主食等。

治疗期间需要忌口的食物有以下几种。①忌烟、酒、咖啡、辣椒、桂皮等辛辣刺激的食物。②忌生冷、肥腻、油煎、霉变、腌制的食物。③忌陈旧变质的食物。

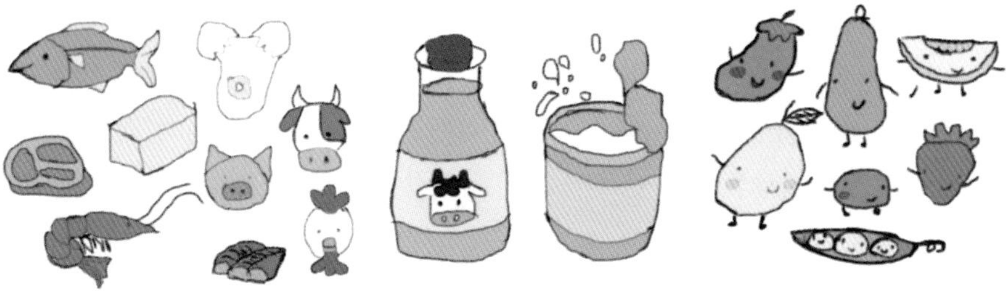

均衡膳食

一、术后的饮食管理

术后，为预防咽瘘而留置鼻饲管，此时应鼻饲流质食物，食物要营养易消化，要含有足够的蛋白质和维生素，食物温度控制在 38~40℃，每次 200ml 左右，每日 5~7 次，鼻饲后再加入 200~300ml 的温开水。

二、出院后的饮食管理

术后 10d 左右，医生会根据患者病情让其循序渐进地经口进食，先从少量经口饮水，再慢慢流质饮食、半流质饮食到正常饮食，定时、定量、少食多餐，饮食以清淡为主，避免辛辣刺激的食物。禁止烟、酒和烧烤类食物，食物富含蛋白质、维生素且易消化，由于能吃的东西比较少，所以做菜时宜多样化。

三、化学治疗期间的饮食管理

参见第二章第四节“口腔癌的饮食管理”之“化学治疗期间的饮食管理”。

四、放射治疗期间出现口腔黏膜炎时的饮食管理

（1）选择软烂、容易咀嚼的食物，如奶昔、八宝粥和蛋汤等。

（2）软化食物。方法是将食物浸入肉汁、酱汁、高汤或酸奶中。

（3）改变食物形态。把食物切成小块，也可以用搅拌机把食物打成泥。

（4）用吸管喝，这可以帮助推动饮品越过口腔疼痛的部位。

（5）用非常小的勺子吃，如婴儿勺。这可以每次少咬一点，也更容易咀嚼。

（6）吃冰片缓解不适。如果食物太烫，您的口腔疼痛会更加明显，吃冰片可以帮助麻木。

（7）当您的口腔受伤时，避免吃会引起口腔疼痛的食物和饮品，包括柑橘类水果和果汁，如柠檬水、橙子、柠檬；辣酱、辣椒和咖喱等辛辣食物；尖锐、松脆的食物，如麦片、饼干、土豆、玉米片；含酒精的饮品。

第五节

喉癌的康复锻炼

在整个抗癌过程中，医生的治疗占三分之一，患者的自我调理占三分之二，包括心态调理和身体调理。

有效的吞咽功能训练包括吞咽障碍评估、针对性的吞咽功能训练、食物准备及吞咽护理指导。

一、吞咽障碍评估

（1）床旁观察。观察吞咽前、吞咽时及吞咽后的情况。

（2）喉部触觉，即吞咽时的感觉。

（3）聆听。认真听吞咽后的声音。

（4）仪器评估。常见的评估有吞咽造影检查、纤维喉镜做吞咽功能检查等。

二、吞咽功能训练

1. 辅助训练

（1）头颈部训练。宜在术后 7d 左右进行，每日 3~5 次，每次 10min。动作要点：头部转动、前倾、侧偏。

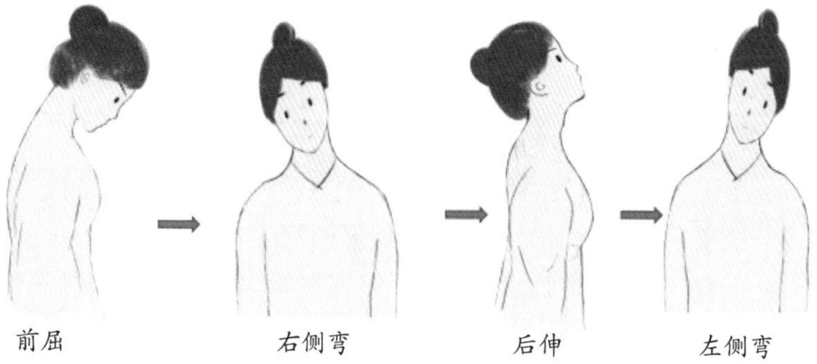

头颈部训练

（2）咳嗽训练

通过训练，提高患者的咳嗽技巧及咳嗽效率，降低误咽、误吸及吸入性肺炎等发生的概率。①主动咳嗽训练：深吸气—屏气—用力咳嗽。②被动咳嗽训练：以中指指腹推压患者环状软骨，刺激患者产生咳嗽反射。

2. 吞咽功能训练

（1）一口量：患者一次能含入口中并完全吞咽的量，用勺子定量。

（2）适当的进食速度：3s 吞咽法。

3. 进食姿势

（1）垂头吞咽法。适用于水平半喉切除、吞咽延迟的患者。方法：先把食物或液体含在口中，然后垂下头吞咽。注意：背要保持挺直，下巴尽量往胸部贴，不是头和颈往前倾。

（2）头部转动法。适用于垂直半喉切除的患者。方法：将头转向肌力弱或瘫痪的一边，食物便会从“强壮”的一边吞下。

（3）侧卧进食法。适用于因咽肌收缩无力导致食物残留在咽喉的患者。方法：患者侧卧于床，然后吞咽。

（4）食物准备。吞咽功能训练的食物准备如表 4–5–1 所示。

表 4–5–1　吞咽功能训练的食物准备

阶段	食物特点	食物种类
早期	黏稠度大、湿润成块、不易松散、无刺激的食物	香蕉、馒头、面包、蛋糕、糯米团、面条等
中期	密度均匀、黏稠度较大的糊状食物	蒸蛋、藕粉、芝麻糊、米糊、泥状辅食等
晚期	流质饮食，可在食物中加入增稠剂，增加食物的黏度	酸奶、饮料、果汁等

4. 吞咽护理指导

（1）小口进食，反复吞咽。

（2）根据食物通过情况进行颈部位置调整。

（3）进食过程中闭气吞咽，用手捏住气管套管口，进食结束后主动咳嗽，排出滞留于咽喉腔的食物残渣。

（4）进食时若发生呛咳应暂停进食，叩击背部，清除残留食物。

（5）进食量由少到多，逐步增量。

TIPS

小贴士

1. 全喉切除术后如何重建喉功能

术后可以进行食管发音训练，利用食管中贮气，采用嗳气的方法，将气体压出食管入口，发出轻微的声音。相较于其他外科重建方法，食管发音不需要进行手术改建，无严重的并发症，缺点是比较难学会，成功率比较低，音量也比较小，需要刻苦训练，掌握发音的技巧，讲话时需要连续发出声音，需要不断努力尝试。

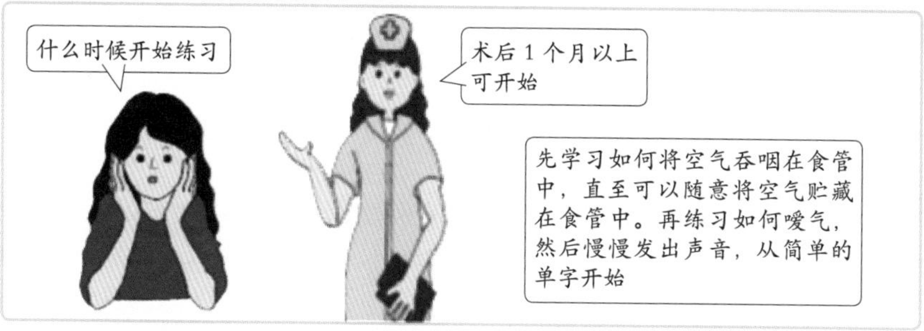

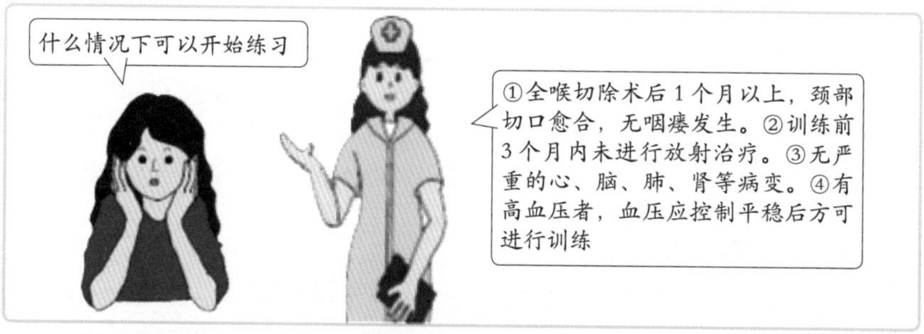

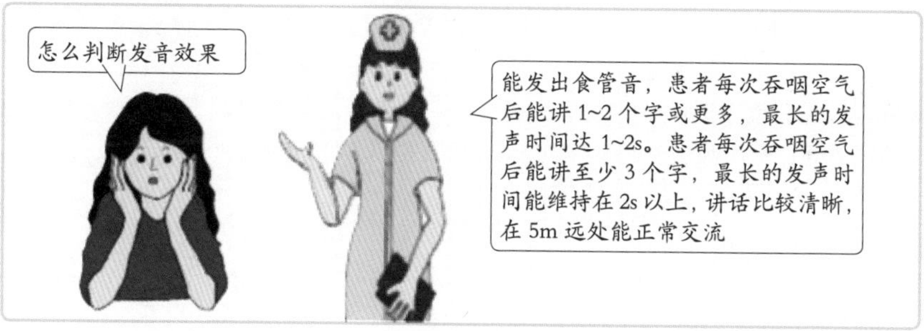

食管发音

2. 什么是电子喉

电子喉是利用电子元件通过振荡产生脉冲波电流，通过大功率换能器转变为声能，使发生膜发出声音。电子喉实用方便，不需要手术，患者通过训练容易掌握发声技巧，可以进行长时间的沟通，但发声单调，声音有点机械，音色有金属感不够自然。

3. 吸痰的指征是什么

（1）有痰鸣音、气道分泌物增多。全喉切除术后当日，由于应用麻醉镇静剂，患者咳嗽无力或无咳嗽能力，血性渗出液及分泌物易滞留于下呼吸道。用听诊器听诊患者双肺有无痰鸣音，观察患者是否存在憋气、呼吸困难等不适症状，及时进行深部吸痰护理。

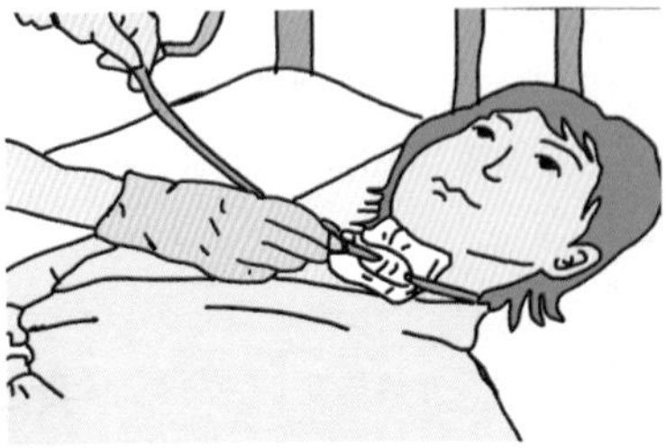

吸痰

（2）血氧饱和度下降。当患者血氧饱和度突然下降或逐渐下降到 90% 以下，要及时进行深部吸痰护理。

（3）呼吸困难。患者既往有慢性呼吸道疾病史，胸部物理治疗效果不佳，患者出现呼吸加快、喘鸣、憋气、呼吸困难等症状，在排除哮喘发作等因素后要及时进行深部吸痰护理。

4. 吸痰有哪些方式

（1）气管套管内吸痰。患者气管内分泌物比较稀薄且量多，要先打开负压吸引装置，一边送无菌吸痰管一边旋转吸出痰液，注意吸痰管插入深度不超过气管套管的长度，勿过深，避免将套管内的痰液带入下呼吸道，从而引起交叉感染。

（2）气管套管下吸痰。先关闭负压吸引装置，将无菌吸痰管插入气管套管末端下 1~2cm，再打开负压装置，一边吸一边旋转上提，这种吸痰方式对气管黏膜损伤比较小，效果较好。

（3）气管套管深部吸痰。先给予患者高流量氧气吸入 2~3min，观察患者血氧饱和度的情况，关闭负压吸引装置，将无菌吸痰管插至有阻力时，迅速上提 0.5~1cm，再开放负压装置，一边旋转一边慢慢向上提，若遇分泌物较多或黏稠不易吸出时，稍停留旋转吸引，忌上下反复抽吸，再给予患者高流量吸氧 2~3min，观察血氧饱和度上升的速度及患者是否出现呛咳、面色发绀等不适症状。严格控制吸痰时间，每次吸痰时间不超过 15s，负压控制在 10.7~16.0kPa。

参考文献

[1] 李文龙，魏晓丽．喉癌术后并发症发生的原因及相应的护理措施［J］．齐齐哈尔医学院学报，2015，36(13): 1920-1921.

[2] 何飞叶．综合护理对喉癌患者心理状态、术后生活质量、并发症及护理满意度的影响［J］．中外医学研究，2021，19(7): 100-102.

第五章 甲状腺癌家庭护理和康复

第一节

认识甲状腺癌

甲状腺癌是头颈部常见的恶性肿瘤，主要来源于甲状腺滤泡上皮细胞和滤泡旁上皮细胞。根据病理特点，甲状腺癌可分为 5 类：乳头状癌、滤泡状癌、髓样癌、低分化癌、未分化癌。国家癌症中心的数据表明，我国甲状腺癌的死亡率增长速度令人震惊，以每年 20% 的速度快速增长。在全世界女性恶性肿瘤死亡率排名中，我国甲状腺癌女性患者死亡率位居第 4 位。

甲状腺癌解剖图

一、甲状腺癌的症状

（1）颈部肿块。随着甲状腺逐渐增大，肉眼观察和手触摸可以发现一些患者颈部有明显的肿块。当发生淋巴结转移时，原发转移的第一站是双侧颈部淋巴结，患者双侧颈部可见明显的肿块。

（2）甲状腺功能异常。有临床表现的患者常伴有甲状腺功能减退或甲状腺功能亢进等相关并发症。甲状腺功能减退患者可出现嗜睡、怕冷、关节痛、虚胖、便秘、注意力不集中、记忆力下降等症状。甲状腺功能亢进患者可出现血脂及血糖偏低、多饮、多食、多尿、体重减轻、心率加快、心慌、

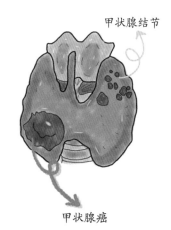

易激动、暴躁、手抖、大便次数增多等症状。

（3）压迫和侵犯周围组织器官。甲状腺良性结节或恶性肿瘤体积增大时均可出现压迫症状，常压迫气管、食管，使气管、食管移位。恶性肿瘤侵犯周围器官，可出现声音嘶哑、吞咽困难、咯血、呼吸困难等症状。颈部淋巴结转移可表现为同侧颈部肿块。甲状腺髓样癌可表现为腹泻、心悸、面色潮红等症状。

二、甲状腺癌的致病因素

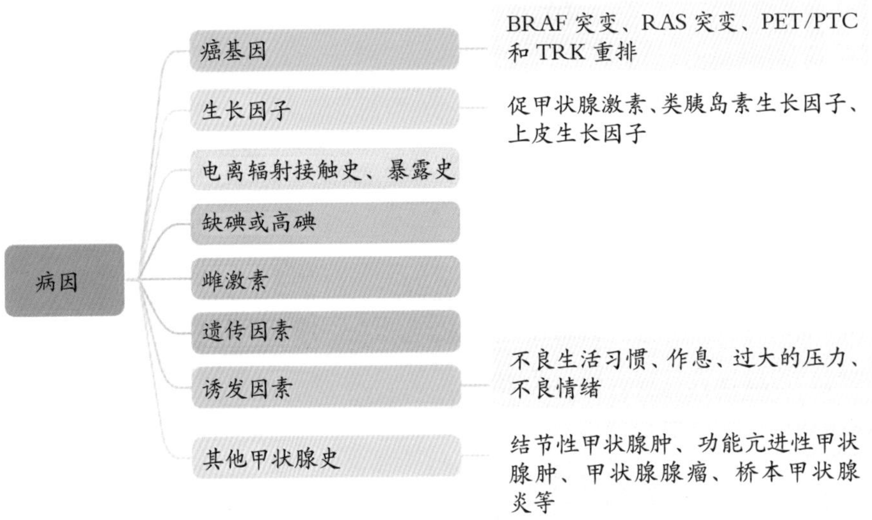

甲状腺癌病因

三、甲状腺癌的高危人群

临床上并不推荐对一般人群行甲状腺癌的筛查。但若有以下既往史或家族史，属于罹患甲状腺癌的高危人群，尽早进行筛查：童年期头颈部放射线照射史或放射性尘埃接触史、全身放射治疗史、多发性内分泌腺瘤病Ⅱ型、家族性多发性息肉病、某些甲状腺癌综合征（如多发性错构瘤综合征、卡尼综合征、维尔纳综合征和加德纳综合征等）。

第二节

早诊早治，远离甲状腺癌

一、如何预防甲状腺癌

（一）一级预防

（1）健康饮食。避免长期高碘饮食或低碘饮食，合理控制摄入碘量；避免长期吸烟、酗酒；避免烧烤等辛辣刺激性食物；多吃新鲜蔬菜、水果，养成良好的饮食习惯。

（2）避免不良情绪。发泄不良的情绪，及时调整心态。

（3）远离辐射源。

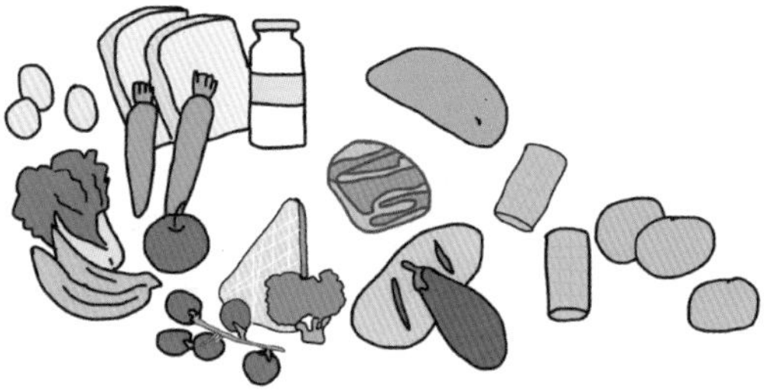

健康饮食

（二）二级预防

（1）早发现。定期体检，日常生活中可以经常自查，如自我观察和自我颈部触诊。

一看：站在镜子前，颈部最突出的部位是喉结，甲状腺位于喉结下方2~3cm处。观察颈部两侧是否对称，有无异物、突起或肿物。当发现局部有肿物时，可通过吞咽唾液观察肿块是否随吞咽而移动，正常情况下，甲状腺难以看到或难以触及。

二摸：站在镜子前，头部稍向后仰30度，右手拇指放在喉结下方的气管右侧，另外四个手指在气管的左侧，缓慢触摸有无异物或肿块，然后做吞咽动作，因为通过吞咽动作可以触摸到可移动的肿块，如果可以触摸得到，就是异常的甲状腺结节，以相同的方式，用左手检查另一侧甲状腺。

（2）早诊断。观察和触诊并不能检查出所有的异常结节。通常，甲状腺结节可以被触摸到的情况是甲状腺结节直径大于 10mm 时，如果位置位于甲状腺结节的上极超过 15mm 时也有可能被触摸到，但甲状腺结节的背面和侧面是很少能被触摸得到，脖子比较胖的患者也难以触摸到。此时颈部彩超检查是甲状腺癌的首选检查项目。

（三）三级预防

早期肿瘤组织较小，对周围组织没有很大的破坏性，也没有发生淋巴结转移和远处器官转移，早期治疗对患者的创伤最小，可以提高患者的生存质量。

二、甲状腺癌的检查

颈部彩超是甲状腺癌的首选检查项目，因为彩超具有简单、无创的特点，特异性和灵敏度高，可以清楚地显示结节的边界、形状、大小和内部结构等信息。超声引导细针穿刺活检可进一步确定甲状腺结节属于良性还是恶性。其他的辅助检查有甲状腺功能、甲状腺癌肿瘤标志物的检测。

三、如何治疗甲状腺癌

甲状腺癌首选手术治疗，其目的是防止疾病进一步恶化和复发转移。通过积极治疗和有效治疗，大多数甲状腺癌可以达到有效根治的目的。不同类型的甲状腺癌，治疗方法也不一样。

第三节

做好甲状腺癌的家庭护理

一、术后并发症的护理

术后并发症有时是轻微的，患者可耐受，但有时可能会影响患者的生活质量和标准化治疗的继续，应及时处理，保证治疗的效果。

1. 出血的护理

甲状腺癌术后出血的概率为1%~2%，主要发生在术后24h内，表现为颈部引流量突然增加，引流液颜色为鲜红色或暗红色，引流瓶内有时候会出现血凝块，患者颈部切口明显肿胀，可触及波动感，部分患者会有呼吸困难等气管压迫症状。

（1）术后控制血压。术前，患者服用抗凝血剂、阿司匹林等是术后出血的高风险因素，因此术后需控制患者血压，减少术后出血的发生。

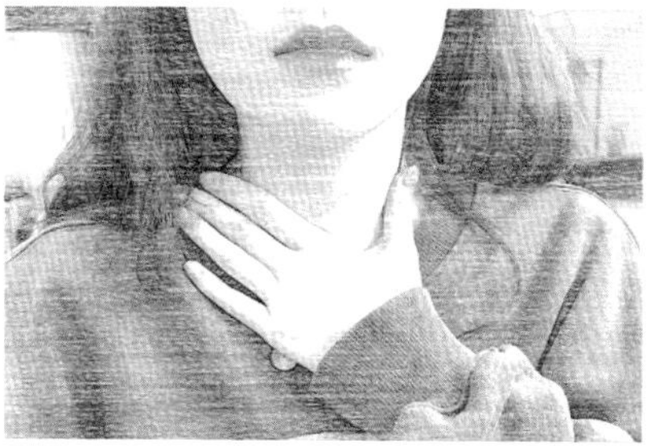

压迫止血

（2）术后避免剧烈咳嗽、打喷嚏。咳嗽或打喷嚏时，手掌呈“V”字形压迫颈部伤口，避免压力增大时血管扩张引起出血。

（3）便秘时避免用力排便，适当使用开塞露等通便药。

2. 喉返神经和喉上神经损伤的护理

甲状腺癌术后，患者可能伴有喉上神经和喉返神经损伤，表现为饮水呛咳、声调降低、声音嘶哑、呼吸困难等症状。

（1）术后出现饮水呛咳的患者可调整饮食，改食用较稠的粥、藕粉或馒头等。

（2）尝试快速吞咽或改变姿势，进食时抬头将东西放到嘴巴里，低头时将东西吞进去，抬头进食低头吞咽的姿势可减轻症状。

（3）暂时性神经损伤通常在3~6个月后会逐渐恢复，患者应少说话、多休息，其间遵医嘱服用神经营养药物。

3. 甲状旁腺功能受损的护理

甲状旁腺功能受损主要表现为面部、唇部、手部、足部针刺感及麻木，肌肉持续收缩，严重时可导致呼吸肌痉挛引起呼吸困难，多是由于术中甲状旁腺血供受损。术后2~4周，甲状旁腺功能会逐渐恢复，症状会消失。

（1）对于暂时性甲状旁腺功能减退症，应遵医嘱补钙以缓解症状。

（2）多吃绿叶蔬菜。营养丰富的鸡、鸭、鱼、肉、奶和乳制品等饮食应适当控制，因为它们含磷量丰富，会与钙形成不溶解的钙盐，从而影响钙的吸收。

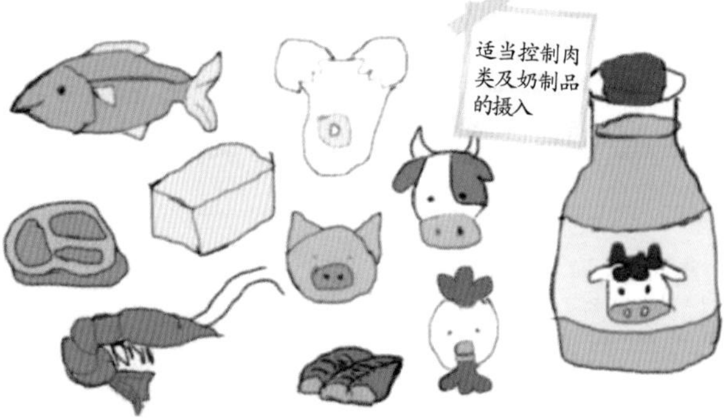
适当控制肉
类及奶制品
的摄入
术后低钙饮食

4. 感染的护理

甲状腺癌术后切口感染的概率为1%~2%，临床表现为切口部位发红、肿胀、发热和疼痛。

（1）切口出现红、肿、热、痛时，应及时告知医务人员。当有脓肿、积液时要配合医生进行切开引流和换药处理。

（2）病房保持通风，限制陪伴人员。

（3）淋浴时应特别注意，保持引流管口处干燥，避免液体流入切口内引起感染。

5. 便秘的护理

（1）补充水分。便秘时应增加液体的摄入量，晨起喝500ml的温开水，补充水分，湿润胃肠道。

（2）增加高纤维食物的摄入。多摄入新鲜绿叶蔬菜、水果（如香蕉、火龙果等），可以帮助软化大便。

（3）减少食用产气性食物。便秘期间，产气性食物如甘薯、洋葱、豆制品等应减少食用，待正常排便后可恢复正常饮食。

（4）腹部按摩。将手掌放在肚脐周围沿顺时针方向进行按摩，促进肠道蠕动。

（5）适当运动。如果条件允许，根据患者恢复情况进行适当运动，如慢步行走、太极等，适当活动可以促进排便。

（6）遵医嘱用药。在医生的指导下使用轻泻药和灌肠剂，不能随意用药，以免引起不良后果。

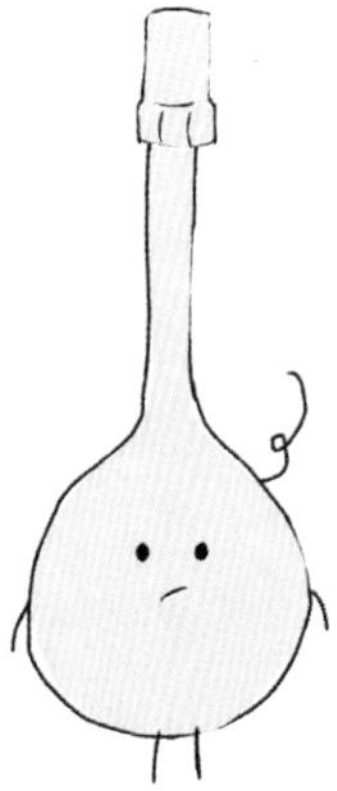
开塞露

（7）减少鸡蛋、番石榴和奶酪等容易引起便秘的食物的摄入。

6. 手足麻木的护理

轻度低钙血症患者可出现口部、面部和上下肢感觉异常，如针刺感、蚂蚁叮咬感；重度低钙血症患者可出现四肢抽搐、手呈鸡爪状手、呼吸肌痉挛、呼吸困难等。

（1）早期发现时，应立即到最近的医院进行补钙治疗，可避免严重低钙血症的发生。

（2）出现低钙症状时，应避免繁重的体力劳动和危险的工作。

（3）患者需要坚持高钙低磷饮食，因为血磷浓度的升高会导致血钙浓度的降低。高钙、高磷、低磷食物如表 5–3–1 所示，常见高钙食物含钙量如表 5–3–2 所示。

表 5–3–1　常见高钙、高磷、低磷食物

分类	食物种类
高钙食物	牛奶、海带、虾皮、豆制品、动物骨头、卷心菜、油菜和芹菜等
高磷食物	动物内脏、牛奶及其乳制品、蛋黄、骨髓、大豆及其豆制品、坚果等
低磷食物	甜瓜、番茄、甘蔗、芹菜、卷心菜和莲藕等

表 5–3–2　常见高钙食物含钙量

高钙食物	含钙量 / mg
牛奶 250ml	300
海带 25g	300
虾皮 25g	500
豆浆 500g	120
豆腐 150g	500
卷心菜、油菜和芹菜各 100g	150

友情提示：菠菜不应与豆制品同时食用。菠菜富含草酸，豆制品富含钙。草酸容易与钙结合形成草酸钙，从而抑制钙的吸收。因此不推荐菠菜和豆腐同时食用。

（4）适当选择食物。在生活中，许多食物既是高钙食物又是高磷食物，如肋骨和虾皮，因此如果需要减少磷的摄入，就会导致钙的摄入也减少。理想的食物应该是高钙低磷食物，因此应对食物进行适当选择。

二、心理护理

参见第三章第三节之“心理护理”。

第四节

甲状腺癌的饮食管理

术后该怎么吃，什么东西能吃，什么东西不能吃，这是临床上最常见的问题，接下来让我详细为您解答。

甲状腺癌术后饮食原则：进食清淡、易消化食物，禁食油腻的食物。

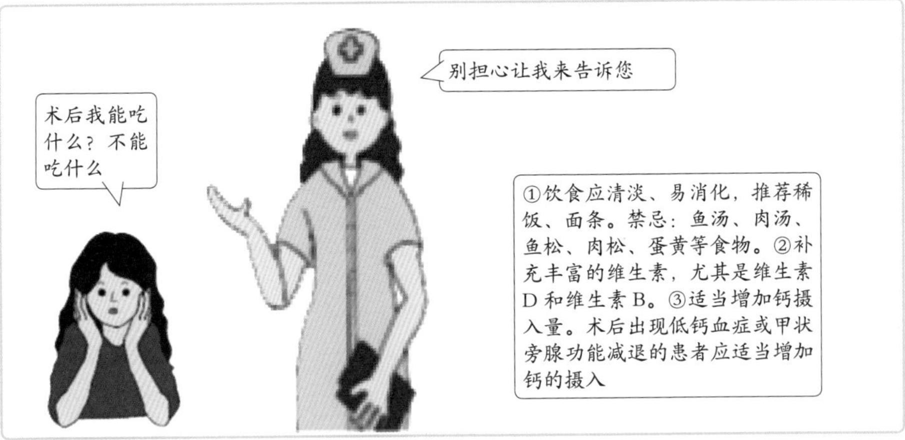

甲状腺癌术后饮食要点

甲状腺癌术后，患者可以正常摄入含碘盐，无需专门食用无碘盐。但是，如果患者准备进行碘-131治疗，那么就需要对含碘盐、含碘食物及含碘消毒剂进行控制。

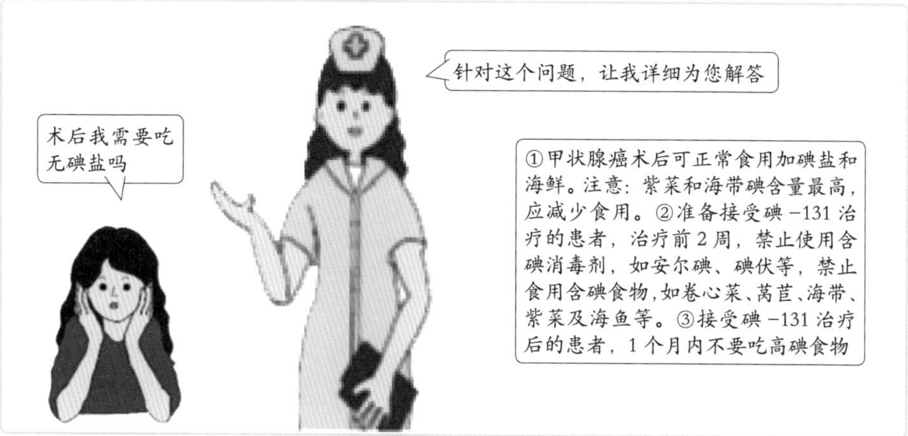

如何控制碘的摄入

第五节

甲状腺癌的康复锻炼

甲状腺癌术后功能锻炼的目的包括预防颈部肌肉僵直、肩关节僵硬、肩下垂，缓解颈部不适（如牵拉感、紧迫感和手术区域疼痛感），预防静脉血栓栓塞症。

一、术后早期功能锻炼

1. 握拳运动

术后6h或麻醉清醒后，可开始握拳运动，五指同时握拳，每个动作做4~8次，每日2次。

2. 上臂运动

术后第1天，上臂做钟摆样动作，前后左右摆动，每个动作做4~8次，每日2次。

3. 前臂运动

术后第2天，活动前臂关节，每个动作做4~8次，每日2次。

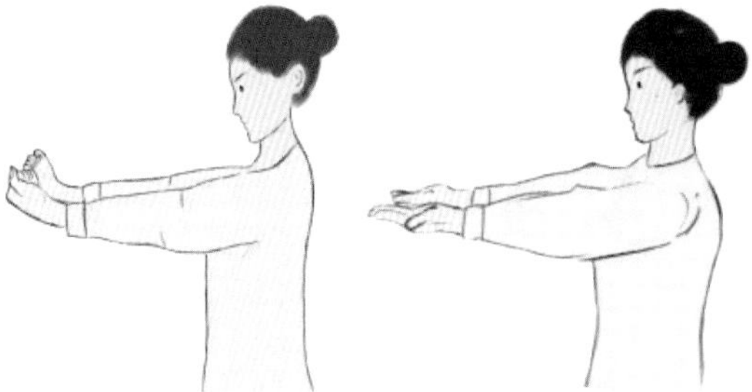

握拳运动

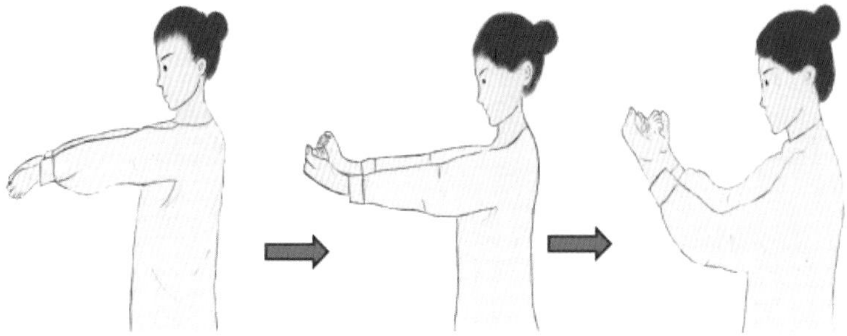

前臂运动

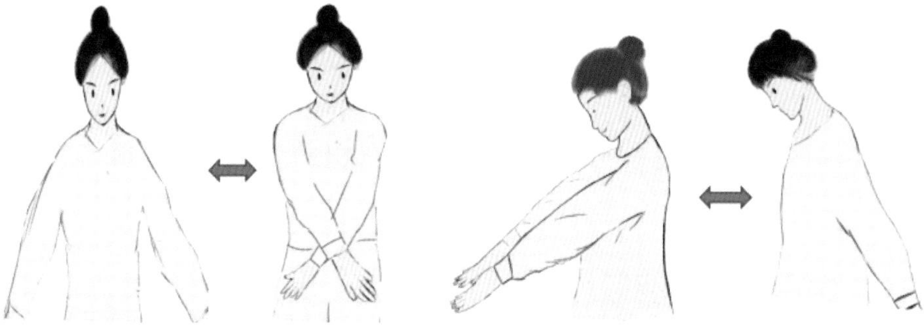

上臂运动

4. 肩关节运动

术后第 3~4 天，双侧肢体共同用力，注意患侧和健侧用力不要有差别，每个动作做 4~8 次，每日 2 次。

5. 颈部运动

术后第 6 天，以前、右、后、左的顺序做颈部运动，再反向旋转，动作要慢，不要用力，颈部肌肉尽量放松。这个动作重复 8 次，每日 2 次。

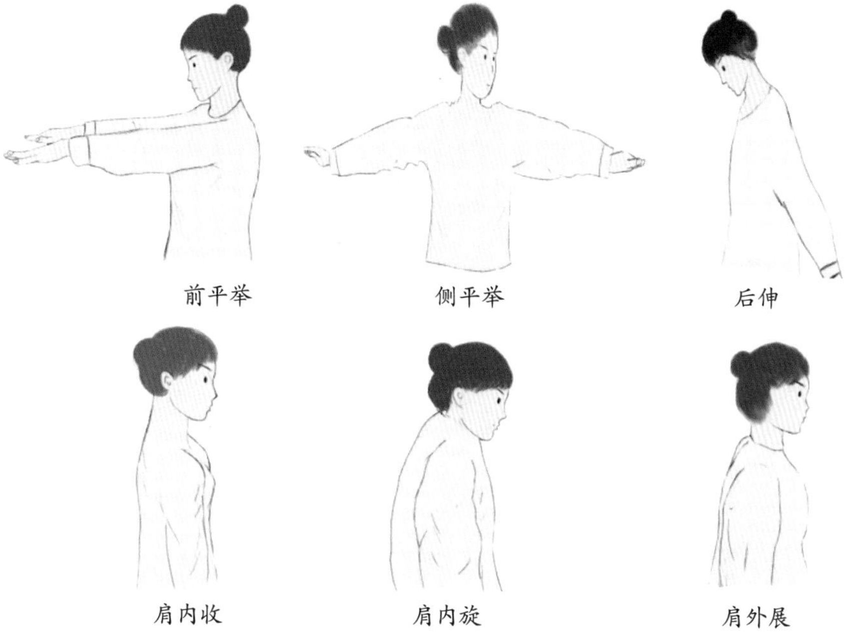

肩关节运动

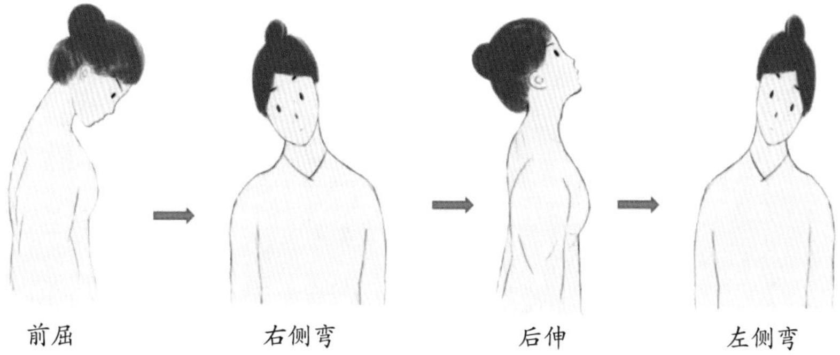

颈部运动

二、术后康复期功能锻炼

1. 颈部锻炼

患者采取坐位或立位，双手叉腰或自然下垂。

（1）低头和后仰。首先低头，低头时下颌尽可能靠近胸壁，停顿数秒后恢复中立位，再慢慢后仰，至无法继续后仰为止，停顿数秒后再恢复中立位。

（2）转动颈部。向左旋转 90 度，停顿数秒后回至正前方，再向右旋转

90 度，停顿数秒后回至正前方。从小幅度开始，至无法承受疼痛为宜，慢慢增加头部转动幅度。

（3）左右屈颈。头部慢慢侧向左侧，尽可能将耳朵贴近肩，同时保持肩不动，停顿数秒后回至正前方。再慢慢侧向右侧，仍尽可能将耳朵贴近肩同时保持肩不动，停顿数秒后回至正前方。

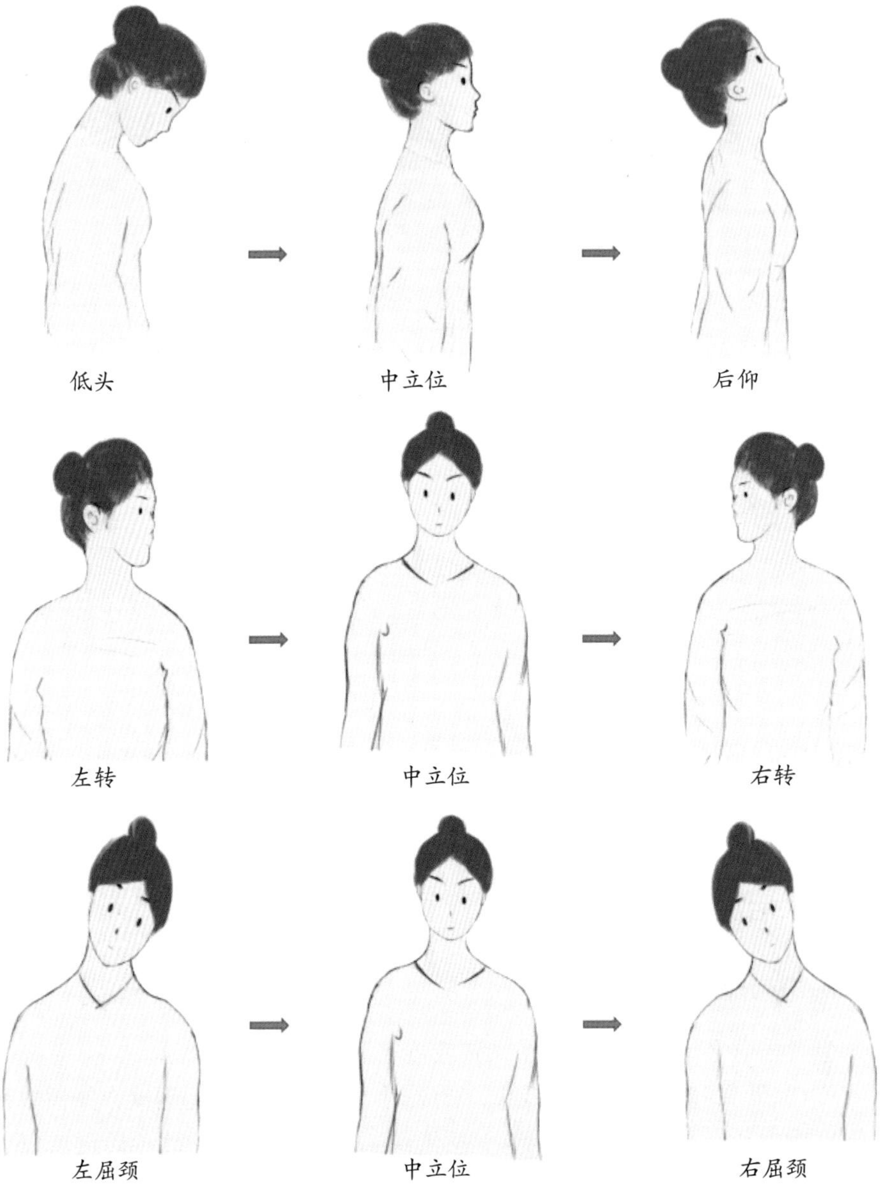

颈部锻炼

2. 肩部摆动锻炼

（1）左右摆臂。将健侧手放在凳子上，腰稍弯，摆动术侧肩及臂，做钟摆样动作，左右摆臂。先向左摆臂，停顿数秒后恢复中立位，再向右摆臂，停顿数秒后恢复中立位。

（2）前后摆臂。将健侧手放在凳子上，腰稍弯，摆动术侧肩及臂，做钟摆样动作，前后摆臂。先向身体正前方摆臂，停顿数秒后恢复中立位，再向正后方摆臂，停顿数秒后恢复中立位。

（3）画圈圈。将健侧手放在凳子上，腰稍弯，摆动术侧肩及臂，旋转肩及臂，用手向前再向后画圆圈，旋转幅度逐渐加大，并抬高至尽可能舒适的高度。

左右摆臂

前后摆臂

画圈圈

肩部摆动锻炼

3. 肩关节旋转锻炼

（1）肘部后展。面对镜子，身体正视前方，取坐姿，双手贴于胸口前，肘关节呈 90 度，肘部后展。

（2）肘部恢复原位。肩向后旋转并将肘恢复至原来位置。

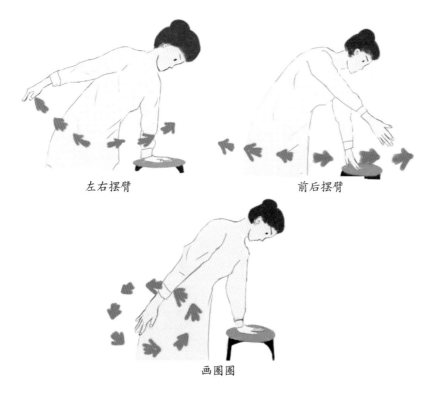

4. 肩关节抬高锻炼

（1）全身放松。取坐位，双侧肘关节不能悬空，一定要有支撑且头尽量后仰，保持整个背部的肌肉处于放松状态。

（2）抬高患侧手臂。手臂在肋缘处上下交叉，对侧手支撑住术侧肘，并微微耸肩，通过手的辅助使得肩及臂得以抬高，有助于力量的恢复。

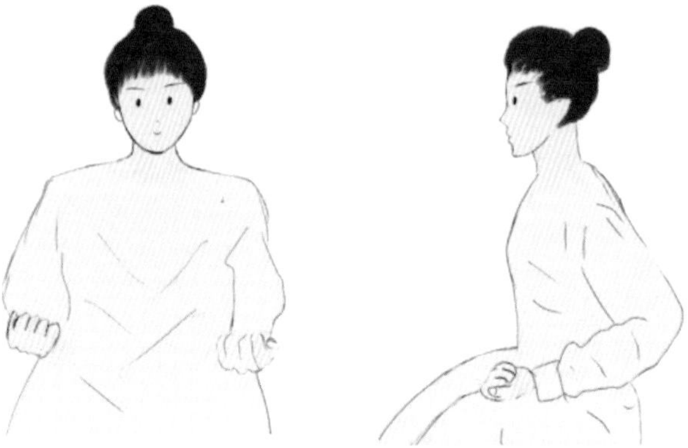

肘部后展　　肘部恢复原位

肩关节旋转锻炼

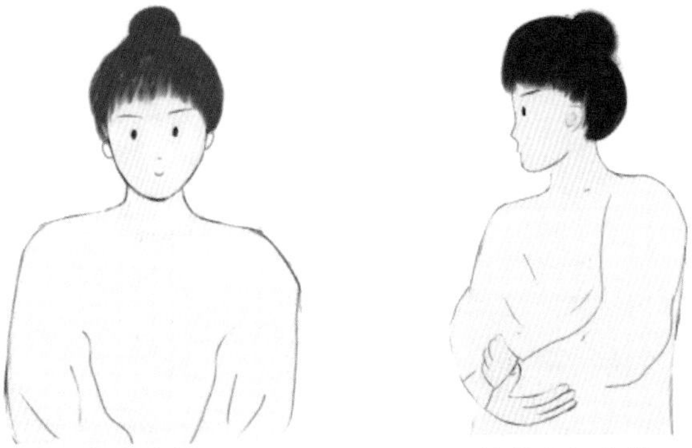

全身放松　　抬高患侧手臂

肩关节抬高锻炼

术后1周至出院后3个月，患者可进行康复期功能锻炼，每日3组，每组5~10次。第一次运动时，动作要轻柔，速度要缓慢，幅度适中。之后根据自身承受能力逐渐扩大运动范围。但有出血倾向、皮肤移植和颈部制动的患者不应进行上述锻炼。

小贴士

1. 甲状腺癌术后口服左甲状腺素钠片应注意什么

有些患者只需要服用半片左甲状腺素钠片，正常情况下我们都是直接用手将药片掰开分成两半，但是雷替斯不同，每片雷替斯都有一字划痕，它拥有独特“一指禅”工艺，可以直接均匀地将药片分成两半，而且剂量更为准确。

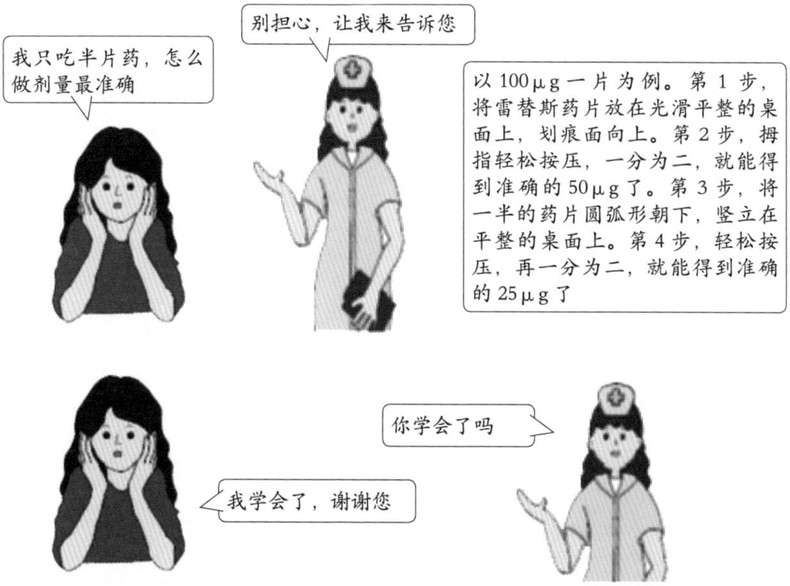

精准掰出所需药物剂量

有些患者会漏服，这种情况下应该补服吗？为什么左甲状腺素钠片要在早餐前1h服用？

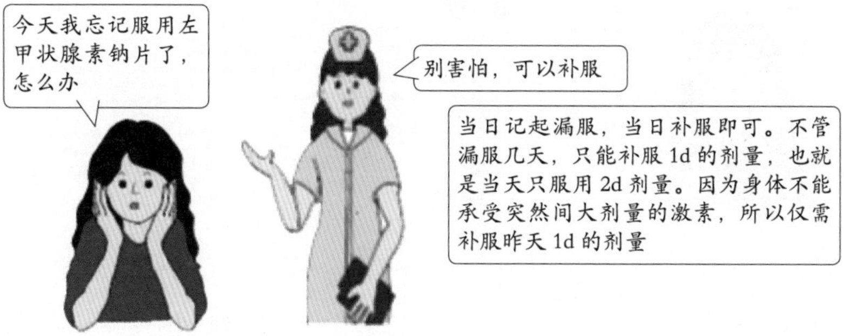

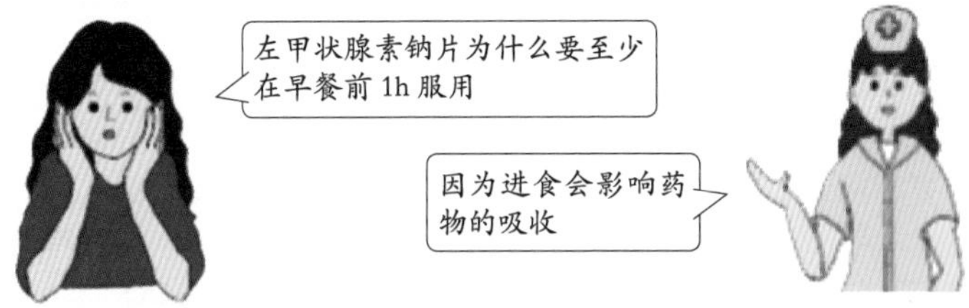
左甲状腺素钠片为什么要至少在早餐前 1h 服用
因为进食会影响药物的吸收

服用左甲状腺素钠片期间，饮食方面有什么要注意的吗？

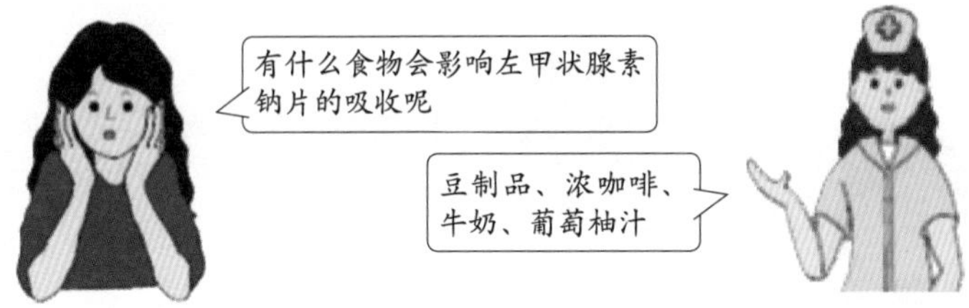
有什么食物会影响左甲状腺素钠片的吸收呢
豆制品、浓咖啡、牛奶、葡萄柚汁

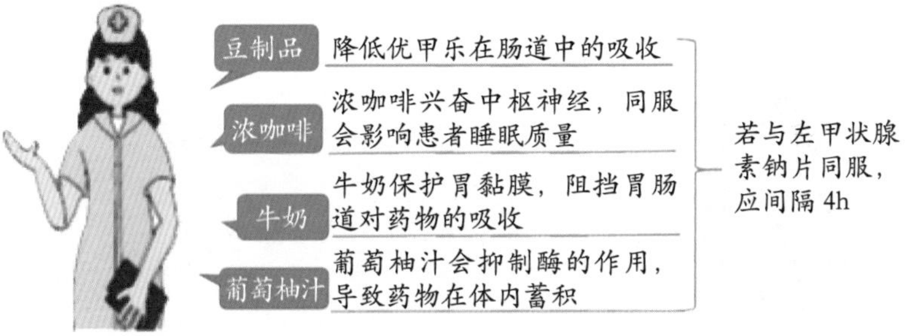
豆制品
降低优甲乐在肠道中的吸收
浓咖啡
浓咖啡兴奋中枢神经，同服会影响患者睡眠质量
牛奶
牛奶保护胃黏膜，阻挡胃肠道对药物的吸收
葡萄柚汁
葡萄柚汁会抑制酶的作用，导致药物在体内蓄积
若与左甲状腺素钠片同服，应间隔 4h

怀孕后还能继续服用左甲状腺素钠片吗？有什么需要注意的呢？

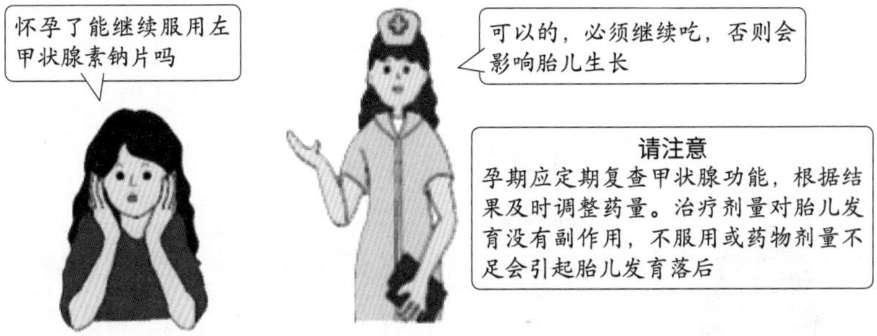
怀孕了能继续服用左甲状腺素钠片吗
可以的，必须继续吃，否则会影响胎儿生长
请注意
孕期应定期复查甲状腺功能，根据结果及时调整药量。治疗剂量对胎儿发育没有副作用，不服用或药物剂量不足会引起胎儿发育落后

2. 碘 -131 治疗后多久可以夫妻同睡

碘 -131 辐射范围短，约 2mm，对甲状腺以外的组织损伤小，大部分碘被甲状腺吸收，碘的半衰期约 7 天。甲状腺功能亢进患者和甲状腺癌患者使用的碘 -131

的剂量是不同的，甲状腺癌患者的用量较大，对应的避免夫妻同睡的时间也不同，甲状腺功能亢进患者约 10 天，甲状腺癌患者为 30 天之内。

3. 碘 –131 治疗前的饮食及注意要点有什么

（1）饮食。含碘食物会影响甲状腺对放射性碘的吸收，因此在碘 –131 治疗前需要低碘饮食，治疗前 30 天不应食用碘含量高的海鲜、海带、紫菜等，并应食用无碘盐以避免影响治疗效果。

停止使用含碘药物，包括碘酒、碘造影剂、华法林片、螺旋藻、左甲状腺素钠片，停药时间通常大于 2 周。停止使用抗甲状腺药物、甲巯咪唑大于 1 周。重度甲状腺功能亢进患者停止使用甲巯咪唑 3 天即可，但停止使用丙基硫氧嘧啶应大于 2 周。

避免含碘量高的海鲜，应食用富含蛋白质、维生素和矿物质的食物，多补充水分、水果和蔬菜，避免辛辣刺激的食物。

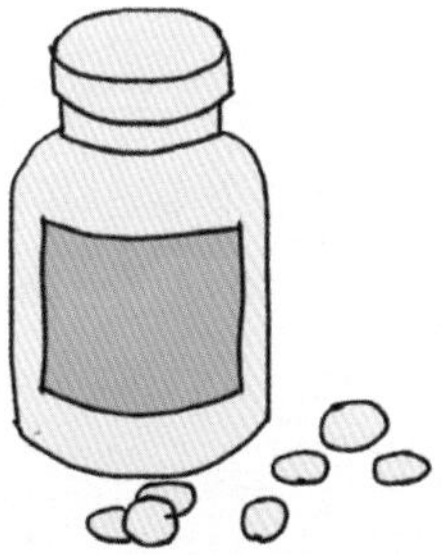

维生素 C

（2）注意要点。①碘 –131 治疗前 1 个月应避免 CT 增强扫描，育龄妇女应排除妊娠，孕妇和哺乳期妇女应禁止行放射性核素治疗。②治疗前应多休息，避免晚睡和过度劳累，并进行血常规、尿常规、甲状腺功能、肾功能、肝功能、甲状腺彩色多普勒超声等检查。③治疗当天应禁食、禁饮，在医生指导下正确用药，服药时注意不要将药液洒出来，治疗前后可口服糖皮质激素减轻喉头水肿，服药后多饮水，2h 后进食。④空腹口服碘 –131 后，需等待 2h 后方可进食，为确保药物剂量，进食前必须吞下唾液腺分泌的液体。⑤多喝水，避免憋尿可减少对膀胱和生殖系统的辐射，便后立即冲马桶。⑥口含话梅或维生素 C，促进口水分泌，减轻辐射对唾液腺的损伤。

4. 甲状腺癌术后，碘 –131 治疗后多久可以怀孕

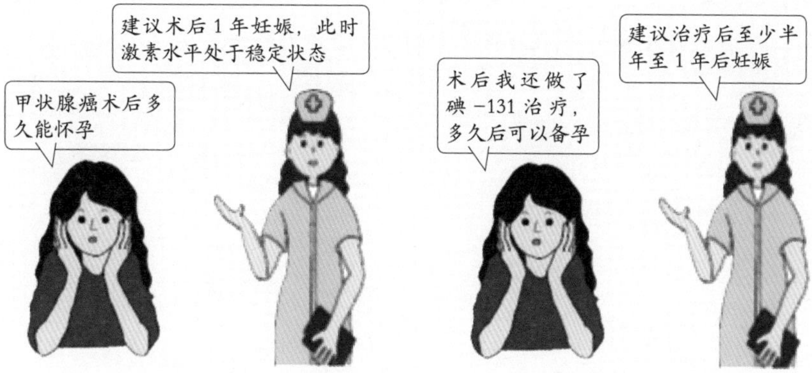

5. 碘 -131 治疗后有什么注意事项

（1）服用碘 -131 后，多休息，避免剧烈运动，保持情绪稳定，避免应激引起的甲状腺危象；在服用碘 -131 后 30 天内，禁止食用含碘量高的海带、紫菜、鲜鱼等，以免影响碘 -131 的治疗效果；定期监测甲状腺功能。

（2）服用碘 -131 期间，避免与特殊群体如婴儿和孕妇密切接触；育龄妇女治疗后应避孕 6 个月；若出现疲劳、恶心、食欲减退、甲状腺肿大等症状，可能是碘 -131 治疗后的特殊表现，建议进一步观察并对症治疗。

（3）多数碘 -131 会在 1 周内随大小便一起排出体外，因此在此期间，排便后应多冲马桶，为了防止不必要的人员暴露，应充分进行辐射防护。

参考文献

[1] 王蕾，张帆．早期护理干预对初产妇母乳喂养认知及生活质量的影响 [J]．国际护理学杂志，2020，39(16): 3003-3005.

[2] 林创鑫，林惠玲．高钙脱脂牛奶结合全身振动训练对绝经后妇女骨量丢失的影响 [J]．当代医学，2020，26(21): 106-108.

[3] 中华人民共和国国家卫生健康委员会．甲状腺癌诊疗规范（2018 年版）[J]．中华普通外科学文献（电子版），2019，13(1): 1-15.

[4] 殷德涛，孙汉麟．老年分化型甲状腺癌的诊断与治疗 [J]．国际外科学杂志，2023，50(1): 1-5.

[5] 张彬．国内分化型甲状腺癌外科规范化治疗的问题与对策 [J]．中华耳鼻咽喉头颈外科杂志，2017，52(4): 241-244.

[6] 中国医师协会外科医师分会甲状腺外科医师委员会，中国抗癌协会甲状腺癌专业委员会，中国研究型医院学会甲状腺疾病专业委员会．甲状腺髓样癌诊断与治疗中国专家共识（2020 版）[J]．中国实用外科杂志，2020，40(9): 1012-1020.

第六章 食管癌家庭护理和康复

第一节

认识食管癌

食管癌是发生在食管、来源于食管黏膜上皮细胞的恶性肿瘤。我国是食管癌高发国家，患病年龄多在40岁以上，以60~64岁最多，男性发病率高于女性。

国家癌症中心数据显示，2022年我国食管癌新增病例和死亡病例分别为25.3万例和19.4万例，分别位居全部恶性肿瘤的第6位和第5位。我国食管癌的发病率及死亡率大幅提高，但经年龄标准化后，标化发病率及死亡率均呈下降趋势。食管癌总体负担降低和发病年龄后移，这可能与国家启动了农村食管癌筛查及早诊早治工作、人口平均预期寿命提高、居民生活环境和生活方式改善等多种因素相关。

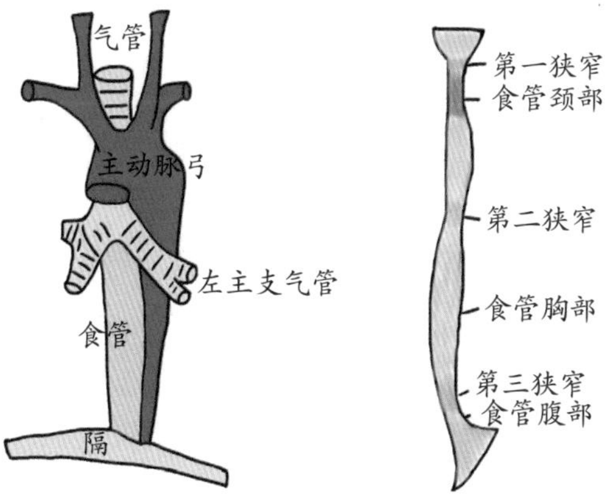

食管解剖图

一、食管癌的症状

- 食管癌的症状
  - 早期症状
    - 咽下食物哽噎感
    - 胸骨后烧灼样不适或疼痛
    - 针刺样疼痛
    - 牵拉摩擦样疼痛
  - 进展期症状
    - 进行性吞咽困难
    - 胸骨后疼痛
    - 呕吐
    - 贫血
    - 体重下降
  - 晚期症状
    - 压迫气管可引起刺激性咳嗽和呼吸困难，发生食管气管瘘时可出现进食呛咳、发热、咳脓臭痰等，导致肺炎或肺脓肿
    - 侵犯喉返神经可引起声音嘶哑
    - 侵犯膈神经可致膈神经麻痹，产生呼吸困难和膈肌反常运动
    - 肿瘤破溃或侵犯大血管时可引起纵隔感染和致命性大呕血
    - 肿瘤远处转移可引起肝肿大、黄疸、腹腔积液、骨骼疼痛、皮下结节等
    - 恶病质，表现为极度消瘦和衰竭

食管癌症状

二、食管癌的致病因素

- 食管癌病因
  - 亚硝胺及真菌：各种霉变食品都能产生致癌物质，一些真菌能将硝酸盐还原为亚硝酸盐，促进二级胺的形成，使二级胺比发霉前增高 50~100 倍。少数真菌还能合成亚硝胺
  - 营养不良及微量元素缺乏：动物蛋白、新鲜蔬菜和水果摄入不足，维生素 A、维生素 B_1、维生素 B_2 及维生素 C 缺乏
  - 饮食习惯：吸烟、长期喝烈性酒：进食粗糙、过热食品，进食过快，易损伤食管上皮，提高对致癌物的敏感性
  - 遗传因素：食管癌的发病常呈家族聚集现象，在食管癌高发家族中，染色体数目及结构异常者显著增多
  - 其他因素：食管慢性炎症、黏膜破坏、慢性刺激、贲门失弛缓症、胃食管反流

食管癌病因

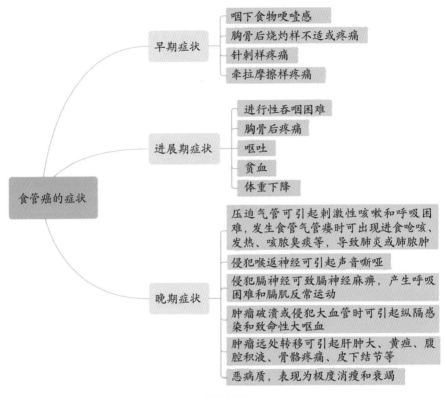

三、食管癌的高危人群

以下人群属于高危人群。①直系亲属中有曾患食管癌者。②来自食管癌高发区者。③曾患有头颈部恶性肿瘤者。④食管癌切除术后患者。⑤有不良生活习惯者，如长期吸烟、长期大量饮酒。⑥经胃镜检查发现食道有轻度或中度不典型增生者。

第二节

早诊早治，远离食管癌

一、如何预防食管癌

大量数据表明，改变不良生活习惯、戒除不良嗜好等可预防食管癌。

（1）戒烟酒。

（2）多吃新鲜蔬菜、水果。能生吃的蔬菜，最好生吃。但过于粗硬的蔬菜，如芹菜，还是建议煮熟后再吃，因为常吃粗糙、坚硬的食物是食管癌的主要风险因素。

（3）少吃腌制、霉变、过热的食物。

（4）尽早治疗癌前病变。当发现患有慢性食管炎、胃食管反流、食管黏膜角化、贲门失弛缓症、巴雷特（Barrett）食管等疾病时，一定要及时就诊、严密观察、定期复查，一旦出现临床症状要尽早诊治。

二、食管癌的检查

食管癌诊断的“金标准”为食管镜检查加病理活检。

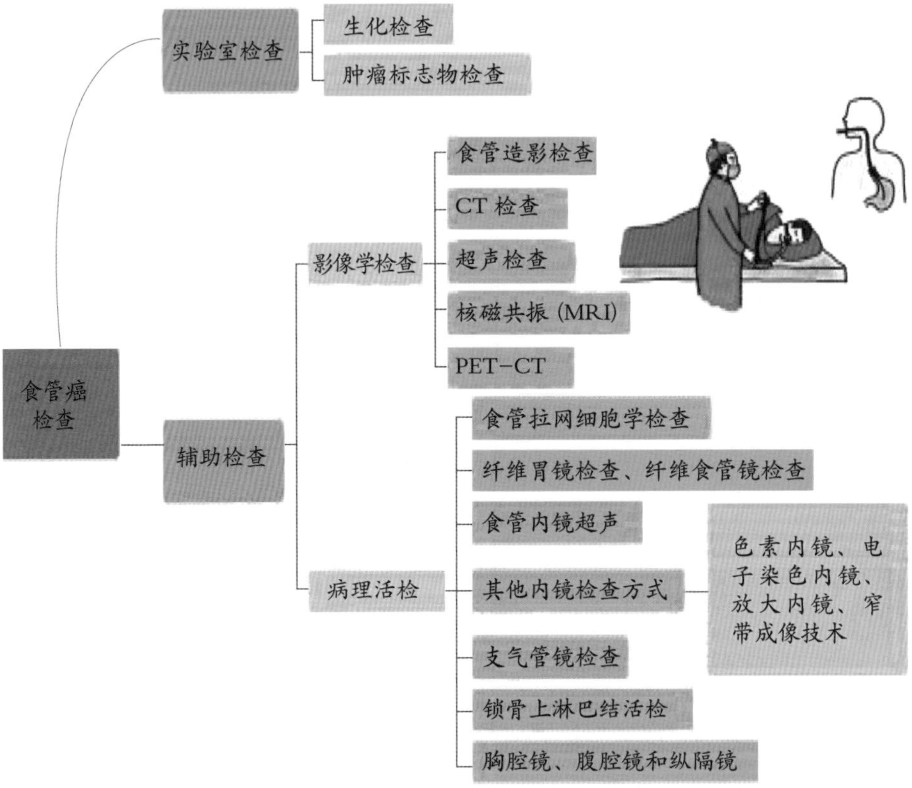

食管癌检查

三、如何治疗食管癌

目前食管癌的治疗仍是以手术为主的综合治疗，包括手术治疗、放射治疗、内科治疗、生物免疫治疗、基因靶向治疗、中医药治疗等。

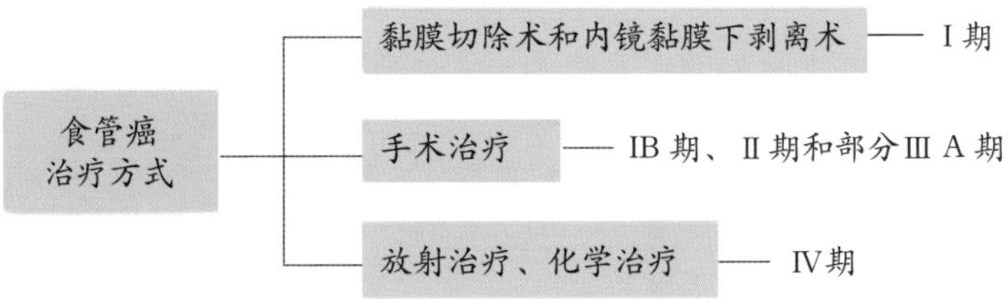

食管癌治疗方式

第三节

做好食管癌的家庭护理

一、术后并发症的护理

1. 疼痛的护理

（1）积极反馈疼痛、配合疼痛治疗，减少疼痛对患者的活动、咳嗽、咳痰行为的影响，加快术后的恢复进程。

（2）患者咳嗽时，家属也可将双手掌按于患者侧胸壁上，缓解患者的疼痛。

（3）翻身、活动时的动作宜缓慢、轻柔。

（4）听轻松的音乐，分散对疼痛的注意力。

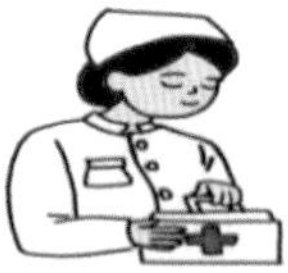

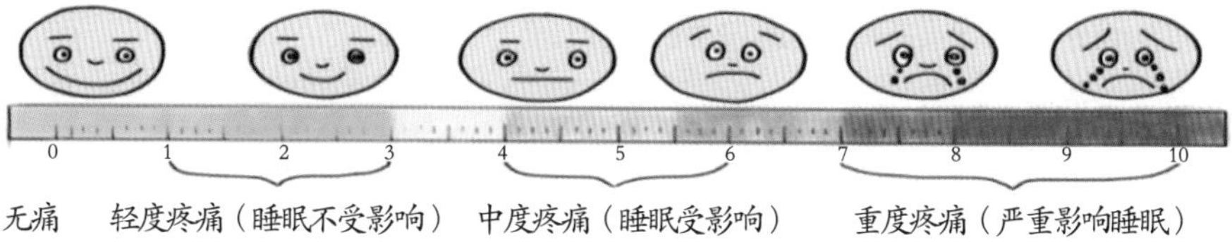
0
1
2
3
4
5
6
7
8
9
10
无痛
轻度疼痛（睡眠不受影响）
中度疼痛（睡眠受影响）
重度疼痛（严重影响睡眠）

疼痛评分尺

2. 腹泻的护理

食管癌术后发生腹泻的主要原因是手术切断了迷走神经，造成了胃肠功能失调、肠蠕动增加，从而影响了机体对食物的正常消化和吸收。腹泻还与机体不耐受肠内营养剂有关。

（1）选择合适的肠内营养剂，并适当补充水分和电解质。

（2）使用胃酶合剂、胰酶片、多酶制剂等药物以协助营养物质的消化与吸收。

（3）使用止泻药物，如复方苯乙哌啶、洛哌丁胺（俗称易蒙停）等。

3. 腹胀的护理

食管癌术后出现腹胀的原因主要是术前消化道准备不充分、手术引起的刺激、麻醉药物的影响、消化道内游离气体增多、电解质紊乱及术后长时间的卧床等。

（1）术后鼓励患者早期活动。

（2）遵医嘱使用开塞露等。

（3）遵医嘱配合中医中药治疗，如穴位贴敷、针灸等。

（4）早期应用肠内营养。

4. 感染的护理

手术后，若手术切口护理不当，极易导致感染。

（1）手术切口处的纱布若无渗血、渗液及污染的情况，无需更换。

（2）遵医嘱按时返院拆除皮肤钉或缝线。

（3）拆线后1周左右可以开始淋浴，避免使用清洁产品暴力揉搓切口处。

（4）穿柔软的纯棉衣物，洗净后的衣物置于阳光下暴晒。

（5）带管出院（如空肠造瘘管、中心静脉导管）的患者先行擦浴，拔除导管并拆线1周后再行淋浴。

二、放射治疗相关不良反应的护理

1. 放射性食管炎的护理

放射性食管炎是放射线损伤食管黏膜、减弱食道的屏障防护作用而引起的炎症。临床表现为吞咽疼痛，通常是在放射治疗后2~3周开始，4~5周达到高峰，之后会有所缓解，并一直维持到放射治疗结束后2周左右。

（1）放射治疗前0.5h勿进食，可以在放射治疗前喝杯酸奶保护食道。

（2）放射治疗后喝100ml温水，冲洗食道，避免放射性食管炎的发生。

2. 放射性肺炎的护理

放射性肺炎表现为咳嗽、咳痰、高热、胸痛、气短等症状，通常发生于放射治疗结束后不久，有明确的诱因，如上呼吸道感染。

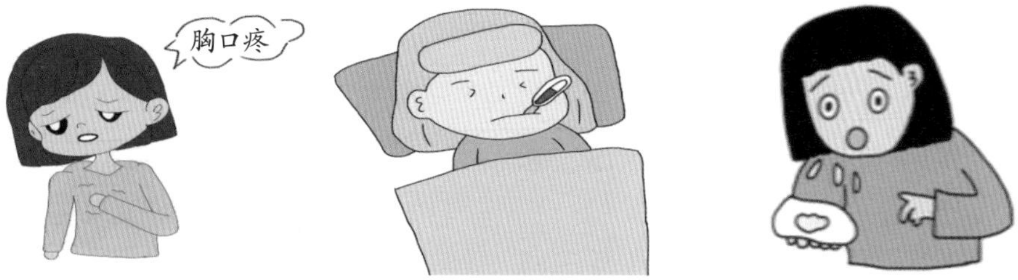

放射性肺炎的症状

（1）注意保暖，充分休息，预防感冒。

（2）呼吸急促时，应立即就诊，有条件者可立即吸氧。

（3）遵医嘱使用抗生素、肾上腺皮质激素、支气管扩张剂等药物，必要时可吸氧。

3. 口干和味觉改变的护理

（1）放射治疗期间养成良好的口腔卫生习惯，饭后及睡前漱口、刷牙。

（2）出现口干症状时，应少量、多次饮水，可用胖大海、西洋参、罗汉果泡水喝，起到养阴生津的作用。必要时可遵医嘱使用毛果芸香碱、金果饮等。

（3）饮食要清淡易消化，烹饪时应注重食物的色香味，刺激味觉，增进食欲，饭菜不要过热，忌茶、咖啡、可乐、酒及辛辣刺激性食物。

（4）食用高热量、高蛋白食物及新鲜水果、豆制品等。进食时要充分咀嚼，饮些生津止咳、养阴清热的汤汁，如梨汁、橙汁、藕汁、绿豆汤、冬瓜汤等，平时多喝开水和柠檬水，咀嚼无糖口香糖，可刺激唾液分泌。

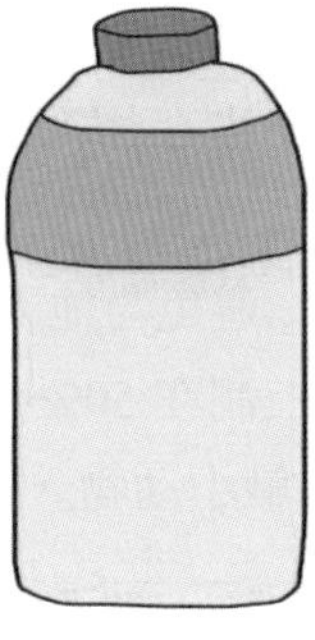

多饮水

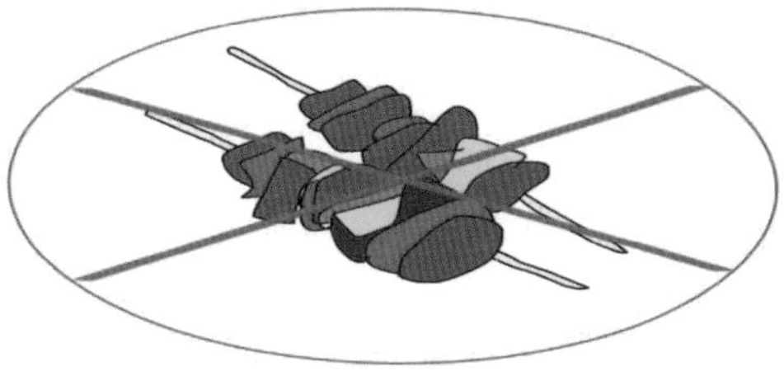

少吃刺激性食物

三、化学治疗相关不良反应的护理

1. 恶心、呕吐的护理

（1）放松心情，因为焦虑、恐惧更容易导致呕吐。

（2）保持环境安静，注意房间通风，避免异味刺激。

（3）注意口腔清洁，少量多餐，避免甜食或油腻食物，避免同时食入凉、热食物。

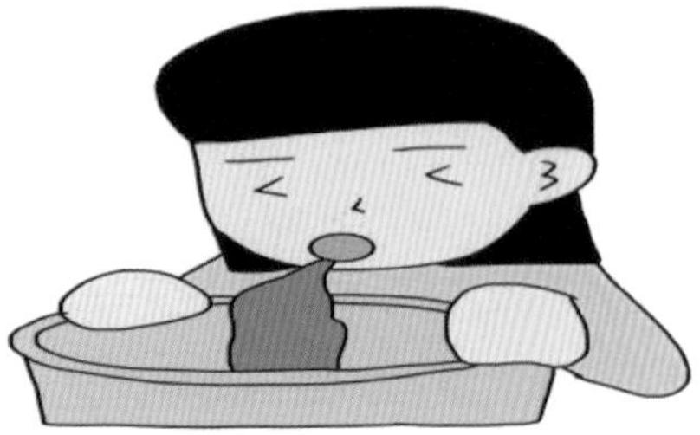

呕吐

（4）在接受化学治疗前 2h，避免进食。

（5）听音乐、适度的有氧运动、自我催眠、渐进性肌肉放松、分散注意力等，可以减轻恶心、呕吐。

（6）恶心、呕吐的时间大于 24h，甚至严重到无法摄入水分，要及时联系医务人员。必要时予以补液，保持电解质平衡。

（7）遵医嘱配合中医中药治疗，如穴内注射、穴位贴敷等。

2. 口腔黏膜炎的护理

（1）保证口腔卫生，饮前、饭后、睡前及其他时段进食后应漱口，每天使用软毛牙刷刷牙至少 2 次，黏膜炎严重时可使用棉签清洁。

（2）进食高蛋白质食物，每天至少饮水 1500ml，促进口腔黏膜再生。

（3）5- 氟尿嘧啶治疗期间，可咀嚼冰块预防和减轻口腔黏膜炎。

（4）疼痛明显的患者，可遵医嘱服用镇痛药。

3. 血细胞减少的护理

（1）白细胞减少，尤其是中性粒细胞减少，一般发生在用药之后的 7~14 天。①患者及家属均应做好个人卫生，减少探视。②保证饮食健康卫生，营养丰富，避免吃未煮熟的食物及不洁净的蔬菜和水果，避免与他人共餐。③确保房间清洁，温暖舒适，温度控制在 18~25℃，湿度控制在 50%~60%，定期通风、消毒。④房间内不宜放置鲜花或干花。⑤不接触小动物。⑥常规行血常规检查，遵医嘱合理应用升高白细胞的药物。

（2）血红蛋白减少，又称贫血。①严重贫血时应卧床休息，限制活动，防止体位突然变动后出现晕厥，注意安全。②进食高蛋白、高热量、高维生素的食物，如鱼、肉、蛋、奶、豆制品、新鲜蔬菜和水果等，烹调时注意色香味俱全，促进食欲。③食用富含铁的食物如动物血、动物肝脏、蛋黄、海带、紫菜、木耳、红枣、花生等，必要时可口服或静脉输注铁剂，同时注意补充维生素 B_{12}、叶酸等。④居家期间注意观察身体有没有发生贫血现象，如面色、睑结膜、口唇、甲床苍白；有没有头昏眼花、耳鸣、困倦等中枢缺氧的症状；有没有心慌气促、心前区疼痛等缺血性心脏病的表现，出现上述情况请及时联系医生。⑤若发生下肢酸痛、水肿、气短加重、血压升高、头晕、意识丧失、重度乏力等应立即就医。

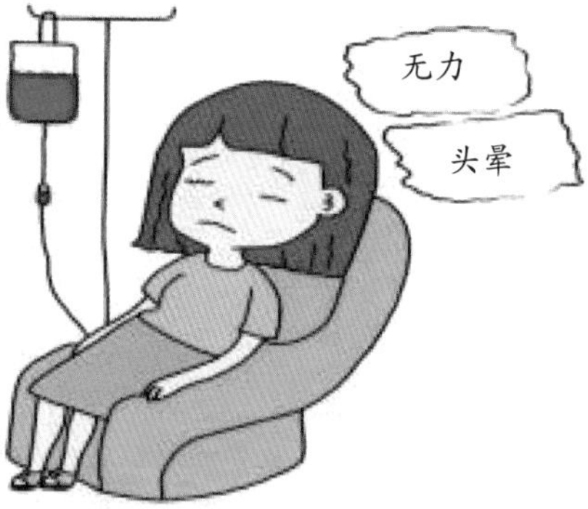

贫血

（3）血小板减少。①血小板＜ 50×10^9/L 时，有出血风险，应减少活动，防止外伤，禁止从事受伤风险高的活动。②家属应做好地面防滑处理，夜间使用夜灯，预防跌倒。③用电动剃须刀，禁止穿紧身的衣物。④擤鼻时动作轻柔，张口擤鼻可预防颅内压增高。⑤刷牙时使用软毛牙刷或海绵棒，还可以用漱口液漱口，防止牙龈出血，避免食用粗糙、较硬的食物。⑥禁止用力排便，可遵医嘱使用缓泻剂，防止便秘。⑦每日饮水 3000ml 左右；进食富含蛋白质的软食，避免刺激性食物。⑧血小板＜ 20×10^9/L 时，有自发性出血的风险，需要绝对卧床休息；血小板＜ 10×10^9/L 时，遵医嘱输注血小板。⑨如果出现任何部位的出血、新的瘀斑或青紫、突感头痛、意识水平改变等，应立即报告医生。

4. 脱发的护理

脱发是化学治疗最常见的不良反应之一。食管癌化学治疗时使用的紫杉醇会损伤发根，容易导致脱发。通常在化学治疗后 2~3 周，毛发开始掉落，而在化学治疗间歇阶段或终止后，还会长出新的毛发，请不必担忧，不要拒绝治疗。

（1）化学治疗之前选择适当的假发备用。

（2）建议留短发，尽量不梳头。

（3）避免使用电吹风、卷发器、发胶、染发剂等。

（4）防止强光照射，可以撑伞防晒。

（5）使用以蛋白质为主的温和洗发露，不使用刺激性的生发液。

四、肠内营养的护理

术后需要暂时禁食，患者仍需留置营养管一段时间以保障机体营养供应。营养管留置方式有鼻肠管和空肠造瘘管两种，家庭护理要点大致相同。

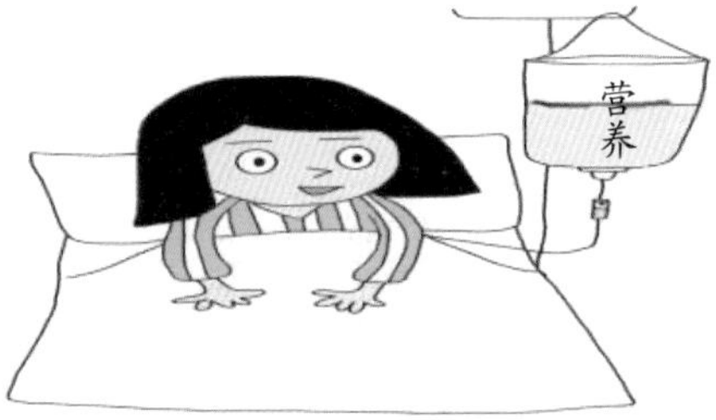

肠内营养

（1）牢记营养管的留置刻度，每日输注营养液前需观察管道刻度是否一致，若脱出大于 10cm 以上，应及时联系医务人员咨询是否可以继续使用，切记不可自行插回。

（2）患者取坐位或半卧位，半卧位即床头抬高 30°~45°。

（3）营养液需现配现用，若未能及时用完可置于冰箱冷藏，超过 24h 应当弃用。

（4）输注前用 30ml 温开水冲管，确认营养管通畅后开始输注。输注营养液前应适当加温，通常采用加热器，温度维持在 38~40℃。使用加热器时避免烫伤，可以用小毛巾包裹。

（5）肠内给药时需单独注射，不能直接把药品掺入营养液中，避免产生化学反应。固体药剂，可研磨成粉末并加入适量温水，充分溶解后再注入。

（6）宜匀速输注营养液，原则上从低浓度、低剂量开始逐渐添加，从 25~50ml/h 开始，每天递增 20ml/h，最大速度为 100~150ml/h。输注过程中要密切观察有无腹胀、腹泻、便秘、管腔堵塞等情况，若出现异常，及时联系医务人员。

（7）输注结束后也需要用 30ml 温开水冲管。输注结束后患者可适当活动，以利于消化排空。

（8）每 24h 更换肠内营养输注器。注意保持营养管外端接头处清洁，及时去除污渍。

五、经外周静脉穿刺的中心静脉导管的护理

（1）保持局部清洁干燥，贴膜有卷边、松动或潮湿时及时到医院更换。

（2）有导管侧的手臂禁止提过重的物品，禁止做引体向上、托举哑铃等锻炼，并避免游泳。

（3）可以淋浴，避免盆浴、泡澡。淋浴前用塑料保鲜膜在肘弯处缠绕 2~3 圈，上下边缘用胶布贴紧，如有浸水应重新更换贴膜。

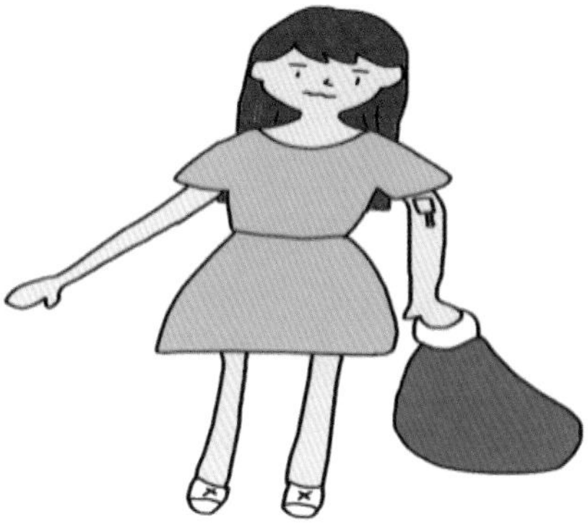

禁提重物

（4）注意观察穿刺点周围有无发红、疼痛、肿胀，有无渗液，如有异常及时就诊。每隔 7 天到医院对导管进行维护。

第四节 食管癌的饮食管理

一、饮食原则

食管癌术后需暂时禁食，目前临床上应用肠外营养和肠内营养两种营养支持方法。肠外营养是指经静脉给予营养素，肠内营养素是利用管饲方法给患者胃肠道中提供机体新陈代谢所需的营养素。

患者进行上消化道钡餐透视检查，确定吻合口或食管、胃有无瘘及生长状况，情况良好时，可考虑经口进食，但在进食后仍需观察。

（1）从软食开始，由 1/3 个白馒头或温开水（具体需遵医嘱）开始，循序渐进地增量，需小口进食、细嚼慢咽，进食量不宜过多，进食速度不宜过快，防止形成食物团后堵塞吻合口，引起急性梗阻或吻合口瘘。

（2）为减少对食道的刺激，食物要温热适中，以 40℃左右为宜。早期流

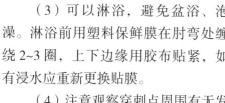

质、半流质饮食，术后1个月后逐步过渡到普通饮食。其中，流质饮食指食物呈液体状态或入口即化为液体的饮食。半流食饮食介于流质饮食与软食之间，如粥类、汤面类、泥状食物，沫状食物、羹类、嫩豆腐等。

（3）食用高蛋白质、高维生素、低动物油脂、易消化的食物和新鲜的蔬菜水果，少食熏烤、腌制、煎炸和过咸的食物。

（4）餐后饮100ml左右温开水冲洗食管，清除食物残渣。进食后不要马上躺下或睡觉，宜散步或轻微活动，有助于胃排空。

（5）每天测量并记录体重，掌握自身的体重变化，在正常进食的情况下若体重仍然呈下降趋势，应及时与医生沟通。

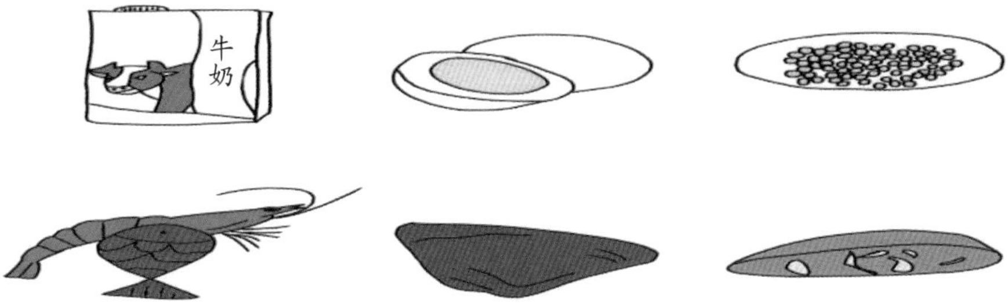

高蛋白饮食

二、放射治疗、化学治疗期间的饮食管理

（1）膳食上请做到“三宜三高一避免”，即宜清淡、宜易消化、宜少吃多餐，以高热量、高蛋白（鱼、肉、蛋、奶、豆制品等）、高维生素（新鲜蔬菜、水果）为宜，应尽量避免刺激性食品（烟酒及过热、酸辣、腌制、熏烤、油炸的食物）。

（2）患者容易食欲不振，宜少量多餐，可选用面包、藕粉、牛奶、水果、果汁，或加餐小点心，菜肴的选择尽量多样化，注重色香味的调和，烹饪方法尽量多样化，盛放食物的器皿也要小巧，同时保持适当的活动，如散步，维持和改善食欲。

（3）治疗期间患者容易出现恶心呕吐，尽量避免油腻、辛辣、过甜、有浓烈口味的美食，不要急着进补，勿摄取过凉和过烫的食物，少吃多餐。缓慢进食，进食前后少量饮水，将汤水与食物分开吃，餐后不能马上躺下。若恶心时可口含硬糖，喝柠檬茶和进食偏酸的蔬菜水果，经常漱口，保证口腔清洁。

（4）患者并发口腔溃疡、咽部不适、食管疼痛、吞咽障碍时，可食用少渣的流质食物（牛奶、果蔬汁、鱼汤、肉汤等）或半流质食物（粥、米糊、烂糊面、蛋羹、小馄饨、藕粉等），细嚼慢咽，必要时可使用吸管等器具，避开刺激性食物（咖啡、酒等），可以酌情添加增稠剂，改变食品性状以协助吞咽。能经口进食但营养物质仍欠缺者，尽量采用口服营养物质，对于无法嚼食和吞咽的患者，应予以管饲，使用肠内营养剂。

第五节

食管癌的康复锻炼

一、呼吸训练

1. 腹式呼吸训练

平躺在床上，身体放松，以鼻深吸气，胸部不动，腹部逐渐膨隆，吸至无法再吸气时屏息 2~3s，用口呼气，同时收缩腹部，使腹部内陷。每分钟呼吸 1~8 次，一次 10~20min，每天 2 次，反复锻炼。熟悉后逐渐加大频次和持续时间，力求形成自觉的呼吸方式。

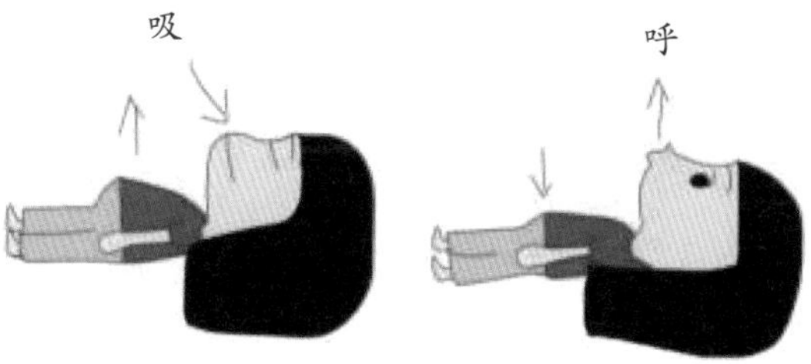

腹式呼吸

2. 缩唇呼吸训练

患者取坐位，以鼻先吸气，而后开口呼气，呼气时上下唇收拢成吹口哨样，再慢慢呼气，每日练习 10~20min，每日 2 次。

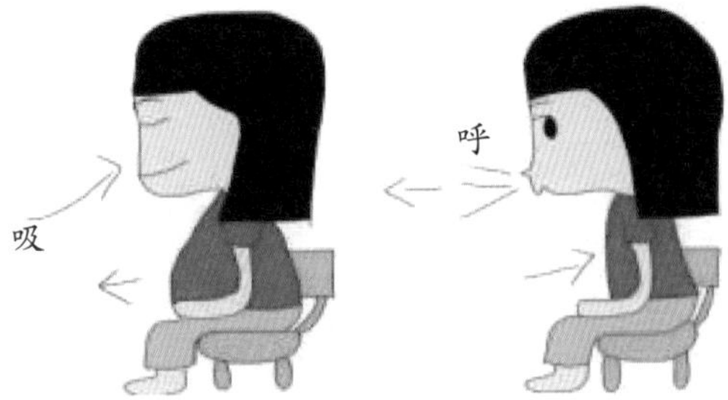

缩唇呼吸

3. 吹气球

选用容积 800~1000ml 的气球，先深吸气后屏住呼吸，再尽力呼气，将气球吹至最大，如此反复。每次 15~20min，每天 3~5 次，吹气球时肺部充分扩张，肺活量和最大自主通气量提高，肺部机能提高。

4. 呼吸训练器训练

将吸气软管和呼吸训练器连接后，利用呼吸训练器上的指示判断肺的吸气最大容量。双手托着呼吸训练器，口唇含着塑料吸管，慢慢地吸气，在白色活塞向上抬至目标刻度线（8cm）以下时，维持吸气状态约 2s，待白色活塞慢慢下降至目标底端水平时，再将塑料吸管从嘴里拔出，以缩唇的方法慢慢地吐气。在练习过程中，身体必须处于完全松弛状态，待休息片刻后再行第 2 次练习，每次训练 15min，每日 2 次。

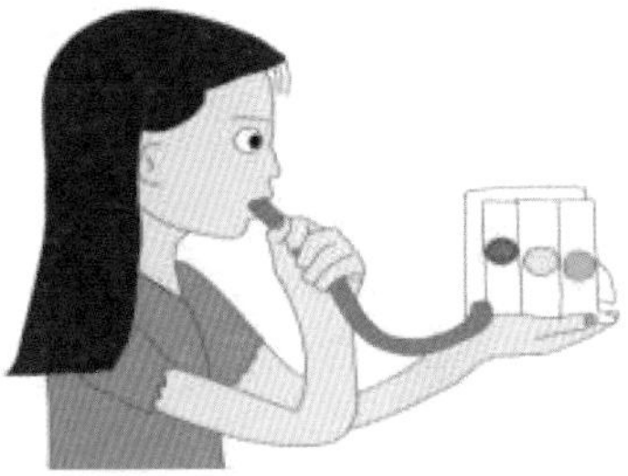

呼吸训练器训练

二、吞咽训练

冰冻后的棉签蘸少许清水，棉签触碰软腭、舌根和咽后壁，患者配合做空吞咽的动作。患者开闭颌关节 5~10 次后，做空咀嚼和空吞咽动作，稍作休整后（持续时间不得超过 2min），做鼓腮、磕牙动作来提高吞咽功能。

三、声带闭合训练

患者经鼻深吸气，然后闭唇屏息约 5s，接着再进行清嗓动作，如发出长“a”或“e”音，重复数次后，重复做声门关闭、发长“a”或“e”音约 5s，再屏息约 5s，然后咳嗽。每次不超过 5min，每日 3~5 次。

四、患侧上肢训练

（1）术后 6h 或全身麻醉清醒后，患者开始做五指同时屈伸的握拳运动，每天 3 次，每次 3~5min。

（2）术后第一天开展肘关节屈伸训练，清晨用患侧手刷牙、洗脸。进食时，用患侧手握碗、持勺。

（3）术后第二天进行梳头锻炼，头颈不要前倾或后斜，肘部抬起，维持在自然位置上，每次 3~5min，每天 3 次。

（4）术后第三天开始上臂的训练，在运动时为保护患侧上肢，采用健侧手臂托住肘关节，做上肢上举过头的运动，每次 3~5min，每天 3 次。

（5）术后第四天进行肩部活动时慢慢地将患侧双手放在枕部，并抚摸对侧耳朵。刚开始时使用健侧手臂进行帮助，并慢慢使患侧的手臂超过头顶。触摸双侧耳朵，每次 3~5min，每天 3 次。

（6）术后第五天进行综合活动，包括摆臂运动、双手左右大幅度运动。为了防止患侧和健侧的差距，可双上肢联合运动。双上肢交替上举，扇动臂膀运动；双手手指在脑后交叉；两肘在前面开合，保持两肘高度一致，并向后大范围展开。每项运动每次做 3~5min，每天 3 次。

TIPS

小贴士

1. 术后去看中医，不做放射治疗和化学治疗行吗

术后的下一步治疗方案取决于术后病理结果及个人的身体状况，主治医生会与患者及其家属共同制订接下来的治疗方案。即便去看中医，也要接受正规的中医治疗，不要轻信“民间中医”或“祖传秘方”，这对肿瘤的控制是不利的，大量的中药还可能伤及患者的肝、肾功能。放射治疗和化学治疗的副作用并不是人们想象中的那样可怕，在治疗阶段也会根据化学治疗药物的副作用预防性地使用相应的药物，以减少副作用的出现，从而减轻患者的不适。

2. 睡觉时食物为什么会反流

正常人的食管和胃的连接处有一个生理结构——贲门，它就好比一个单向阀口，使得胃内容物和胃酸不能逆流进食管内。术后，贲门被破坏，新的食管 – 胃吻合口失去了抗反流作用，就会出现反流。

在日常护理中应重视饮食护理，形成良好的饮食习惯，遵循少食多餐、细嚼慢咽原则。进食后饮少量温开水冲洗食管，减少食物滞留。饭后 2h 内不能平卧，临睡前 3h 内应尽可能减少进食，睡觉时保持上半身抬高，使头颈部高于胸部，如果还是有明显的症状，请及时就医。

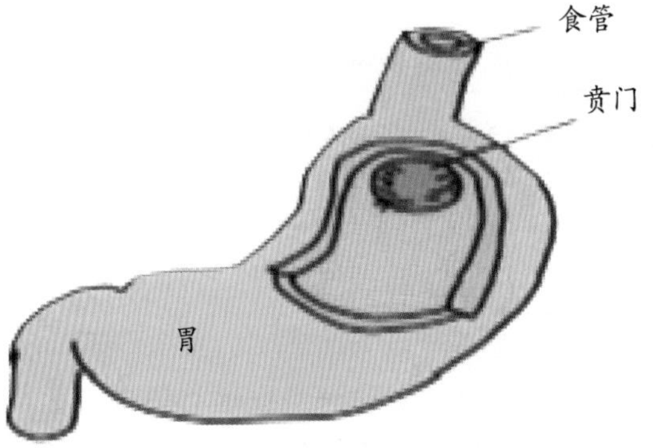

贲门

3. 放射治疗时，如何保持放射治疗位置的准确？如何保护放射野皮肤？

放射治疗过程中，必须注意保持体表记号的完整清晰，千万不可洗掉，若发现模糊或不完全，要及时请主治医师进行标记。每次放射治疗时都要与定位时的治疗体位保持一致，穿戴同样厚度的舒适棉质内衣，治疗过程中保证呼吸平稳，减少体位误差对精确放射治疗的影响。

放射野皮肤需小心呵护，放射治疗结束后必须持续保护放射野皮肤至少 1 个月。

（1）保持局部皮肤清洁干燥，预防感染。

（2）穿着宽大柔软的全棉内衣，避免穿粗糙衣物，减少接触摩擦。

（3）用软湿毛巾轻柔擦拭放射野皮肤，水温切勿过高，且不得用香皂、沐浴露、碘酒、乙醇等，也不得任意涂抹药物和护肤品。防止冷热刺激，如热敷、冰敷等。

（4）放射野皮肤不得剃毛发，如需理发宜采用电动剃须刀，避免皮肤破损，引起感染。

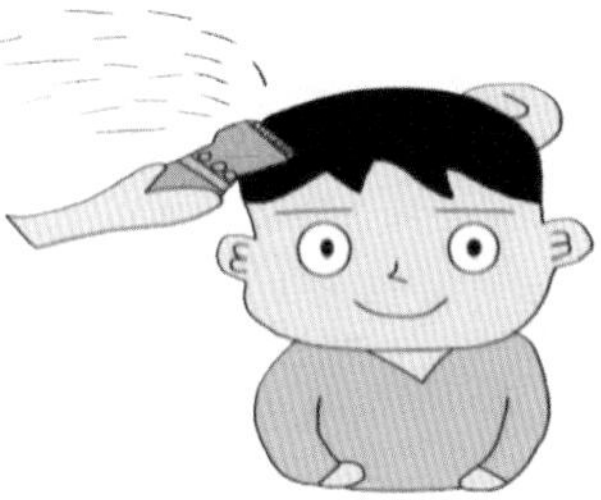

电动剃须刀理发

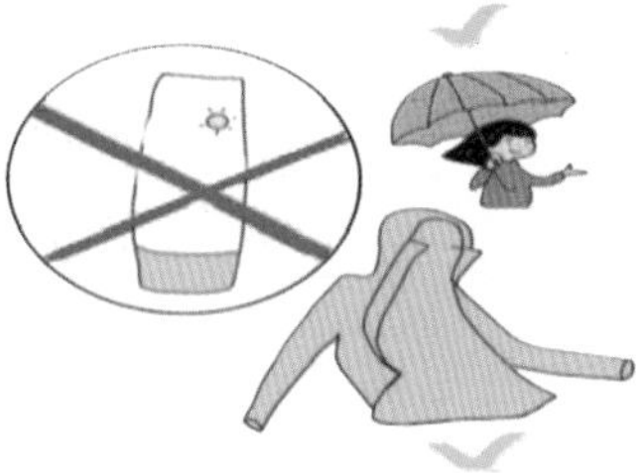

放射野皮肤禁涂药物及护肤品

（5）如需外出，放射野皮肤应注意防晒，可选择撑伞、穿防晒衣、戴帽子等物理方式，禁用防晒霜。

（6）勿搔抓放射野处皮肤，若皮肤脱屑，勿用手撕剥。勤剪指甲，当心划破皮肤。

（7）如果皮肤发生了龟裂、水疱、脱皮、红疹、感染，要马上告诉医生，立即对症用药。皮肤上如果出现了不愈合的伤口，要由医生判断能否继续放射治疗。

4. 复查时一定要做胃镜吗

术后复查并不是每次都需要做胃镜，但一旦发生了下列情况，就必须要做胃镜。①术后新出现吞咽不适或吞咽困难症状，可能是吻合口出现异常状况。②上消化道造影检查发现吻合口局部黏膜有异常现象，同时 CT 检查发现吻合口局部管壁增厚。

5. 内镜检查的注意事项有什么

（1）检查前一天进食易消化食物，检查前禁食、禁水、禁药 12h，有假牙者应取下。

（2）检查过程中，患者取左侧卧位，下肢微屈。检查后约 2h 可饮一口清水，若无呛咳则可进软食。

（3）进行组织活检后宜进食较凉的流质食物，4h 后进食半流质食物。

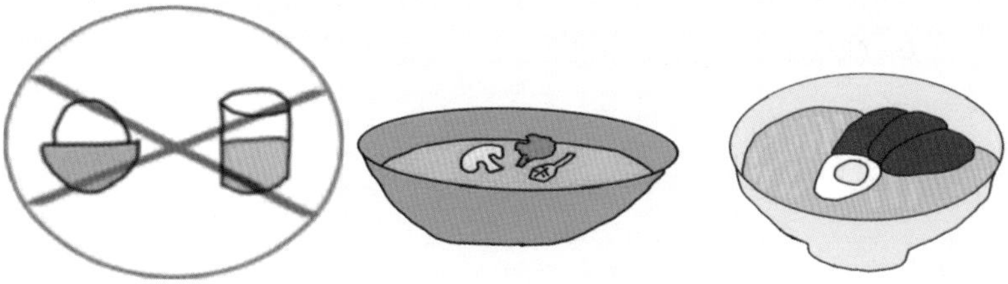

内镜检查的饮食宜忌

参考文献

[1] 樊代明，于振涛，毛友生 . 中国肿瘤整合诊治指南（CACA）· 食管癌 [M]. 天津：天津科学技术出版社，2022：1-11.

[2] 强万敏 . 肿瘤护理 [M]. 北京：中国大百科全书出版社，2022：138-150.

[3] 食管癌诊疗规范（2018 年版）[J] . 肿瘤综合治疗电子杂志，2019，5(2): 50-86.

[4] 樊代明，郝希山，赵锡江 . 癌症知多少 · 食管癌 [M]. 天津：天津科技翻译出版有限公司，2022: 50-81.

[5] 陈俊强，康明强 . 食管癌临床康复 [M]. 北京：人民卫生出版社，2021: 148-284.

第七章 胸腺瘤家庭护理和康复

第一节

认识胸腺瘤

胸腺瘤是常见的纵隔肿瘤之一，来源于胸腺上皮细胞。胸腺瘤好发年龄为 40~70 岁，幼儿及青年人比较罕见。30%~50% 的胸腺瘤患者会并发重症肌无力，表现为眼睑下垂、复视、流涎、上楼障碍、声音嘶哑、呼吸困难等。单纯红细胞再生障碍性贫血、低丙种球蛋白血症、皮肌炎等也是常见的并发症。

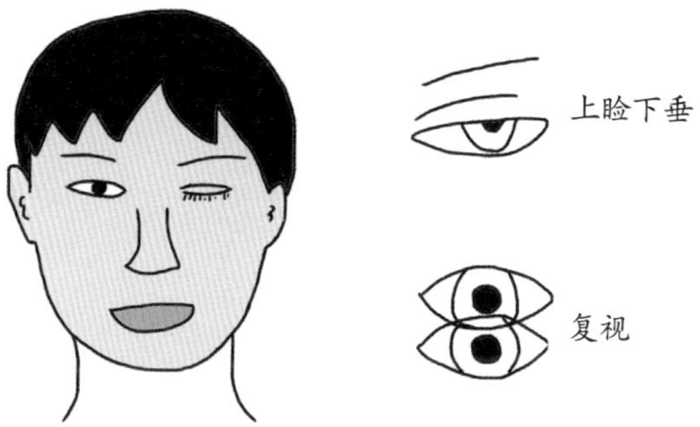

重症肌无力

一、胸腺瘤的症状

小的胸腺瘤一般没有临床症状，也不易被发现。但肿瘤发展到一定阶段，可压迫胸骨，出现胸闷、干咳和前胸不适等症状，如果胸腺瘤侵蚀胸骨，还会有胸痛的症状。如果胸腺瘤特别巨大，可引起上腔静脉综合征。

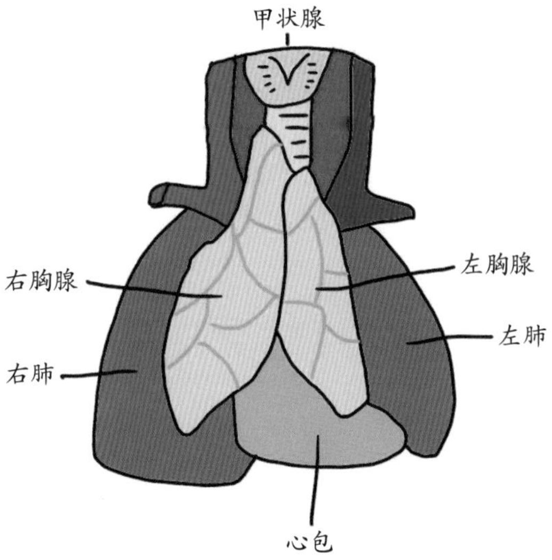

胸腺解剖图

二、胸腺瘤的致病因素

胸腺瘤的具体病因尚不明确，但研究认为，以下因素可能与胸腺瘤的发生有关。

（1）辐射因素。辐射可直接攻击组织或细胞，导致肿瘤发生，如进行胸部放射治疗、从事放射方面的工作。

（2）化学因素。长期接触或摄入有害化学物质，如汽车尾气、油烟、苯类物质、亚硝酸盐类物质、尼古丁等。

（3）遗传因素。非裔美国人及亚太地区岛屿居民胸腺瘤发病率较高，提示可能存在一定的遗传因素。

三、胸腺瘤的高危人群

（1）有胸腺瘤家族病史者。胸腺瘤是较罕见的病变，目前尚不清楚哪些基因片段影响该疾病发作。但临床统计显示，胸腺瘤更易出现于胸腺瘤家族病史成员当中。

（2）中老年群体。胸腺瘤最常见于 40~75 岁的成年人，尤其是 50 岁以上的人群。

（3）长期抽烟、酗酒者。

第二节

早诊早治，远离胸腺瘤

一、如何预防胸腺瘤

如何预防胸腺瘤？①改变个人的行为或生活方式。②避免接触或摄入有害化学物质。③ 40~60 岁及有胸腺瘤家族史的人群，应定期体检，尤其是胸腺 CT 检查和防癌筛查。

二、胸腺瘤的检查

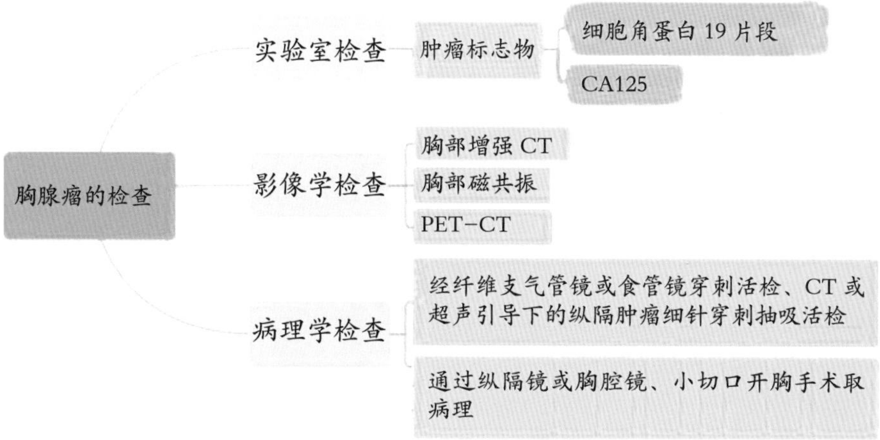
胸腺瘤的检查
实验室检查
肿瘤标志物
细胞角蛋白 19 片段
CA125
影像学检查
胸部增强 CT
胸部磁共振
PET-CT
病理学检查
经纤维支气管镜或食管镜穿刺活检、CT 或超声引导下的纵隔肿瘤细针穿刺抽吸活检
通过纵隔镜或胸腔镜、小切口开胸手术取病理

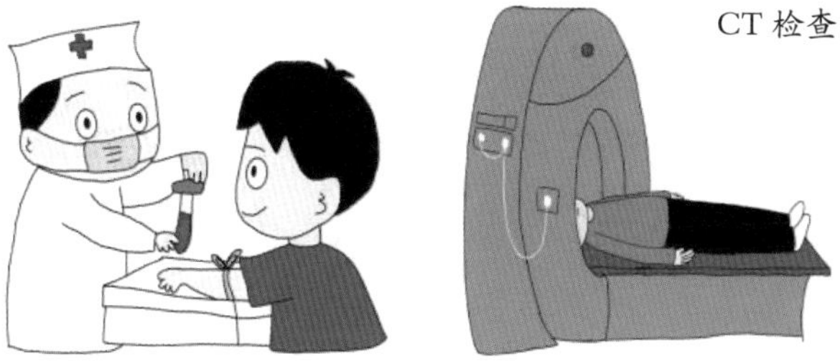
CT 检查

胸腺瘤的检查

三、如何治疗胸腺瘤

（一）手术治疗

手术切除为胸腺瘤首选治疗方案，一般适用于Ⅰ期、Ⅱ期、Ⅲ期胸腺瘤患者。在手术前若发现患者有其他脏器受侵的情况，应在手术前行放射治疗、化学治疗后再继续进行手术治疗。

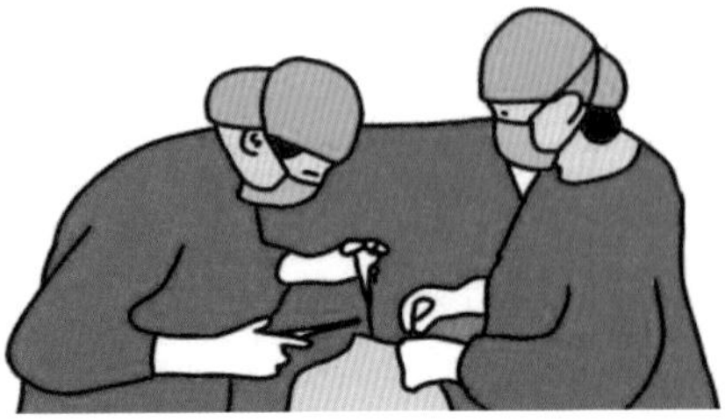

手术治疗

（二）放射治疗

放射治疗作为术后的常规治疗。Ⅰ期胸腺瘤术后一般不进行放射治疗，除非恶性肿瘤切除得不彻底。

（三）化学治疗

近 10 年来，学者们已明确认识到胸腺瘤对化学治疗敏感，但胸腺瘤发病率低，限制了大组的可信性临床试验，故最佳方案和化学治疗的明确作用尚不清楚。目前认为顺铂为主的联合化学治疗方案最为有效。激素治疗也已应用于临床。

第三节

做好胸腺瘤的家庭护理

一、居家健康指导

1. 疼痛的护理

（1）创造愉快、安静的休息环境，保持充分睡眠，缓解疼痛。

（2）采取一些手段转移对疼痛的注意力，包括与他人聊天、变换体位、调整呼吸、看电视、听音乐等。

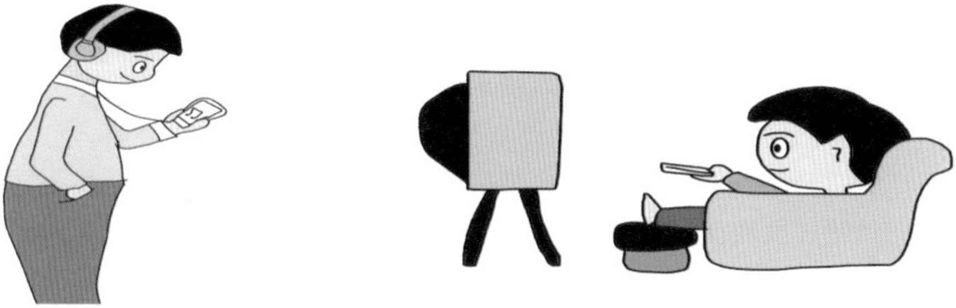

转移注意力

（3）观察疼痛的部位、性质及持续时间，评估疼痛的程度。

（4）使用止痛剂。您无需担心注射麻醉药物导致成瘾性的问题，使用麻醉药镇痛的成瘾风险极小，大多数患者在疼痛控制后可以立即停药。

（5）术后居家时仍用胸带保护伤口，以减少深呼吸、咳嗽、咳痰时胸部切口的张力；咳嗽、咳痰时使用双手或抱枕压住伤口，缓解疼痛。

2. 窒息的护理

（1）家属应陪伴在患者身边，密切观察患者生命体征的变化，尤其是呼吸频率及深度的变化，若出现胸闷、呼吸困难等不适，应及时就医。

（2）营造良好的居住环境，保持环境整洁明亮，空气流通。

（3）患者不可单独进餐，应有家人陪同，食物以软食、糊状物、半流质或流质为宜，用餐时应细嚼慢咽，避免出现呛咳甚至窒息。

（4）记录用餐时间。每餐一般不超过 30min，用时过长（超过 40min）或吞咽困难严重者，应及时就医，必要时留置胃管进行鼻饲饮食，以免进食时发生窒息。

（5）有条件者，可适当进行家庭氧疗。

（6）指导患者深呼吸，从而有效地咳嗽、咳痰，保证呼吸循环的畅通。

（7）遵医嘱合理使用药物，并注意监测使用药物后的反应。

（8）适当活动四肢，促进痰液的排出。

3. 安全护理

（1）日常生活中应注意安全，特别是眼睑下垂、复视者，要防止跌伤。

（2）可采取渐进性移位，避免快速变换体位，使用起床三步骤法，即先坐起 5~10min，床边坐 5~10min，站起 5~10min，适应后再行走，具体时长依据自身体力而定。

（3）若有胸闷、呼吸困难等不适症状，应立即卧床休息，停止活动，并寻求家人的帮助。

（4）日常的生活起居应有人陪护，平时需穿合脚的鞋子、衣裤等，睡觉时应将护栏拉起。

（5）确保规律的日常生活，维持乐观的情绪，保证充足的睡眠，防止劳累与情绪过度波动，并依据疾病需要开展一些有益身心的音乐治疗及棋牌活动。

（6）若血常规提示白细胞数减少，尽量减少外出，并注意保暖，防止着凉感冒。

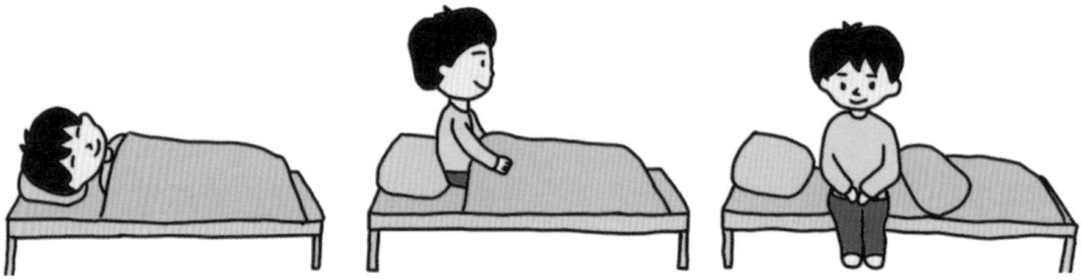

起床三部曲

4. 呼吸道护理

胸腺瘤会导致咳嗽，所以术后一定要重视对肺部的保护，防止肺部发生感染，特别是呼吸道的分泌物要尽快排出，防止发生通气障碍引起呼吸困难等并发症，痰多时进行雾化吸入。

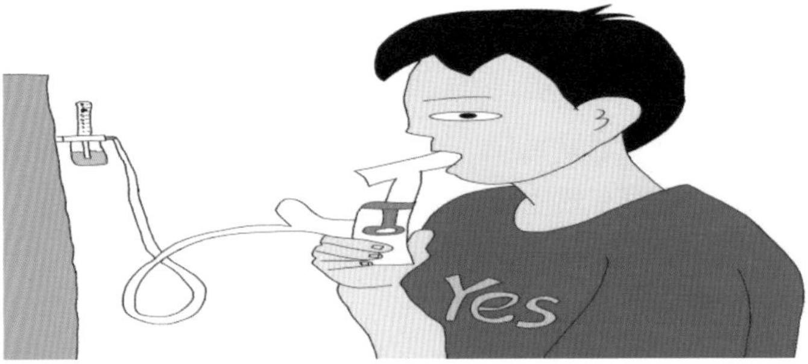

雾化吸入

5. 用药护理

胸腺瘤术后，患者要正确用药，避免出现药物过量和不足的现象，随时观察用药后的情况。家属应督促患者正确用药，提高患者正确用药的依从性，并防止因用药不当而引起重症肌无力危象。

（1）口服抗胆碱酯酶药时，如新斯的明、溴吡斯的明，要遵照医嘱，不能随意加大剂量，外出时要带药。

（2）使用糖皮质激素期间，要密切监测药品的毒副作用和不良反应，包括消化道反应、骨骼肌肉系统反应等。通常在早上使用糖皮质激素的疗效更好，该药在停止使用时应逐步降低剂量，切勿过快或骤停，防止出现肾上腺皮质功能不全及反跳现象。

（3）使用免疫抑制药时应定期检测血常规，并注意肝、肾功能的变化。

（4）禁止应用神经 - 肌肉阻滞药，如庆大霉素、链霉素、阿米卡星、普萘洛尔等，以免加重病情，加重肌无力。

二、放射治疗相关不良反应的护理

高能放射线在破坏或清除癌细胞的同时也损伤正常细胞，急性副作用一般在治疗后不久就开始出现，往往在疾病治疗停止的数周内就彻底消失。慢性副作用一般要数个月甚至数年后才慢慢显现出来，往往是永久性的。

1. 全身反应的护理

全身反应主要表现为身体一系列的功能障碍和紊乱，部分患者在放射治疗后发生精神不振、倦怠无力、餐后腹胀、恶心呕吐、食欲下降等不适症状。症状轻者可不做处理，严重者应及时进行处理，并适当结合中医中药，提高机体的抵抗力。

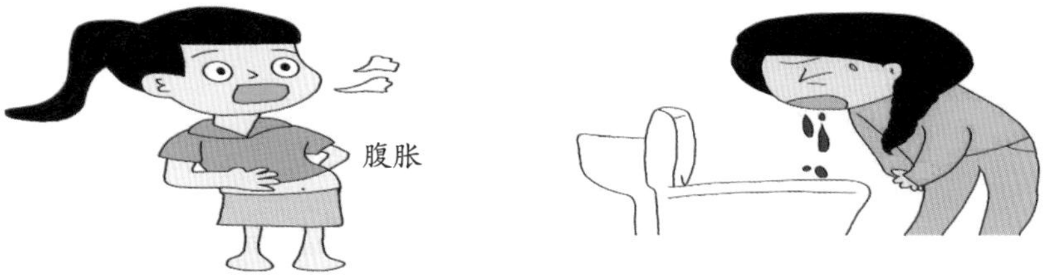

放射治疗相关的不良反应

2. 局部反应的护理

干性皮肤主要表现为皮肤瘙痒、色素沉着及脱皮。湿性皮肤主要表现为局部湿疹、水疱，严重时可出现糜烂、破溃。①保持放射野皮肤干燥、清洁，穿宽松的棉质内衣，减少皮肤摩擦。②放射野皮肤忌用碱性肥皂清洁，禁贴粘胶纱布，勿用油质膏药，采用温和沐浴产品，减少对肌肤的化学性刺激。③放射部位皮肤避免阳光直接暴晒，遵医嘱使用皮肤保护剂，避免冷热刺激。

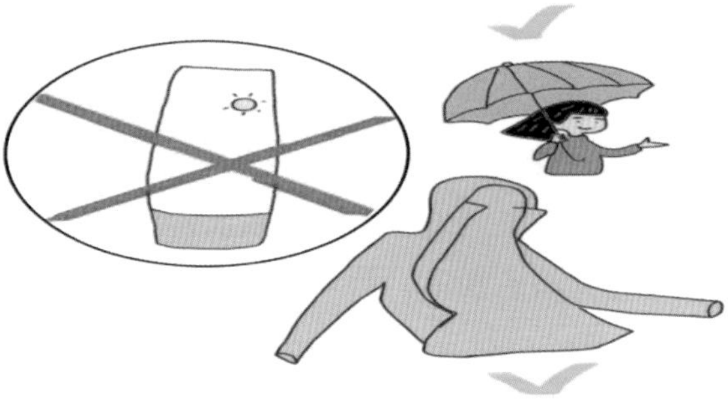

放射野皮肤需注意防晒

3. 口干和味觉减退的护理

放射治疗引起的口干和味觉减退，目前药物疗效都不佳，重在预防，采用精确放射治疗，可以较好地保护唾液腺和口腔。

（1）放射治疗期间必须养成良好的口腔卫生习惯，饭后及睡前漱口、刷牙。

（2）出现口干症状时，应少量多次饮水，并可用胖大海、西洋参等泡水喝，起到养阴生津的作用。必要时可考虑使用一些药物如毛果芸香碱、金果饮等。

（3）进食要清淡、易消化，注意食物的色香味，刺激味觉，增进食欲，饭菜不要过热，忌茶、咖啡、可乐、酒及辛辣刺激性食物。

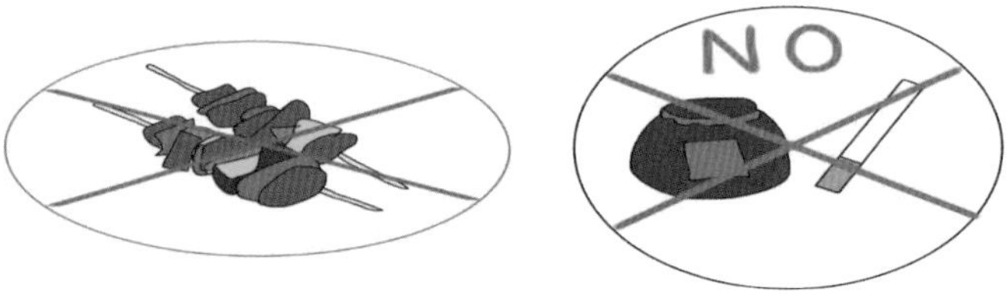

禁烟酒、刺激性食物

（4）吃生津止咳、养阴清热的食物，如梨汁、橙汁、藕汁、绿豆汤、冬瓜汤、罗汉果等，平时多喝开水和适当饮柠檬水，咀嚼无糖口香糖有助于刺激唾液分泌。

4. 放射性肺炎的护理

早期患者症状轻微，可自主恢复，若情况严重，则很有可能发展成肺纤维化、肺源性心脏病、呼吸衰竭甚至死亡。当出现广泛肺纤维化时，患者症状明显，生活质量明显下降，临床表现为持续性干咳、气急与胸痛。积极预防和药物治疗可明显降低放射性肺炎的发生。

（1）情绪管理。负性情绪可能加重患者的症状，放射治疗前做好良好的心理准备，减轻负性心理，树立治疗的信心，以配合治疗。

（2）环境管理。保持室内敞亮整洁，温度控制在18~25℃，空气清新，湿度控制在50%~60%，定期消毒。

（3）膳食管理。选择高热量、高营养、低脂的半流质及流质饮食，多吃新鲜蔬菜水果，禁食辛辣刺激性食物，温度不超过42℃，多饮水。

（4）口腔管理。勤刷牙、漱口，保持口腔清洁。

（5）气道护理。减少干冷空气刺激，防寒保暖，预防感冒。

（6）发热的护理。体温在38℃以下，一般不行药物治疗，多饮水，或用温水拭浴，持续监测体温。体温超过38.5℃时，遵医嘱用药。

（7）休息与活动。多卧床休息，从事轻体力活动，3级以上放射性肺炎者应严格卧床休息。

（8）用药观察。放射性肺炎最基本的治疗原则是足量足疗程的糖皮质激素疗法，抗生素预防感染，止咳祛痰，适当吸氧等对症治疗。服药期间应密切监测不良反应，如胃部症状、大便颜色、皮肤变化等，如有异常情况，及时汇报给医生。

5. 放射性食管炎的护理

放射性食管炎，是指在放射野下的正常食道受放射线辐照后，发生充血、水肿、黏膜上皮细胞变性及坏死等，表现为局部剧痛及胸骨后烧灼感，进餐后加剧，常于放射治疗后的数周内发生，但通常情况较轻微。严重者则可发生胸部剧痛、高热、呛咳、呼吸困难、恶心、呕血等，要特别小心食道穿孔及食管气管瘘的出现。发生严重的食管炎可能需要中断放射治疗并行对症治疗。

（1）放松情绪。家属要加强对患者的陪伴和关怀，减轻患者的紧张、焦躁情绪，使患者身体达到良好状态，更好地接受治疗与护理。

（2）注意膳食均衡。①食用高热量、高蛋白、高维生素、低油脂、低纤维素且易消化的半流质及流质饮食，少食多餐。②进食后0.5h内不得平卧，以防止食物反流。③食物温度控制在40℃左右。④每次进餐后应喝水100ml、清洗食道，避免食物残渣滞留在食道，减轻对食道黏膜的刺激，避免引起感染。

（3）注意保持口腔清洁，减少食管黏膜感染的机会。建议在放射治疗前喝冰牛奶、冰酸奶或蜂蜜。在100ml牛奶中加入20~30ml蜂蜜，拌匀后，在放射性治疗前30min内慢慢吸吮，最后剩20ml，在进放射性治疗室前，含于口腔内，躺于放射性医疗机上后慢慢吞服，使其在食管黏膜上，放射治疗完毕后再喝1杯，直至整个放射治疗疗程完成。

6. 重症肌无力的护理

目前认为，重症肌无力是自身免疫性疾病，主要是由于胸腺细胞受到某种影响而引起的突变，由于无法控制某种禁忌细胞株而任其分化生长，对本身主要成分（横纹肌）产生免疫反射，从而导致肌无力。

（1）尽量避免可能引起或加重重症肌无力的风险因素：手术、全身性疾病、精神创伤、吸烟、感染、酗酒、月经期、妊娠等。

（2）注意休息，防止过度疲劳；避免情绪波动过大；做好保暖，防止感冒、受寒等。

（3）禁用肥皂水灌肠。

（4）不可在烈日下停留过久，少去人多的场所。

（5）慎用部分药物，包括抗风湿药物（如氯喹、青霉胺等）、抗精神病药物（如地西泮、氯硝西泮等）、抗感染药物（如两性霉素、氨基糖苷类等）、激素类药物、抗癫痫药物（如苯妥英钠等）、心血管药物（如利多卡因、β-受体阻滞剂等）、麻醉药物（如吗啡、哌替啶等）。

（6）不可随意服用市面上售卖的各种提高免疫力的口服液。

（7）注意鉴别重症肌无力危象。3.8%~34.0%胸腺瘤患者会合并重症肌无力，并且在术中及术后都可能发生重症肌无力危象。因此要严密监测患者意识体征和身体运动状态的改变，尤其注意有无出现肌无力的表现，如心烦意乱、睁眼吃力、复视或眼睑下垂、张口活动障碍、呼吸困难或发绀等，出现此类情况要及时就医。

7. 单纯红细胞再生障碍性贫血的护理

（1）休息与活动。注意休息，避免疲劳，尽量少去人多的地方，外出戴口罩。

（2）饮食。进食高蛋白、高热量及高维生素食物。

（3）重视食品卫生。烹调时炊具、餐具要清洁，不吃生冷或不卫生食品；吃细软食物，避免鱼刺、骨渣等损伤口腔黏膜及牙龈。

（4）防止外伤和激烈运动，避免出血。

（5）注意观察皮肤黏膜情况，出现瘀血瘀斑，及时就医处理。

（6）忌挖鼻孔，不可用力擤鼻、揉眼睛等；建议使用软毛牙刷，避免牙龈出血。

（7）密切监测体温。

（8）三餐前后和睡前必须认真漱口，避免发生口腔感染。

（9）遵医嘱按时、按量准确用药，坚持用药。

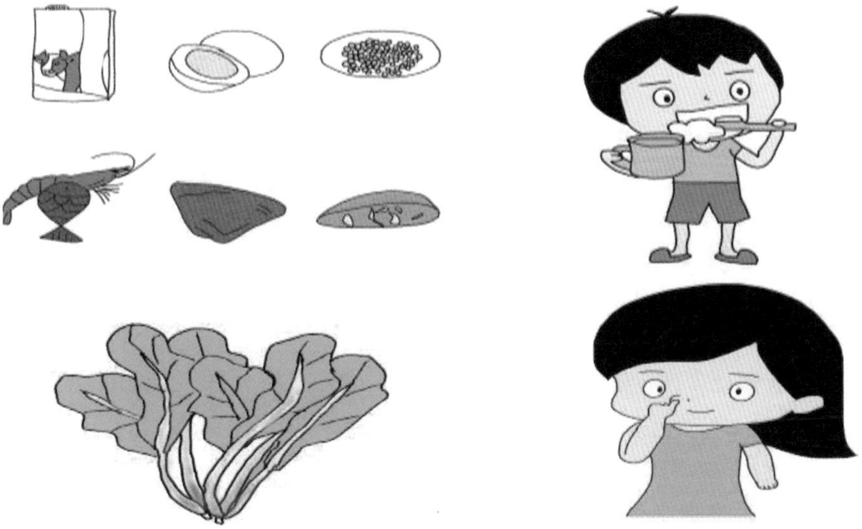

单纯红细胞再生障碍性贫血的护理要点

8. 肾病综合征、肾炎的护理

（1）低蛋白血症或水肿严重者需立即卧床休息，待水肿逐渐缓解及患者一般状况改善后，才可适当下床活动。

（2）一般不提倡高蛋白食物，因为这会加重肾小球负荷，增加蛋白尿并加速肾脏疾病的发展。水肿时应限制水、钠（$< 3g/d$）的摄入，尿少时应

限制钾的摄入。应选择食用富含可溶性纤维（如燕麦、豆类）及多聚不饱和脂肪酸（如植物油、鱼油）的食物，避免富含饱和脂肪酸（如动物油脂）的食物。

（3）注意口腔及饮食卫生，预防感冒。

（4）遵医嘱正确使用扩容剂、抗凝剂及利尿剂等。补液时应控制输液剂量和速度，尽量不选择皮下注射及肌内注射。

（5）每日监测体温、脉搏及血压的变化，有头晕、头痛、肢体麻木、少尿或无尿等情况，应及时就医。

（6）应定期监测电解质及血清蛋白改变，必要时记录 24h 的出入量，及时发现体重的变化。

（7）选择宽松的全棉内衣，选择舒适、松口的软布鞋。

第四节

胸腺瘤的饮食管理

保持人体免疫力的根本在于保证膳食均衡，按照平时的饮食习惯及饮食喜好，建立适当的营养菜单，检查进食后的消化吸收情况，并记录进餐的数量。营养不良的患者，可遵医嘱实施个体化的营养疗法。

（1）膳食宜多样、搭配宜科学合理。为了确保摄取合理、全面的营养素，保证每日膳食多样是必要的，即根据中国居民平衡膳食宝塔展示的五大类膳食的配比加以合理搭配。

（2）少量多餐、食清淡易消化的食物。放射治疗、化学治疗及手术会导致机体消化吸收功能下降，因此应采用少量多餐的饮食方法以达到缓解消化道负担的目的，饮食宜清淡易消化，并应适当加大膳食的数量。此外，鼓励患者多饮水。

（3）饮食宜忌。依据患者疾病进展情况及身体素质选择忌口食物，一般不主张过多的忌口。宜吃高蛋白、高维生素、高热量食物。避免油腻、油炸、高盐高脂食物。

（4）多选用具防癌功能的食品，如蔬菜水果类（芦笋、胡萝卜、菠菜、西红柿、西兰花、薯类、猕猴桃、柑橘等）、黄豆及其制品、食用菌、坚果、海藻类、薏苡仁、奶类、蛋类等。

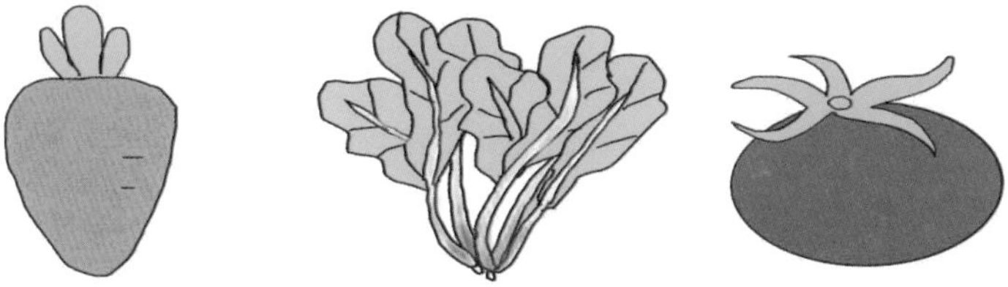

多吃蔬菜

第五节

胸腺瘤的康复锻炼

居家时应正确活动身体，防止出现废用综合征。锻炼方法应该依据康复情况而定，以有氧运动为主，如散步、打太极拳、慢跑等，可以多做有利于肺部扩张的训练，如深呼吸、吹气球等。锻炼中应以省力和不感疲倦为基础，按照身体耐受程度，逐渐提高活动量，防止出现不良反应。

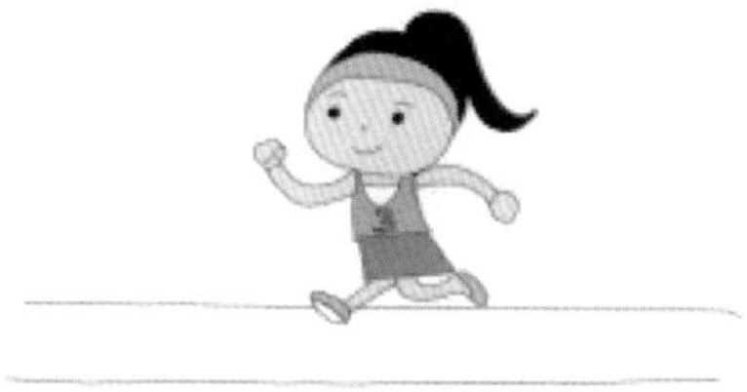

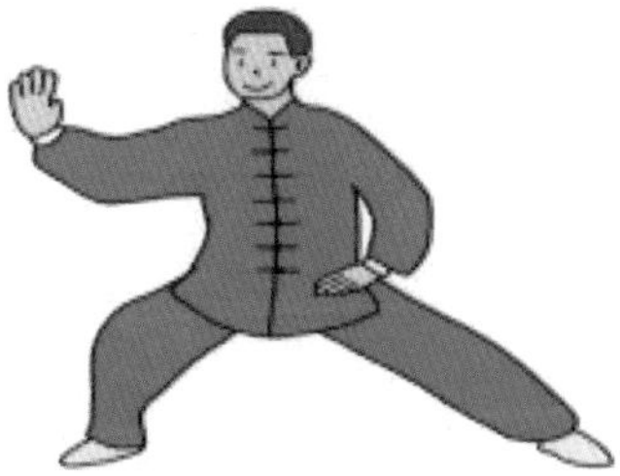

有氧运动

TIPS

小贴士

1. 胸腺瘤可以保守治疗吗

根据胸腺瘤的大小及有无合并重症肌无力而决定是否采取保守治疗的方式，

一般建议积极进行手术治疗。如果肿瘤直径小于 2cm，短期内可以选择保守治疗，定期复查。如果合并肌无力，也可进行保守治疗，如药物治疗，可口服溴吡斯的明、激素等。一旦肿瘤直径大于 2cm，应积极采取手术治疗。

2. 手术能否将癌组织完全切除

手术后能否治愈，需要具体问题具体分析。胸腺瘤术后，患者的恢复状态与肿瘤性质密切相关。单纯的良性肿瘤，没有向周围组织浸润，手术治疗常常能获得比较满意的效果，症状能够得到明显的改善。但是，如果肿瘤性质为恶性，即使进行手术切除，术后也必须再行放射治疗或化学治疗。患者的恢复状态与肿瘤的位置、生长程度密切相关。

恶性肿瘤早期治疗能够明显延长患者的生存周期，因此出现相关症状后要进行全面细致的检查，防止错失最好的救治时间。

3. 胸腺瘤治疗后会复发吗

胸腺瘤治疗后有可能复发，但比其他恶性肿瘤（如肺癌、食管癌等）的复发概率要低，尤其是比较小的没有外侵的胸腺瘤，基本上不会复发。整体来讲，胸腺瘤的恶性程度和复发转移的概率都比较低，胸腺瘤的疗效、预后比其他肿瘤要好得多。

4. 手术后还需要施行什么治疗方案

术后的治疗主要取决于胸腺瘤的病理类型。对于恶性胸腺瘤，做完手术以后，建议进行局部放射治疗，有助于降低恶性胸腺瘤局部复发的可能性。恶性胸腺瘤相对比较少见，手术以后做化学治疗的效果不明确，目前并没有很确定的证据证明手术以后的化学治疗为患者带来了生存获益。目前，对于恶性胸腺瘤患者，放射治疗需要常规进行，但是化学治疗就需要根据个体情况，从医生角度而言，不建议作为常规疗法。

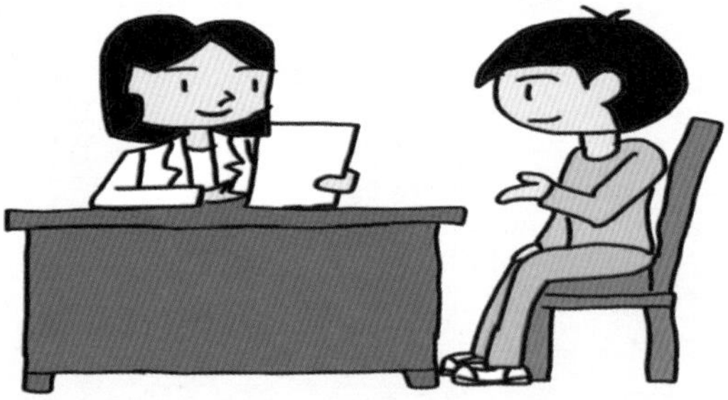

个体化治疗

5. 胸腺瘤患者治疗后要随访吗

任何确诊的胸腺瘤患者在治愈后，都要终生规律随访，以便于医师及时掌握患者的病情、治疗效果、不良反应及康复情况，防止可能出现的并发症，从而及时发现恶性肿瘤复发、转移及第二原发肿瘤的发生，有助于实现肿瘤个体化治疗，提高生活质量，有效延长患者的生存周期。

6. 胸腺瘤应如何随访

（1）根治术后患者的随访。术后随访的主要目的是早期发现复发或新的原发肿瘤、评估手术效果、评估营养状态、治疗术后并发症和增强患者信心。第 1 次随访在术后 1 个月，主要是检查手术情况、评估营养状态、讨论病理结果和是否进一步行辅助放化疗。术后 3 个月至 2 年的，每 3 个月复查 1 次，术后 2 年至后 3 年，每 6 个月复查 1 次，手术 3 年后，每年复查 1 次，胸腺瘤患者至少随访至术后 10 年，胸腺癌患者随访至术后 5 年。

（2）化学治疗或放射治疗后获完全缓解者或无症状者的长期随访。首次随访时间为治疗后 1 个月，主要检查胸部病灶情况、评估身体营养状态、预防并发症。治愈后 3 个月至 2 年的，每 3 个月复查 1 次，治愈后 2 年至 3 年，每 6 个月复查 1 次，治愈 3 年以后，每年复查 1 次。

（3）转移性胸腺上皮肿瘤及治疗后有明显病灶患者的长期随访。每周期化学治疗前的检测包括症状评估、体格检查、身体一般情况评估、血常规、肝功能、肾功能、电解质、体重等，每 2~3 个周期的化学治疗后还需进行胸腹部 CT 检查以评估疗效。

参考文献

[1] 樊代明，方文涛 . 中国肿瘤整合诊治指南（CACA）· 胸腺肿瘤 [M]. 天津：天津科学技术出版社，2022：3-12.

[2] 支修益 . 肺癌 [M]. 北京：中国大百科全书出版社，2022：68-80，119-121.

第八章 肺癌 家庭护理和康复

第一节

认识肺癌

原发性支气管肺癌，简称肺癌，是起源于支气管黏膜或腺体的恶性肿瘤。国家癌症中心发布的肿瘤登记数据显示，肺癌发病率在中国男性恶性肿瘤中位居首位，在女性恶性肿瘤中位居第2位。肺癌在我国男性、女性人群中均为死亡率最高的恶性肿瘤。肺癌发病率和死亡率均随年龄增加而上升，并在80~84岁达峰值。值得关注的是，在中国，肺癌自20世纪90年代以来呈现持续上升态势。

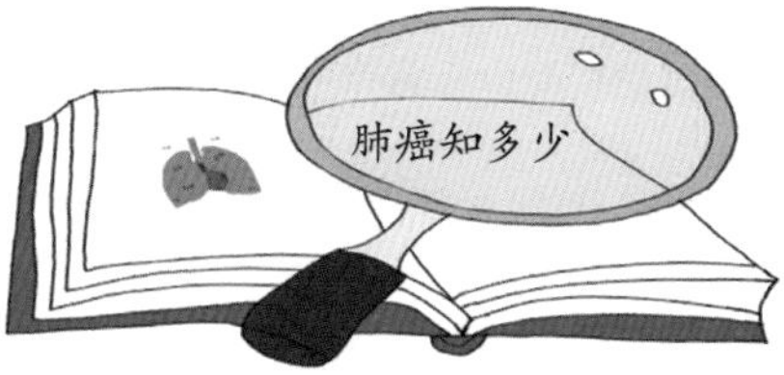

肺癌知多少

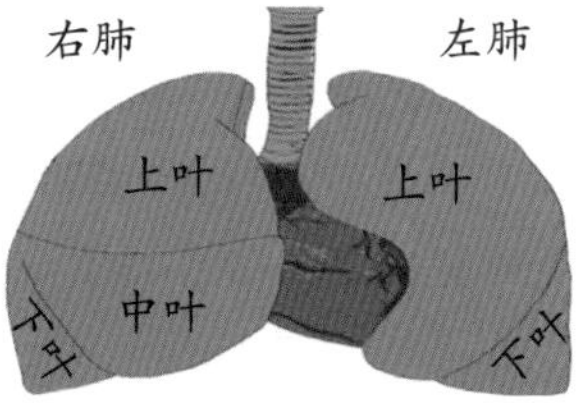

肺解剖图

一、 肺癌的症状

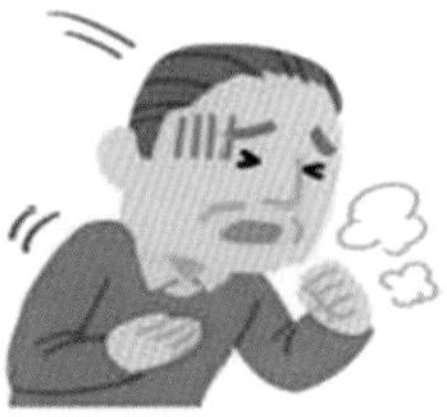

● 咳嗽、咳痰

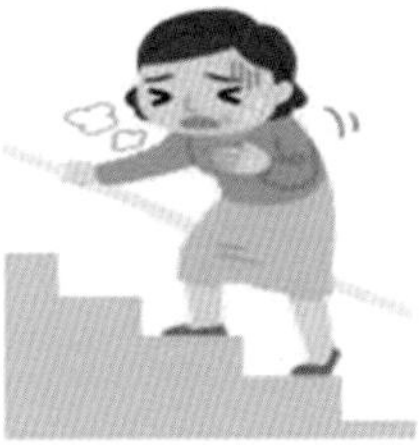

● 胸闷、气促

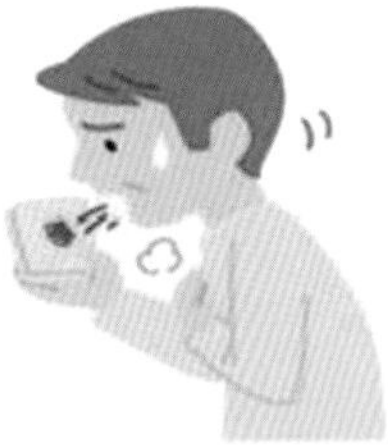

● 血痰

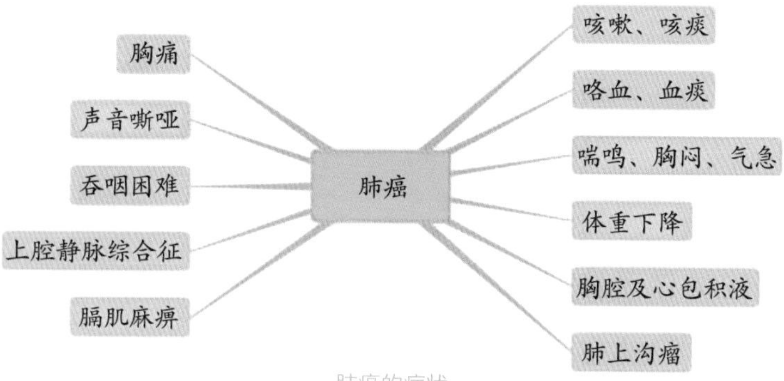

肺癌的症状

二、 肺癌的致病因素

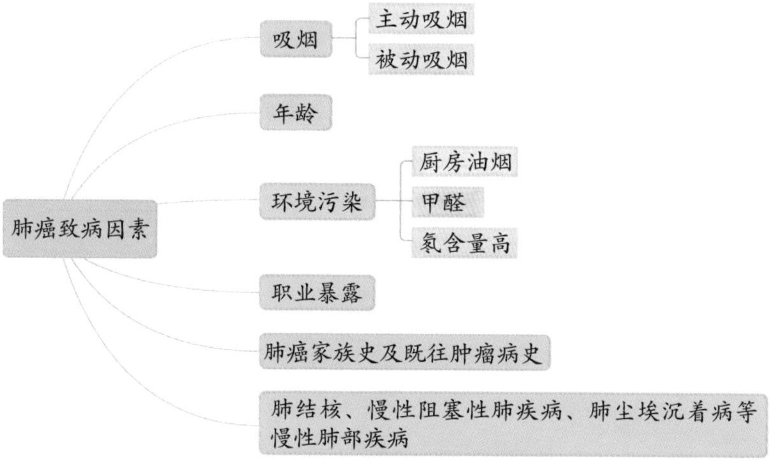

肺癌致病因素

三、 肺癌的高危人群

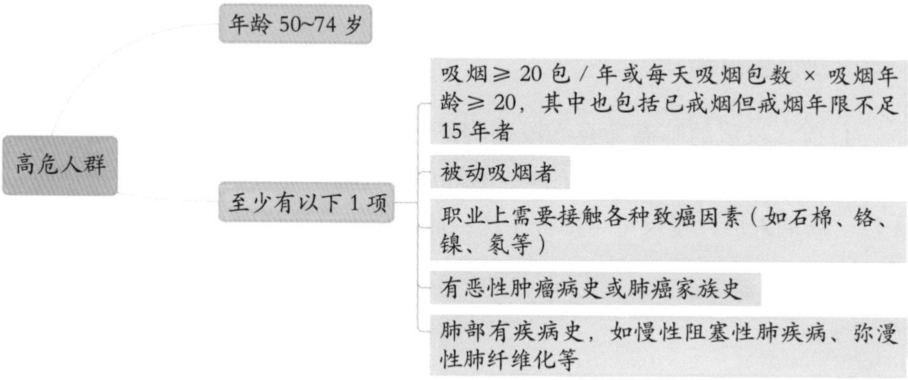

肺癌高危人群

第二节

早诊早治，远离肺癌

一、如何预防肺癌

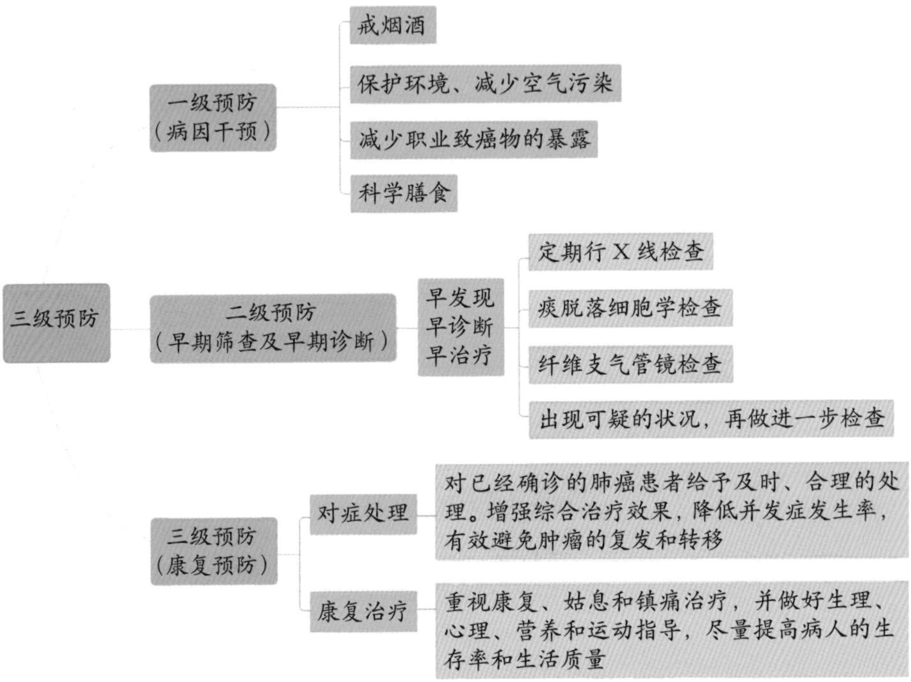

肺癌的三级预防

二、肺癌的检查

目前，权威的肺癌筛查手段是胸部低剂量螺旋CT。肿瘤标志物、支气管镜、痰脱落细胞学检查、抗体检测等可作为辅助筛查，但不作为常规筛查手段。高危人群，建议每年筛查1次；非高危人群，可以2~3年筛查1次。

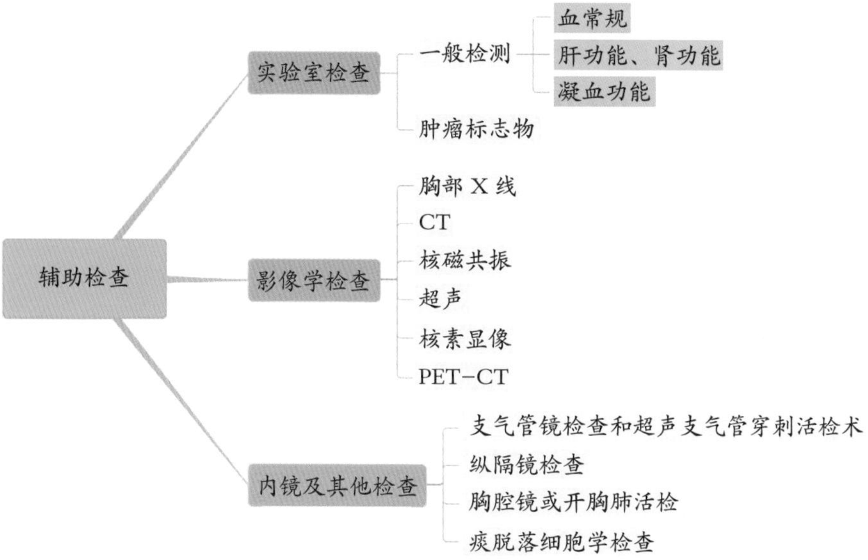

常见辅助检查

三、如何治疗肺癌

肺癌的治疗方法包括手术治疗、内镜（胸腔镜、纵隔镜）治疗、放射治疗、内科治疗（术前化学治疗、姑息性化学治疗）、射波刀治疗、基因治疗和分子靶向治疗、免疫治疗、介入治疗、电化学疗法、冷冻治疗、光动力治疗、热疗和中医药治疗。医生会根据您的具体情况，为您提供个体化治疗建议。

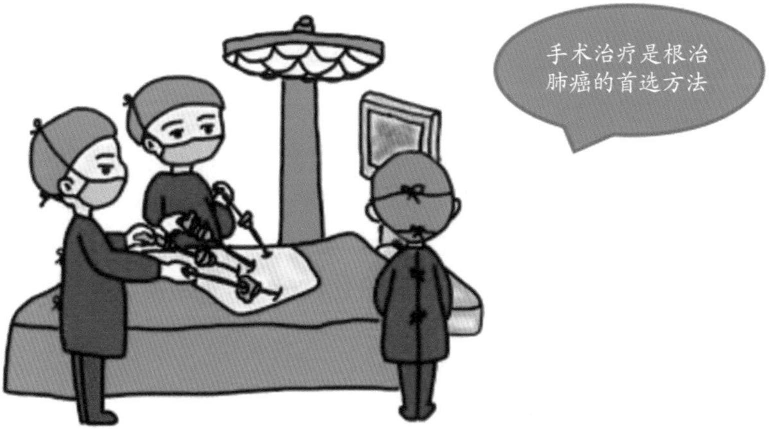

手术治疗

第三节

做好肺癌的家庭护理

一、居家健康指导

（一）居家护理

肺癌术后，家属应帮助患者树立信心，戒烟戒酒，同时保持居室清洁，空气流通，防止感冒，注重口腔卫生。

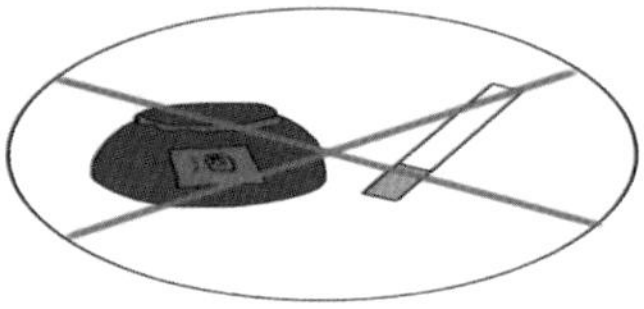

禁烟酒

1. 卧位的选择

（1）肺癌术后，患者通常取半卧位，有利于促进呼吸循环功能的恢复；有助于胸腔内液体的引流，便于家属及时发现病情变化，降低肺不张的发生率；缓解腹部切口张力，有利于提高术后的舒适感和促进身体血液循环，让关节自然屈曲、伸张，让身体保持一个松弛状态。

（2）避免采用头低足高的仰卧位，防止因膈肌上升而妨碍通气。

2. 切口的护理

（1）手术切口处的纱布若无渗血、渗液及污染的情况，无需更换。

（2）遵医嘱按时返院拆除皮肤钉或缝线。拆线 1 周后可以开始淋浴，避免使用清洁产品暴力揉搓伤口处。

（3）建议穿柔软的纯棉衣物，洗净后的衣物置于阳光下暴晒。

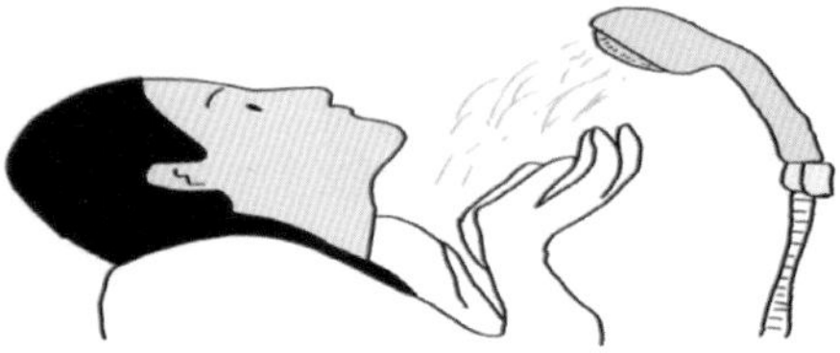

淋浴

（二）术后相关不良反应的护理

1. 疼痛的护理

参见第六章第三节“术后并发症的护理”之“疼痛的护理”。

2. 便秘的护理

术后发生便秘，可能是由于术后卧床致活动减少，胃肠的蠕动功能减弱，从而导致便秘。长时间便秘可引起腹胀、呕吐、食欲下降等，不利于伤口愈合，并且在用力排便时还会加剧伤口的疼痛，提高发生肺栓塞的可能性。

（1）尽早活动下肢，促进肛门排气。

（2）多饮水，食用新鲜蔬菜、水果等含丰富维生素的食物，如猕猴桃、香蕉、火龙果等，也可以适当应用润肠通便的药物，进一步促进排便。

（3）排便时进行腹部按摩，沿顺时针方向做环形按摩，促使肠道蠕动。

二、靶向治疗相关不良反应的护理

靶向药物的不良反应相对比较轻微，患者耐受性好。最常见的不良反应是腹泻和皮疹，另外还有肝功能受损、恶心呕吐等，但大多数程度轻微，经对症治疗能缓解。

1. 皮疹的护理

皮疹按严重程度可划分为三级。①轻度皮疹：局限于头面部和躯干部，基本无主观症状，对日常生活并无影响，也无继发感染。②中度皮疹：范围比较广，主观症状轻，对日常生活有轻微影响，无继发感染。③重度皮疹：范围广，主观症状严重，对日常生活影响较大，有继发感染的可能。

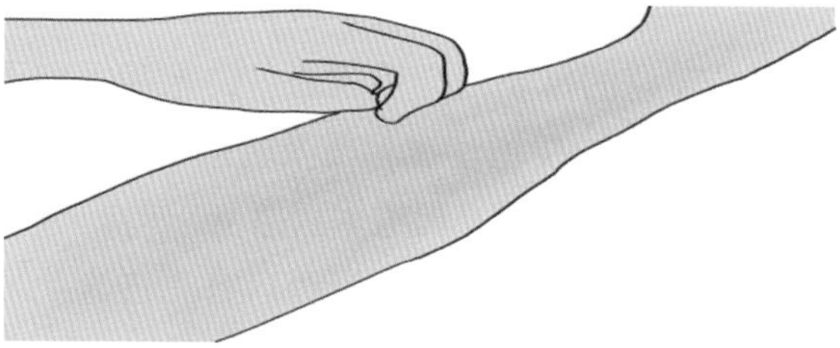

皮疹

（1）首先必须保证服药方式正确，即餐前 1h 或餐后 2h 均可服药。

（2）全身涂抹不含酒精的润肤乳液，每日 2 次。

（3）缩短日晒持续时间，外露的肌肤可打太阳伞，或使用防晒产品（SPF ≥ 50）进行保护。

（4）及时修剪指甲，尽量不要抓挠皮肤。

2. 腹泻的护理

腹泻按严重程度可划分为三级。①轻度腹泻：每天排便次数少于 4 次。②中度腹泻：每天排便次数为 4~6 次。③重度腹泻：每天排便次数在 7 次以上，出现排便失禁的情况时，需要住院治疗，限制日常活动。

（1）清淡饮食，注意饮食卫生，避免可能加重腹泻的食物，如辛辣、油腻的食物等。

（2）首次发生腹泻后即进行对症治疗，目前常规用药有易蒙停和痢特灵。中度腹泻患者，首次给予易蒙停 4mg，维持剂量 2mg，直到腹泻停止。

（3）经对症治疗后症状仍没有显著改善，应及时去医院进行检查，并咨询医生是否需减量或更换药物。必须注意的是，对于高龄患者，尤其是 80 岁以上者，一旦发生严重腹泻，需予以全身支持疗法。

第四节 肺癌的饮食管理

一、术后的饮食管理

（1）手术治疗是肺癌的重要治疗手段之一，术后短期内可能发生食欲下降、恶心呕吐导致进食量减少的情况，需及时接受静脉输液，进食清淡的流质食物，有效补充水分和电解质，促进术后康复。

（2）患者食欲逐步改善后，可以开始经口自主进食。早期饮食应以含水分较高、含膳食纤维素低的半流质食物为主，如肉末粥、碎菜粥、汤面、馄饨、蛋羹、蛋花汤、鱼片汤、豆腐脑、果汁、菜泥、蛋糕、面包等，并尽量避免吃易产气的豆制品、薯片和碳酸饮料等。少量多餐，即每隔 2~3h 进餐 1 次，每天 5~6 餐。

（3）如果患者无腹胀、腹泻等情况发生，之后就可以慢慢转换到软食、普通饮食。同时饮食也要注重多样化，一般以谷物类为主，多食青菜、水果、奶类、豆制品，并适量食用一些鱼肉、家禽、鸡蛋、瘦肉等，少食肥腻的食品，清淡低盐，合理、平衡、有规律的膳食将促进伤口的愈合。

（4）康复后，在保持均衡膳食的基础上，适量添加含有植物化合物的食品，主要是色彩鲜艳的水果、蔬菜、全麦谷物、豆制品。植物化合物最好的来源是天然食物，而并非补充剂。胡萝卜、南瓜、豌豆苗、红薯、辣椒、冬苋菜、菠菜、杏、桃、橘子、柿子等含有大量的类胡萝卜素，对肺癌患者有一定的保护作用。

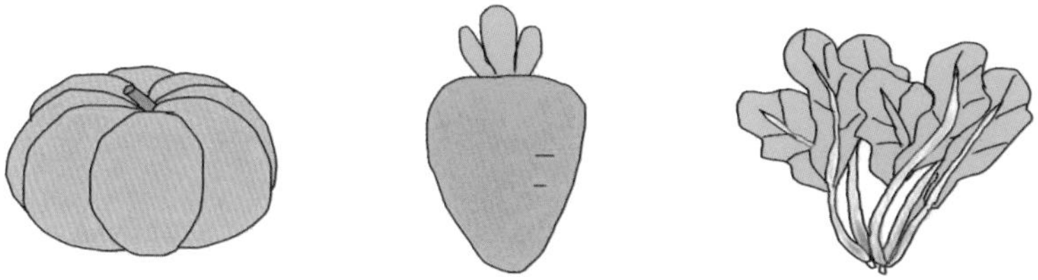

多食新鲜蔬菜

二、放射治疗期间的饮食管理

（1）注重膳食多样化，加强营养。在保证主食正常摄入的同时，适量提高富含蛋白质、维生素的食物（如蛋类、奶类、肉类）的摄入，多饮水。放射治疗期间宜多吃具滋阴润燥或清热解毒功效的食物，如汤、瓜、蜂蜜、荠汁、红豆汤、绿豆汤、百合及各种新鲜蔬菜、水果。如果患者出现气血不足的现象，应补充高蛋白食物，如牛奶、瘦肉、动物肝脏、红枣、山药、龙眼肉、莲子、黑芝麻、黄鳝鲳、牛肉等。

（2）避免空腹接受放射治疗。可以在治疗前 1h 吃适量食物，少食多餐，可准备一些加餐的食物，如面包、蛋糕、酸奶、水果等。

（3）遵医嘱使用营养补充剂。

（4）患者出现吞咽障碍时，建议选择流质或半流质饮食，如牛奶、酸奶、面条、鸡蛋羹、肉粥、米糊、果汁和菜泥等。

三、化学治疗期间的饮食管理

肿瘤本身对人体的消耗，加之化学治疗引起的食欲下降、恶心呕吐导致营养摄入不足，所以肺癌患者化学治疗期间应该选择高蛋白质、低脂肪、易消化的食物。从现代营养学角度分析，各种肉类、鱼类的蛋白质含量较高；主食上应该粗细搭配，力求丰富多样，玉米、黑豆、黑芝麻、花生、小米、黑米等营养价值高的食物相互搭配；多食蔬菜和水果，因其富含人体所必需的营养素，特别是各类维生素和纤维素，如卷心菜、花菜、白萝卜、油菜、香菇、银耳、苹果、梨、大枣、猕猴桃、柑橘类等。

第五节

肺癌的康复锻炼

呼吸康复训练是通过将浅而快的呼吸转变为深而慢的呼吸，从而建立适应肿瘤患者日常生活的有效呼吸模式，提高患者的生活能力。

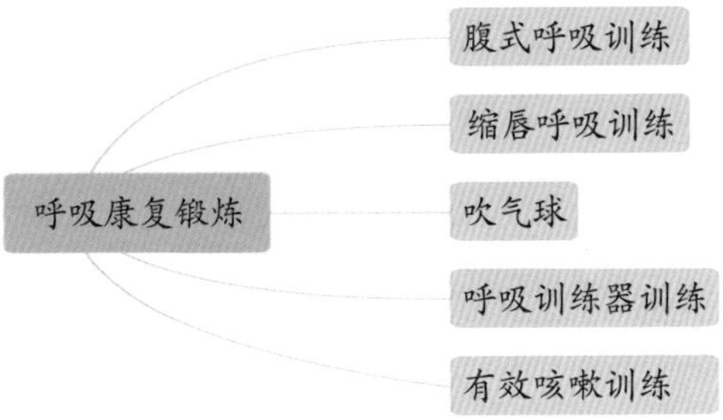

呼吸康复训练

1. 腹式呼吸训练

参见第六章第五节“食管癌的康复锻炼”之“腹式呼吸训练”。

2. 缩唇呼吸训练

参见第六章第五节“食管癌的康复锻炼”之“缩唇呼吸训练”。

3. 吹气球

参见第六章第五节“食管癌的康复锻炼”之“吹气球”。

4. 呼吸训练器

参见第六章第五节“食管癌的康复锻炼”之“呼吸训练器”。

TIPS

小贴士

1. 什么是肺磨玻璃结节

肺磨玻璃结节是指 CT 影像上出现类似磨砂玻璃质地的、密度轻度增高的、云雾状淡薄影，有时也会出现类圆形的结节。肺磨玻璃结节按照有无实性成分可分为纯磨玻璃结节和混合型磨玻璃结节。

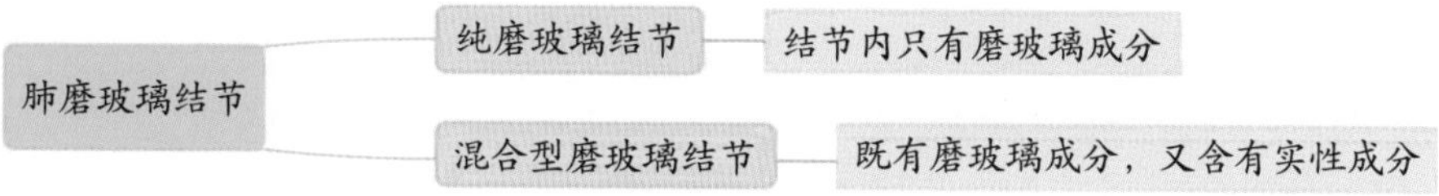
肺磨玻璃结节
纯磨玻璃结节
结节内只有磨玻璃成分
混合型磨玻璃结节
既有磨玻璃成分，又含有实性成分

肺磨玻璃结节的分类

2. 肺磨玻璃结节有什么早期症状吗

小的磨玻璃结节一般无明显临床症状，只有当结节长大到一定程度，或长在特殊位置刺激胸膜时，才有可能出现胸痛、胸闷、刺激性干咳、痰中带血等症状。

3. 肺 CT 示磨玻璃结节怎么办

磨玻璃结节并不少见。首次发现的肺磨玻璃结节，不论结节的大小和性质，都建议先进行 1~3 个月的观察随访。

一般来说，磨玻璃结节的直径小于 8mm，至少 3~6 个月后复查肺 CT，直径大于 8mm 的纯磨玻璃结节可以 3 个月后复查肺 CT，而直径大于 8mm 的混合型磨玻璃结节则建议规范抗感染治疗后 1~3 个月复查肺 CT。部分炎症所引起的磨玻璃结节（10%~20%）随访后可能会消失。对于不能消失的磨玻璃结节，则需要请专门的胸外科医师会诊，并针对结节的大小和形态采取进一步的处理。部分磨玻璃结节，尤其是混合型磨玻璃结节则可能需要手术摘除。

总之，一旦发现了磨玻璃结节，不要过于惊慌，但也不能忽视，要及早咨询专业的胸外科或放射科医师，采取进一步检查或及时的手术治疗。发现磨玻璃结节最关键的是要尽早确定结节的性质，良性结节建议密切观察、长期随访，如果怀疑是恶性结节，应高度警惕、及时手术。

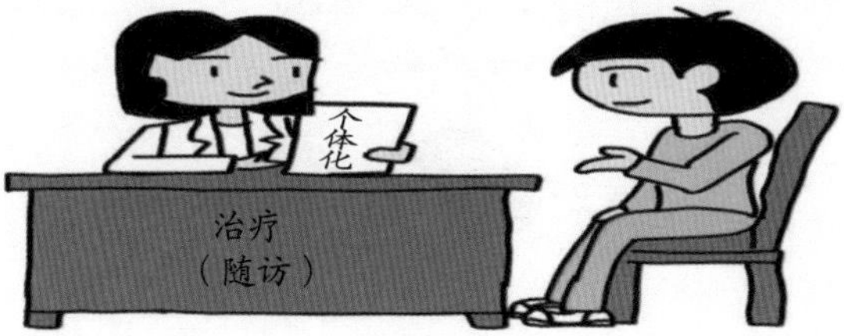

定期随访

4. 肺部小结节就是肺癌吗

肺部小结节并不等于早期肺癌。肺内的许多病变都会形成结节，如炎症、霉菌、结核、肺不张、出血等。良性病变主要有炎性假瘤、错构瘤、结核球、硬化性肺细胞瘤等。恶性病变则可能是原发性支气管肺癌或肺内转移灶，当然部分良性病变，长时间之后也可能转变成恶性。

肺部小结节 ≠ 早期肺癌

肺部小结节不等于肺癌

5. 吸烟是肺癌最重要的危险因素吗

吸烟指数大于 400 支 / 年者的鳞状细胞癌和小细胞癌的发病率比不吸烟者高 4~10 倍，同时二手烟也是肺癌的诱发因素。烟草内的焦油、尼古丁等成分燃烧后，会产生大量有害物质，经口通过呼吸道，会附着在口腔、咽喉黏膜及气管内，最终沉积在肺部，长时间、大量的有害物质堆积，会导致这些部位的细胞、组织出现变异，最终发展成癌症。这些有害物质不仅作用于身体局部，还会随着血液、淋巴等循环流通到身体各个部位。

6. 肺癌会传染吗

肺癌不会传染。肺癌的发生与吸烟、工业接触、大气污染等因素有关，是多基因、多因素相互作用导致正常细胞恶变的结果。它并非某种病原体（如细菌、病毒、立克次体、螺旋体、寄生虫等）引起的人与人、动物与动物或人与动物之间相互传播的一类疾病。因此，肺癌不具传染性，无论早期还是晚期。

7. 什么是基因检测

基因检测是将被检测者脱落的口腔黏膜细胞及其他组织细胞，扩增其基因信息后，使用专门仪器对被检测者细胞内的 DNA 分子数据进行检测，预知其患病的风险，研究其所包含的各种基因组数据。基因检测有助于诊断疾病，并能进行患病危险性的预估。

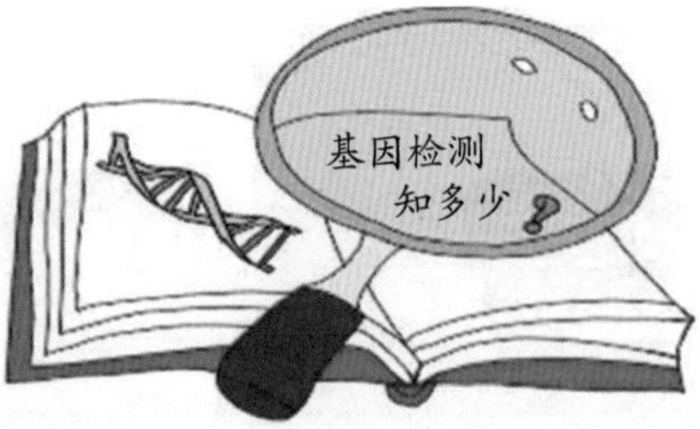

基因检测

参考文献

[1] 樊代明，陆舜，王俊，等．中国肿瘤整合诊治指南（CACA）· 肺癌 [M]. 天津：天津科学技术出版社，2022：1–6.

[2] 强万敏．肿瘤护理 [M]. 北京：中国大百科全书出版社，2022：124–136.

[3] 戴纪刚，支修益．肺癌真相 [M]. 北京：人民卫生出版社，2022：150–153，173–226.

[4] 支修益．肺癌 [M]. 北京：中国大百科全书出版社，2022：68–80，138–139.

[5] 樊代明，郝希山，支修益，等．癌症知多少 · 肺癌 [M]. 天津：天津科技翻译出版有限公司，2022：123–139.

[6] 陈俊强，张海波．肺癌临床康复治疗 [M]. 北京：人民卫生出版社，2021：177–342.

第九章 乳腺癌家庭护理和康复

第一节

认识乳腺癌

乳房是女性伟大的象征，不仅关乎女性的美丽，更关乎女性健康与生命，然而，乳腺癌已成为威胁女性最大的“红颜杀手”。据统计，乳腺癌已经取代肺癌，成为全球第一大癌症。乳腺癌患病率呈现逐年递增的趋势，特别是在东部沿海和经济发达的城市，其患病率上升更为显著。

一、乳腺癌的症状

乳腺癌早期会出现无痛性肿块。乳头溢液，尤其是血性溢液，50 岁以上妇女出现血性溢液时要提高警惕，约 50% 以上可能是恶性肿瘤。乳房皮肤改变：乳房皮肤凹陷，乳房皮肤呈橘皮样改变、出现酒窝征等。乳头、乳晕异常。腋窝淋巴结肿大。

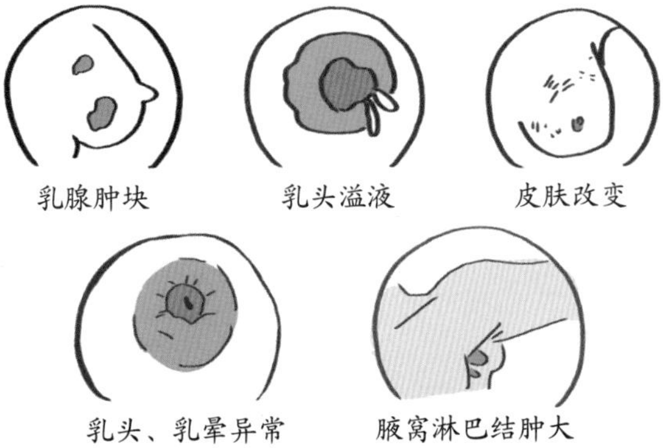

乳腺癌的症状

二、 乳腺癌的致病因素

（1）内分泌因素。

（2）遗传因素。一级亲属有乳腺癌病史。

（3）物理因素。

（4）不良生活方式。营养过剩、肥胖、高脂饮食、过度饮酒等。

三、 乳腺癌的高危人群

1. 人口学特征

（1）35 岁以上没有生育、没有哺乳的女性。

（2）第 1 次来月经的时间早于 12 岁，月经停止时间晚于 55 岁的女性。

（3）肥胖人群。

2. 家族史及遗传因素

（1）一级亲属（父母、子女及亲兄弟姐妹）中有乳腺癌或卵巢癌病史。

（2）祖父母、外祖父母、叔叔、伯父、姑姑、阿姨、舅舅中有 2 人及以上在 50 岁前患乳腺癌或卵巢癌。

（3）至少 1 位一级亲属携带已知 BRCA1/2 基因致病性突变；或自身携带 BRCA1/2 基因致病性突变。

3. 疾病因素

（1）既往诊断为乳腺不典型增生，或小叶原位癌。

（2）30 岁之前有过胸部放射治疗史。

（3）接受激素治疗的患者。

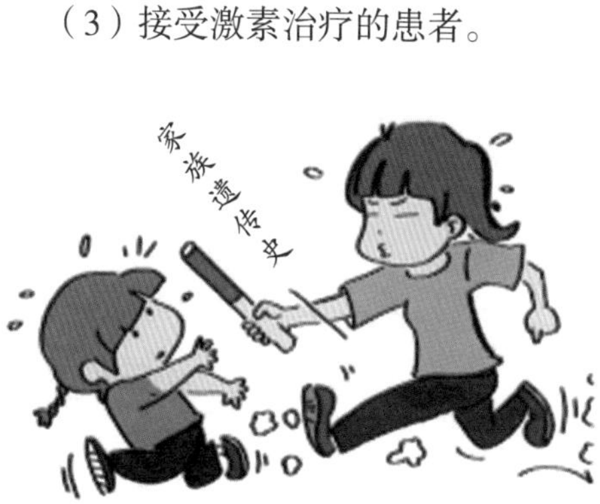

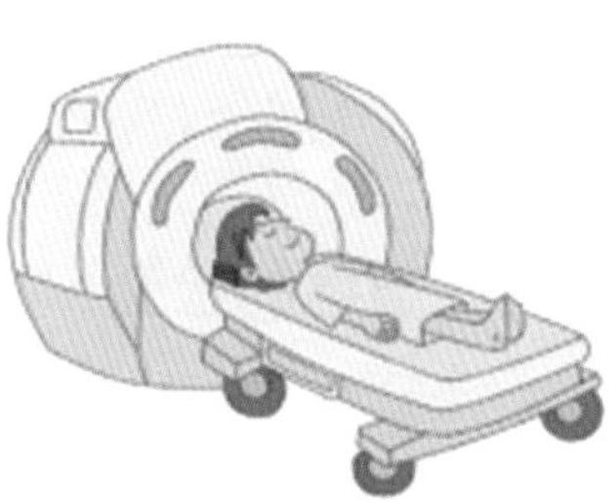

年龄低于 30 岁有胸部放射治疗史

乳腺癌的高危人群

4. 不良生活方式

（1）有吸烟或饮酒行为者。

（2）高水平邻苯二甲酸酯暴露者，指甲油、化妆品、头发喷雾剂、玩具等物品中含有邻苯二甲酸酯。

（3）高热量食物摄入较多者。

第二节

早诊早治，远离乳腺癌

一、如何预防乳腺癌

目前针对乳腺癌的病因预防很难做到，可以针对高危因素进行相关预防，特别是改变不良生活方式可以降低女性乳腺癌的发病率。

（1）调整心态。尽量保持好心情、不发脾气，避免长期处于焦虑、抑郁、愤怒等状态。

（2）养成良好的生活起居习惯。少饮酒，每日饮 1 杯或更少，适当进行体育锻炼，避免久坐，保持健康的体重，避免肥胖。

（3）建立良好的饮食习惯。多吃新鲜蔬菜水果，吃一些粗粮，尽量不吃咖啡因含量过高或脂肪含量过高的食物。尽量避免激素类药物或食物，如雪蛤、花粉、蜂王浆等。

（4）规律作息。不要经常熬夜，以免激素分泌紊乱。

（5）每月自查乳房 1 次。

二、乳腺癌的检查

（一）乳房自查

乳房自查的目的是通过定期自查，提高防癌意识，也有助于发现疾病的早期症状，从而予以早期治疗，守护乳房健康。月经结束后第 5~7 天是乳房自查最佳时间。

（1）观察。环境要明亮，不能穿着上衣和内衣，双臂上举，面对镜子查看自己的双侧乳房，看乳腺是否对称，形态与轮廓有无变化，乳房皮肤有无脱皮或溃疡，乳头有无回缩、溢液等情况。双手叉腰，上身左右旋转继续观察上述情况。

（2）触。乳房自查时最好取卧位，用食指、中指、无名指三指的指腹轻压乳房。左手置于头后部，用右手检查左乳房，手指要并拢，由乳房上方顺时针方向慢慢推移检查，按外上、外下、内下、内上、腋下等依次、全面检查。注意不要遗漏任何部位，应用指腹，不要用拇指和食指挤捏乳腺组织。然后，用拇指和食指轻轻地压迫乳头，看是不是有血性分泌物。不能忽视检查腋窝淋巴结有没有肿大，检查后如果发现有肿块或腋窝淋巴结肿大及其他身体异常情况要尽快到医院就诊。

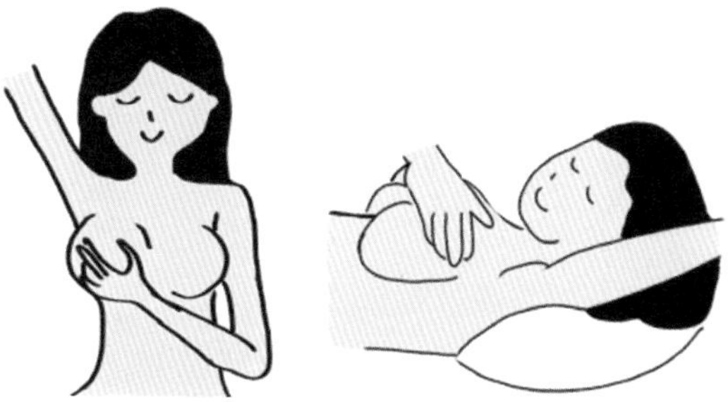

乳房自查

（二）乳腺体检

乳腺体检主要包括乳腺超声、乳腺 X 线、乳腺磁共振等。一般风险人群乳腺癌筛查策略如表 9-2-1 所示。

表 9-2-1 **一般风险人群乳腺癌筛查策略**

筛查策略	18~25 岁	25~40 岁	40~70 岁	70 岁以上
乳腺癌知识宣教	√	√	√	√
每月自查乳房 1 次	√	√	√	√
每年做 1 次体格检查		√	√	√
每年做 1 次影像学检查（乳腺 B 超、乳腺 X 线）			√	
机会性筛查（有症状或体征时进行影像学检查）				√

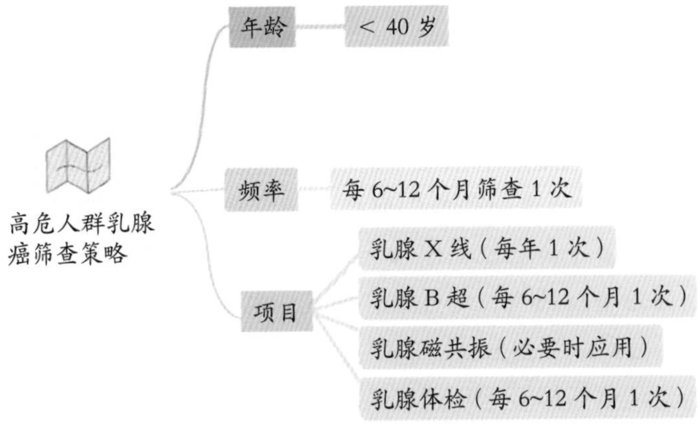

高危人群乳腺癌筛查策略

三、 如何治疗乳腺癌

随着诊疗水平日益提高，乳腺癌的五年生存率呈现上升趋势，远超其他恶性肿瘤。乳腺癌的治疗手段多样，针对不同分型不同分期的乳腺癌患者，经医师评估，采取个体化的综合治疗手段，以期达到最好的治疗效果，并有效降低乳腺癌的复发率和死亡率。

乳腺癌的治疗手段包括放射治疗、化学治疗、内分泌治疗、手术治疗等。其中，内分泌治疗至关重要。人体雌激素水平的升高，是影响激素依赖性乳腺癌癌细胞生长的最主要原因，内分泌疗法的目的是通过降低人体雌激素水平，控制乳腺癌细胞的生长。因此，内分泌疗法适用于雌激素受体阳性或孕激素受体阳性的乳腺癌患者。

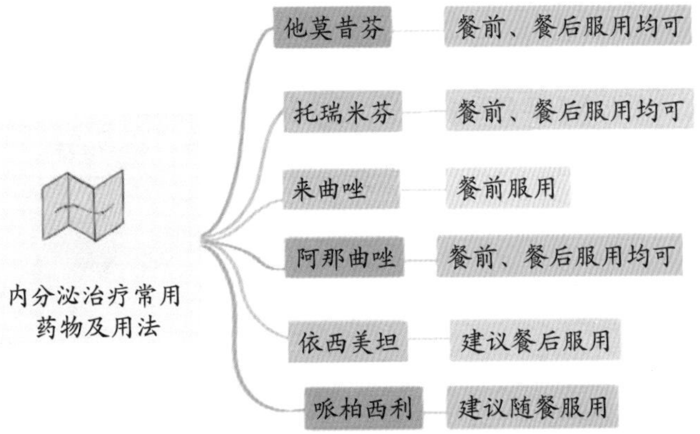

内分泌治疗常用药物及用法

内分泌治疗的注意事项繁多，治疗过程中需加以注意。

（一）患者尚未绝经时的注意事项

（1）服药 1 个月后，需复查肝功能，若肝功能正常，一般服用 5~10 年。

（2）常见的副作用有面部潮红、多汗、异常子宫出血、带下、疲乏、恶心、皮疹、瘙痒、头晕及抑郁，这些不良反应一般较轻微，停药后可消失。

（3）服药期间，如出现绝经，则需更换为 AI 类内分泌药物。

（4）内分泌治疗可能诱发子宫内膜增厚、子宫肌瘤、子宫内膜异位症、子宫内膜癌等，建议用药期间每 3~6 个月查妇科 B 超，有阴道异常出血等不适随时就医。

（5）内分泌治疗药物必须按时、按量服用，不得漏服或自行停服。

（6）服药期间不可使用帕罗西汀、氟西汀等抗抑郁药物，也不建议服用紫河车等含雌激素的药品或保健品，因为这些药品可削弱他莫昔芬的疗效。

（7）用药期间避免怀孕及哺乳。

内分泌治疗的注意事项

（二）患者绝经后的注意事项

（1）用药初期可能有肌肉及关节僵硬疼痛、恶心、乏力、便秘、呕吐、腹泻、面部潮红等不良反应，严重时立即就医。

（2）用药期间可出现骨质疏松，应遵医嘱定期检查骨密度，常规补钙。建议服药前检查 1 次，以后根据骨密度及年龄情况，每 6~12 个月复查 1 次。必要时遵医嘱应用双磷酸盐治疗。

（3）用药期间应保持健康的生活习惯，多食用含钙、维生素 D 的食物，低盐、少糖为佳。

（4）适度运动，可选择打太极拳、散步等，选择宽松衣服、舒适鞋子，预防跌倒；增加户外活动，接受紫外线照射。

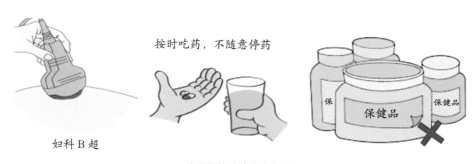

（5）服药期间不建议服用紫河车等含雌激素的药品或保健品。

（6）用药期间避免怀孕及哺乳。

（三）去势治疗的注意事项

常见的去势治疗包括以下几种。①药物去势：包括皮下注射针剂戈舍瑞林或亮丙瑞林等，通常每 28d 用药 1 次。②手术去势。手术切除双侧卵巢，彻底阻断卵巢来源的雌激素。③放射治疗去势。由于放射治疗对卵巢的照射剂量较低，治疗效果不彻底，目前已不再常规应用于临床。

去势治疗后，体内雌激素与孕激素水平迅速下降，患者出现潮热、多汗、失眠、性欲减退、头痛、阴道干涩、乳房大小改变、阴道出血、骨质疏松等，甚至发生病理性骨折。一般予对症治疗，严重者应咨询乳腺专科门诊。

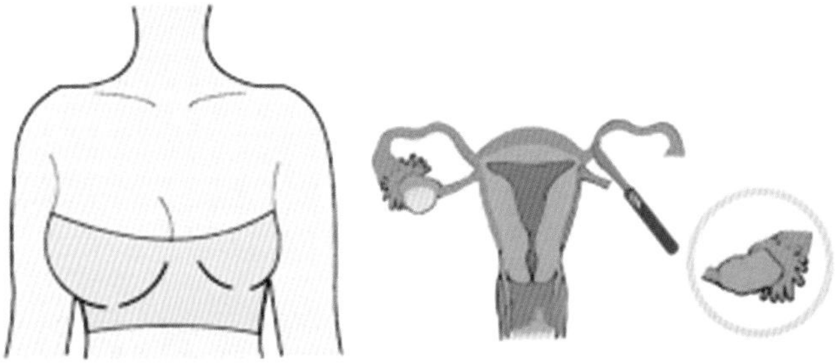

去势治疗

第三节

做好乳腺癌的家庭护理

一、居家健康指导

治疗乳腺癌的最主要手段是手术，可依据乳腺癌分期、患者对治疗的要求等选用不同手术方式。

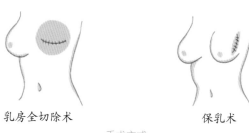

手术方式

（一）术后居家健康指导

1. 活动的护理

（1）鼓励患者早期下床活动，预防下肢静脉血栓形成。

（2）手功能锻炼应循序渐进，术后前3个月为关键时期，至少要坚持半年。

2. 切口的护理

（1）保持切口洁净干燥，不要用手指挠抓切口皮肤。

（2）待切口痊愈后，用干净柔软纱布洗净局部肌肤，使用性质温和的润肤露涂抹于肌肤表层。

（3）接受乳房全切除术的患者，要保护好术侧胸壁，防止强烈碰撞，并在出院后穿戴无负重的义乳，改善自我的形象，增强患者信心。

（二）术后并发症的护理

1. 出血的护理

一旦发现引流球中的引流液颜色鲜红、引流量增加，切口隆起，周围皮肤发紫，就可确定发生了术后出血。

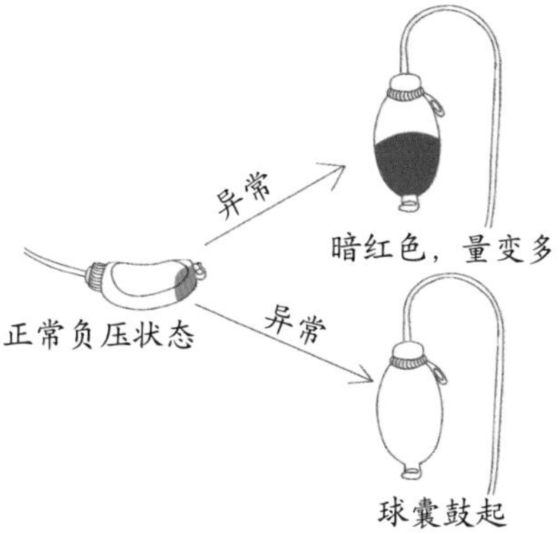

术后出血

（1）如果发生出血，不要恐慌，先卧床休息，采取舒适卧位，并及时通知医师处理。

（2）在术后引流过程中，应注意患侧上肢制动，防止身体大幅度运动造成引流管脱出，保证引流管通畅，及时观察引流液的性质。

（3）凝血功能较差的患者，在手术前应适量补充凝血因子和血液制品，改善凝血功能，防止发生术后大出血。

（4）保持情绪稳定。

（5）科学、合理地进行患肢功能训练，勿过早举高或外展患肢，也不要用手撑床铺。

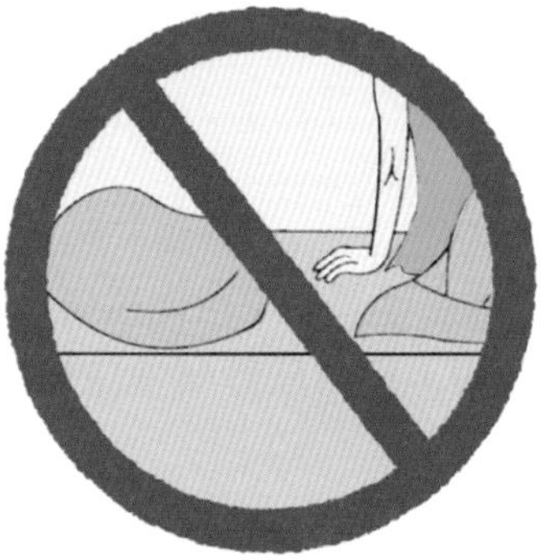

禁止用手撑床

2. 皮下积液的护理

乳腺癌手术需游离大面积的皮瓣，切除乳腺组织后就会形成空腔，一旦引流不畅或患侧肢体活动幅度过大将会造成积液。

（1）保证引流管畅通。

（2）密切观察切口情况，术后皮瓣若出现局限性隆起或有波动感，应及时报告医师。

（3）有皮下积液时，不用太紧张，尽早就医，请专业人员清除皮下积液。

3. 皮瓣坏死的护理

皮瓣坏死主要包括皮瓣颜色发生变化、皮肤弹性消失、皮瓣温度异常、皮瓣脱落等。

（1）患者和家属应准确记录引流量，确保引流管畅通。

（2）包扎胸带时压力适宜，术后应加强营养摄入，提高机体免疫力。

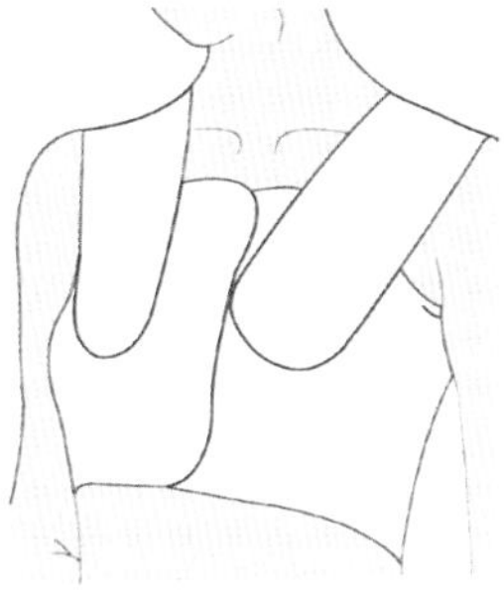

包扎胸带

（3）若发现积液，必须及时联系医师，以免皮下积液进而发展成皮瓣损伤。

（4）在术后前几天，要严密注意引流量，并及时挤压引流管，避免引流管堵塞。

（5）何时拔除引流管应听取医师的意见，避免因过早拔除引流管而引起皮下积液。

4. 患肢水肿的护理

乳腺癌腋下淋巴结清扫术影响了淋巴回流，所以易导致患肢淋巴回流受阻而引起患肢淋巴水肿，临床表现为臂围增大，肩部、手臂、肘部、腕部、手指关节活动受限，上肢、乳房、胸壁肿胀，患肢沉重、僵硬、紧绷感、不灵活、麻木、疼痛、针扎样感觉，疲乏无力，局部发红、皮温升高、皮肤增厚等。

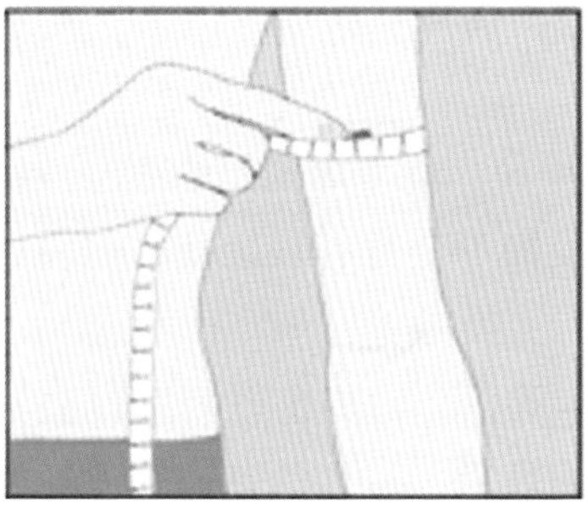

臂围增大

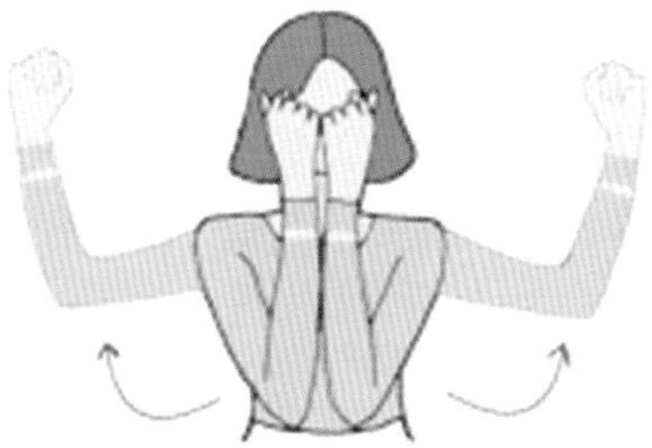

活动受限

淋巴回流受阻引起的淋巴水肿是无法根治的，淋巴水肿在经过及时处理之后能够获得一定程度的改善，但无法恢复到正常状态，通常需要长期甚至终身的康复，因此需要家属的悉心呵护。同时，术后要对患肢进行保护。

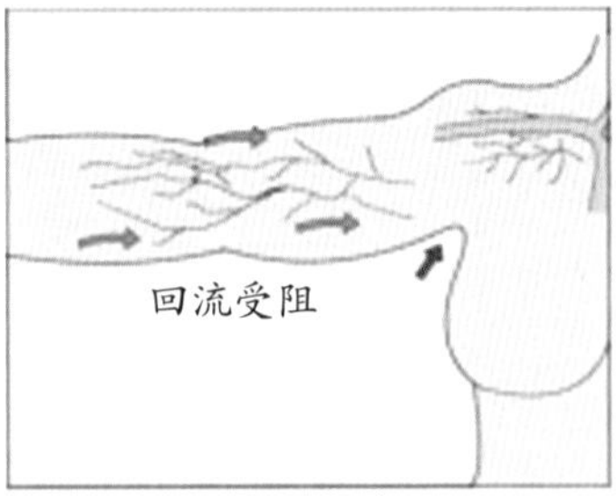

淋巴回流受阻

（1）皮肤清洁。建议使用 pH 值为中性或弱酸性的护肤品和清洗用品，如尿素软膏、绵羊油面霜、婴幼儿清洁护肤用品等，大部分婴幼儿洗护用品都是中性或弱酸性的。

（2）皮肤保护。①保护患肢皮肤避免受到伤害，如烧伤、晒伤、冻伤、挫伤、刺伤、割伤、磕踢、碰伤、骨折、蚊虫叮咬等。患肢表皮出现破损时要及时处理，防止传染。②不宜在患肢开展采血、静脉注射、测血压、针灸、艾灸、推拿、拔罐等作业。

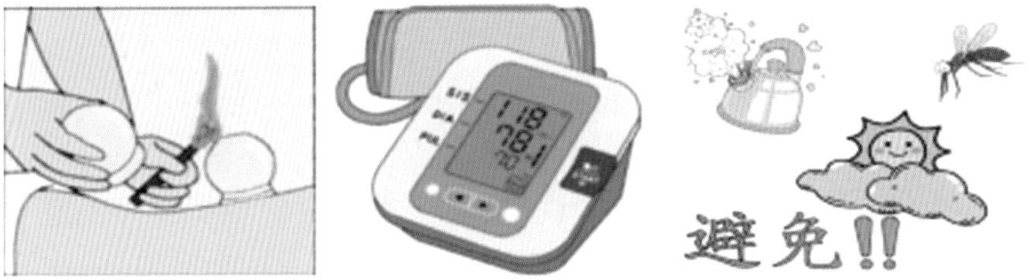

皮肤保护

（3）预防皮肤感染。当患肢出现皮疹、瘙痒、破溃、红肿、疼痛、皮温升高时，应立即就诊。

（4）运动管理。①禁止打球、擦洗、推拉、甩手等剧烈的离心性运动。②可进行散步、慢跑、游泳、太极拳、八段锦等全身有氧运动，但应注意避免过度疲劳。

（5）保持良好的生活方式。①控制体重。②为防止患侧手臂血液循环不畅，避免穿戴过紧的塑身衣裤、有钢托的乳罩、过紧的首饰等。经常活动全身，特别是患侧胳膊，改变身体姿势，防止患肢长期保持在同一姿势或下垂，尤其注意在长途旅行、坐飞机及处于高原地区时应佩戴弹力袖套，必要时使用弹力绷带。③建议避免桑拿、泡温泉、长时间热浴、在冰箱冷冻层取食物、直接接触冷冻产品等冷热刺激，在淋浴及擦洗碗盆时水温低于

41℃，并保证温度不变。

（6）佩戴弹力袖套。针对淋巴水肿的高风险人群，推荐佩戴弹力袖套，在专科护士帮助下选用一级或二级的弹力袖套即可。

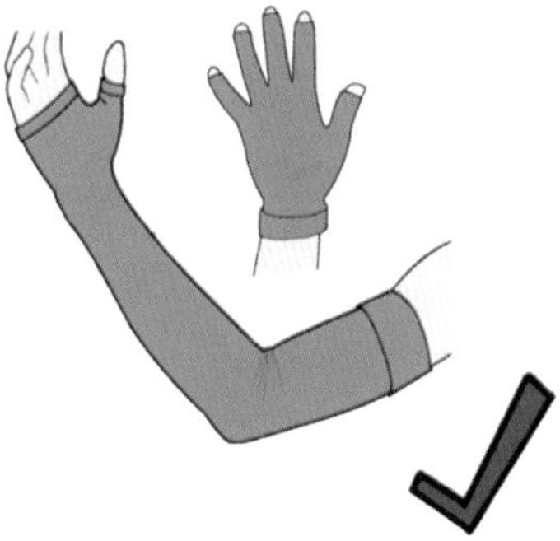

佩戴弹力袖套

佩戴弹力袖套有以下几点注意事项。①弹力袖套建议白天活动时佩戴，安静休息时及夜晚不佩戴，患者乘坐飞机或到高原地区时，更应该佩戴弹力袖套。②穿戴前，要做好皮肤护理，待护肤品完全吸收后，再佩戴弹力袖套。穿戴前，修剪指甲，避免刮损。穿戴时，不可用力拉扯袖套，不要剪去或牵拉织物内突出的线头。③观察穿戴后的症状，包括红疹、发炎、瘙痒、麻木、疼痛等症状，甚至出现心悸、胸闷、气喘、恶心等全身不适症状，出现以上症状，请立即脱下弹力袖套，及时就医。④日常要对弹力袖套进行保养。最好备 2 套弹力袖套轮流使用，使用中性洗涤剂或中性肥皂等清洗，不可用洗衣粉、柔顺剂。清洗时水温小于 40℃，勿干洗。建议手洗，浸泡后清洗，用干毛巾吸干水分，勿用脱水机。置于空气流通处晾干，不可烘干，不可暴晒。弹力袖套每 6 个月需更换 1 次，日常避免硬物损坏，如戒指、手镯或其他配饰。按照以上方法正确使用保养，可适当延长弹力袖套的使用寿命。

5. 腋网综合征的护理

腋网综合征是乳腺癌患者行腋下淋巴结清扫术或前哨淋巴结活组织检查后早期出现的一种临床综合征，主要表现为上肢疼痛，肩部运动时加剧。

（1）家属协助患者进行物理治疗，如热疗、功能训练等。一般于术后第 2 周发现患肢有结节及外展受限等症状，家属可每天协助患者在腋下和手臂内侧热敷，并协助患肢进行功能训练，4~5 周后上述情况即可改善。

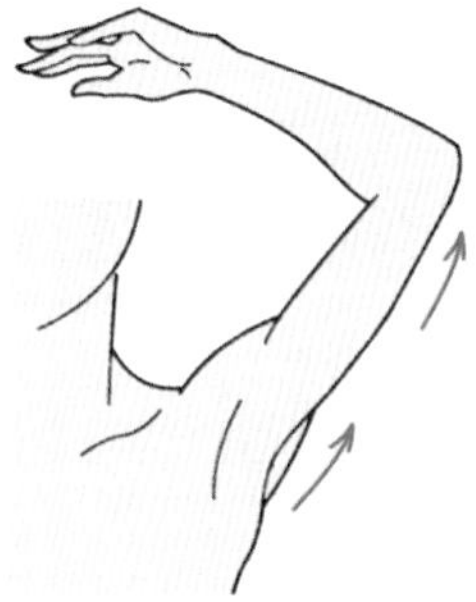

腋网综合征——上抬受限

（2）遵医嘱使用镇痛药、非甾体类抗炎药和血管活性药等，主要目的是对症治疗、缓解疼痛。

二、 放射治疗相关不良反应的护理

放射治疗也是乳腺癌主要的辅助治疗手段之一，可以有效提高乳腺癌治愈率，改善患者生活质量。乳腺癌患者在接受放射治疗时，要放松心态，积极配合治疗。

1. 放射性皮炎的护理

在放射治疗初期皮肤会出现瘙痒、红肿，甚至发生各类日光性皮炎；放射治疗中期可发生皮肤变厚、凹凸不平、颜色深沉，甚至毛孔变粗黑；放射治疗后期在腋窝处，或乳房的褶皱部位可发生脱皮、局部肌肉浮肿，最严重时可发生水疱，继而破溃、糜烂等。

（1）保持皮肤清洁、干燥，尤其是胸部、腋窝的皮肤。保持放射野标记线清晰。

（2）防止摩擦，建议穿着全棉、舒适、温暖衣服，用软毛巾蘸温水后轻柔擦洗，并禁止用毛巾搓皮肤。

（3）照射部位严禁剃毛，如必须要剃毛，建议使用电动剃须刀。照射部位严禁注射，以免肌肤破损造成污染。

（4）辐射区域内不要贴胶布，由于胶布内的氧化锌是重金属物质，可形成第二辐射并增加身体放射治疗反射。

（5）禁止冷热刺激，禁用消毒液、肥皂、沐浴露、化妆品等。

（6）避免风吹日晒，外出要做好局部防晒措施，如戴帽子、打伞等，避免加重局部皮肤反应。

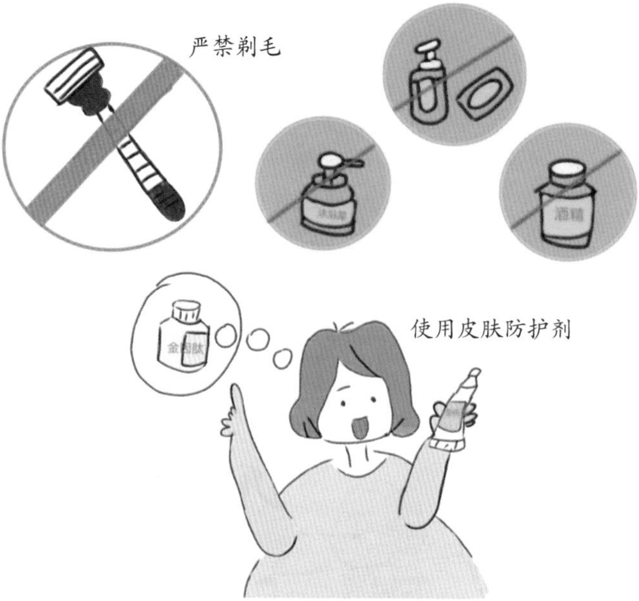

放射性皮炎的护理要点

（7）清淡饮食，加强营养，多补充维生素 C，如菠菜、番茄、猕猴桃、橙子等，促进皮肤修复。避免进食辛辣刺激食物，如辣椒、大蒜等。

（8）局部使用皮肤防护剂，如比亚芬、重组人表皮生长因子等。

2. 放射性食管炎的护理

放射性食管炎通常发生于放射治疗中期及后期，患者可自觉胸骨后不适，喝水及进餐时有烧灼感，严重时甚至会出现吞咽困难等。具体护理要点参见第七章第三节“放射治疗相关不良反应的护理”之“放射性食管炎的护理”。

三、化学治疗相关不良反应的护理

化学治疗是通过全身或局部使用化学药物杀灭肿瘤细胞的一种治疗方法，能有效控制肿瘤生长或杀灭肿瘤。根据临床分期进行术前及术后辅助化学治疗。化学治疗后容易出现恶心、呕吐、腹痛、便秘等不良反应。

1. 恶心、呕吐的护理

（1）化学治疗前选择清淡易消化的饮食，避免油腻、辛辣、高盐等刺激性食物。

（2）化学治疗后 4~6h 内最好不要进食，饭后 2h 内不可平躺，可采取

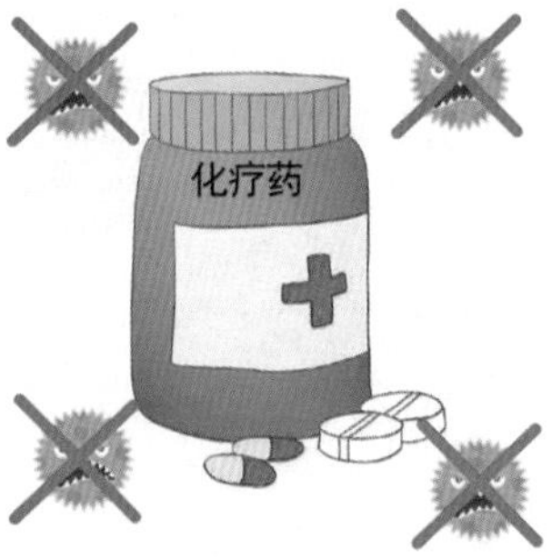

化学治疗

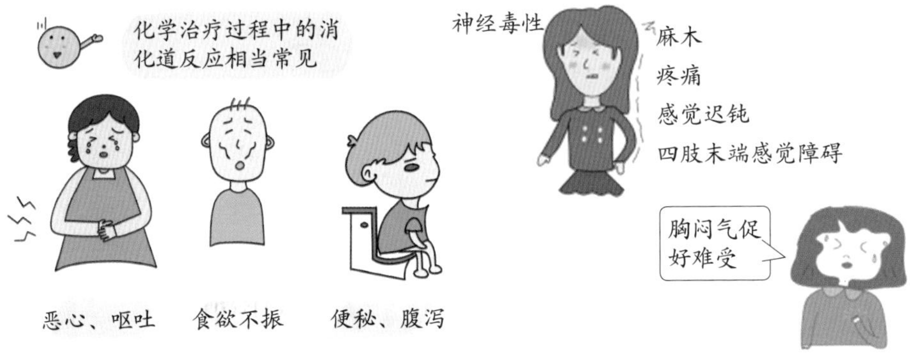
化学治疗过程中的消化道反应相当常见
恶心、呕吐
食欲不振
便秘、腹泻
神经毒性
麻木
疼痛
感觉迟钝
四肢末端感觉障碍
胸闷气促
好难受

化学治疗相关不良反应

坐位或半坐卧位休息。如果发生呕吐，可在呕吐的间歇期进食，可选择营养丰富的流质或半流质饮食。

（3）少量多餐，细嚼慢咽，多饮水，多进食新鲜水果、蔬菜。

（4）自觉恶心的时候，可以试着深呼吸来缓解不适。

（5）建议在不感到恶心和呕吐时进食喜欢的食物。避免具有特殊气味的物品，如香烟、香水等，以免影响食欲。

（6）化学治疗时，口服药需遵医嘱按时服用，温开水送服，禁止使用饮料或茶水送服，以免降低药效或产生副作用。

2. 腹泻的护理

（1）饮食中适当添加含果胶的食物，如香蕉、鳄梨、甜菜、削皮的苹果等。果胶是一种天然的纤维素，它可减轻腹泻。

（2）进食少渣、低脂肪、精细、富含钾的食物，如香蕉、米饭、削皮的苹果、干面包等。

（3）避免吃刺激胃肠道的食物，如全麦食品、坚果、玉米、油腻的糕点、生鲜蔬菜等。避免进食含酒精、咖啡因的食物，避免吸烟。

（4）若有乳糖不耐受症，则避免食用牛奶及奶制品。

（5）注意保护肛周皮肤。

3. 便秘的护理

（1）增加液体的摄入量，若无禁忌证每日饮水量可达 2000ml 左右，尝试在排便前饮用温水刺激肠道活动。

（2）在饮食中增加纤维素，如麦麸、玉米、葡萄干、枣、蔬菜、水果和全谷物等。

（3）避免饮用咖啡、茶、葡萄柚汁等利尿饮料。

（4）鼓励规律锻炼，促进胃肠道蠕动。

（5）建立排便计划，每天定时排便。

（6）遵医嘱合理使用开塞露。

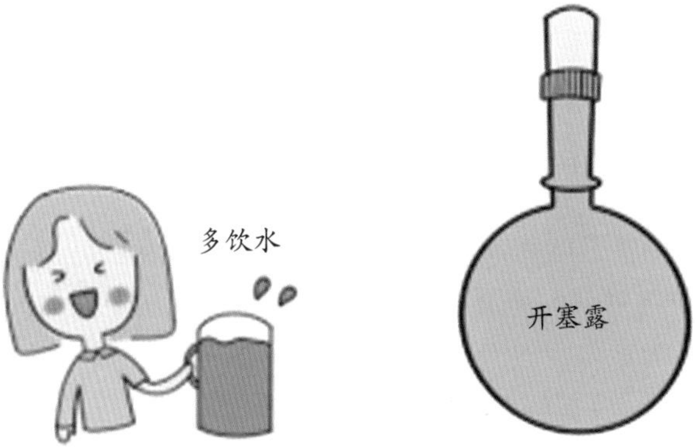

便秘的护理要点

4. 心脏毒性的护理

（1）化学治疗前后行心电图检查，评估心脏功能。

（2）注重基础疾病的管理。例如，将血压控制在正常范围内。

（3）遵医嘱使用右丙亚胺等预防或减轻化学治疗药物所致的心脏毒性反应。

（4）戒烟酒，避免烟酒刺激心肌细胞。规律锻炼、保持合适的体重和营养饮食。

（5）建议每年体检，严格按医生要求复查心脏功能，终身随访。

5. 出血性膀胱炎的护理

（1）遵医嘱使用美司钠等药物，预防出血性膀胱炎。

（2）多饮水，保持每天尿量在 3000ml 左右，清醒时至少每 2h 排 1 次尿，睡前排尿，以免夜尿影响睡眠。

（3）鼓励食用冬瓜汤、丝瓜汤、西瓜、淡茶水等利尿食物。

（4）避免一次性摄入大量白开水，建议合理安排全天液体摄入量及种类，包括温水、汤汁、果汁等。

6. 手足综合征的护理

手足综合征是一系列化学治疗药物累积引起的皮肤不良反应，主要表现为手足皮肤红肿、触痛。目前手足综合征在临床上尚未有疗效确切的治疗药物。

（1）建议日常穿宽松的鞋子、袜子和手套，避免频繁摩擦受累皮肤。

（2）保持皮肤的湿润，避免挠、抓、撕皮等。

（3）避免饮酒、暴晒、冷热刺激、创伤等。

（4）避免接触刺激性用品，如肥皂、洗衣粉、强酸、强碱、洗洁精等。

（5）建议患者睡觉时使用枕头抬高四肢，促进静脉回流。

7. 骨髓抑制的护理

（1）白细胞低下时患者有感染的风险。①需增加营养，加强休息，减少人员聚集，减少探视。②保持病房空气流通，必要时戴口罩。③注意饮食安全，避免食用未煮熟的肉类、海鲜、蛋类及未洗净的水果、蔬菜。④勤洗手，做好个人卫生，保持口腔、会阴等清洁，预防感冒。

（2）血小板低下时患者有出血的风险。①减少活动，避免外伤，如碰伤、撞伤、刮伤、刺伤、磕伤等。②保持环境安全，避免跌倒、坠床。③保持皮肤、黏膜完整性。④定期检查血常规。

8. 脱发的护理

脱发也是化学治疗常见的不良反应之一。

（1）为防止毛发到处脱落可选择剃去头发，并佩戴假发、帽子或头巾。

（2）饮食上选择富含氨基酸和复合维生素的食物，多梳头促进头皮血液循环，促进头发生长。

（3）建议使用不含洗涤剂、薄荷醇、水杨酸、酒精及浓香精等刺激成分的洗发水。

（4）病友间互相分享化学治疗后脱发的应对方法及采取措施后的自我感受，积极树立应对脱发的信心。

（5）按摩头部穴位。

四、 靶向治疗相关不良反应的护理

乳腺癌的分子靶向治疗，是将乳腺癌细胞本身高表达或正常细胞中不表达，甚至低表达的某些基因及基因中的低表达产物（如蛋白质等）作为治疗药物的作用靶位，大范围地控制或杀灭癌症细胞，从而对正常细胞影响相对小的治疗手段。

但同时还存在很多副作用，在消化吸收体系层面则会产生厌食、便秘、消化不良、胃肠胀气等现象；在精神神经系统层面则会产生焦虑、抑郁、眩晕、失眠、异常嗜睡等现象；呼吸系统也会出现类似哮喘、咳嗽增多、呼吸困难、鼻出血、胸腔积液、咽炎等。

1. 过敏反应的护理

全身性过敏反应是最常见的不良反应之一，大多出现在第一次滴注后30~120min 内，主要表现为高热、寒战和皮疹等。

（1）发热和寒战的护理。①患者必须遵医嘱使用抗过敏药，其间要注意监测体温。②低热和中热的患者，可通过改变环境、服装、被褥厚薄以降低体温，从而提高舒适度；高热患者，注意保持口腔清洁，必要时可遵医嘱使用药物降温。③多休息，降低能量消耗，促进机体康复。④加强营养。

（2）皮疹的护理。皮疹一般发生在治疗 2 周以后，多见于头皮、脸部、颈部和胸背部等。患者遵医嘱应用曲妥珠单抗。

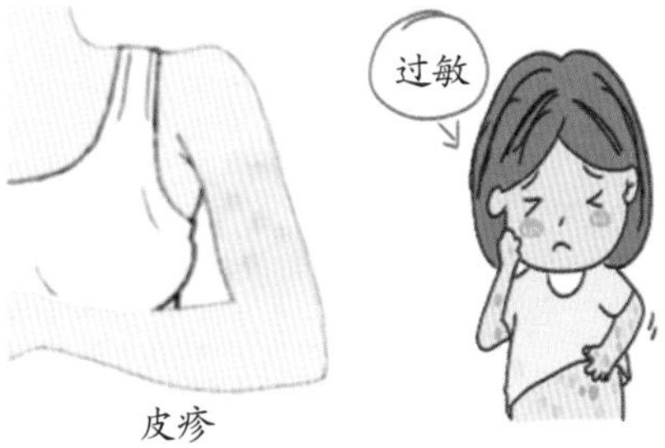

过敏反应

2. 恶心、呕吐、腹泻的护理

（1）出现恶心，呕吐时，大部分患者可通过调整饮食以减轻不良反应。

进餐前 1h 和进餐后 2h 后服药，防止药品与食品一起服用。饮食宜清淡，营养丰富，少量多餐。

（2）腹泻患者，必须遵医嘱服用止泻药。选择清淡的流质或半流质饮食，拒绝进食生冷，油腻和无法消化吸收的食物。保证衣服、被褥整洁干燥。腹泻严重时，患者可喝糖盐水。大便后用温水冲洗肛门，保持肛门清洗干燥。

五、内分泌治疗相关不良反应的护理

1. 骨质疏松的护理

（1）戒烟限酒，避免过量饮用咖啡、碳酸饮料。

（2）选择富含钙质和维生素 D 的均衡饮食，如海带、紫菜、虾皮、蛋、奶及奶制品、大豆及豆制品、海鱼、猪肝等，推荐每天摄入牛奶 300ml 左右。

（3）充足日照。

（4）规律运动。

（5）预防跌倒，加强自身保护措施，如穿合脚防滑的鞋、避免地板湿滑、清除过道障碍物、活动时保证充足的光线等。

2. 关节疼痛的护理

（1）戒烟限酒，控制体重。

（2）对疼痛的关节区域进行温热敷。

（3）根据自身情况进行适度运动及功能锻炼，长期的功能锻炼有助于改善患者的关节功能，同时提高生活质量。

（4）如果关节持续疼痛，可遵医嘱使用镇痛药。

（5）预防跌倒，警惕病理性骨折的发生。

3. 潮热、盗汗的护理

（1）避免辛辣食物、酒精和咖啡等。

（2）分层穿衣，便于燥热前后随时增减衣物。

（3）多喝温水或果汁，如梨汁、苹果汁、甘蔗汁等。

（4）睡在通风、凉爽的房间，使用透气的床单。

第四节

乳腺癌的饮食管理

乳腺癌饮食管理原则：选择富含蛋白质、维生素的食物，促进机体体力早日恢复，促使创面愈合，让机体能够耐受术后辅助治疗。

一、术后的饮食管理

（1）选择扶正食物。建议以猪肉为主，少吃羊肉、牛肉。建议吃农家散养的鸭。建议服用西洋参、白参，但不宜服用红参。

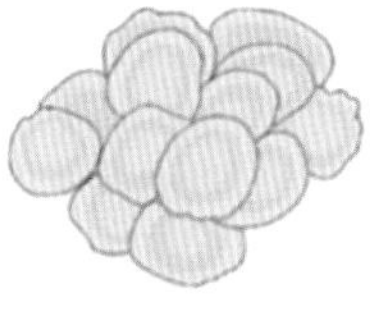

西洋参

红参

（2）避开需忌口的食物。忌食油腻、腌制、熏制、霉变食物等。忌食含雌激素、生长激素的食物，如蜂王浆、蜂胶、雪蛤、鸡皮、反季节水果及蔬菜等。忌吸烟、饮酒。

二、化学治疗期间的饮食管理

化学治疗药物在杀死肿瘤细胞时会损伤正常细胞，患者常感觉没胃口，生活质量受到影响。针对患者不同症状，有不同的饮食原则。

1. 食欲不佳

宜少食多餐，在每天食欲最好的时段多吃一些，也可以用一些酸性食品来开胃。

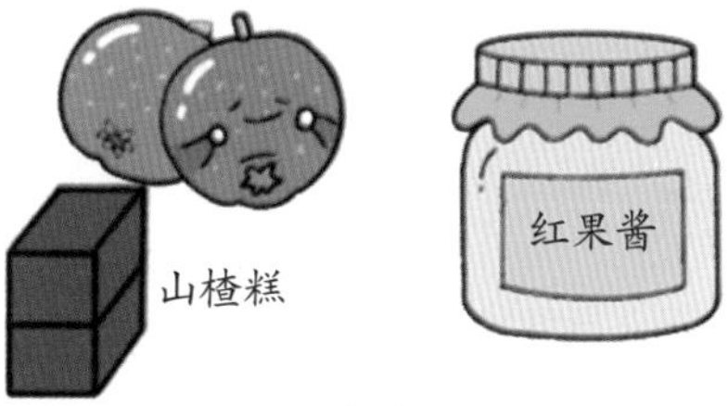

酸性食物

2. 恶心呕吐

（1）在饮食上需做到五忌和四要。五忌：①忌甜、腻、辣、炸、烤的食物。②忌饮酒或含酒精类饮料。③忌有强烈气味的食物，如臭豆腐、榴莲等。④忌香蕉、核桃等。⑤忌餐后立即躺下，以免食物反流引起呕吐。四要：一要少食多餐，每天可食5~6餐。二要在餐前吃点饼干等干而温和的食物。三要限制餐前餐后1h的饮水量。四要适当增加富含色氨酸的食物，如糯米、乌贼。

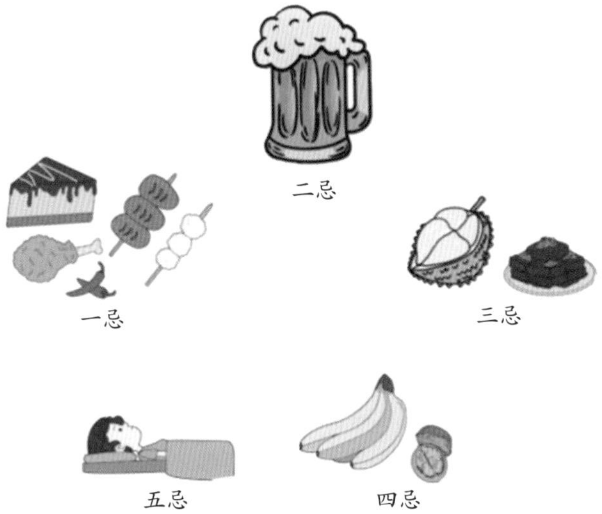

五忌食物

（2）化学治疗当天，提前0.5h吃早餐，并将晚餐时间适当推迟，避免过量饮食导致的饱胀感。

（3）静脉化学治疗在饭后3h进行，可有效减轻因化学治疗引起的胃肠道反应。

（4）补充身体所需水分，并经常漱口。

（5）出现呕吐症状时，选择流质饮食，如小米汤、稀面条，短时间内不食肉、蛋或奶等，避免刺激胃肠道；可嚼服煨姜，舌苔浮腻者可用生姜片轻擦舌面。

三、康复期的饮食管理

在这一阶段，患者的身体机能，包括胃肠功能都差不多或恢复到正常水平，可以正常饮食。没有特别忌口的食物，但要避免会与药物反应的食物（如西柚）、富含雌激素的食物或保健品。参考中国居民平衡膳食宝塔选择饮食，坚持多元、均衡饮食。

（1）主食品种选择。主食的品种应更加丰富，推荐食用完整的谷类，尽量避免精细加工和过度加工的食物。谷类含有的碳水化合物会缓慢释放，有利于维持胰岛素的稳定，同时粗加工的谷类含有大量的有利于人体健康的维生素。同时建议合理配餐，可在提供碳水化合物的同时提供更加优质的蛋白质。

（2）蔬菜水果的营养配比。蔬菜、水果不但含有大量维生素 C、维生素 E 等，同时含有大量植物化学物，包括类胡萝卜素、花青素、生物类黄酮、叶黄素、番茄红素、植物性雌激素、姜黄素等，这些都是非常好的抗氧化剂，能稳定机体的激素水平。建议餐餐有蔬菜，天天有水果。保证每天摄入不少于 300g 的新鲜蔬菜，深色蔬菜应占 1/2；保证每天摄入 200~350g 的新鲜水果，果汁不能代替鲜果。

（3）油脂的选择。推荐摄入富含单不饱和脂肪酸、n–3 多不饱和脂肪酸、n–6 多不饱和脂肪酸的食物，能抗氧化、维持正常的细胞膜功能等。这类食物主要来源于种子和鱼类。

（4）摄入充足蛋白质。

第五节

乳腺癌的康复锻炼

乳腺癌是女性最常见的恶性肿瘤，随着乳腺癌诊疗技术的不断提升，乳腺癌的治愈率逐年增高，生存期明显延长，许多患者会以慢性病的形态长期生存。因此，乳腺癌的康复成为影响患者生活质量的一大挑战，而良好康复有望让患者重获新生，重新绽放生命，延续美丽。

术后开展科学规范的乳腺健康训练操，目的是提高患肢血液、淋巴液回流，降低了瘢痕挛缩的出现，促进肩关节活动度的增加，从而提高患者日常生活的自理能力。

一、 术后第一天至引流管拔除前的锻炼

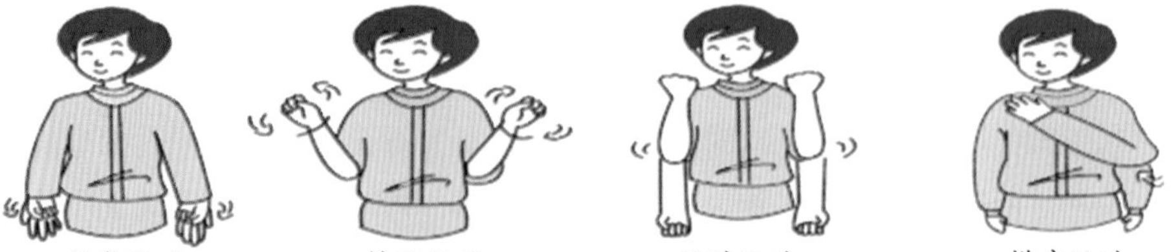

握拳运动　转腕运动　屈肘运动　摸肩运动

拔管前锻炼

二、 拔除引流管后的居家锻炼

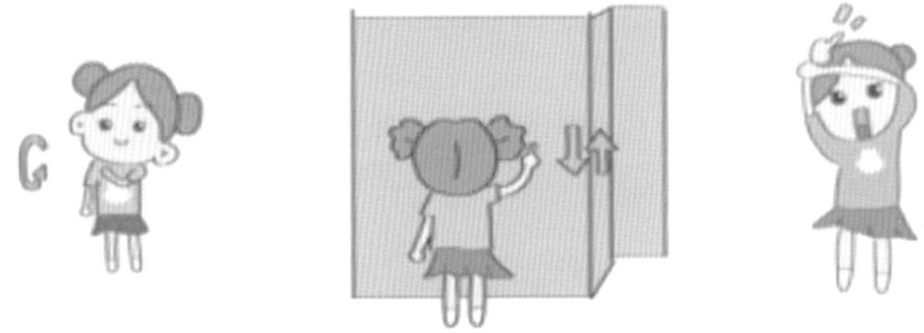

松肩运动　爬墙运动　拉伸运动

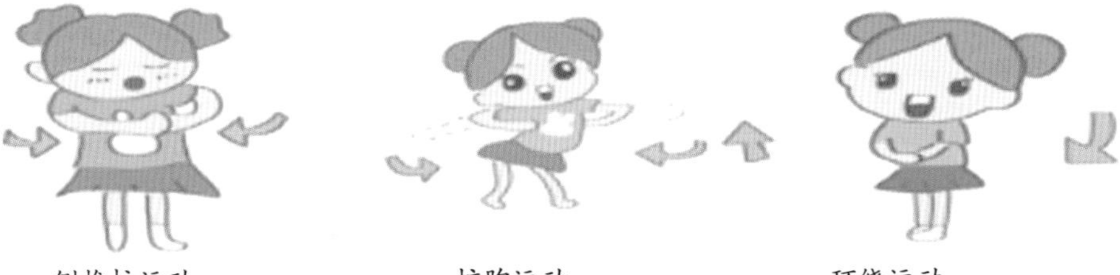

侧推拉运动　扩胸运动　环绕运动

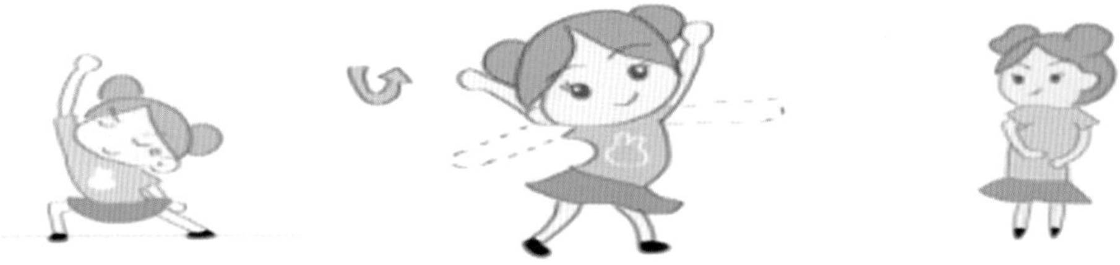

伸臂运动　侧面环绕运动　后伸运动

拔管后锻炼

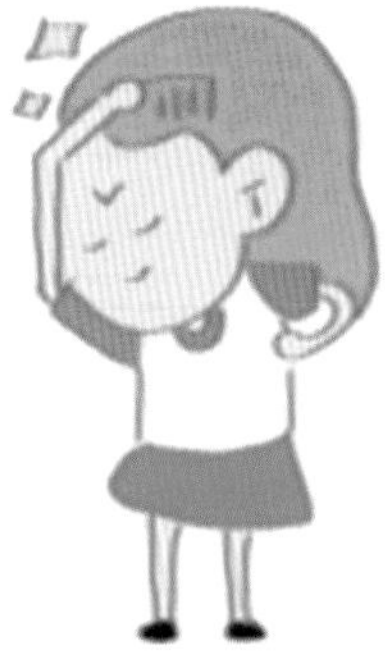

梳头运动

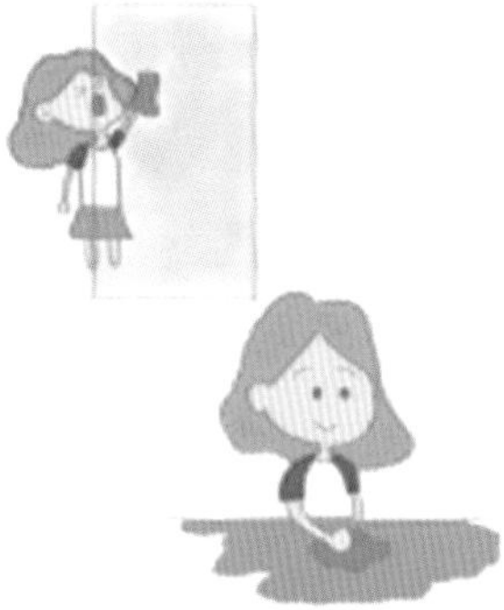

擦桌、擦窗运动

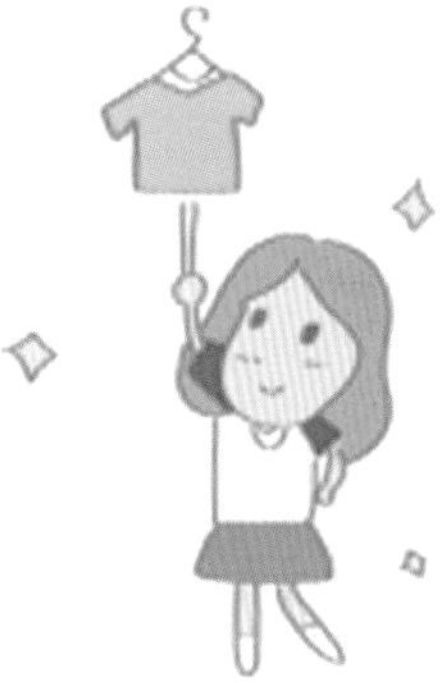

晒衣服运动

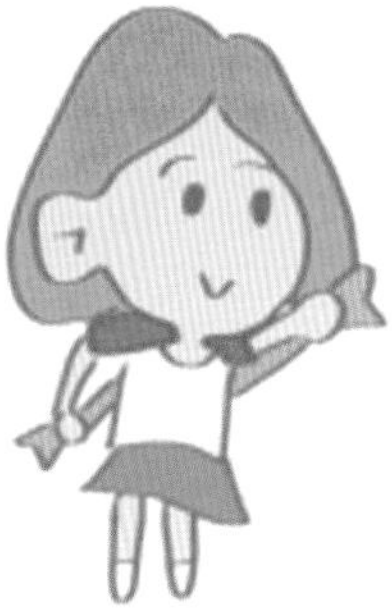

搓澡运动

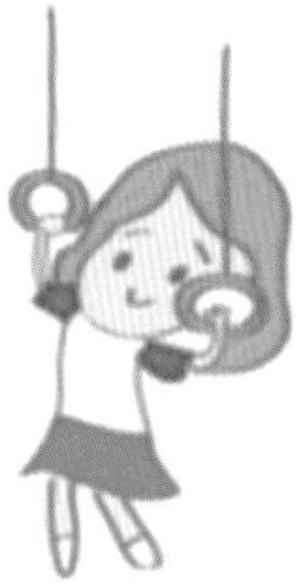

吊环运动

居家锻炼

小贴士

1. 乳腺癌术后随访有什么注意事项

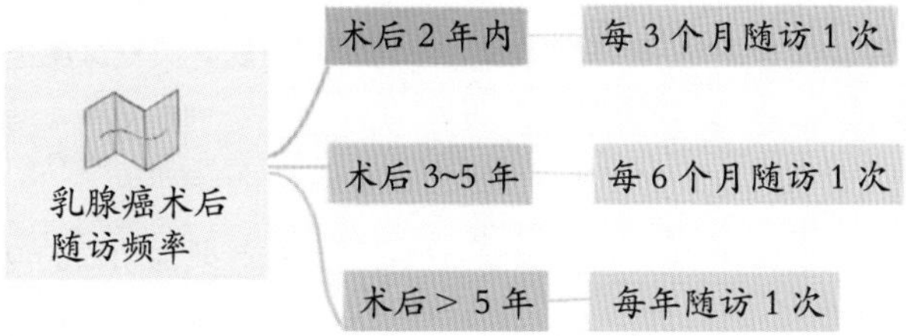
乳腺癌术后
随访频率
术后 2 年内
每 3 个月随访 1 次
术后 3~5 年
每 6 个月随访 1 次
术后 > 5 年
每年随访 1 次

乳腺癌术后随访频率

2. 乳腺癌患者的生育时机及注意事项

目前没有相关证据证明生育会降低乳腺癌患者的预后。生育时机需考虑患者疾病复发的风险和治疗对后代的影响等因素。

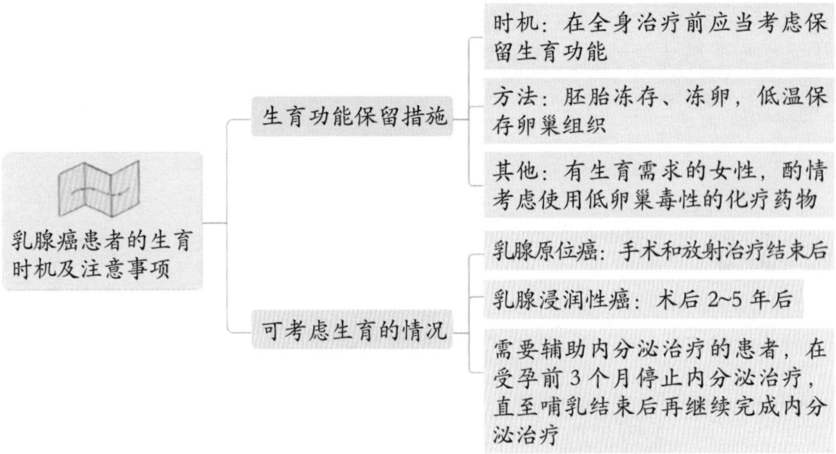

乳腺癌患者生育时机及注意事项

3. 乳腺彩超和 X 线应该怎么选

乳腺彩超和 X 线均是乳腺检查的主要手段。乳房的结构特点是脂肪中分布着很多腺体，中国年轻女性多为致密型腺体。乳腺 X 线能够发现原位癌，但难以穿透致密型腺体，所以40岁以下女性更建议做彩超筛查。40~44岁女性推荐先做彩超，若结果为阳性再做乳腺 X 线。45岁以上女性则推荐乳腺 X 线联合彩超的检查。

4. 乳腺 X 线会有辐射吗

乳腺 X 线虽然是一种 X 线照射，但照在乳房上的剂量较小，获益高于风险。

5. 什么是义乳？为什么要佩戴义乳

义乳又称假乳房，用于替换真乳房的外置人造乳房，通常在乳房切除术后临时或长期使用。义乳的重量、手感均与真乳房相似，可帮助失乳女性重塑自信、改善术后生活质量，同时维持美观。

患者一侧乳房切除后，身体两侧重量失衡，长此以往可能会引起脊柱侧弯、含胸驼背、高低肩、肩部疼痛、胸壁紧绷等一系列问题。佩戴义乳不仅可以防止患者出现上述问题，还能保护胸腔和肋骨。

6. 什么时候佩戴义乳合适

乳腺癌切除术后2~8周内，使用脱脂棉花、丝袜等质地柔软的材质，自制一个与健康侧乳房形状相似的假乳，或使用棉质的义乳和康复胸衣，但要求选择的义乳质地要轻、透气性好的棉质义乳。尽可能将术侧胸部修饰成和手术前一样。术后约八周，切口愈合，经医生复查批准后，才能开始使用合适的外置义乳，还需要配合专业的义乳文胸。两侧乳房重量不均，会影响身体的姿势。所以，应该选择佩戴重量适宜的义乳及尺寸适当的义乳胸罩，佩戴义乳是最容易恢复女性乳房轮廓的方式，会使患者感到更加舒服，也更为自信。

7. 如何选择合适的义乳呢

选购义乳时主要依据义乳的材质和自身手术情况挑选适合的义乳，要注意义乳的大小、尺寸、形状等方面。接下来以硅胶义乳为例，列举几款不同形状的义乳。

（1）凹底三角形。适合单纯乳房切除，腋下、淋巴、锁骨部位清扫面积少的患者。

（2）螺旋型。适合腋下、锁骨处切除较深的患者。

（3）加长型。适合乳房切除至腋下，锁骨部位大面积清扫的患者。

（4）水滴型。适合乳腺切除、乳房横切和腋下部位做淋巴清扫的患者。

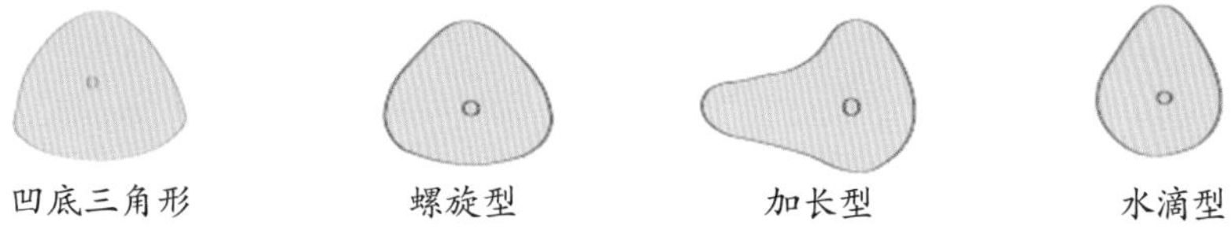

各种形态的义乳

8. 如何正确保养义乳

在平时佩戴过程中，要注意不能用尖指甲戳破义乳膜，也不能去揭或撕义乳上的薄膜。切勿用力挤压或揉搓义乳。义乳不能放在阳光下暴晒或存放在温度较高的地方。清洁义乳时，不要使用化学洗涤剂，应使用清水清洗，用软布擦干即可。义乳使用完毕后及时收好并平放在义乳盒子里，以免变形，建议采用专门配套的义乳文胸和保护套，能够更良好地保护义乳。义乳出现破损时，应立即用透明胶布封贴破口部位。

义乳收纳包

参考文献

[1] 中华人民共和国国家卫生健康委员会 . 乳腺癌诊疗指南（2022 年版）[J]. 中国合理用药探索，2022，19（10）：1-26.

[2] 王英哲，殷咏梅，江泽飞 .2023 年 CSCO《乳腺癌诊疗指南》更新要点解读 [J]. 中国肿瘤外科杂志，2023，15（3）：209-218.

[3] 孙正魁，江泽飞 .2022 版《中国临床肿瘤学会乳腺癌诊疗指南》更新解读 [J]. 中国肿瘤外科杂志，2022，14（3）：212-218.

[4] 李健斌，江泽飞 . 2021 年中国临床肿瘤学会乳腺癌诊疗指南更新要点解读 [J]. 中华医学杂志，2021，24：1835-1838.

[5] 张剑，李恒宇 . 早期乳腺癌女性患者的骨健康管理中国专家共识（2022 年版）[J]. 中国癌症杂志，2022，32（3）：274-286.

第十章 肝癌家庭护理和康复

第一节 认识肝癌

肝癌是指肝脏的恶性肿瘤，常分为原发性肝癌、转移性肝癌两大类。原发性肝癌（primary hepatic carcinoma，PHC）主要分为肝细胞癌和肝内胆管癌，起源于肝细胞和肝内胆管上皮细胞。转移性肝癌，是指除肝脏外的脏器肿瘤细胞经血液、淋巴循环转移到肝脏，定植长大形成的肿瘤，最常见的转移性肝癌是大肠癌肝转移。

肝癌发病率、致死率高，且我国是肝癌大国。世界卫生组织预计，若不采取紧急行动提高肝癌治疗的可及性，在2015~2030年中国约有1000万人死于肝硬化和肝癌。认识肝癌、防治肝癌，迫在眉睫。

一、肝癌的症状

肝脏被称为“沉默的脏器”，肝癌早期阶段没有特殊的表现，起病也相对隐匿，只有少数患者出现上腹部胀痛、食欲下降、精神疲乏等，小部分患者还出现肝脏轻度肿大等。出现临床问题时一般已发展至中晚期了。

（1）肝区疼痛。主要表现为右上腹或中上腹部持续性的胀痛或钝痛，这种痛感可能放射到肩部、腰部等，在夜间或是劳累后加剧。

（2）黄疸。分为梗阻性黄疸（多见）和肝细胞性黄疸。

（3）肝大。肝脏质地变坚硬，表面凹凸不平，边缘钝，可伴有压痛。

（4）肝硬化征象，如腹水、消化道出血、脾大、肝掌、蜘蛛痣等。

（5）全身表现，如发热、消瘦、疲乏、纳差及肺、骨、颅内、胸腔等转移。

（6）伴癌综合征。包括红细胞增多症、自发性低血糖、高脂血症、高钙血症、类癌综合征等。

黄疸

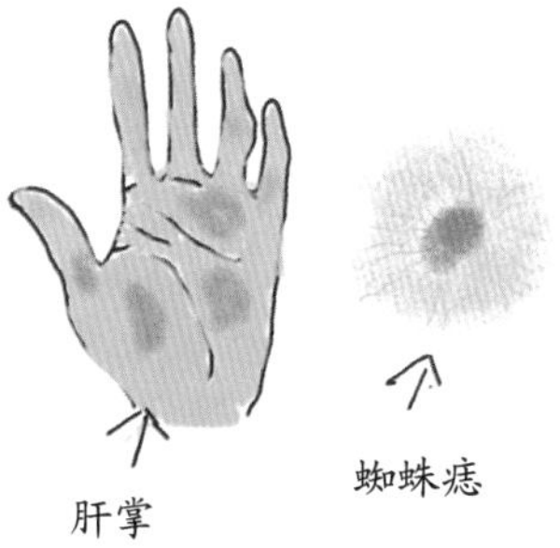

肝掌、蜘蛛痣

肝癌的症状

二、 肝癌的致病因素

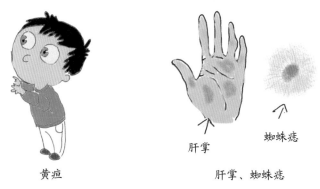

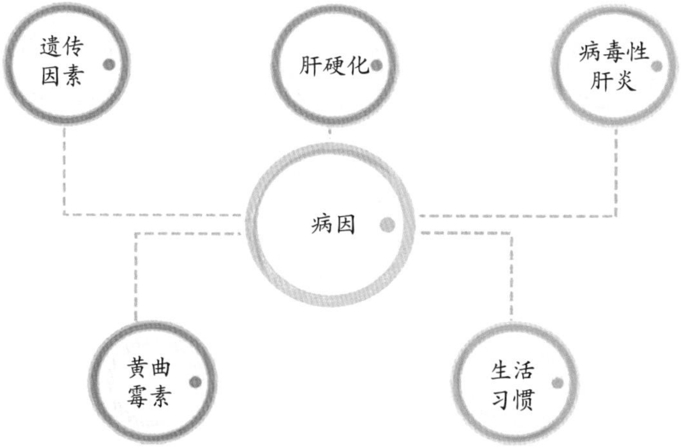

肝癌的致病因素

- 肝癌呈家族聚集现象
- 50%~90% 原发性肝癌合并有肝硬化
- 在我国，乙型肝炎病毒感染是肝癌最主要的致病因素
- 饮水污染、长时间吸烟或酗酒、长期接触化学物质、寄生虫感染、肥胖、高血糖和药物损伤肝脏
- 肝癌三部曲：肝细胞炎症—肝硬化—肝细胞癌

肝癌的特点

三、 肝癌的高危人群

（1）长期酗酒者。

（2）长期食用被黄曲霉毒素污染的食物。

（3）非酒精性脂肪性肝炎患者、肝硬化患者。

（4）乙型肝炎病毒、丙型肝炎病毒感染者。

（5）有肝癌家族史者。

第二节

早诊早治，远离肝癌

早发现、早诊断、早治疗，这是提高肝癌患者预后的关键。我国针对肝癌的防控主要施行三级预防体系。

一、 如何预防肝癌

一级预防即病因预防，尽可能减少或消除肝癌发生的致病因素，从根本上降低肝癌的发生率。

（1）控制肝炎病毒感染、抗病毒治疗。在我国，大多数肝癌是由病毒性肝炎引起，尤其是乙型病毒性肝炎。没有染上乙肝病毒的人应尽早打乙肝疫苗。如果已明确为肝炎病毒携带者，就需要定期监测肝炎病毒的复制情况，并实施抗病毒治疗。另外，要切断传播途径，如母婴阻断等。

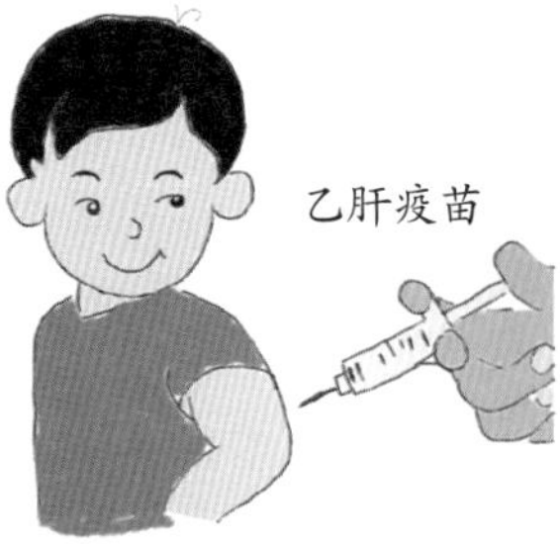

接种乙肝疫苗

（2）安全输血。安全输血可以有效避免丙型肝炎病毒的播散。

（3）避免酗酒、吸烟。酗酒可引起酒精性肝硬化、酒精性肝炎，因此应戒酒。抽烟者应该尽量戒烟，不抽烟者也应该减少被动吸烟。

（4）不接触致癌物质。避免进食容易霉变的谷物、坚果，如花生、玉米等；

避免饮用污染的水，家用的饮水机和桶装水应当避免太阳光线的直射，以免促进绿藻生长，并且桶装水不能长期存放；避免厨房竹、木制餐具的霉变，如菜板、筷子、碗具等，都要干燥贮藏。

（5）改变不良的生活方式。好睡眠才是护肝的良药，不熬夜，早睡早起，规律作息；肥胖者要加强运动，保持健康的体重；糖尿病患者应遵医嘱合理用药，控制饮食及加强体育锻炼等来严格控制血糖。

（6）日常生活中要做好防护。抵制不良性行为，抵制吸毒等；不与他人共用牙刷、剃须刀等，不到不正规的医疗机构打耳洞、文身、拔牙。

二、 肝癌的检查

要对肝癌高危人群及时开展筛查与检测，实现肝癌的早发现、早诊断和早治疗。早期筛查的主要手段有实验室检查（如甲胎蛋白、异常凝血酶原等）和肝脏超声检查。若肝脏超声和甲胎蛋白筛查有异常，则需要进一步行动态增强 CT 和 MRI。

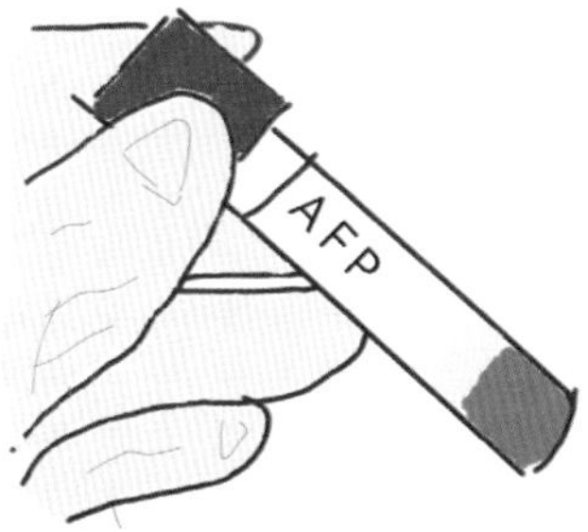

甲胎蛋白

肝癌风险人群分为 4 类：低危人群、中危人群、高危人群、极高危人群。

低危人群	年龄≤ 30 岁，各种原因导致的慢性肝病（早期及稳定期）包括慢性非活动性乙型肝炎，单纯性脂肪肝等
中危人群	年龄＞ 30 岁的慢性乙型肝炎、慢性丙型肝炎、非酒精性脂肪肝、酒精性肝炎、自身免疫性肝炎、原发性胆汁性胆管炎等慢性肝病活动期的患者
高危人群	各种原因导致的肝硬化；年龄≥ 30 岁的慢性乙型肝炎患者，有肝癌家族史，长期酗酒、吸烟，有明确接触致癌毒物史，合并糖尿病或肥胖
极高危人群	影像学检查发现肝内疑似癌前病变或非典型占位性病变；实验室检查异常；影像学或病理学证实肝脏有异型增生结节

肝癌的风险人群

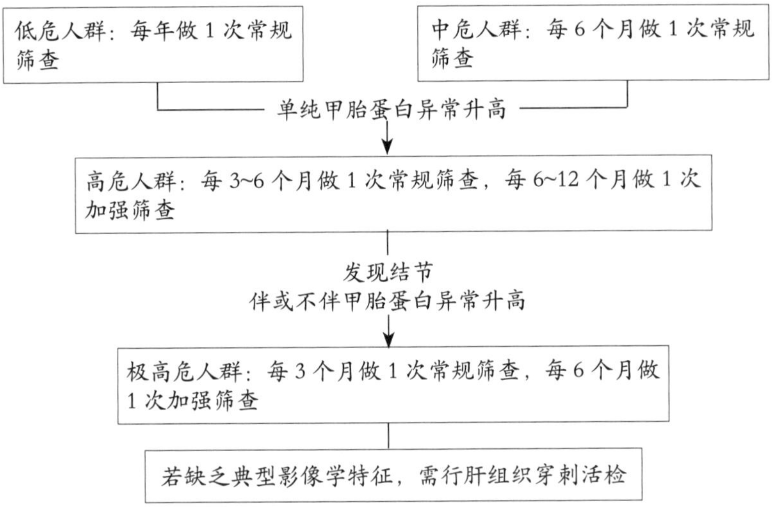

筛查流程图

常规筛查即肝脏超声联合甲胎蛋白，加强筛查即肝脏磁共振、CT。监测过程中若发现肝脏有结节，需加强筛查。影像学检查不能确定结节性质者，可考虑在影像引导下行肝组织穿刺活检。

三、 如何治疗肝癌

肝癌患者接受综合个体化治疗，目的是改善治疗效果，最大限度延长患者的生命。早期首选手术切除，中晚期选择综合治疗。无法选择手术治疗的患者，医生针对患者的情况选用不同的方法，包括介入治疗、化学治疗、放射治疗、分子靶向治疗、免疫治疗、中医中药调理等。

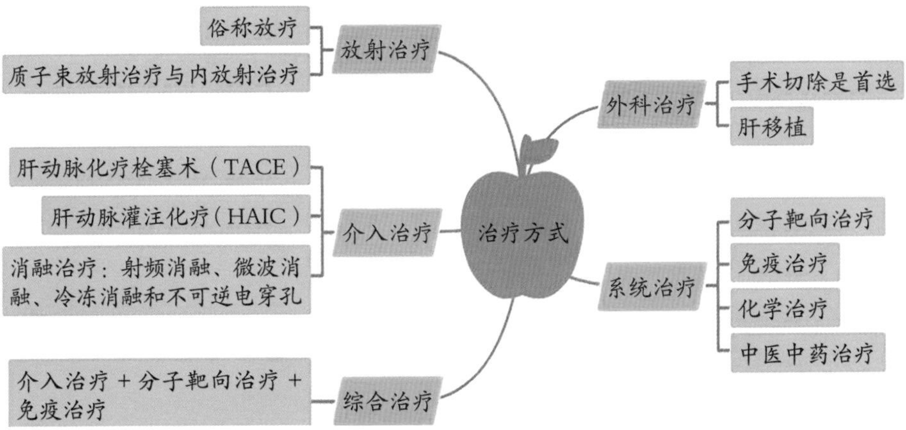

肝癌治疗方式

第三节

做好肝癌的家庭护理

一、 靶向治疗、免疫治疗相关不良反应的护理

1. 皮疹的护理

皮疹分类如表 10-3-1 所示。

表 10-3-1 皮疹分类

分类	皮疹范围	表现
轻度皮疹	局限于头面和上躯干部	几乎无主观症状，对日常生活无影响，无继发感染
中度皮疹	范围比较广泛	主观症状轻，对日常生活有轻微的影响，无继发感染
重度皮疹	范围广泛	主观症状严重，对日常生活影响较大，有继发感染的可能。可遵医嘱酌情考虑减量或推迟治疗

（1）日常涂抹不含酒精的润肤乳液，做好防晒，修剪指甲，不抓挠皮肤。

（2）轻度、中度皮疹通常不需要改变药物剂量，可局部使用 1% 或 2.5% 氢化可的松软膏、红霉素软膏及 1% 克林霉素软膏。

（3）皮肤干燥并伴有瘙痒时，可涂抹炉甘石洗剂。

（4）如果无明显好转，甚至情况加重、恶化，应寻求医生的帮助。

2. 腹泻的护理

腹泻通常出现在注射免疫药物 2~3 周内。肝癌引起的腹泻还与门静脉高压、栓塞有关。

（1）清淡饮食，忌辛辣、油腻的食物。

（2）首次发生腹泻，立即进行对症治疗，最常见的方法是口服泻特灵和易蒙停。

（3）经对症治疗后症状仍不能缓解，应尽快就诊。

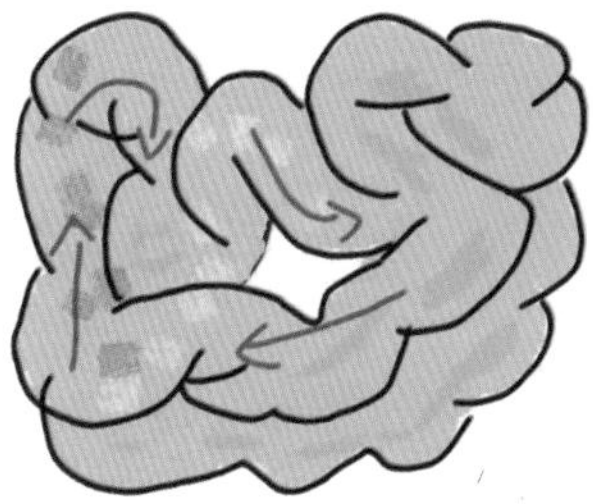

腹泻

3. 口腔黏膜炎的护理

世界卫生组织将口腔黏膜炎分为 4 个等级，如表 10-3-2 所示。

表 10-3-2　口腔黏膜炎分级

等级	症状
0 级	无症状
1 级	疼痛，伴或不伴有红斑
2 级	红斑、溃疡、能进食固体食物
3 级	溃疡，只能进食流质食物
4 级	无法进食

（1）每天检查口腔，可用盐水漱口，保持口腔干净和湿润。

（2）饭后、睡前用细软毛牙刷刷牙，防止牙龈出血，并经常更换牙刷。

（3）摄食软、少渣的食物，尽量少吃酸、烫、辛辣食物，忌烟酒。

（4）伴有疼痛者，可遵医嘱使用黏膜保护剂、镇痛药。

4. 高血压的护理

除靶向药物的作用外，患者精神紧张、心理活动增加，也是导致血压升高的原因。

（1）坚持每天测量血压。

（2）遵医嘱使用抗高血压药，建立良好的生活模式（戒烟酒，控制高热量食物的摄入，少盐少油，适量运动，保持心态平和）。

（3）出现头痛、眩晕、烦躁、恶心、呕吐、心悸、视力模糊，应及时就诊。

（4）多数情况下，即使血压升高，在使用抗高血压药控制血压的基础上，可继续服用靶向药物。如果使用抗高血压药无法控制血压，请遵医嘱减量或暂停服用靶向药物，待血压稳定后再继续服用，不可自行停药或减量。

二、介入治疗、化学治疗相关不良反应的护理

1. 恶心、呕吐的护理

（1）少食多餐。避免气味强、刺激性强的食物。

（2）饭后 1h 尽量保持上半身竖直，如坐着或站着，之后可以躺下休息。

（3）尝试听音乐、看感兴趣的电视来转移注意力。

（4）将情况告知您的主管医生，可通过服药来减轻症状。

（5）镇吐药起效后，可以尝试放松，同时慢慢深吸气。

（6）卧床患者可取侧卧位，避免误吸呕吐物。

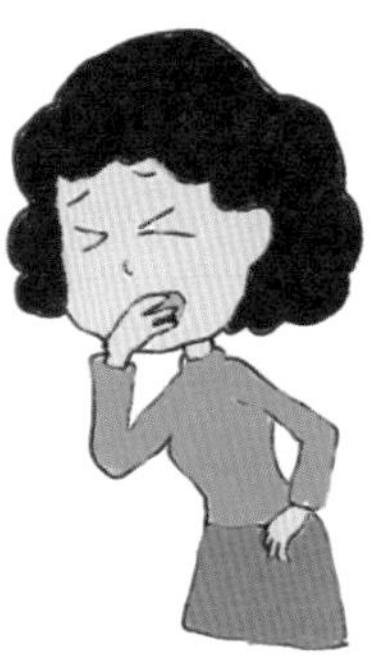

恶心

2. 肝功能损伤的护理

栓塞术会对正常的机体组织、细胞造成一定的损伤，因此每次介入治疗前都要进行肝功能检查。

（1）患者饮食宜清淡，增加蛋白质与维生素的摄入量。

（2）遵医嘱选择有保肝作用的中药、西药。

（3）若肝脏受损严重，请医生评估是否暂停介入治疗。

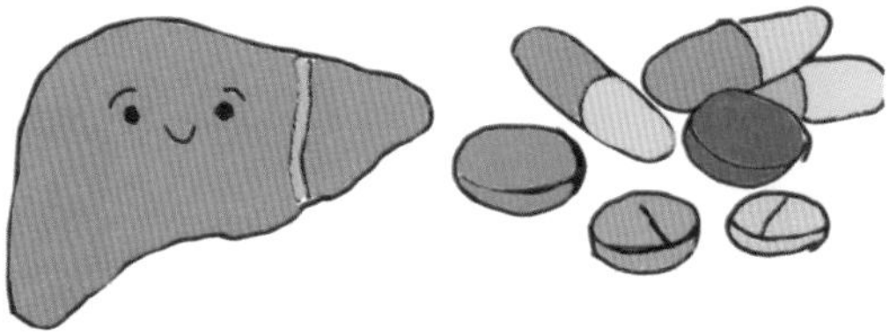

护肝药物

3. 瘙痒的护理

（1）密切监测肝功能。

（2）采用温水浴，控制水温，勿过热，使用温和的沐浴液。

（3）使用不含酒精和香料的润肤霜，也可使用含炉甘石的乳液止痒，如果上述方法均未见效，应咨询医生。

（4）尽量生活在温度适宜的环境，减少出汗。

（5）使用电动剃须刀，指甲修短、挫平整，防止抓挠。

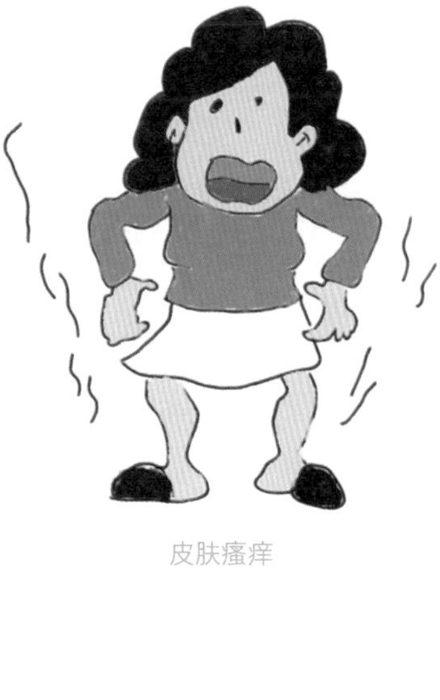

皮肤瘙痒

（6）保证充足的休息时间，瘙痒影响睡眠时可以应用抗组胺类药物。

（7）穿着宽松、柔软的衣服。

（8）转移注意力，如听音乐、看书等。

4. 便秘的护理

（1）多摄入水分。

（2）进食高纤维的食物，如谷类、全麦面包、新鲜水果和蔬菜、果汁等。

（3）适当开展体育锻炼。

（4）建立排便时间，有便意立即去卫生间尝试排便。

（5）咨询医生后方可使用粪便软化剂或轻泻剂。

5. 乏力的护理

（1）睡前0.5h内不剧烈运动，避免在晚上摄入大量的食品，保证充足的睡眠。

（2）劳逸结合，白天可适量参加体力劳动。

（3）午睡时间限制在1h内。

（4）保证充足的水分和营养。

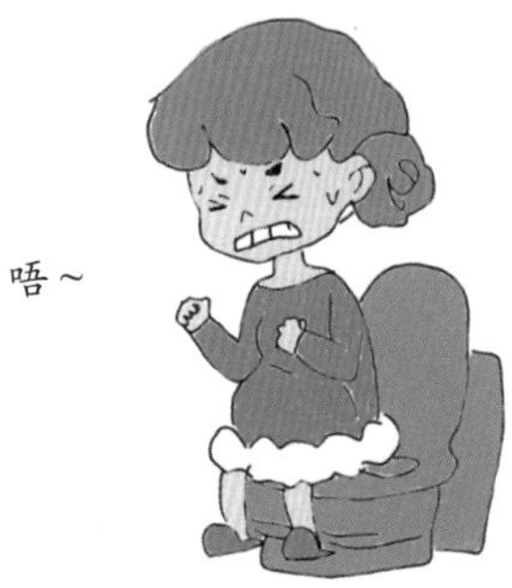

便秘

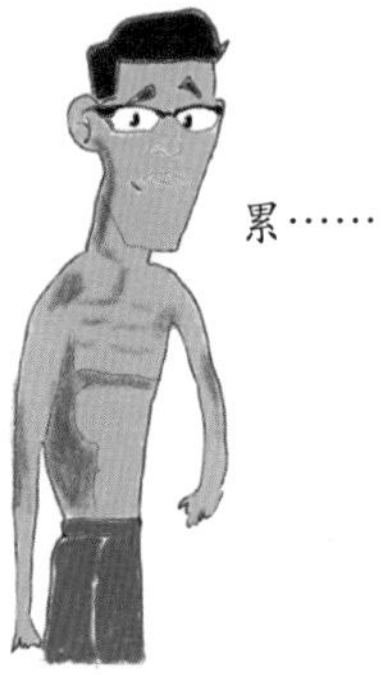

乏力

三、常见并发症的护理

1. 发热的护理

发热为肝癌患者的常见症状，多表现为反复出现的持续性发热，且已经排除了感染因素。

（1）高热患者应注意房间保暖和通风。

（2）可遵医嘱进行物理降温，或服用解热镇痛药，如布洛芬等。

（3）若持续高热，应及时就医。

2. 腹水的护理

患者多表现为腹胀或腹痛、口渴、食欲不振等。

（1）长期应用利尿剂的患者需要定期检查电解质情况，以免发生电解质紊乱。

（2）膳食上应限制盐的摄入量。

（3）穿着上选择宽松的衣物。

3. 上消化道出血的护理

患者表现为呕血、黑便或血便，可能还会伴随心跳加速、面色苍白等，家属应尽量安抚患者，让其保持平静，把头偏向一边，以免血液造成呛咳甚至呼吸困难、窒息，并尽快送到医院救治。

4. 褥疮的护理

部分患者因为营养不良、长时间卧床，容易发生褥疮，早期表现为局部皮肤红斑、水肿，伴有麻木或触痛，晚期皮肤呈现暗紫色、紫黑色，形成溃疡，甚至产生脓液与臭味。家属应定时帮助患者翻身，减少压迫。

5. 疼痛的护理

（1）遵医嘱合理使用镇痛药。80%的疼痛是由癌症本身造成的，对晚期肝癌患者而言，疼痛会让患者身体与心理都变得疲惫，生活质量也极大降低了。所以，必须严格按照每个人的疼痛情况去使用镇痛药，以期达到理想的止痛效果，即夜间无痛入睡，白天正常生活不受影响。

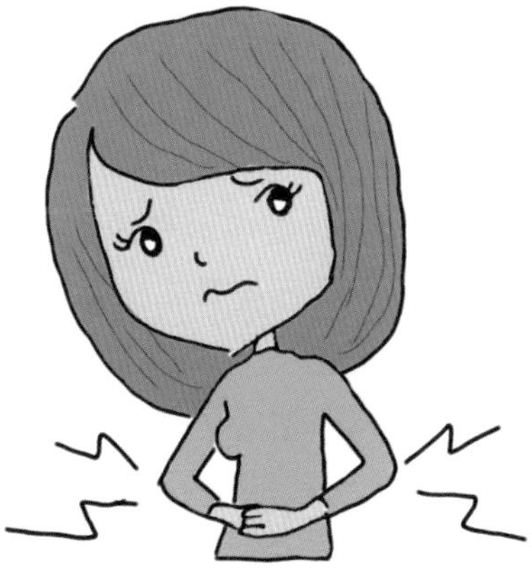

疼痛

（2）心理暗示。暗示患者做好心态调整，与患者充分沟通，并告知患者结合医疗手段就有机会战胜病魔，从而提高患者的信心，起到止痛的目的。

（3）放松止痛。全身肌肉放松能够阻断疼痛反应。患者闭上双眼，做叹气、呵气等动作，然后屈髋屈膝平卧，放松腹部肌肉及背部肌肉，缓缓地做腹式呼吸。也可以让患者在幽静的环境中闭上双眼做深且慢的吸气与呼气，让清新空气迅速流入肺部，从而起到止痛作用。

（4）转移止痛。让患者坐在舒适的凳子上，然后闭上双眼，回忆自己小时候的乐事，或回想幸福的事物。也可以按照患者的兴趣爱好，选择欣赏轻快的音乐，边欣赏边随节奏做拍打、拍手等动作。还可看笑话、看幽默小说、听相声，达到转移止痛的目的。

（5）创建舒适、宁静、健康的生活环境。保持整洁舒适的环境，在室内布置若干绿植，增加生命和活力，让患者有宁静且充满生命活力的休息环境。

四、心理护理

癌症对患者及其家庭造成了经济上和精神上的双重打击。对患者而言，一旦被确诊癌症，就容易产生各种不好的心理，在诊疗过程中可能会不积极配合，不遵从医嘱，也很容易受到外界各种因素影响而导致情绪波动。患者一般会经历否认期、愤怒期、妥协期、抑郁期、接受期等阶段。对家属来说，从知道亲属患有癌症到接受治疗整个过程，他们的内心也同样承受着巨大的压力。

1. 患者的心理疏导

（1）接受现实。面对突如其来的疾病时，患者内心一定是紧张和恐惧的，但能做的也只有慢慢接受现实，以乐观的心态去面对疾病。

（2）尝试与疾病和平共处。理性看待疾病，积极配合治疗。

（3）积极寻求帮助。学会跟家人、朋友适当地表达自己内心真实的情感，向他们倾诉和宣泄。也可以寻求专业心理医生的帮助。

（4）活在当下。做好生活中任何能做的小事，不仅可以让患者生活充实，转移对疾病本身的关注，还可以提高患者的成就感和对生活、对自己的控制感，从而提升幸福感。

（5）选择适合的情绪调节方法。通过运动、听音乐、阅读、写作等适合的方法调节情绪。

（6）积极的心理暗示。给自己正面的心理暗示和想象，例如，“我不能放弃”“我会努力变好”“我可以变好”等，能够帮助患者增强战胜疾病的信心，从而缓解精神上的负担。

2. 家属的心理疏导

（1）调整心态、增强信心才能带给患者更多正能量，与患者共同与病魔做斗争。不要压抑情绪，适当与他人倾诉。

（2）通过呼吸训练放松自己。选择舒适清静的场所，坐着或躺着，把精神都集中在呼吸上，每次吸气时，在心中缓缓地数着“一”，每到呼气时，心中缓缓地数着“二”，缓慢有节奏地循环着。

（3）吸收正确的知识并采取开放的态度，如参加健康讲座和阅读抗癌书籍。

（4）知道自己的能力有限，但切勿产生无谓的负罪感。

（5）与患者真诚相待，保持平等的沟通。

（6）帮助患者自己作决定，并尊重患者所做的决定。

第四节

肝癌的饮食管理

肝癌患者可能会出现食欲下降、恶心、腹胀、呕吐等症状。如果不重视饮食调理，就容易导致营养不良，提高患者的治疗相关不良反应发生率和死亡率，影响治疗效果，降低患者生活质量。因此，合理饮食、保证营养是肝癌患者抗击病魔路上的必修课程。

一、“三高四低”饮食原则

“三高”即高优质蛋白、高纤维素、高维生素；“四低”即低钠盐、低糖、低温（摄入的食物不要过烫，尤其不要超过65℃）、低刺激性食物。绝大多数的肝癌发生在肝炎、肝硬化的基础上，除了遵循“三高四低”原则，还要根据自身肝脏功能的情况进行饮食优化调整。

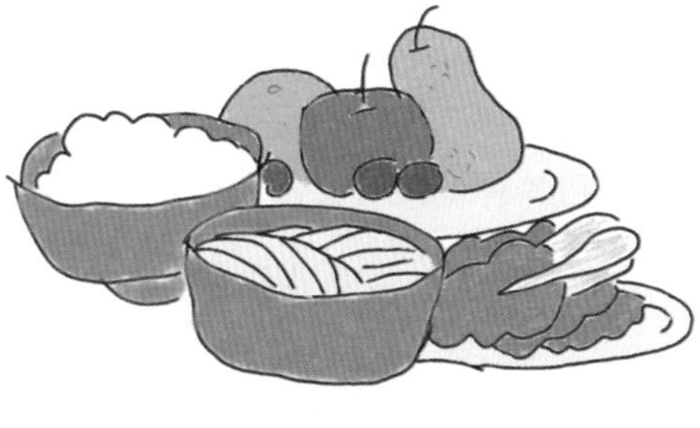

均衡膳食

（1）如果患者肝脏功能尚好，那么高优质蛋白，如鱼、肉、豆、蛋、奶等，可正常摄入。如果是肝功能明显损害的中晚期肝癌患者，因为高蛋白的食物在人体会产生大量的氨，会加大肝脏的负担，患者容易出现肝昏迷。一旦患者出现肝硬化或肝性脑病的前兆，优质蛋白的摄入就要适量。产氨少的植物性蛋白，如豆浆等可成为蛋白质的主要来源。

（2）强化优质脂肪的摄入。优质脂肪主要包括鱼油、植物油（如橄榄油）等，它们含有丰富的 ω-3 脂肪酸、亚油酸、亚麻酸等，有强大的抗氧化功能，能够调节免疫力，增强免疫细胞的活性。与优质脂肪站在对立面的是劣质脂肪，即俗称的“坏”脂肪，包括各种各样的动物脂肪，要限制摄入。

肝癌患者在摄入脂肪时，要做到因人而异，需要关注肝脏功能是否异常、排除是否存在肝性脑病，存在这方面风险的人群，要限制蛋白、脂肪的摄入量。

（3）保证摄入足够的纤维素。很多肝癌患者胃肠道功能紊乱，出现便秘或腹泻，肝性脑病的诱发风险高，而摄入足够的纤维素对调节胃肠道功能至关重要。

（4）少食多餐，细嚼慢咽。“少食多餐”是要杜绝暴饮暴食，因为很多肝癌患者合并食管－胃底静脉曲张，暴饮暴食易诱发上消化道出血。“细嚼慢咽”到什么程度呢？就是把食物嚼得像汤水一样，食物可以自己流下去，而不是患者主动吞咽。

二、 特殊患者的饮食管理

1. 肝癌合并糖尿病的饮食管理

饮食方面需格外注意，肝癌患者通常伴有肝硬化和肝损伤，常并发门静脉高压性胃病，所以饮食宜以清淡，以细软的食物为主。由于受到糖尿病的影响，所以患者饮食宜清淡、低糖、低钠，含丰富的蛋白质和维生素。要严格控制糖的摄入，尤其是单糖，包括生活中常用到的白糖、红糖、黑糖、含糖饮料和各种糖果等，控糖的同时也要避免低血糖的发生。

2. 肝癌合并上消化道出血的饮食管理

需要严格卧床休息，以流质、半流质饮食为主，避免粗糙、坚硬、刺激性的食物，绝对不能吃辣。同时，进餐速度不宜过快，要细嚼慢咽，不要暴饮暴食。出血停止后恢复期患者的饮食，应从流质饮食逐渐过渡为半流质饮食、软食，并尽量避免食用粗糙、过硬的食物。

3. 肝癌合并肝性脑病的饮食管理

必须减少脂肪和蛋白质的摄入量，减轻肝脏负担，从而降低体内氨的生成，缓解肝昏迷。尚能饮食者宜多选用精细食品和含纤维少的蔬菜水果，保证摄入充足的热量。

4. 肝癌伴有腹腔积液的饮食管理

每天的饮水量需要控制在 1000ml 以内，选择低盐饮食。

三、三大饮食禁忌

1. 禁霉变食物

黄曲霉毒素主要存在于霉变的食物中，为 I 类致癌物，主要作用于肝脏。霉变食物是肝癌患者的禁忌食物。

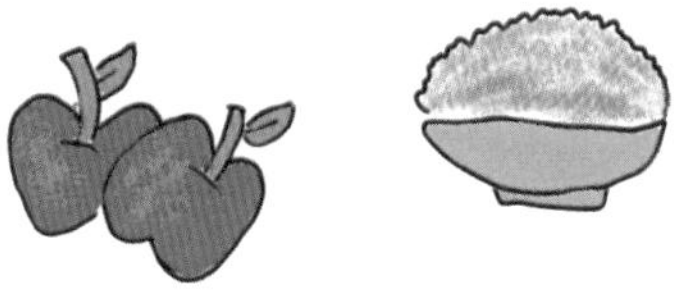

霉变食物

2. 禁酒

人体摄入酒精后，会增加肝脏的负担，损伤肝脏。同时酒精也是肝癌的一大诱因，所以肝癌患者必须戒酒。

3. 禁烟

研究发现，吸烟会影响索拉非尼、仑伐替尼及贝伐珠单抗等药物的疗效。

肝癌的饮食管理

第五节

肝癌的康复锻炼

肝癌患者除接受正常的治疗之外，平时还要适当进行锻炼。锻炼不仅可以提高机体的免疫能力，还能改善睡眠质量、缓解焦虑，促进多巴胺和内啡肽的分泌，而这两种物质可以帮助患者减轻疼痛，延缓肿瘤生长速度。

一、运动原则

肝癌患者需牢记“循序渐进”的运动原则。

（1）在医生指导下，制定有利于患者且能长久坚持的运动计划。

（2）锻炼时要循序渐进，以缓慢增加活动量、扩大活动范围而不觉疲乏为宜，刚开始锻炼时持续时间为十几分钟，逐渐习惯后可提高到30min左右，直至身体稍微发热。

（3）放射治疗、化学治疗患者若出现白细胞、血小板降低等，有出血倾向时要暂停活动。运动的过程中，应善于自我监测，防止身体出现不良反应。接受放射治疗的患者应减少照射皮肤直接接触氯，如游泳池，在皮肤完全恢复后，再选择游泳。

（4）老年患者、有骨转移或骨质疏松症的患者，应注意平衡和安全性。

（5）严重贫血的患者除日常活动外，必须减少体育锻炼，直至贫血改善。

（6）出现以下几种情况时，应暂停运动。①胸部疼痛或有明显压迫感，心跳骤然加速伴脉搏不规则。②血压突然过高，大腿酸痛或痉挛，呼吸骤然急促，肌肉无力，全身疲乏。③突然觉得看东西很模糊，呕吐，头晕目眩，腹泻或恶心，皮肤苍白或发绀，发热，有瘀青或水肿等。

适合肝癌患者的运动有以下几种。①散步。散步既能增强肺活量，也可明显增强肌肉力量。患者行走时应按照自己的节奏，初始行走距离可短些，速度可慢些，中途休息。年老体弱者可拄拐而行、循序渐进、量力而行。行走时，以身体微微出汗、稍感疲劳为宜。②瑜伽。瑜伽的种类和姿势繁多，对于肝癌患者，早期练习主要以放松身体为主。练习瑜伽时，应注意暖身，强度以个人可接受为宜。练习后0.5~1h才能洗浴或进食。③太极拳、广播体操、八段锦、舒缓的广场舞和交谊舞。上述运动能使呼吸变得细长、自然，可以提高患者的心肺耐力。

运动可以磨炼个人毅力，提高战胜肝癌的勇气。决心、勇气与希望，加上正确的治疗，是肝癌的“克星”。

二、术前、术后功能锻炼

1. 腹式缩唇呼吸训练

患者将口唇完全闭合起来，经鼻吸气后由口呼出，在吸气末屏息1~2s后缩唇，慢慢呼气4~6s，20min为一组训练，每天进行3组训练。

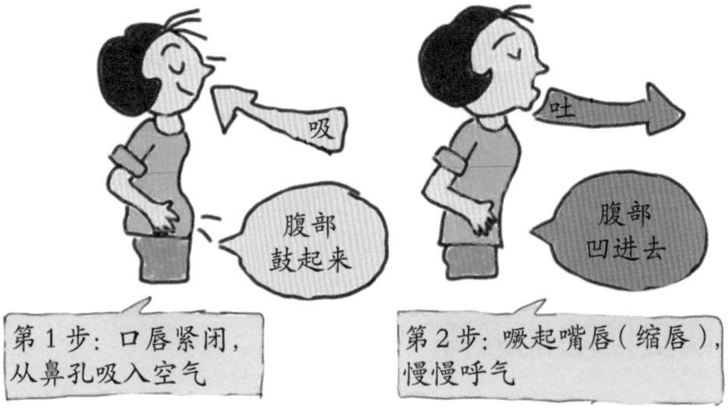

腹式缩唇呼吸训练

2. 咳嗽训练

患者深吸口气，然后屏气，声门紧闭，肋间肌收缩，而后有力地咳嗽，使气体和痰液咳出。咳嗽时，患者要用两只手来护住手术部位的伤口，减轻由咳嗽引起的痛苦。

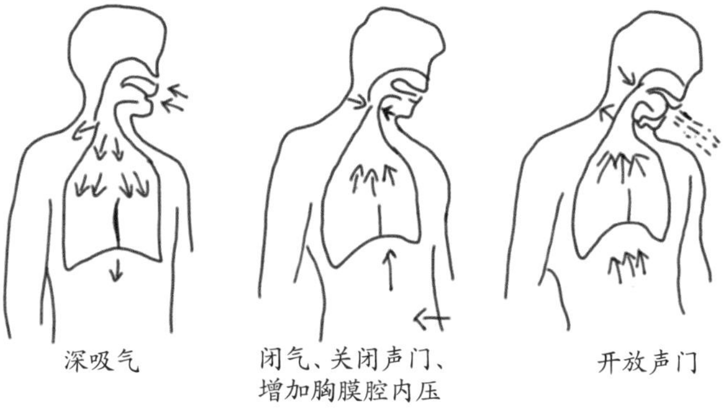

咳嗽训练

3. 吹气球训练

选择大小合适的气球，容量 800~1000ml，患者先做正常的深呼吸后将气球含于口中，尽可能地把肺内的气吹入气球内，如果气球的直径达到 5~30cm，则为有效吹气。注意不能有气泄漏，1min 能够进行 5 次就算达成目标，3~5min 为一组，每天完成 3~4 组即可。其间出现任何不适，都要停止训练，要根据自己的身体状况来练习。

4. 离床活动

术后第一天，医务人员对患者耐受程度和肌肉力量进行判断，嘱咐患者下床活动，包括床边站一站、步行或病区走廊行走等。第 1 次下床活动前，患者可将双腿放置于床沿下，静坐床上 5min，无眩晕、恶心、伤口剧烈疼痛等症状时，家属可协助患者下地活动，根据患者的情况确定活动时间及步行距离的长短。之后每日逐渐增加步行距离，根据患者具体情况决定每天活动时间。

三、 疾病恢复期功能锻炼

肝癌患者在住院期间通常没有时间进行功能锻炼，不少患者出院时疾病并没有彻底治愈，一般是临床好转，所以出院后需要适当开展功能锻炼，提高身体素质。肝癌患者处在恢复的初期，不适合做活动量特别大的功能锻炼。

1. 足趾屈伸训练

患者取仰卧位，双下肢自然伸直，做背伸、背屈动作。背伸时，脚尖往上勾，背屈时脚尖向下伸。坚持 5~10s，1 组 30~50 次，每天可进行 10 组训练。

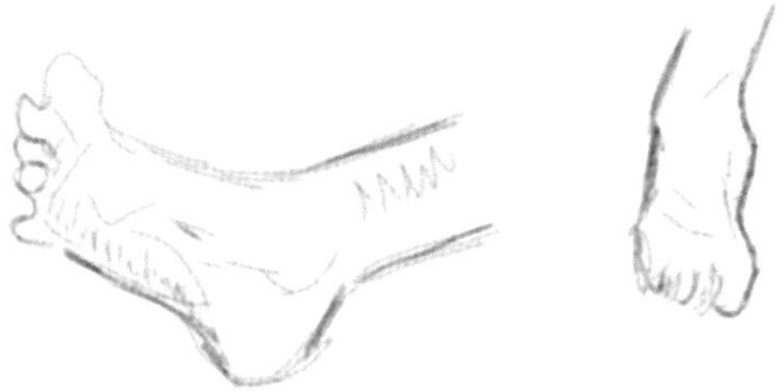

足趾屈伸训练

2. 仰卧屈膝训练

患者取仰卧位，双臂摆于身体两边。收腹，左侧屈膝抬腿，使大腿靠近胸前，接着做踢腿动作。双侧交替各重复 5~10 次。

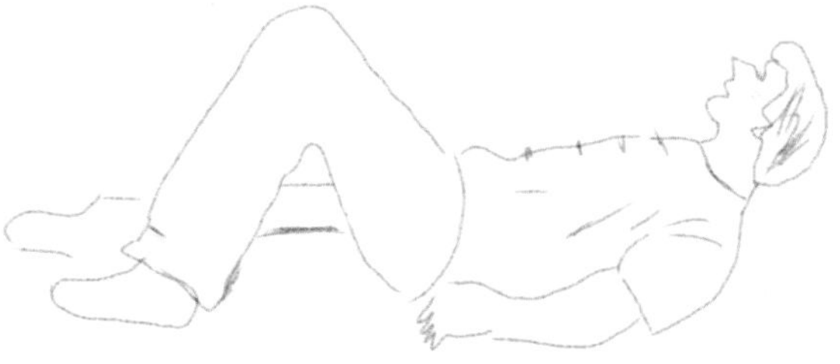

仰卧屈膝训练

3. 髋部外展训练

患者取仰卧位，两脚不要离床，两腿分别向左右两侧外展，幅度越大越好，但动作一定要慢，然后恢复。重复 5 次。

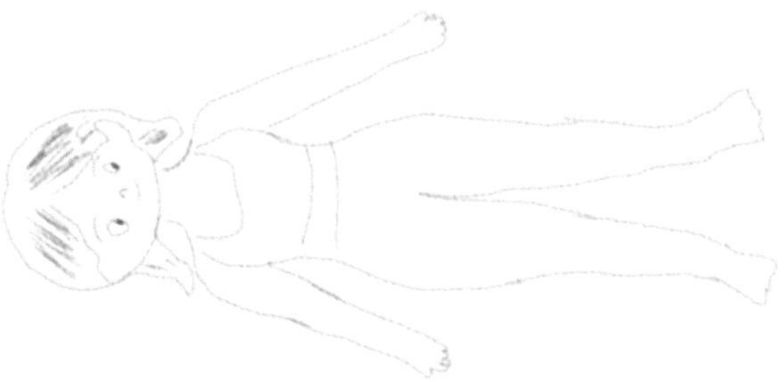

髋部外展训练

4. 伸展转体训练

患者取仰卧位，身体自然伸直，两脚并拢，双臂摆于身体两侧。首先，一臂侧上举，身体随即向对侧旋转，使对侧上肢伸直向下伸，再逐渐复原。两侧交替重复 5 次。

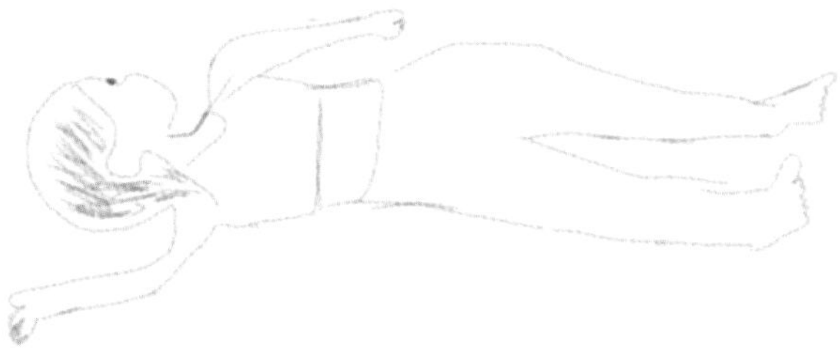

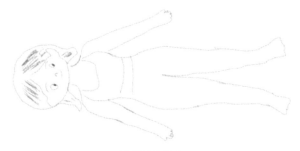

伸展转体训练

5. 足踝绕环训练

患者取卧位，足跟固定，踝部放松。以右踝关节为轴心，先是顺时针方向转动，而后逆时针方向转动。两踝交替重复 10~20 次。

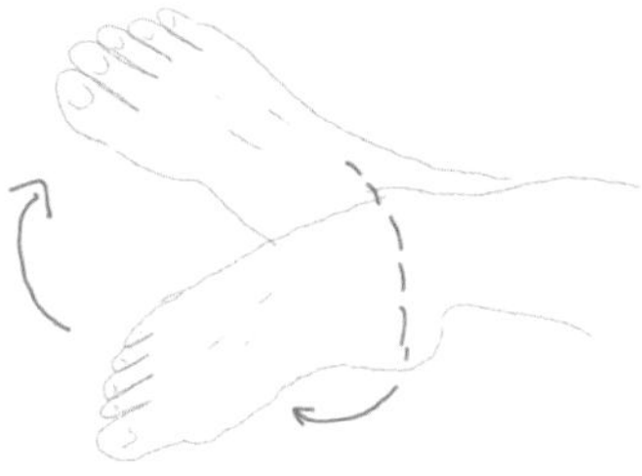

足踝绕环训练

TIPS

小贴士

1. 什么是乙肝

人们常说的乙肝患者，包括了乙肝病毒携带者和慢性乙肝患者。简单来说，乙肝病毒携带者就是指机体内存在乙肝病毒的患者，但肝功能正常，没有明显肝脏损害；慢性乙肝是指乙肝病毒已经对身体造成了一定的损害，如肝功能异常，病毒复制活跃等。

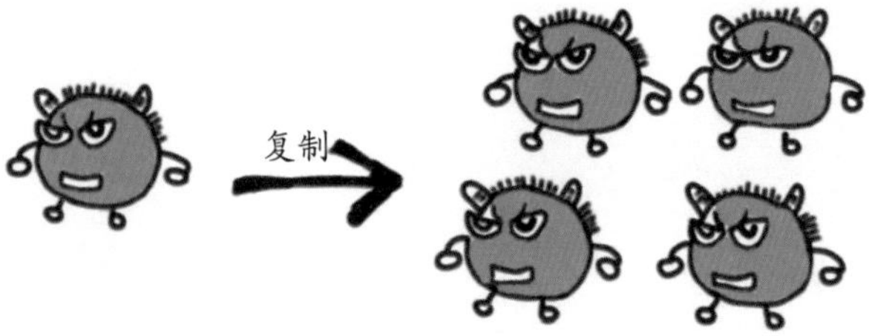

病毒复制

2. 什么是大三阳、小三阳

乙肝五项中 HBsAg、HBeAg、抗 HBc 三者阳性就为“大三阳”；乙肝五项中 HBsAg、抗 HBe、抗 HBc 三者阳性为“小三阳”。两者的区别在于 HBeAg 与抗 HBe 何者为阳性。“小三阳”患者一旦出现 HBV-DNA 阳性，肝功能反复异常，就需要治疗；“大三阳”患者若只有 HBV-DNA 阳性，肝功能正常或肝活检无肝脏炎症和纤维化表现，无肝硬化和肝癌家族史，就不需要治疗。因此，要根据不同情况区分对待“大三阳”与“小三阳”，没有好坏之分。

3. 日常生活接触会传染乙肝病毒吗

乙肝病毒经母婴、血液（包括肌肤和黏膜微小创伤）和性行为等进行传播，在中国以母婴传播为主。在平时的工作、学习及日常生活接触交流中，包括在同一个单位工作、拥抱、握手，同住在一间宿舍、在同一家餐厅进餐和共用卫生间等，是不会感染乙肝病毒的。

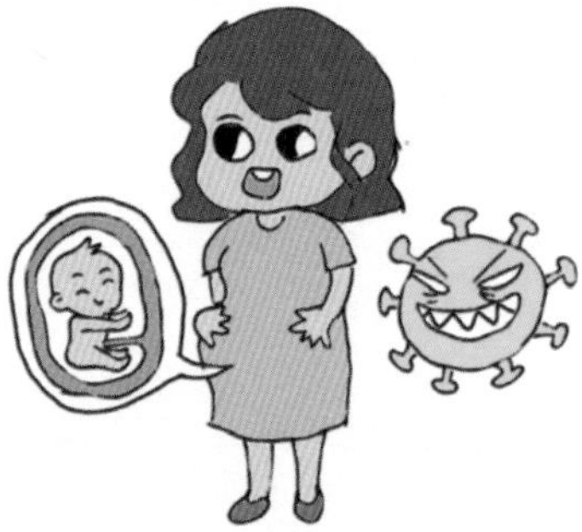

母婴传播

4. 乙肝与肝癌有什么关系

慢性乙肝、肝硬化、肝癌是乙肝进展三部曲，但并不是每个乙肝患者都会演变成为肝硬化、肝癌。通过主动抗病毒治疗和日常随访，多数患者可以延缓疾病进展。

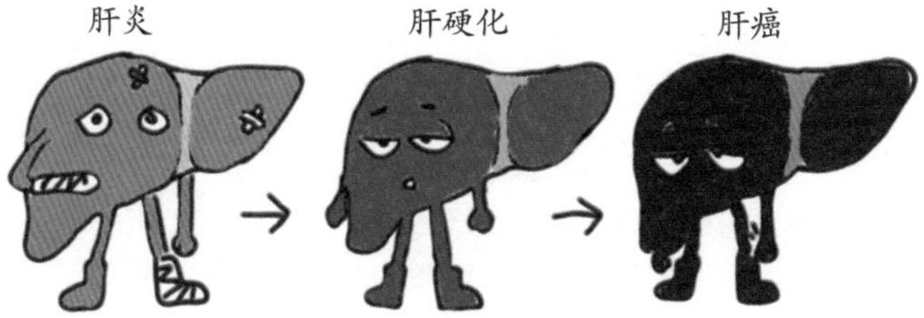

肝癌三部曲

5. 如何正确服用恩替卡韦

恩替卡韦适用人群主要包括对恩替卡韦不耐药、不过敏及慢性乙肝的患者。妊娠或哺乳的患者不宜使用恩替卡韦，宜选用替诺福韦等药品。

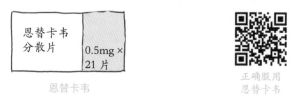

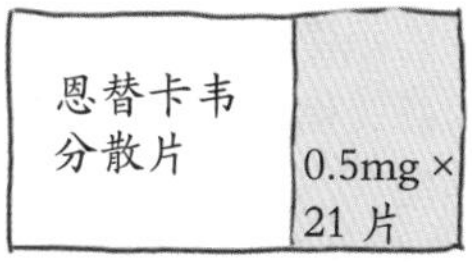

恩替卡韦

正确服用
恩替卡韦

（1）用法。恩替卡韦必须在每天的同一时间空腹服用，如每天晚餐前或饭后最少 2h、睡觉前。

（2）剂量。遵医嘱服药，切不可随意增减用量。

（3）漏服。患者偶尔会漏服药物，如果是当天漏药，当天还能记起来就可及时补上；如果次日才想起，那就不要补了，一般正常服用一天用量即可，不要一天服用平时剂量的 2 倍，会加大副作用。另外，恩替卡韦贵在每天坚持服用，如果很多次没有服用就会影响疗效。

6. 什么是甲胎蛋白

甲胎蛋白是肝脏、睾丸和卵巢肿瘤标志物。除了肝癌，其他病变也可以引起甲胎蛋白值的改变。血液中的甲胎蛋白含量升高可见于胰腺癌、胃癌、生殖腺胚胎癌（如卵巢癌、睾丸癌、畸胎癌等）。

据统计，约 50% 的生殖腺胚胎癌患者甲胎蛋白含量升高，超过 25μg/L 的男性必须特别小心是否患有睾丸癌。对病毒性肝炎、肝硬化的患者而言，肝细胞修复时，甲胎蛋白也会升高，通常在 200μg/L 以内，会随着病情的好转在 1~2 个月内逐渐恢复至正常水平。值得注意的是，甲胎蛋白在妊娠 3~4 个月的孕妇中也会升高，并在 7~8 个月时达到高峰，通常小于 300μg/L。因此，甲胎蛋白升高的患者并不都患有或会发生肝癌，它仅有预示价值，必须与影像学检查相结合来监测癌症。

7. 肝癌是老年人才会患的病吗

从数据上分析，肝癌确实在老年人中发生率比较高，但这并不代表年轻人就不会得肝癌，临床上往往发现很多非常年轻的患者。很多年轻人正是盲目相信自己身体好，不会得严重疾病，在身体出现警示症状时不以为意，错过了最佳治疗时间。所以，年轻人也要多关注自己的身体，有不舒服的症状要及时就医。

8. 得了肝癌，肝移植是最佳选择吗

这种认知是错误的！晚期肝癌可能已在血液中或肝外出现了微小转移病灶，即使是进行肝移植后也仍然存在复发的可能性。肝移植后必须口服免疫抑制药，会降低机体免疫力，同时还会加速肿瘤复发与转移。另外，肝移植还具有肝源不足、移植费用高昂、术后排斥反应大等弊端，没有肝硬化或肝硬化程度不明显的早期肝癌患者，手术切除是更好的选择。

9. 肝癌是只来源于肝脏的癌症吗

这种认知是错误的！人们平时所说的肝癌通常指的是肝细胞肝癌。但实际上，肝癌可以分成很多种类型，其中胆管细胞来源的胆管细胞癌就并不少见。肝脏还是许多其他部位肿瘤常见的转移部位，被称为肝转移性肿瘤。大部分肝癌的发生是基于原有肝脏疾病的基础上，最主要的是乙肝。

参考文献

[1] 中华人民共和国国家卫生健康委员会医政医管局. 原发性肝癌诊疗指南(2022年版)[J]. 中华消化外科杂志，2022，21：143-168.

[2] 中华预防医学会肝胆胰疾病预防与控制专业委员会，中国研究型医院学会肝病专业委员会，中华医学会肝病学分会，等. 原发性肝癌的分层筛查与监测指南（2020版）[J]. 中华肿瘤杂志，2021，43（1）：60-77.

[3] 国际肝胆胰协会中国分会，中华医学会外科学分会肝脏外科学组，中国临床肿瘤学会（CSCO）肝癌专家委员会. 基于免疫节点抑制剂的肝细胞癌免疫联合治疗多学科中国专家共识（2021版）[J]. 中华消化外科杂志，2021，20（7）：740-753.

[4] 张莉娟，江勇，刘炳华，等. 成年人慢性腹泻病因的研究进展[J]. 中国全科医学，2019，22（22）：2760-2766.

[5] 夏丽娜，王龙，李厚伸，等. 抗血管生成靶向药物相关性高血压的研究进展[J]. 中国肿瘤临床，2017，44（5）：238-245.

[6] 张爱新．心理护理干预对原发性肝癌患者负性情绪的影响[J]. 心理月刊，2020，15（19）：140−141.

[7] 林表君，张还珠．恶性肿瘤患者相关情绪障碍研究进展[J]. 中华肿瘤防治杂志，2020，27（24）：2006−2012.

[8] 王乐乐，崔茜．人文护理干预对原发性肝癌慢性癌痛患者不良情绪和生存质量的影响[J]. 慢性病学杂志，2020，21（11）：1703−1705.

[9] 余祖江．肝病患者的六大禁忌[J]. 肝博士，2019（5）：36.

[10] 丁立娟，王凤霏，周庆超．全局式护理结合饮食指导对肝癌介入治疗患者的影响[J]. 齐鲁护理杂志，2022，28（13）：153−155.

[11] 中国抗癌协会肝癌专业委员会．中国肿瘤整合诊治指南（CACA）——肝癌部分[J]. 肿瘤综合治疗电子杂志，2022，8（3）：31−63.

[12] 中华医学会感染病学分会，中华医学会肝病学分会．慢性乙型肝炎防治指南（2019年版）[J]. 中华肝脏病杂志，2019，27（12）：938−960.

[13] 宁琴．慢性乙型肝炎临床治愈（功能性治愈）专家共识[J]. 中华传染病杂志，2019，37（8）：461−472.

[14] 应盛．甲胎蛋白检测在乙型肝炎病毒感染患者中的意义[J]. 中国基层医药，2010，17（9）：1212−1213.

第十一章 胆囊癌家庭护理和康复

第一节 认识胆囊癌

肝脏下面有一个像口袋一样的小脏器，它就是胆囊，有很好的收缩弹性。胆囊可以贮存和浓缩胆汁，并将胆汁排入十二指肠内。胆囊对人体消化系统起着至关重要的作用。

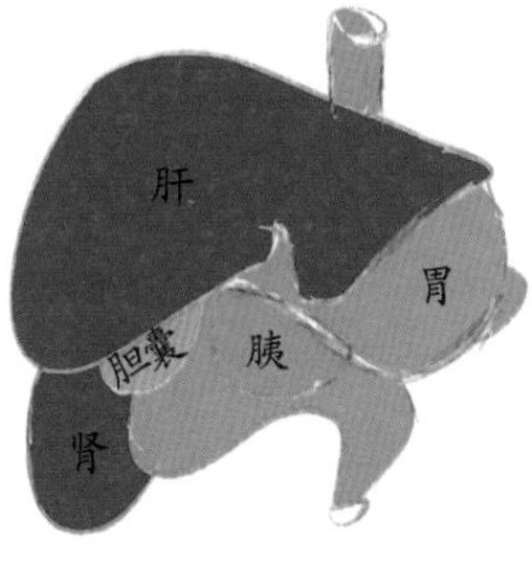

胆囊的解剖位置图

胆囊癌是指胆囊的癌性病变。在我国，胆囊癌位居消化道肿瘤前 10 名，同时在胆道疾病中，胆囊癌的发病率可高达 3.8%，患者术后 5 年的总体生存率仅 5%。

一、胆囊癌的症状

胆囊癌发病初期，症状表现比较隐蔽，常在体检的时候才发现。部分患者可因胆囊的其他疾病（如胆囊结石）就诊时意外发现胆囊癌。如果出现了明显的临床表现，如腹胀、腹水、黄疸、贫血、体重下降及全身衰竭等，疾病已经发展到了中、晚期。预防胆囊癌，早期定期体检就显得尤为重要。

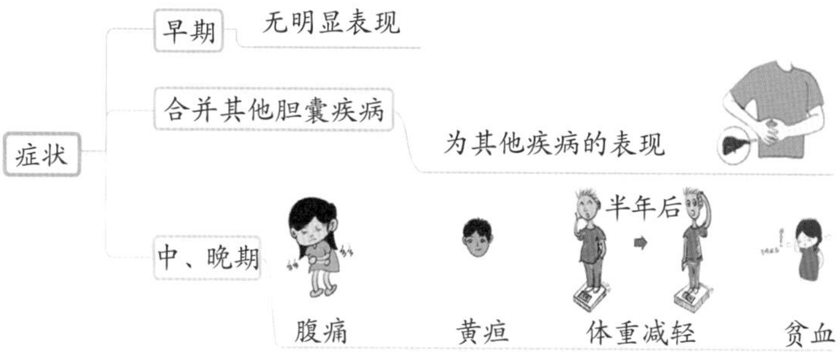

胆囊癌的症状

二、 胆囊癌的致病因素

目前，胆囊癌的病因尚未完全明了，可能与以下几类因素相关。

（1）遗传因素。有胆囊癌或胆囊结石家族史者，其发病风险比无家族史者高。

（2）胆囊疾病。胆囊慢性炎症、胆道感染、胆囊结石及胆囊息肉样病变等，这些患者患胆囊癌的风险比正常人高 10 倍以上。

（3）先天性胰胆管汇合异常。约 10% 胆囊癌患者有胰胆管汇合异常。这是一种先天性畸形，胰液倒流进胆囊，持续的慢性炎症刺激导致胆囊黏膜不断形成和修复，最后胆囊发生恶变。

（4）化学暴露。胆囊癌患者血液中重金属（如镍、镉、铬等）、黄曲霉毒素水平高于健康人群，可能与细菌释放的 β－葡糖醛酸酶或化学性游离毒素直接刺激胆囊黏膜有关。

（5）生活习惯。吸烟是胆囊癌的危险因素之一；不良生活习惯，如暴饮暴食、熬夜及昼夜颠倒导致的糖尿病、肥胖症，极大地提高了患胆囊癌的风险。

三、 胆囊癌的高危人群

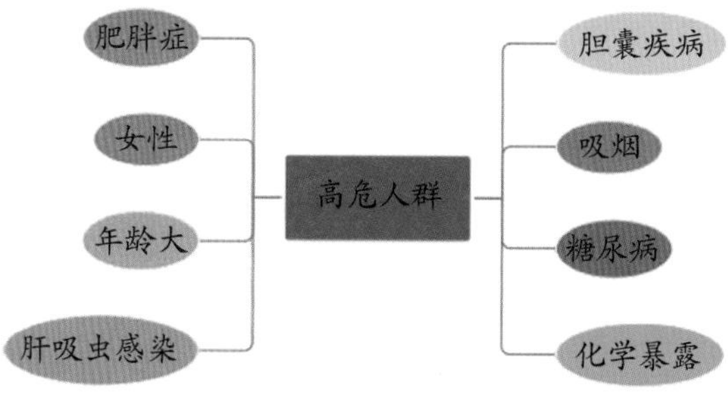

胆囊癌的高危人群

第二节

早诊早治，远离胆囊癌

一、如何预防胆囊癌

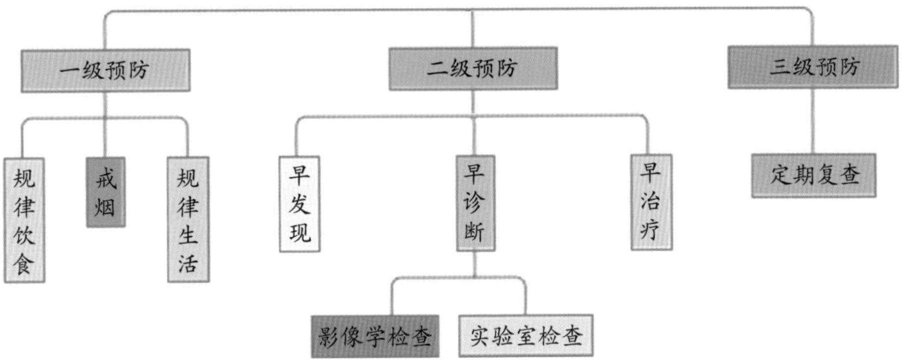

胆囊癌三级预防

（1）规律饮食。① 按时吃早餐，使胆囊定时收缩，避免形成胆囊结石。②避免暴饮暴食，每餐七八分饱，少量多次。③膳食要多样化，使营养均衡。④避免高脂、高嘌呤饮食。控制血液中胆固醇浓度，防止胆囊结石的形成。

（2）戒烟。香烟含有多种致癌物质，会提高患胆囊癌的风险。

（3）规律生活。①拥有充足的睡眠。②劳逸结合，工作之余经常参加体育活动。③及时大小便。因为工作忙碌、早上起床困难不想早点离开被窝，很多人会选择憋尿、憋大便，但这一憋，就可能憋出癌来。

二、胆囊癌的检查

有胆囊癌家族史、胆囊结石、胆囊息肉样病变、胆囊慢性炎症及胆道感染的高危人群应定期体检，如有腹部不适应及时就诊。

（一）肿瘤标志物

糖类抗原 CA199、癌胚抗原是诊断胆囊癌最常用的肿瘤标志物。其他标志物有 CA125、CA724、CA153 等。

（二）影像学检查

1. 超声检查

超声检查是胆囊疾病早期筛查和动态观察疾病进展的首选检查方式。

2. 超声内镜

超声内镜可以精准看到胆囊腔内肿块大小、形态及有无转移到邻近脏器，如肝脏、胆道。在超声内镜的辅助下进行穿刺活检，可以判断肿瘤是良性还是恶性。

3. 多层螺旋 CT 检查

多层螺旋 CT 检查可以清晰显示胆囊壁被侵犯的程度、附近器官是否被牵连及有无淋巴结转移等。

4. 磁共振成像检查

磁共振成像检查可精确观察到肝、胆、胰等器官的解剖关系，清晰地显示胆管梗阻的程度。动态增强 MRI 联合血管成像可以确定肿瘤的大小、侵犯程度及转移等。

5. 正电子发射型计算机断层显像检查

正电子发射型计算机断层显像检查灵敏度高，可及时发现胆囊癌早期病变及很小的转移淋巴结和转移病灶。

三、如何治疗胆囊癌

胆囊癌主要以手术切除为主，但实际上还要根据患者的具体病情，联合介入治疗、化学治疗、放射治疗、靶向治疗、免疫治疗等。介入治疗只能缓解胆道梗阻和消化道梗阻情况，改善患者的生活质量和延长患者的生存时间；胆囊癌对化学治疗并不敏感，化学治疗主要用于肿瘤无法切除的晚期患者或远处转移的患者；胆囊癌对放射治疗有一定的敏感性，一般术后 4~5 周开始进行；免疫治疗与靶向治疗，仑伐替尼与程序性死亡受体 1 联合治疗，能缓解病情，使肿瘤得到良好控制。

第三节

做好胆囊癌的家庭护理

一、居家健康指导

1. 保持好心情

焦虑、紧张、恐惧等在一定程度上不利于疾病，大大降低了疗效。相反，保持良好的情绪，使自己心情愉悦，能有效对抗疾病。

2. 拥有充足的睡眠

疾病带来的生理上的病痛与精神上的折磨，使患者常常无法正常入睡，患者饱受失眠的困扰。睡眠障碍不仅会导致机体免疫力下降，生活质量受影响，也是治疗效果不理想、治疗中断的常见原因。

（1）晚间进食能促进睡眠的食物，如蜂蜜、牛奶等。

（2）睡前足浴或沐浴，可放松肌肉和神经，对睡眠有利。

（3）保持心情放松，白天适当运动。

（4）如果是疼痛引起的睡眠问题，建议在家中常备镇痛药，并遵医嘱服用。

二、化学治疗相关不良反应的护理

化学治疗常见的不良反应有恶心、呕吐、便秘、腹泻、白细胞减少、血小板降低、口腔溃疡、手足综合征、脱发、乏力等。

1. 恶心、呕吐的护理

（1）少食多餐，细嚼慢咽。

（2）如有必要，遵医嘱预防性使用镇吐药。

（3）进餐后宜休息，避免平躺。精神放松，分散注意力，可看电视、听音乐等。

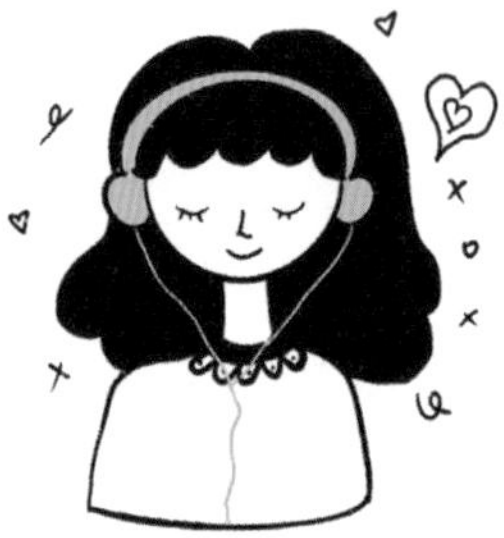

听音乐

2. 便秘的护理

（1）养成定时排便的习惯。

（2）适当增加富含纤维素的食物。

（3）维持正常的运动量。

（4）按摩腹部，促进肠蠕动。

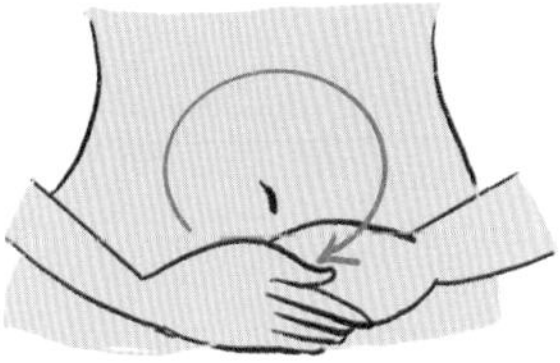

按摩腹部

3. 白细胞减少的护理

（1）注意保暖及休息，避免着凉，戴好口罩。

（2）避免到人多的公共场所，避免与有传染性疾病的人接触。

（3）出现发热、感染时尽快就医。

4. 腹泻的护理

（1）少食富含纤维素的食物，少喝咖啡、茶、酒等。

（2）摄取足够的液体以补充流失的水分。

（3）腹泻超过 24h 或伴有腹痛可遵医嘱服用止泻药。

（4）宜用温水清洗肛门周围皮肤并保持皮肤清洁干燥。

5. 血小板降低的护理

（1）若发现鼻腔或牙龈出血、皮肤出现瘀斑、黏膜出现淤血、便血、尿血等情况，应立即就医。

（2）用柔软的牙刷或棉签代替一般的牙刷。

（3）避免参加可能造成伤害的活动，避免磕碰出血。

6. 口腔溃疡的护理

（1）保持口腔和牙齿清洁。

（2）避免进食过酸、辛辣刺激性食物，可进食质软、易吞咽的食物。

7. 脱发的护理

（1）使用中性洗发水，不要染发或烫发。

（2）剪短发，可选择戴假发或戴棉质帽子。

第四节

胆囊癌的饮食管理

一、饮食原则

胆囊癌患者需要忌口吗？是的。但也不是完全这也不能吃，那也不能吃。胆囊癌患者需掌握“三因制宜”的饮食原则。

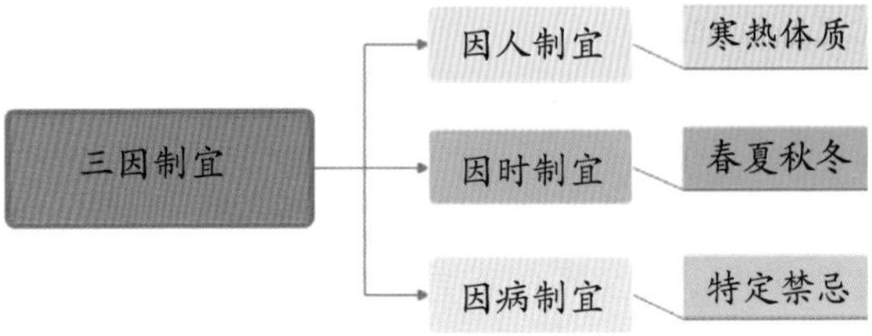

“三因制宜”的饮食原则

保持营养均衡，维持机体正常生理活动，改善机体健康状况，增强机体抗病能力，提高免疫力。

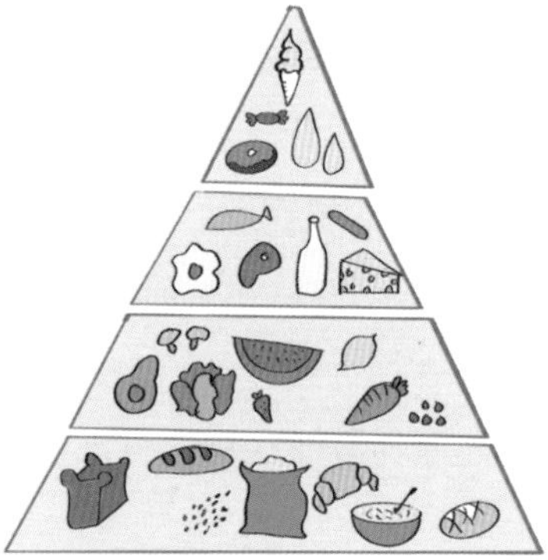

营养金字塔

二、不同阶段的饮食管理

1. 围手术期

围手术期以易消化、易吸收的食物为主。

2. 围化疗期

（1）少量多餐，以易消化、易吸收食物为主，少吃油炸食物。可以在饮食中适当提高蛋白质的比例，如增加牛奶、乳类制品、蛋类、肉类、鱼类、禽类、豆类或豆制品（豆腐、豆奶等）、坚果类等的摄入。

（2）保证每日摄入足量液体。

（3）与家人、朋友一起进餐，并且尽可能选择平时最喜欢吃的食物。

（4）适当运动有助于增加食欲。

（5）必要时，在医生指导下服用助消化的药物。

3. 围放疗期

可多食滋阴生津的甘凉食物，如荸荠、梨、黄瓜、西红柿、猕猴桃等，可多备些凉茶。

第五节

胆囊癌的康复锻炼

胆囊癌患者要积极进行康复锻炼，锻炼的重要性，不言而喻。

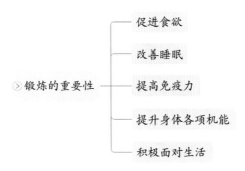

锻炼的重要性

胆囊癌患者应遵循以下原则进行运动。①循序渐进。运动强度由低、中、高逐渐递增。②适度。以微微出汗为度。③适量。每天30min，每周3~5次。

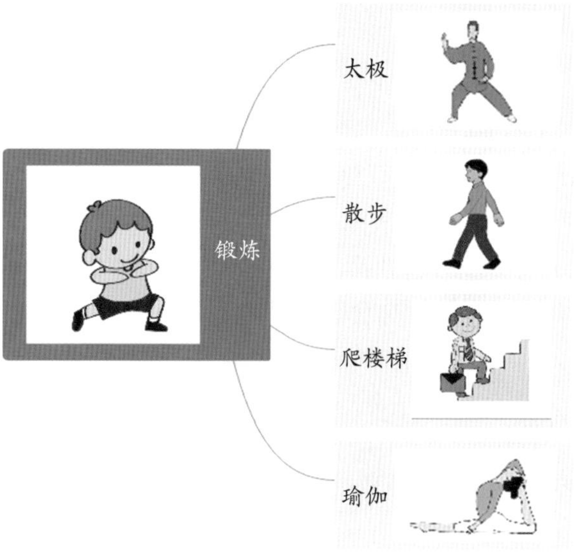

锻炼类型

小贴士

1. 胆囊癌患者需要定期复查吗

胆囊癌患者需要定期复查。胆囊癌术后 1 年内每 3 个月复查 1 次，1 年后每 6 个月复查 1 次。复查若发现肿瘤标志物异常，不能确定为肿瘤复发，应该连续检测并观察肿瘤标志物的动态变化。

定期复查

接受辅助治疗的患者，应按治疗周期随访。患者需按时检测血常规（每周 2 次）及肝功能、肾功能、电解质（每周 1 次）。如果患者出现白细胞计数偏低的情况，需要佩戴口罩，避免去人多的地方，注意保暖，避免感冒，预防感染。如果患者出现发热情况，应立即去医院就诊。

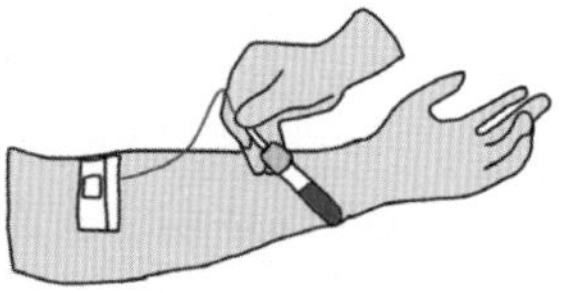

实验室检查

2. 糖类抗原 CA199、癌胚抗原升高，就是得了胆囊癌吗

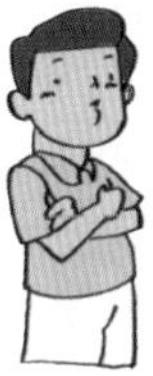

体检发现肿瘤标志物糖类抗原 CA199 和癌胚抗原升高，我是不是得了胆囊癌

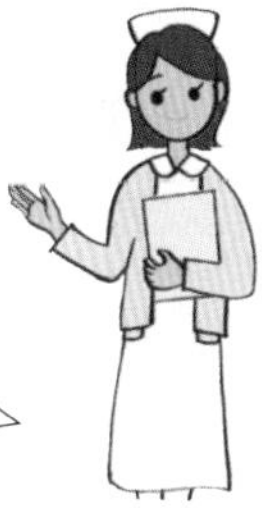

并非如此，肿瘤标志物不只仅仅存在于恶性肿瘤细胞中，也存在于正常组织、胚胎组织及良性肿瘤中。肿瘤标志物升高，不能作为肿瘤是否存在的证据，而应需结合病史、临床表现及其他检查综合分析

3. 复查发现肿瘤标志物正常了，是不是就代表没事了

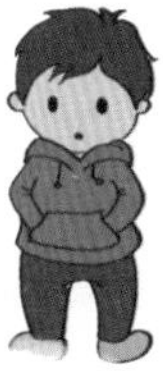

肿瘤标志物正常了，就代表万事大吉了吗

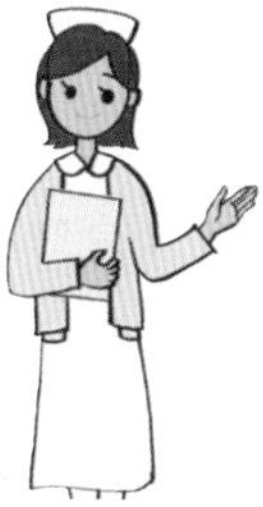

不一定，部分肿瘤患者的肿瘤标志物一直都不会升高，可能是刚好不在参考值的可信区间里；另一部分肿瘤患者，肿瘤标志物在发病初期显示正常，发展到某一特定时期才会升高，所以检测结果为阴性，并不代表没有得恶性肿瘤

4. 胆囊结石都需要手术吗

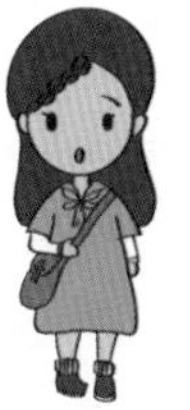

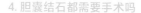

体检发现了胆囊结石，是否都需要手术呢

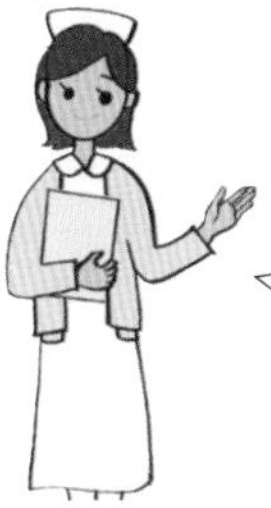

如果存在以下情况，建议切除胆囊。①腹部疼痛无缓解或反复发作，影响您的工作和生活。②胆囊结石直径≥ 3cm，结石嵌顿于胆囊颈部。③胆囊结石合并胆囊息肉样病变，病灶≥ 1cm；息肉< 1cm 但合并胆囊结石、胆囊炎；单发或无蒂的息肉且迅速增大者。④胆囊结石合并糖尿病（在糖尿病已控制时）或合并心血管疾病者。⑤有胆囊癌家庭史。⑥老年人或心肺功能障碍者合并胆囊结石。⑦儿童胆囊结石，还伴有遗传性球形红细胞增多症。⑧合并胆囊结石、胆囊炎的胆囊腺肌症。⑨胆囊炎合并胆囊壁钙化或瓷性胆囊。⑩胰胆管汇合异常合并胆囊占位性病变

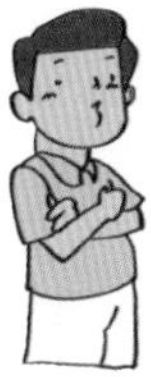

不想手术，可以口服药物治疗吗

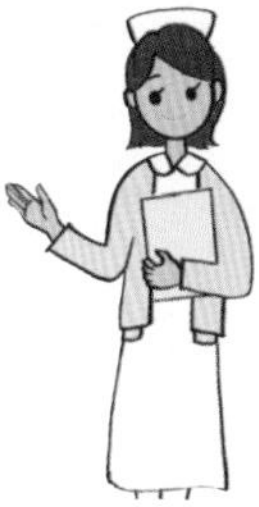

胆囊结石机制尚未完全明了，目前临床上没有明确有效治疗胆囊结石的药物。目前批准上市用于治疗慢性胆囊炎、胆囊结石等的药物，可以暂时改善部分症状，但并不能消除胆囊结石。若服用一段时间后超声检查发现结石无改善，建议停止药物治疗，积极采用外科治疗

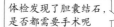

5. 胆囊结石的预后怎么样

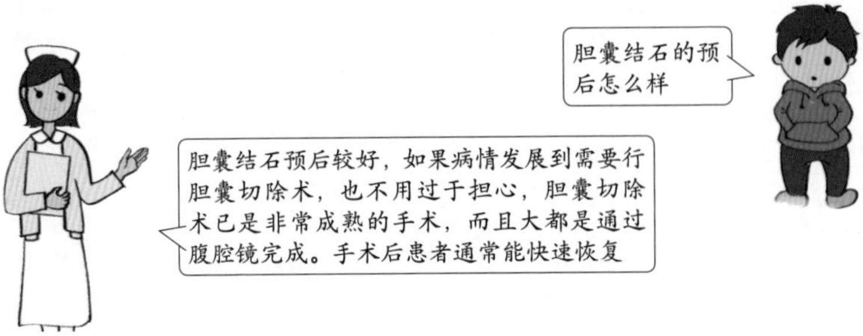
胆囊结石的预后怎么样
胆囊结石预后较好，如果病情发展到需要行胆囊切除术，也不用过于担心，胆囊切除术已是非常成熟的手术，而且大都是通过腹腔镜完成。手术后患者通常能快速恢复

参考文献

[1] 中华医学会外科学分会胆道外科学组，中国医师协会外科医师分会胆道外科专业委员会．胆囊癌诊断和治疗指南（2019 版）[J]. 中华外科杂志，2020，58（4）：243–251.

[2] 石景森．胆囊癌与胆囊结石的相关研究 [J]. 中华肝胆外科杂志，2001，7（2）：116–118.

[3] 牛润花．肿瘤患者化学治疗期间如何合理饮食 [J]. 健康向导，2022，28（4）：44.

[4] 张佳嘉．合理的饮食营养对健康的重要性 [J]. 饮食保健，2018，5（51）：311–312.

第十二章 胰腺癌家庭护理和康复

第一节

认识胰腺癌

在人体的腹部深处，有一个窄且长的器官，那就是胰腺，按照解剖结构可分胰头、胰体、胰尾三个部分。胰腺是腺体，分为外分泌腺和内分泌腺，不仅能调节血糖，还在食物消化过程中起到重要作用。

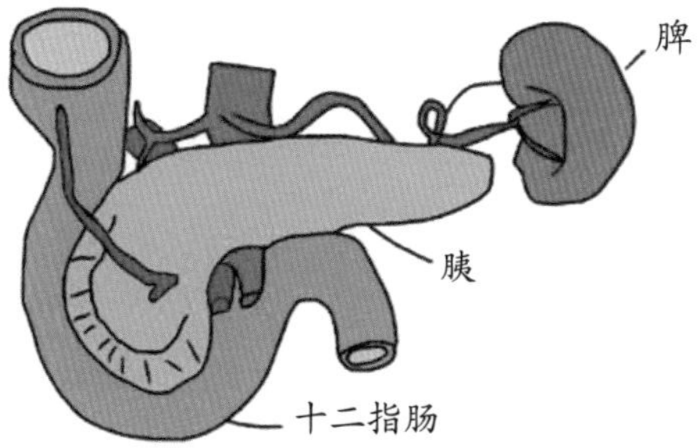

胰腺的位置

胰腺癌是起源于胰腺导管上皮细胞及胰腺细胞的恶性肿瘤。手术切除难度高、风险大，且胰腺地处交通要道，周围血管丰富，影响器官多达5~6个，所以非常棘手，这也是胰腺癌治愈率低、生存时间短的原因。美国癌症协会数据显示，胰腺癌是唯一一种发病人数与死亡人数比例接近1 ：1的疾病。因此，胰腺癌为“癌中之王”。

一、 胰腺癌的症状

胰腺癌早期没有特别明显的症状，一旦身体开始感觉到不适，常常已发展至晚期。

（1）腹痛。大部分患者只是隐约觉得腹部不适或些许闷痛感。

（2）梗阻性黄疸。患者表现为皮肤黄、尿黄、巩膜黄、粪便灰白色。有部分患者会感觉皮肤瘙痒。

（3）消化道症状。患者表现为食欲不振、消化不良、腹泻或便秘。

（4）体重快速下降、疲乏消瘦。

（5）其他表现。部分患者可有低热，部分患者血糖异常。

二、 胰腺癌的致病因素

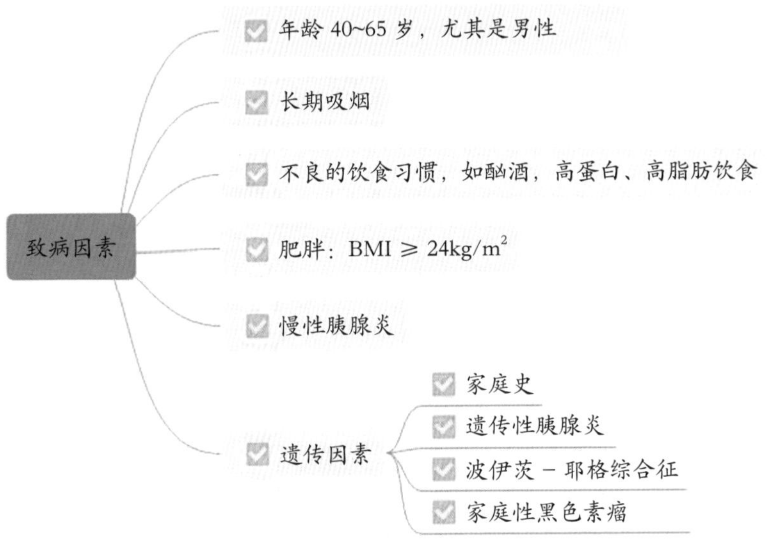
致病因素
年龄 40~65 岁，尤其是男性
长期吸烟
不良的饮食习惯，如酗酒，高蛋白、高脂肪饮食
肥胖：BMI ≥ 24kg/m2
慢性胰腺炎
遗传因素
家庭史
遗传性胰腺炎
波伊茨 – 耶格综合征
家庭性黑色素瘤

胰腺癌的致病因素

三、 胰腺癌的高危人群

（1）40 岁以上，长期吸烟且高脂肪饮食者。

（2）有胰腺癌家族史者。

（3）年龄低于 60 岁，突发糖尿病者。

（4）反复上腹部疼痛或腰背部不适，出现黄疸、乏力、纳差等症状，伴有不明原因体重下降。

第二节

早诊早治，远离胰腺癌

一、 如何预防胰腺癌

（一）一级预防：病因预防

（1）饮食宜多样化，避免食物过分精细，保证碳水化合物（粗细搭配）、蛋白质和脂肪的均衡摄入，不要暴饮暴食。

（2）必须戒烟。香烟含有的多种致癌物质大大提高了胰腺癌发病概率。

（3）工作之余选择一项自己喜欢并可长期坚持的体育运动，维持适当的体重，保持身心舒畅。

（4）避免胰腺炎诱发因素，从事化工行业的人员，需严格按照行业标准执行职业防护。

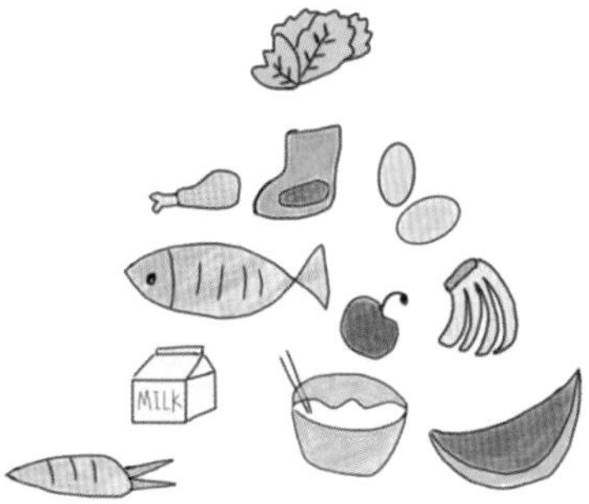

食物多样化

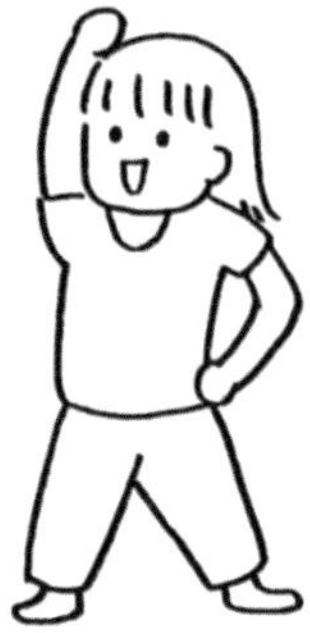

坚持运动

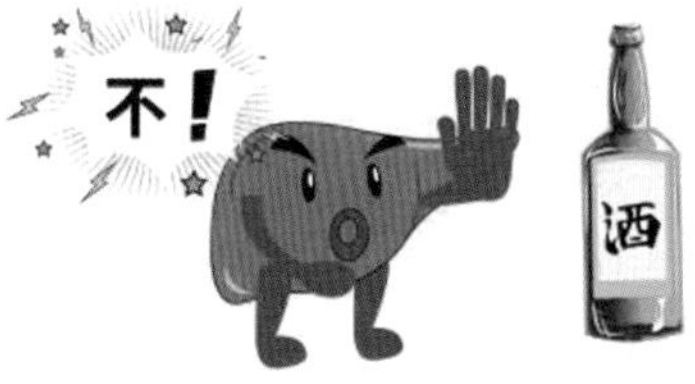

拒绝酒精

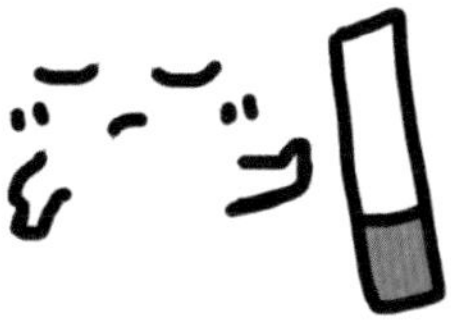

拒绝吸烟

（二）二级预防：尽早诊断

有胰腺癌家族史、曾患有胰腺囊肿、慢性胰腺炎、胰管结石等高危人群应定期体检，及早发现异常。40 岁以上人群出现下列表现时，应前往专科医院进行检查。①平时身体健康，无特殊不适，突然出现不明原因的上腹部疼痛、腰背部酸痛。腹痛特点是晚上或平躺时加重，更换体位尤其蜷缩弓背后可缓解。②胃口不好、突然消瘦。③黄疸。④突然间莫名的情绪低落。⑤糖尿病患者，一直用胰岛素治疗，没有饮食不当，没有外界因素干扰，最近用胰岛素治疗效果不佳。⑥研究还发现，新发现的糖尿病，其中小部分患者，有可能患早期胰腺癌。因此，出现以上情况我们都要警惕是否发生了胰腺癌。

（三）三级预防：尽早治疗

确诊胰腺癌后，在专科医生的帮助下通过相应的治疗措施来达到缓解疼痛、改善预后的目的。

二、 胰腺癌的检查

（1）胰腺癌相关的肿瘤标志物有糖类抗原 CA199、癌胚抗原、糖类抗原 CA125 等。其中，CA199 是参考价值最大的肿瘤标志物，CA199 > 37U/ml 即为异常。

（2）超声检查是胰腺癌的最主要的初筛方式，简单、快速且无创。

（3）增强 CT 检查主要用于胰腺癌的术前诊断及分期。

（4）磁共振胰胆管造影作为 CT 检查的辅助参考，能够更清楚显示胰胆管系统的全貌，有助于确定病灶位置。

（5）超声内镜诊断价值高，阳性率达 87%~100%。

三、 如何治疗胰腺癌

（1）外科治疗，包括手术治疗和减黄治疗。胰腺癌早期无远处转移可行手术切除，医生根据患者的病情选择适合的手术方式。减黄治疗是在彩超引导下行经皮肝穿刺胆道引流术，术后留置胆道外引流管。引流出的胆汁经纱布过滤后口服，加强患者的消化功能。有些患者无法口服胆汁，觉得味苦，添加蜂蜜即可改善口感。

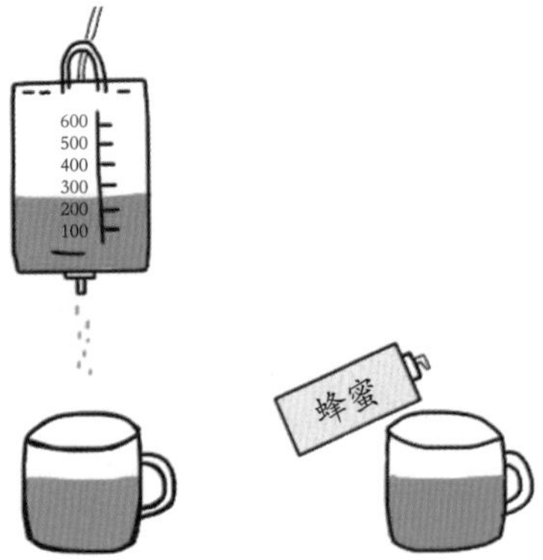

喝胆汁

（2）放射治疗、化学治疗，是局部晚期胰腺癌的首选治疗手段。暂不能手术切除的胰腺癌，可采取术前新辅助疗法，在肿瘤变小、肿瘤标志物数值下降后由外科医生评估后再进行手术切除。

（3）中药治疗。中医疗法的特点是整体观念和辨证论治，根据人体的寒热虚实不同，通过外治法（针灸、拔罐、艾灸、推拿等）和内治法调整患者体质，减轻因其他治疗引起的不适。

第三节

做好胰腺癌的家庭护理

一、居家健康指导

胰腺癌患者出现梗阻性黄疸后，医生会在彩超的引导下行经皮肝穿刺胆管引流术，术后腹部会留置一根或两根胆道外引流管。放置该引流管可以减轻黄疸，缓解皮肤瘙痒的症状，依据患者的病情决定放置时间的长短，部分患者需终身留置，故如何护理胆道外引流管至关重要。

（1）妥善固定引流管，推荐高举平台法。高举平台法是把导管固定在胶布上，因为导管没有垂直碰到肌肤，因而稳定在肌肤上的粘胶体积较大，且牢固严密，不易松动。

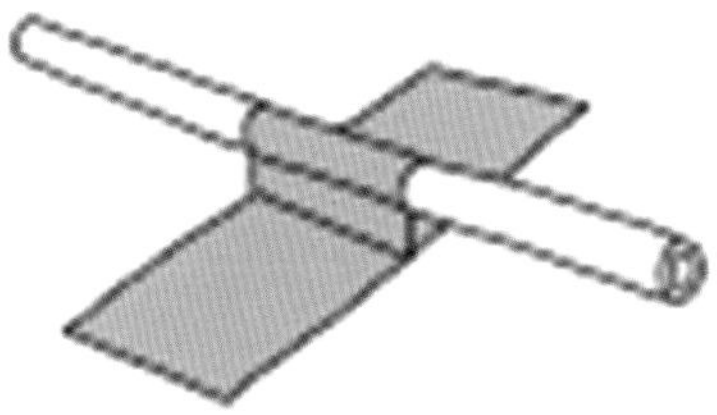

高举平台法

（2）确保引流通畅。防止引流管打折、扭曲。活动时应查看引流袋位置是否高于引流管口，避免引流液逆流引发感染。

（3）观察引流液的颜色、性质和量。

（4）日常生活注意事项。①穿着合适宽松的衣服，防止引流管受压。②观察固定引流管的敷贴，出现潮湿、卷边等应及时更换。③起床后或更换体位前一定要先妥善固定引流袋，不要拉、扯、拽，以免引流管脱落。

④发生以下情况请及时就医：腹痛、体温升高、寒战发抖、引流液突然增多或突然减少、引流液颜色变红、引流液有臭味、引流管口处有白色或黄色分泌物。

二、 常见不良反应、并发症的护理

1. 疼痛的护理

胰腺癌疼痛是癌性疼痛中程度最为剧烈的疼痛之一。中晚期胰腺癌并发癌性疼痛的概率高达90%。疼痛的原因主要为肿瘤侵犯包括自主神经在内的腹腔神经丛，引起腹部及背部的剧烈疼痛，严重影响患者的饮食及睡眠，加速体力消耗，造成一系列不良预后，治疗比较困难。

（1）积极配合医生的治疗，以镇痛药为基础，联合手术、介入、神经阻滞、化学治疗、放射治疗、心理舒缓等方式帮助患者缓解疼痛。

（2）遵医嘱合理使用镇痛药，轻度疼痛可服用吲哚美辛、对乙酰氨基酚、阿司匹林等；中等疼痛可服用较弱的吗啡类药物如氨酚氢可酮、可待因、洛芬待因等；重度疼痛可服用强阿片类镇痛药，如吗啡缓释片。

2. 低血糖的护理

糖尿病患者血糖≤ 3.9mmol/L，即可确诊为低血糖。常表现为头晕、冒冷汗、心慌、手抖、脸色苍白等，严重者会昏倒甚至昏迷、死亡。

（1）遵医嘱合理用药，改变不良生活方式。

（2）监测血糖，家中可自备血糖仪，以手指末梢血糖为主。

（3）糖尿病患者身上必须备好糖果，以备不时之需。发生低血糖后应立即摄食糖果，15min 后复测血糖 1 次。

3. 便秘的护理

（1）多喝水或新鲜果汁，每天饮水量约 2000ml。

（2）多吃富含膳食纤维的食物，如蔬菜、水果、全谷物等。

（3）烹饪时多用植物油，少用动物油。

（4）不吃辣椒、葱、姜等，多吃银耳汤、核桃黑芝麻糊、蜂蜜柚子茶、地瓜粥等。

（5）适当运动，放松情绪，养成良好的排便习惯。

（6）如果以上措施均无效果，应及时告知医生使用轻泻药缓解便秘。

第四节

胰腺癌的饮食管理

大部分胰腺癌患者，在疾病初期即出现消瘦、疲乏、体重下降等的表现，在疾病晚期出现电解质紊乱、低蛋白血症和葡萄糖水平变化等。研究表明，我们摄入的营养物质并不会让肿瘤长得更快，反而可以明显改善身体的营养状况和各个器官的机能，为抗肿瘤治疗提供坚强的后盾。因此，对胰腺癌患者进行饮食管理至关重要。

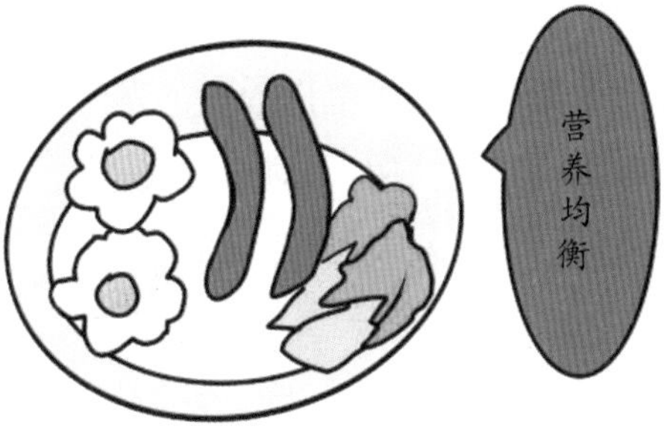

营养均衡

根据不同患者的身体情况给予不同的膳食，保证每日摄入充足的热量和营养供机体消耗。相比健康人，胰腺癌患者的静息能量消耗更高。静息能量是指一个人在没有任何剧烈活动的情况下一天中消耗的热量。如果伴有厌食及消化不良，可使用甲羟孕酮、甲地孕酮或复方胰酶片等药品，提高食欲，促进消化吸收。

（1）胰腺癌患者要形成规律的饮食习惯，在平时膳食中应注重饮食成分搭配，以碳水化合物为主，并配合适当的脂肪和蛋白质，多进食易消化的食物，如鱼类、鸡蛋和瘦肉，防止给胃肠道带来太多的负担。

（2）患者还应多进食蔬菜和水果，如卷心菜、西兰花、花菜、橙子等。

（3）提倡患者多进食富含氨基酸的菌菇类食物，这类食物具有很好的抗癌功能，又具有较高的营养价值。

（4）尽量避免进食坚硬、富含粗纤维等不易消化吸收的食物，这类食物容易使患者胀气。

（5）胰腺癌患者应该戒烟酒，不得服用辛辣、生冷等刺激性或气味较强的食物。

（6）避免食用霉变、煎炸、烟熏、腌制的食物，如腊肉、香肠、泡菜、咸菜等。

（7）尽量避免食用富含油脂的食物，如羊肉、花生、芝麻等。

（8）尽量避免饮用高糖饮品和含糖量高的加工食物。

第五节

胰腺癌的康复锻炼

免疫功能低下是胰腺癌患者的共同特点，缘于癌细胞的消耗、消化功能障碍及治疗的副作用。康复锻炼可以很好地改善身体、提高机体抵抗力，研究已证实，每日运动30min，就可以使癌症死亡率大大降低。

胰腺癌患者可坚持进行有氧运动。如散步、气功、太极等，每次10~15min，每天2次，增强抵抗力。身体条件较差或卧床的患者，可由亲属每隔1~2h按摩其肢体，帮助其翻身，同时患者也要尝试活动四肢，防止压疮、肌肉萎缩、下肢深静脉血栓的发生。锻炼的种类和形式没有硬性的规定，重在合适、坚持、循序渐进。

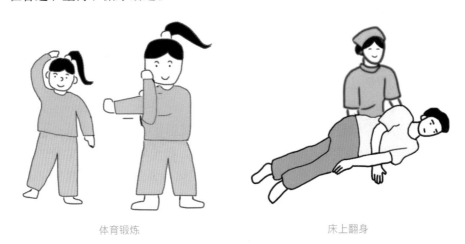

体育锻炼

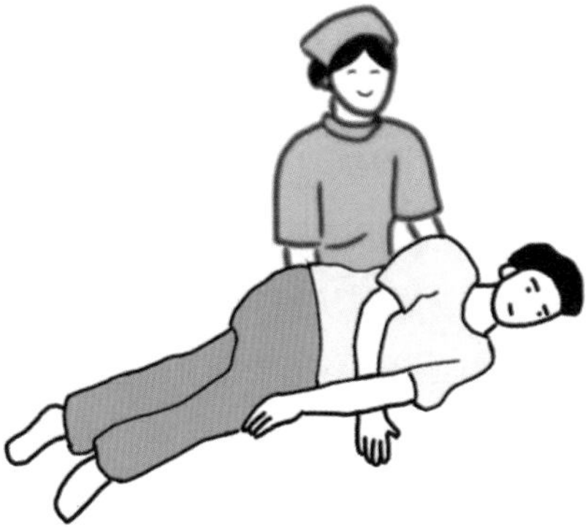

床上翻身

TIPS

小贴士

1. 胰腺癌患者出院后多久复查

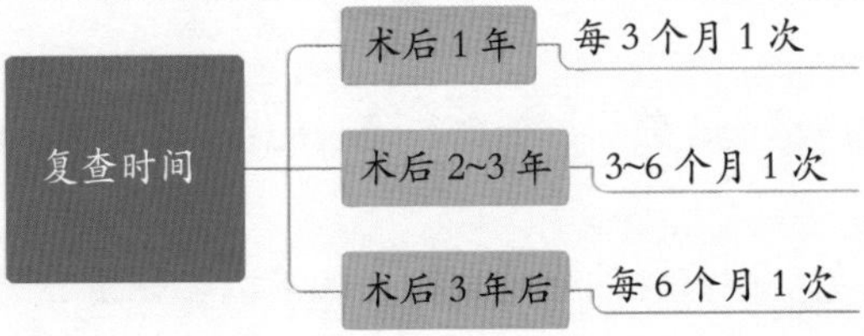

复查时间

2. 胰腺癌术后会复发吗？有什么症状

部分患者会复发，常见的症状有右下腹疼痛、食欲不振、腹胀、体重下降、每天都在休息却依然觉得累、皮肤和巩膜变黄，这时候要引起警惕，及时就医。

3. 为什么胰腺癌患者大便会呈陶土色

位于胰头部的胰腺癌比较常见，如果胰头癌侵犯到胆管，全身皮肤、巩膜黄染，胆红素排泄受阻，会导致灰陶土样便。

参考文献

[1] 曹新伟，李乐之 . 外科护理学 [M]. 北京：人民卫生出版社，2008：340–341.

[2] 中华医学会外科学分会胰腺外科学组 . 中国胰腺癌诊治指南（2021）[J]. 中国实用外科杂志，2021，41（7）：721–734.

[3] SHI S，LIANG C，XU J，et al. The strain ratio as obtained by endoscopic ultrasonography elastography correlates with the stroma proportion and the prognosis of local pancreatic cancer[J]. Ann Surg，2020，271（3）：559–565.

[4] 国家卫生健康委办公厅 . 胰腺癌诊疗指南（2022 年版）[J]. 临床肝胆病杂志，2022，38（5）：10.

[5] 中国抗癌协会肿瘤营养专业委员会，中华医学会肠外肠内营养学分会 . 胰腺癌患者的营养治疗专家共识 [J]. 肿瘤代谢与营养电子杂志，2022，9（1）：35–38.

[6] MC C S A， KOZAR R，MARTINDALE R G，et al.Summary points and consensus recommendations from the North Am erican Surgical Nutrition Summit[J]. J Parenter Enteral Nutr，2013，37（5）：99.

[7] 孙备，田凤宇 . 胰腺癌患者围手术期营养支持要点 [J]. 中国实用外科杂志，2018，38（3）：273–277.

[8] 袁莉红 . 饮食四要点助力胰腺癌术后康复 [J]. 饮食科学，2021（2）：14–15.

[9] 蘑菇和鸡蛋等食物降低胰腺癌风险 [J]. 中华中医药学刊，2012，30（9）：1.

[10] PANG Y J. Smoking, alcohol, and diet in relation to risk of pancreatic cancer in China: a prospective study of 0.5 million people[J]. Cancer medicine, 2018, 7(1): 229–239.

[11] 于康 . 中国肿瘤患者膳食营养建议（科普版）[M]. 北京：人民卫生出版社，2022:184–186.

[12] 闻曲，刘义兰，喻姣花 . 新编肿瘤护理学 [M]. 北京：人民卫生出版社，

2011：28–29，368–369.

[13] 孙秀云，梅铭惠．以神经阻滞为基础治疗胰腺癌疼痛的研究进展 [J]. 医学综述，2013，19（6）：1114–1116.

[14] 丁秋平．腹腔神经丛阻滞治疗晚期胰腺癌疼痛的观察及护理 [J]. 护理与康复，2009，8（12）：1011–1012.

第十三章 胃癌家庭护理和康复

第一节 认识胃癌

胃癌是起源于胃黏膜上皮的恶性肿瘤。我国是胃癌高发国家，每年胃癌新发病例约 67.9 万例，死亡病例约 49.8 万例。在所有恶性肿瘤中，胃癌的发病率和死亡率分别位居第二位和第三位。随着年龄的增长，胃癌发病率和死亡率逐渐升高。

一、胃癌的症状

（一）早期胃癌

70% 的早期胃癌患者并不会表现出特殊的症状，而是会随着病情的加重，逐渐表现出类似胃炎、溃疡病的症状，表现为饭后较容易出现上腹饱胀且伴有隐痛、食欲不振、反酸、恶心、呕吐、便血或黑便等。

（二）进展期胃癌

（1）体重下降明显，出现贫血，常有乏力感。

（2）出现并发症或转移症状，如胰腺和腹腔神经丛受侵可致疼痛持续加重且向腰背部放射，贲门部癌可出现吞咽困难，胃窦部癌可出现幽门梗阻，胃癌穿孔可出现剧烈腹痛、上消化道出血等。

（三）晚期胃癌

此时，患者可出现严重消瘦、贫血、水肿、发热、黄疸和恶病质等。

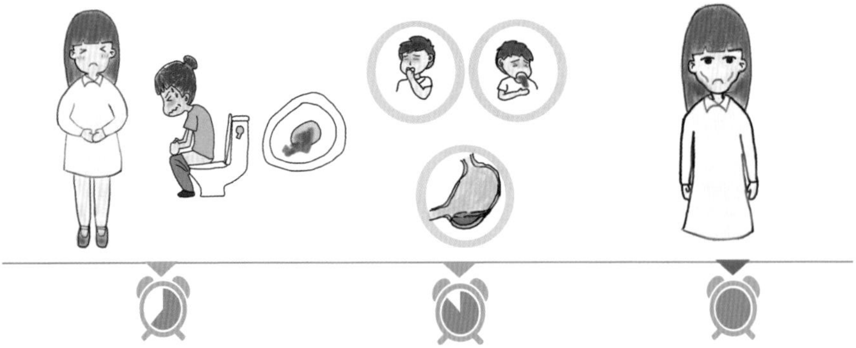

胃癌的症状

二、 胃癌的致病因素

胃癌是多因素参与、多步骤演变的复杂过程，是遗传和环境等因素相互作用的综合结果。

（1）幽门螺杆菌感染。

（2）饮食因素，如高盐饮食。

（3）遗传因素。有胃癌家族史者罹患胃癌的风险较普通人群高。

三、 胃癌的高危人群

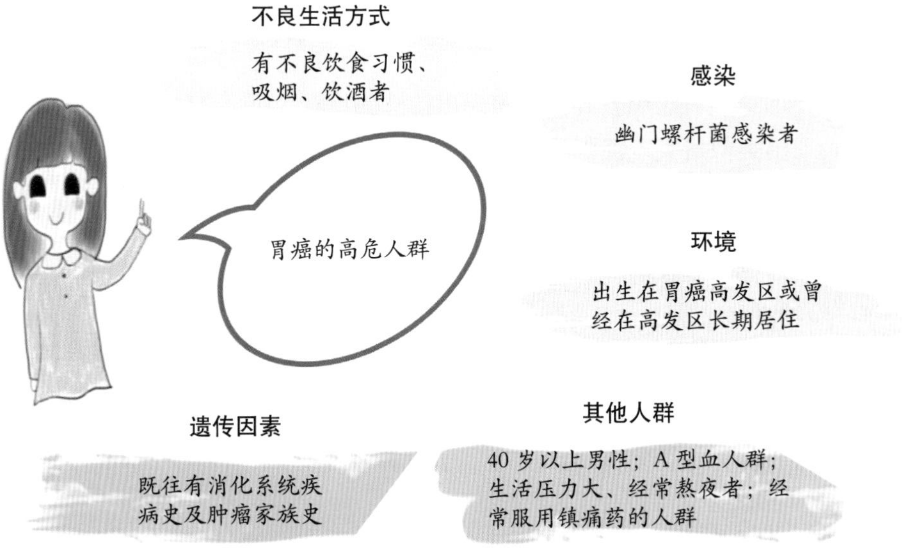
不良生活方式
有不良饮食习惯、吸烟、饮酒者
感染
幽门螺杆菌感染者
胃癌的高危人群
环境
出生在胃癌高发区或曾经在高发区长期居住
遗传因素
既往有消化系统疾病史及肿瘤家族史
其他人群
40 岁以上男性；A 型血人群；生活压力大、经常熬夜者；经常服用镇痛药的人群

胃癌的高危人群

第二节

早诊早治，远离胃癌

一、如何预防胃癌

（1）养成健康、规律的饮食习惯。保证营养均衡，不食用隔夜菜，减少腌制、油炸、辛辣等食物的摄入；注意饮水安全，不饮用隔夜水或受污染的水；三餐定时、细嚼慢咽。

（2）建立良好的生活习惯。戒烟限酒、不熬夜、保持心情愉悦。

（3）保持适宜的体重。①避免或尽量少食用含糖饮料和高能量密度的食物，如甜品、含糖饮料、糖果、油炸食品、方便面、汉堡包等。将体重指数控制在 18.5~24.9kg/m^2，老年人保持在 20~25.9kg/m^2。②适当运动。每周至少保持 5 次中等强度的运动，运动总时长在 150min 左右，每天的走路步数尽量达到 6000 步。③避免久坐。每隔 1h 就起来活动一下。

（4）注重胃癌早期筛查，及时治疗慢性胃病。调查显示，胃癌有家族聚集的倾向。高风险人群需要定期进行胃癌早期筛查，如果自身患有慢性胃病或出现癌前病变，如幽门螺杆菌阳性、胃溃疡、胃息肉等，要积极进行治疗及定期复查，避免癌变。

二、胃癌的检查

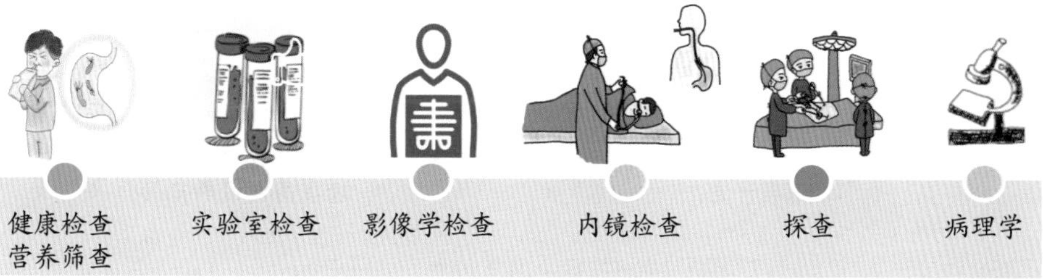

胃癌的常见检查项目

胃癌早期筛查指导如表 13-2-1 所示。

表 13-2-1　**胃癌早期筛查指导**

人群	筛查建议	检查项目
胃癌高发地区人群	建议进行尿素呼气试验（粪便抗原检测及血清幽门螺杆菌抗体检测可作为辅助诊断措施）	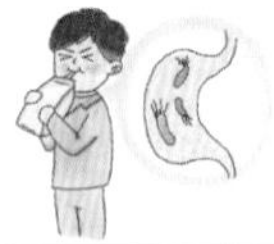
胃癌高危人群	浅表性胃炎患者建议每 3 年检查 1 次	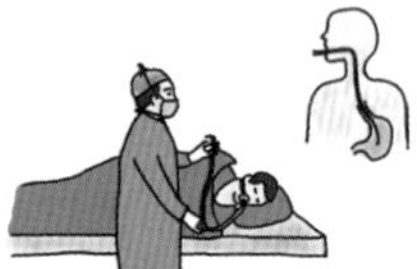 胃镜检查
早期胃癌患者	浅表性胃炎患者建议每 3 年检查 1 次；萎缩性胃炎患者，没有异型增生的情况下可以每 2 年检查 1 次，有异型增生的情况下则要每半年检查 1 次	
接受外科治疗的早期胃癌患者	术后半年内进行内镜复查，并根据复查结果，再确定后续的治疗方案	

注：若条件允许高风险人群要做好胃癌早期筛查。筛查年龄段为 45~75 岁。

三、如何治疗胃癌

胃癌治疗方式包括手术治疗、放射治疗、化学治疗、靶向治疗、免疫治疗等。其中，手术切除是胃癌的主要治疗手段，也是目前治愈胃癌的唯一方法。胃癌手术分为根治性手术与非根治性手术，如表 13-2-2 所示。

表 13-2-2　**胃癌手术治疗方式**

手术	术式	切除范围	切除示例
根治性手术	标准手术	以根治为目的，要求必须切除 2/3 以上的胃，并且进行 D2 淋巴结清扫	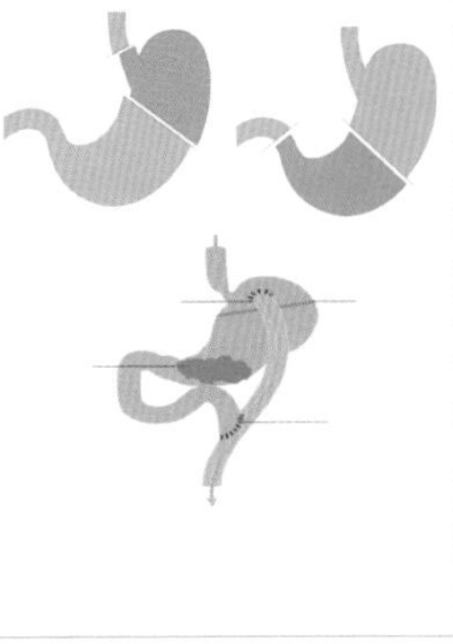
	改良手术	针对分期较早的肿瘤，要求切除部分胃或全胃，同时进行 D1 或 D1+ 淋巴结清扫	
	扩大手术	联合脏器切除或 D2 以上淋巴结清扫的扩大手术	
非根治性手术	姑息手术	针对出现肿瘤并发症（出血、梗阻等）的患者，主要的手术方式包括姑息性手术、胃空肠吻合短路手术和空肠营养管置入术等	
	减瘤手术	肝转移或腹膜转移等患者，没有出现肿瘤并发症时可进行减瘤手术	

第三节

做好胃癌的家庭护理

一、居家健康指导

1. 术后活动指导

近年来随着快速康复理念的发展，术后早期下床活动是关键措施之一。术后早期下床活动有利于提高肺部通气量，促进胃肠道功能恢复，促进引流液引流，预防下肢深静脉血栓，减少肌肉丢失，降低腹胀、肠粘连、感染等并发症的发生率。

（1）按照 SEA 原则对患者做好评估。① S。观察患者意识和生命征。② E。评估患者四肢肌力正常、疼痛可以耐受、伤口敷料干燥无渗血、引流管无异常且固定妥当。③ A。询问患者有无疲乏、头晕、恶心、冒冷汗、呼吸困难、伤口疼痛等，若无以上不适即可活动。

（2）做好安全准备。①衣着准备。穿着合适的衣服、裤子、鞋子，衣袖长度不超过腕关节、裤管长度不超过踝关节，穿包脚且防滑的鞋子。引流管固定妥当。②下床三部曲。谨记“床上坐 30s、床沿坐 30s、站立 30s”的原则，无不适才可开始行走。③掌握辅助器具如拐杖、轮椅及助行器的正确使用，近视或听力下降者佩戴眼镜或助听器。④家属陪护在侧。

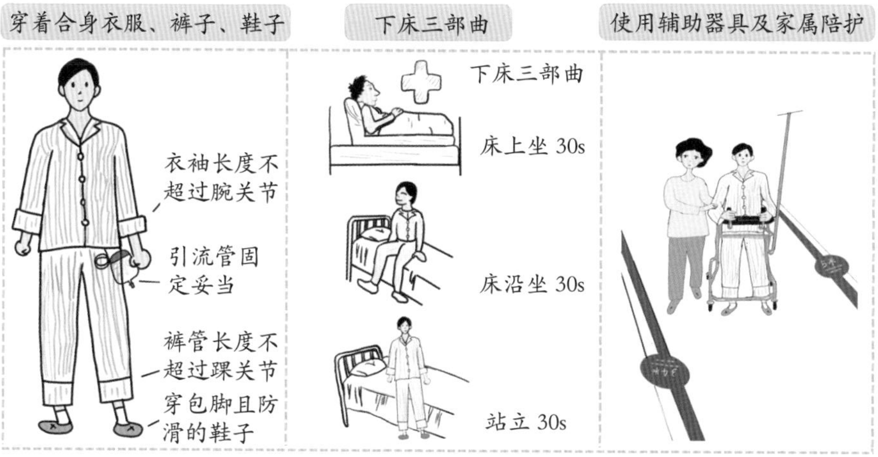
穿着合身衣服、裤子、鞋子
衣袖长度不超过腕关节
引流管固定妥当
裤管长度不超过踝关节
穿包脚且防滑的鞋子
下床三部曲
下床三部曲
床上坐 30s
床沿坐 30s
站立 30s
使用辅助器具及家属陪护

胃癌患者术后下床活动准备工作

活动过程中疼痛加剧或患者感到劳累，出现头晕、恶心、呼吸困难、冒冷汗等不适症状应立即暂停活动，并寻求医护帮助。

2. 倾倒综合征的护理

少数患者在接受胃部手术之后，幽门屏障功能丧失，导致进食后还未完全消化的固体食物流入小肠中，此时就很容易发生倾倒综合征。

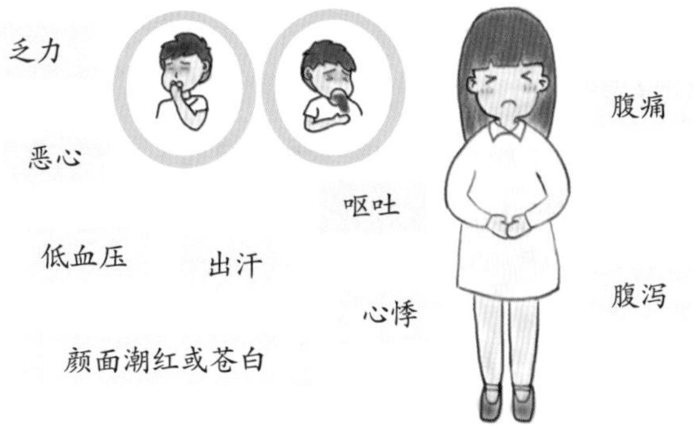

倾倒综合征的症状

（1）少量多餐，避免进食大量过甜、过咸、过浓的食物。宜选择富含纤维素、蛋白质、脂肪、复合碳水化合物的食物。生活中常见的鱼、肉、豆、粗粮、蔬菜、水果等都满足要求。

（2）细嚼慢咽，适当延长进食时间。

（3）进餐后，如果出现不适，可以平卧 0.5h 左右。

（4）如果无法通过饮食管理来解决问题，可以在咨询医生后采用药物治疗的方式。

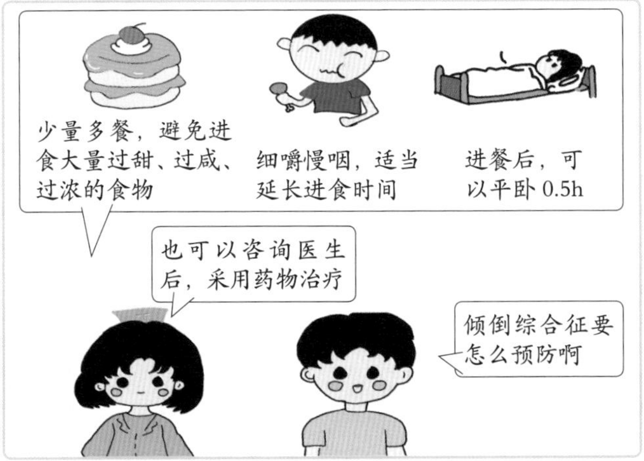

倾倒综合征的护理要点

3. 体重降低或增加的护理

（1）术后，患者应尽量保持平稳的体重，如果体重在短时间内出现了不明原因的下降，需要尽快就诊，确认疾病是否复发。

（2）每 2 周测量体重 1 次，若体重下降超过 10%，就需要咨询医师对患者营养状态进行评估。

（3）若存在营养不良的情况，可以根据医师建议采取口服、肠内、肠外等方式进行营养支持。

（4）体重增加合并腹部增大时也要引起重视，要及时就诊。

二、化学治疗相关不良反应的护理

1. 恶心、呕吐的护理

（1）进食后再口服药物，减少药物对胃部的刺激。

（2）可以少量食用白萝卜，饮用陈皮茶等。

（3）少量多餐，进餐后要休息片刻，但是不可以平躺，可以选择坐在椅子上休息。

（4）保持轻松的状态，精神不必过度紧张。

2. 便秘的护理

（1）养成固定排便的习惯。

（2）每天的饮水量要保持在 2000ml 以上。

（3）多摄入纤维素含量高的食物，如蔬菜、水果、谷物等。

（4）维持足够的运动量，可以选择散步、打太极拳等。

3. 腹泻的护理

（1）降低高纤维食物的摄入，多补充水分，避免身体水分流失。

（2）腹泻时长超过 24h，或存在腹痛的情况，要遵医嘱服用止泻药物。

（3）保持肛门卫生。

4. 白细胞减少的护理

（1）做好保暖，不可着凉。

（2）少到人多的公共场合聚集或逗留，不和患有上呼吸道感染等疾病的人员接触。

（3）身体出现发热或感染，要及时就医。

5. 血小板减少的护理

（1）皮肤出现瘀血、瘀斑；鼻子或牙龈在非正常情况下出血；排便时发现大小便中带血；出现外伤时止血效果差；经常头晕恶心等，都要及时就医。

（2）选择轻柔材质的牙刷来清洁牙齿。

（3）避免参加有潜在危险的运动，避免因为磕碰而导致的出血。

6. 口腔溃疡的护理

（1）保持口腔卫生，饭后睡前要刷牙漱口。

（2）避免进食过酸、辛辣刺激性食物，选择软食或流质饮食，必要时可以用吸管来吸食食物。

（3）选择高蛋白、营养丰富的食物，有助于加速口腔溃疡的愈合。

7. 手足综合征的护理

（1）皮肤要做好保湿。

（2）杜绝皮肤刺激。

（3）避免穿着过紧的衣物以防阻碍血液循环。

（4）避免在恶劣环境下工作，如强光、高温等，也不可以进行剧烈的重体力劳动。

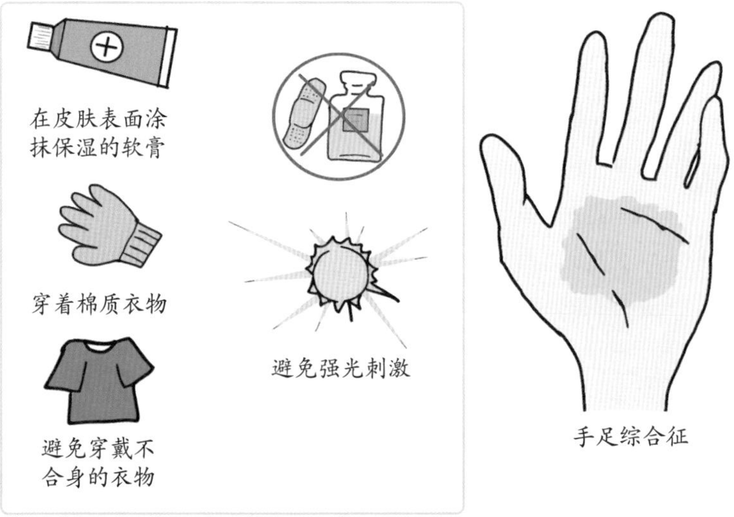

手足综合征的护理要点

三、心理护理

引导患者合理看待疾病，避免把过多的情绪和想法都积压在心里，鼓励患者勇敢地表露出来，做好患者的心理调节。精神状态长期处于抑郁、焦虑或烦躁下，会对胃动力的恢复产生负面影响，甚至出现胃瘫。

第四节

胃癌的饮食管理

一、饮食原则

术后，患者胃肠道功能会暂时下降，建议采取少量多餐、循序渐进的进食模式。从清流饮食、流质饮食、半流质饮食、软质饮食到普通低渣饮食，逐步改变食物的种类。每个种类的饮食可先由每次 20~50ml 开始，逐渐增加每次进食的量，最高至每次 200ml。建议每 2h 进食 1 次，将常规的一日吃 3 餐改成一日吃 6~8 餐。忌食产气（豆制品及奶制品）、辛辣、油炸、生冷、过热的食物。

二、饮食模式

1. 清流饮食

清流饮食是指完全无渣，不含糖、不含奶、少油、少盐的饮食模式。此类饮食不产气、不刺激肠道蠕动，以供应水分为主。可选择清水，过滤的米汤，无油、无渣的清汤，运动饮料等。

2. 流质饮食

流质饮食是指进入口腔后能融化为液体的饮食模式。可选择的食物较多。①主食类：精细及过滤的五谷类，如米汤、藕粉。②蔬菜类：除去粗纤维的蔬菜汁。③水果类：过滤的果汁（酸味太强的水果除外）。④其他：肠内营养粉剂、液体、匀浆膳、蜂蜜等。

3. 半流质饮食

半流质饮食是指比较软烂、易消化、易咀嚼、含粗纤维少、无强烈刺激呈半流质状态的食物，此类食物纤维含量极少，含有足够的蛋白质和热能。可选择的食物如表 13-4-1 所示。

表 13-4-1　**半流质饮食**

食物种类	可进食的食物	不可进食的食物
主食	精制的五谷，如白米粥、线面、汤面、馄饨等	糙米、油炸类五谷制品、糯米制品等
肉类	以蒸、煮、炖等烹调方式为宜，或切成肉丝、剁成肉沫等	油炸、油煎或熏烤的肉类，如腊肉、香肠等；带筋的肉，如牛筋
蛋类	以蒸、煮、炖等烹调方式为宜，如蒸蛋	油炸或油煎的蛋
蔬菜类	以蒸、煮等烹调方式为主的稀、软、烂、含粗纤维较少、易消化的蔬菜或菜泥及过滤的蔬菜汁	富含粗纤维的蔬菜，如芹菜、菜梗、红薯、南瓜、笋等
水果类	熟、软的水果，如葡萄、猕猴桃等	富含粗纤维的水果及未熟透的水果，如番石榴等
豆类	以蒸、煮、炖等烹调方式为宜，如豆腐花等。但豆制品易产气，进食后有腹胀等不适者尽量避免食用	油炸的豆腐，坚硬的豆类，如炒豆、炸豆等

4. 软质饮食

软质饮食是指易消化、易咀嚼，食物碎、烂、软，少油炸、少油腻、少粗纤维的饮食模式。可选择的食物如表 13-4-2 所示。

表 13-4-2　**软质饮食**

食物种类	可进食的食物	不可进食的食物
主食	精制的五谷，如软饭、馒头、面条、饺子等	油炸类五谷制品、糯米制品
肉类	以蒸、煮、炖等烹调方式为宜，或切成肉丝、剁成肉沫等，去筋的嫩肉、易消化的鱼肉均可	油炸、油煎或熏烤的肉类，如腊肉、香肠等
蛋类	以蒸、煮、炖等烹调方式为宜，如水煮蛋	油炸或油煎的蛋
蔬菜类	以蒸、煮等烹调方式为主的稀、软、烂、含粗纤维较少、易消化的蔬菜	富含粗纤维的蔬菜，如芹菜、菜梗、红薯、南瓜、笋等
水果类	熟、软的水果，如草莓、橙子等	富含粗纤维的水果及未熟透的水果，如石榴等

续表

食物种类	可进食的食物	不可进食的食物
豆类	以蒸、煮、炖等烹调方式为宜，如豆腐等，但豆制品易产气，进食后有腹胀等不适者尽量避免食用	油炸的豆腐，坚硬的豆类，如炒豆、炸豆等
其他	花生酱、果酱、果冻及各类混合的调味品	各种油炸食品，强烈刺激味的调味品（如辣椒、酒等）

5. 普通低渣饮食

普通低渣饮食可减少食物经消化、吸收和发酵后在肠道留下的残渣。此类饮食模式能减少肠道机械性刺激，使其获得休息，并帮助伤口早日愈合。可选择的食物如表 13–4–3 所示。

表 13–4–3 普通低渣饮食

食物种类	可进食的食物	不可进食的食物
主食	精制的五谷，如白米饭、白吐司、馒头、软面条、土豆泥等	粗制的五谷类及其制品，如糙米、燕麦、玉米、全麦面包、地瓜、芋头及糯米制品
肉、鱼类	去皮无筋的嫩肉	未去皮和筋的肉、鱼类；油炸或油煎的肉、鱼类，如牛筋、鱿鱼
蛋类	以蒸、煮、炖等烹调方式为宜，如蛋花、蒸蛋、布丁等	油炸或油煎制作的蛋类，如硬荷包蛋、卤制过久的蛋
蔬菜类	各种过滤的蔬菜汁及嫩的菜叶	富含粗纤维的蔬菜，如芹菜、金针菇；蔬菜的梗及老叶；未经烹调的蔬菜，如生菜沙拉
奶类	无	所有奶类及奶制品
水果类	各种过滤的果汁；纤维含量少、去皮、去籽的水果，如葡萄等	富含粗纤维的水果及未熟透的水果，如菠萝、火龙果等
豆类	加工精制、去渣的豆制品，如豆腐、豆花、豆干等	油炸过的豆制品及未加工的豆类，如黄豆、绿豆、红豆等
油脂类	各种植物油、动物油及其制品	坚果类，如腰果、核桃、瓜子、花生、杏仁、栗子等
点心类	新鲜、易消化的蛋糕类及饼干	添加坚果、椰子粉、芝麻等食物做成的饼干、蛋糕；油腻的点心，如沙琪玛等

术后患者的食谱建议如表 13-4-4 所示。

表 13-4-4　术后食谱建议表

时间	术后第 1 天（清流饮食）	术后第 2 天（流质饮食）	术后第 3 天（流质饮食）	术后第 4 天（流质饮食）
08：00	温水 20ml	肠内营养液 100ml	肠内营养液 200ml	米汤 200ml
10：00	米汤 30ml	米汤 120ml	鸡汤（去油）200ml	肠内营养液 200ml
12：00	米汤 50ml	鱼汤（少油）140ml	米汤 200ml	藕粉 220ml
14：00	瘦肉汤（去油）60ml	米汤 160ml	肠内营养液 200ml	肠内营养液 200ml
16：00	米汤 80ml	肠内营养液 100ml	藕粉 200ml	橙汁 150ml
18：00	清鸡汤（去油）100ml	藕粉 180ml	排骨汤（去油）200ml	米汤 250ml
时间	术后第 5 天（半流质饮食）	术后第 6 天（半流质饮食）	术后第 7 天（半流质饮食）	术后第 8 天（半流质饮食）
08：00	稀饭 200ml	稀饭 250ml	线面 250ml	鱼片粥 250ml（鱼肉 50g）
10：00	肠内营养液 200ml	肠内营养液 200ml	肠内营养液 200ml	肠内营养液 200ml
12：00	线面 220ml	线面 250ml	稀饭 200ml、清蒸鱼 70g	排骨线面 250ml（肉 50g）
14：00	肠内营养液 200ml	肠内营养液 200ml	肠内营养液 200ml	肠内营养液 200ml
16：00	稀饭 230ml	蒸蛋 200g	蒸蛋 200g	猕猴桃 100g
18：00	线面 250ml	稀饭 250ml	瘦肉粥 250ml（肉沫 50g）	稀饭 200ml、肉沫蒸蛋 100g

第五节

胃癌的康复锻炼

胃癌患者术后应积极下床活动，宜循序渐进，以有氧锻炼、核心锻炼为宜。运动不仅能促进食欲、改善睡眠、提高免疫力，提升身体各项机能，还可以让肿瘤患者积极面对生活。

胃癌患者术后1个月内仍需休息，但可自理生活，2个月后逐渐参加轻体力劳动，3个月后根据恢复情况从事轻体力劳动。身体在运动过程中保持微微出汗的状态即可。每天30min，每周3~5次，以中等强度和量为主。选择有氧运动和抗阻力锻炼，如散步、太极拳、八段锦、广场舞、慢跑、游泳、瑜伽等。运动过程中若出现胸闷气短、头晕目眩等情况，应暂停运动，经过医生检查，确认没有潜在风险后才可以继续运动。术后不久，身体出现明显的恶病质、出血、发热等，也需要马上停止运动。

术后下床活动指导

（1）渐进式阻力锻炼：屈腿伸腿运动、仰卧抬腿运动、空中蹬车运动、踝泵运动、床上翻身运动、悬腿动腿运动。
（2）有氧锻炼：腹式缩唇呼吸、有效咳嗽。
（3）核心锻炼：按摩病人四肢，按摩方向为由远心端向近心端，指导病人活动四肢，上肢屈肘、伸臂、握拳、旋转，下肢抬腿、屈腿、小腿肌肉静态收缩

时间	活动说明	频率
术后当天	渐进式抗阻力锻炼、有氧锻炼、核心锻炼（三选一）	10次为1组，每2h 1组
术后第1d	①先渐进式阻力锻炼、有氧锻炼、核心锻炼（三选一）。②符合SEA原则后下床活动5min	10次为1组，每天2~3次
术手第2~3d	病房、走廊内活动	活动4~6次，每次10~20min
术后第4d至出院	自由活动	每天自由活动8~10次，每次10~20min

活动方案指导

TIPS

小贴士

1. 胃癌会不会传染

胃癌不会传染。需要注意的是，幽门螺杆菌引起的胃炎会长期刺激胃黏膜，最终进展成胃癌。幽门螺杆菌有一定的传染性。

2. 幽门螺杆菌感染的临床症状有什么

大部分患者往往是因为出现了慢性胃炎、消化性溃疡就医时才意识到自己幽门螺杆菌阳性。幽门螺杆菌阳性通常具有以下几个明显的症状。①反酸、烧心、胃痛、口臭。②慢性胃炎症状。如上腹部不适、隐痛，偶尔会出现嗳气、腹胀、恶心、

呕吐等，病程相对缓慢，但容易反复发作。③消化性溃疡症状。如规律性腹痛等。

3. 幽门螺杆菌的感染率高吗

目前幽门螺杆菌只可以通过人进行传播，几乎所有的年龄段人群都是易感人群，幽门螺杆菌的感染率非常高，常见的传播途径包括以下几种。

（1）口口传播。没有分筷、亲吻、互用餐具、食用未熟透的肉制品等。

（2）粪口传播。粪便中残留的幽门螺杆菌在进入水源后产生污染，饮水者饮用了这些受到污染的水源。

（3）母婴传播。幽门螺杆菌阳性患者采取了错误的喂养方式，如口对口、亲吻婴儿等，使用已经受到污染的餐具去喂养孩子，都会导致感染。

（4）医源性传播。一些医疗场所没有做好卫生安全措施，如果在这些地方进行了侵入式检查，如牙科检查、鼻腔治疗、喉镜等，容易发生医源性传播。

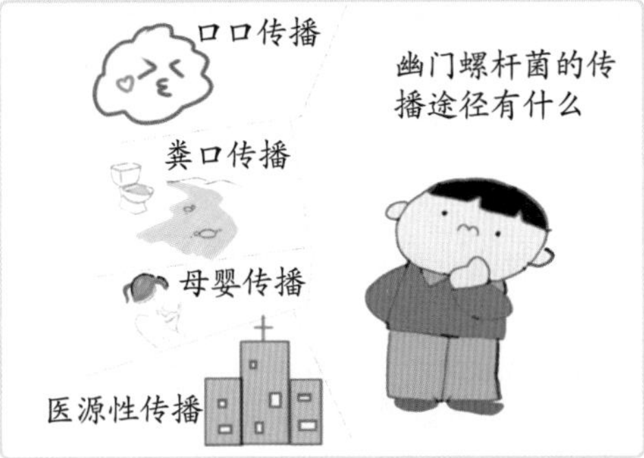

幽门螺杆菌的传播途径

4. 幽门螺杆菌为阳性，在日常生活中家人应如何做好防护

（1）做好个人卫生。饭前、便后记得洗手，使用的餐具要清洁干净。

（2）健康饮食。食物要煮熟再食用，不吃油炸、刺激的食物，要细嚼慢咽，少食多餐。

（3）分餐饮食。多人聚餐要使用公筷。

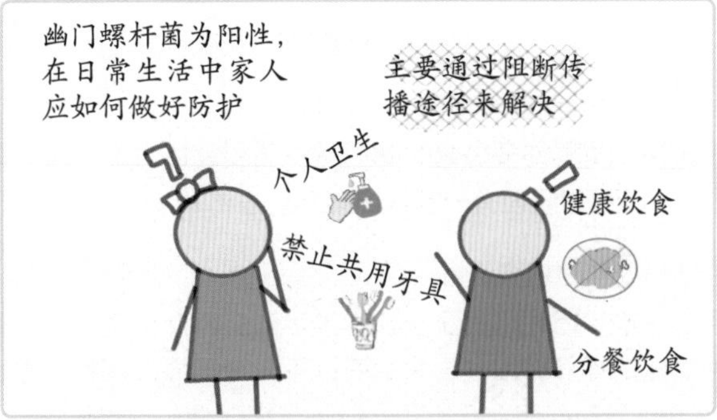

阻断幽门螺杆菌传播途径

5. 感染了幽门螺杆菌就一定会得胃癌吗

只有不到 1% 的幽门螺杆菌阳性患者才会发展成胃癌。幽门螺杆菌引发的胃炎长期刺激胃黏膜，使胃黏膜萎缩病变，才有可能导致胃癌，作用时间一般在 15 年以上。但是，由于现代人的生活饮食习惯及环境都发生了比较大的变化，较大的生活压力、不良的饮食习惯、污染的环境等，大大缩短了胃癌发生的病程。胃黏膜的萎缩很难完全复原，作为一种癌前病变，需要格外注意。

6. 可以使用网络上购买的幽门螺杆菌试纸进行自测吗

相关的产品质量差异比较大，没有循证医学证据，用于诊断幽门螺杆菌感染并不可靠，还是去正规医院筛查比较好。

7. 幽门螺杆菌阳性一定要治疗吗？怎么治疗

在我国，幽门螺杆菌感染人群基数较大。只有存在胃癌家族史、胃炎、消化性溃疡、胃癌的患者，才建议进行根除治疗。目前主要采用抗菌药物、质子泵抑制剂、铋剂等药物对幽门螺杆菌进行治疗，治疗周期为 2 周，后期的复查中若发现幽门螺杆菌由阴重新转阳，就需要对治疗方案重新进行调整。

8. 是否一定要进行基因筛查

虽然胃癌属于遗传性疾病，但是调查显示，胃癌患者中仅有 10% 呈现家族聚集现象。基因检测主要应用在肿瘤的辅助性诊断、筛查遗传性肿瘤、指导个体用药等方面，对于家族聚集的胃癌有着比较明显的筛查作用。但是对于普通的健康人群的基因筛查，目前还处于研究阶段，并没有实际的临床应用案例。在健康人群中进行基因筛查，很有可能会因为误诊而增加参与者的心理负担，因此不建议健康人群进行基因筛查。

9. 肿瘤能不能被饿死

一些人认为人体摄入的营养物质会被肿瘤细胞所吸收，因此限制饮食可以达到控制肿瘤生长的目的。这种认知是错误的。肿瘤细胞的生长速度并不会因此而放慢，相反它们会去和正常的细胞抢夺营养，使得人体更加虚弱，导致疾病快速恶化。因此保证均衡的营养摄入，让人体代谢正常运转，才可以更好地抵抗疾病。

10. 肿瘤患者能不能进补

鱼、蛋、奶、肉中就含有丰富的营养，比很多所谓的补品更加有效。如果出现营养不良的情况，可以咨询医师，遵医嘱来进行食补。

11. 发物会促进肿瘤生长吗

发物泛指日常生活中的牛肉、羊肉、公鸡、虾、蟹等肉类及韭菜、葱、姜、蒜、香菜等有明显辛香之气的蔬菜。部分人在食用了发物之后出现皮肤瘙痒、荨麻疹等，便将其看作是发物的副作用，进而担心发物会破坏伤口的愈合，导致肿瘤复发等。这是错误的认知，目前尚无医学证据可以证实发物会促进肿瘤生长。

参考文献

[1] 国家消化系疾病临床医学研究中心 . 中国胃黏膜癌前状态和癌前病变的处理策略专家共识（2020 年）[J]. 中华消化杂志，2020，40（11）：731–741.

[2] 简丹丹，吴清明，龙辉 . 胃癌可控危险因素 10 年研究进展 [J]. 临床消化病杂志，2021，33（5）：374–378.

[3]WANG F H，ZHANG X T，LI Y F. The Chinese Society of Clinical Oncology（CSCO）：Clinical guidelines for the diagnosis and treatment of gastric cancer，2021[J]. Cancer Commun (Lond)，2021，41（8）：747–795.

[4] 李子禹，吴舟桥，王一丁，等 . 腹腔镜胃癌术后主要并发症防治策略 [J]. 中华普外科手术学杂志（电子版），2021，15（2）：133–138.

[5] 田艳涛 . 漫画胃癌防治 [M]. 北京：人民卫生出版社，2016：10–12.

[6] 陈旻湖，彭铁立 . 幽门螺杆菌的传播途径 [J]. 临床消化病杂志，2006（2）：68–70.

[7] 杜晓辉，晏阳，刘帛岩 . 2022 版中国临床肿瘤学会胃癌诊疗指南更新解读 [J]. 临床外科杂志，2022，30（9）：805–808.

[8] 赫捷，陈万青，李兆申，等 . 中国胃癌筛查与早诊早治指南（2022，北京）[J]. 中国肿瘤，2022，31（7）：488–527.

[9] 崔久嵬，卓文磊，黄岚，等 . 肿瘤免疫营养治疗指南 [J]. 肿瘤代谢与营养电子杂志，2020，7（2）：160–168.

[10] 刘明，石汉平 . 我国第一部《中国恶性肿瘤营养治疗通路专家共识》（2018 年）出版 [J]. 肿瘤代谢与营养电子杂志，2019，6（2）：260.

[11]《营养学报》编辑部 .《中国居民膳食指南（2022）》在京发布 [J]. 营养学报，2022，44（6）：521–522.

[12] 王林，丛明华，崔久嵬 . 肿瘤营养治疗的基本原则 [J]. 肿瘤代谢与营养电子杂志，2022，9（6）：727–734.

[13] 梅阳阳，常红娟，李岩，等 . 加速康复外科理念下结直肠癌根治术后患者早期活动方案的构建及应用 [J]. 护理研究，2021，35（18）：3197–3204.

[14] 广东省药学会 . 肠内营养临床药学共识（第二版）[J]. 今日药学，2017，27（6）：361–371.

第十四章 结直肠癌家庭护理和康复

第一节 认识结直肠癌

结直肠癌是来源于结直肠上皮的恶性肿瘤，好发于直肠及乙状结肠交界处。由于经济发展、生活方式改变及人口老龄化等原因，我国结直肠癌发病率以每年约 4.2% 的速度递增，且呈年轻化的趋势。

一、结直肠癌的症状

（一）早期结直肠癌

早期结直肠癌常无明显症状。

（二）进展期结直肠癌

（1）排便习惯改变，如腹泻、排便困难、里急后重感。

（2）大便性状改变，如大便变细、血便、黏液便等。

（3）腹痛或腹部不适。

（4）肠梗阻相关症状，如腹胀、呕吐、便秘等。

（5）腹部肿块。

（6）贫血及全身症状，如消瘦、乏力、低热等。

（三）晚期结直肠癌

结直肠癌发展至晚期，患者出现严重消瘦、贫血、水肿、发热、黄疸、恶病质、左锁骨上淋巴结或腹股沟淋巴结肿大或穿孔、局限性脓肿等并发症。

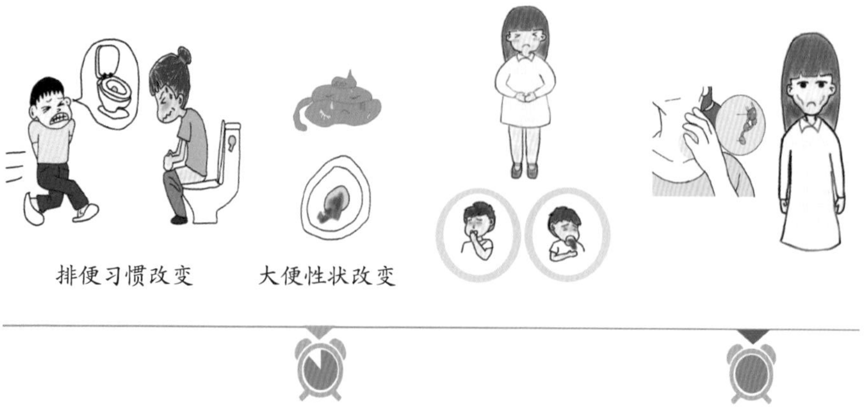
排便习惯改变
大便性状改变

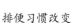

结直肠癌的症状

二、 结直肠癌的致病因素

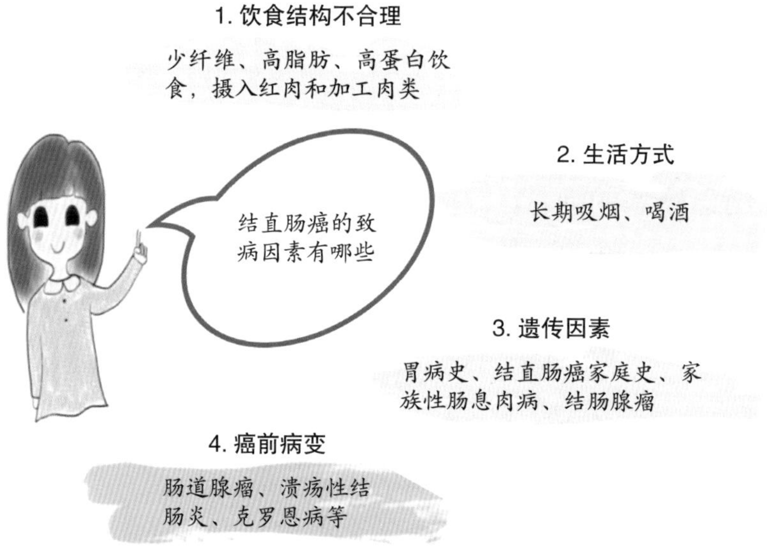
1. 饮食结构不合理
少纤维、高脂肪、高蛋白饮食，摄入红肉和加工肉类
结直肠癌的致病因素有哪些
2. 生活方式
长期吸烟、喝酒
3. 遗传因素
胃病史、结直肠癌家庭史、家族性肠息肉病、结肠腺瘤
4. 癌前病变
肠道腺瘤、溃疡性结肠炎、克罗恩病等

结直肠癌的致病因素

三、 结直肠癌的高危人群

根据《中国结直肠癌筛查与早诊早治指南》，高危人群为以下几种。

（1）一级亲属有结直肠癌病史。

（2）本人有结直肠癌病史。

（3）本人有肠道腺瘤病史。

（4）本人有 8~10 年长期不愈的炎症性肠病。

（5）本人粪便潜血试验阳性。

（6）符合下列几项中任意 2 项者。①慢性腹泻（病程在 2 个月以上的腹泻或间歇期在 2~4 周内的复发性腹泻）。②慢性便秘（病程至少 6 个月以上的便秘）。③黏液血便。④慢性阑尾炎或阑尾切除史。⑤慢性胆囊炎或胆囊切除史。

第二节

早诊早治，远离结直肠癌

一、 如何预防结直肠癌

研究表明，健康的饮食、保持大便通畅、维持正常体重、保持一定频率的中等强度以上的运动及限制酒精摄入量可以降低癌症的发病率和死亡率。

（1）养成健康饮食、规律饮食的习惯。①选择营养均衡的食物，三餐定时、细嚼慢咽。②不食用隔夜菜，减少腌制、油炸、辛辣刺激等食物的摄入，福建地区喜爱的虾油、糟菜也应减少摄入。③注意饮水安全，不饮用隔夜水或污染水源的水。④少吃或不吃红肉和加工肉类，如牛肉、羊肉、猪肉、熏肉、香肠等，可选择鱼肉、禽肉或大豆类食物替代。如果吃红肉，建议选择瘦肉且每周不超过 500g。

（2）保持大便通畅。①摄入足够的膳食纤维。膳食纤维不仅能够帮助机体吸附食物残渣中的致癌物质如亚硝胺、多环芳烃等，而且能增加粪便量，刺激肠蠕动，减少宿便，减少致癌物质与肠黏膜接触的时间。富含膳食纤维的食物有白菜、魔芋、芹菜、韭菜、萝卜、豆制品、藻类等。保证每天的膳食纤维摄入量不低于 25g、新鲜蔬菜摄入量不低于 400g、新鲜水果摄入量不低于 100g。但请注意，如果以前很少摄入蔬菜、水果，在短时间内大量摄入容易引起腹胀等不良反应，因此要逐渐增加进食量。②摄入充足的水分。足量的水分可以让肠道得到充分的湿润，使粪便软化后更易于排出。健康成年人每天的饮水量不少于 1500ml。便秘者每天的饮水量最少要保持在 2000ml 以上。如果合并有心、肾方面的疾病，则每日饮水量不宜超过 1000ml。③调整排便姿势。采用坐便式的时候，建议用小板凳把脚垫高，加大肛肠角，这对于排便有很大的帮助。④坚持运动。保持节奏规律、强度适中的运动，每天都散步、双手顺时针方向按摩腹部 2~3 次，每次 5~10min，促进胃肠蠕动。

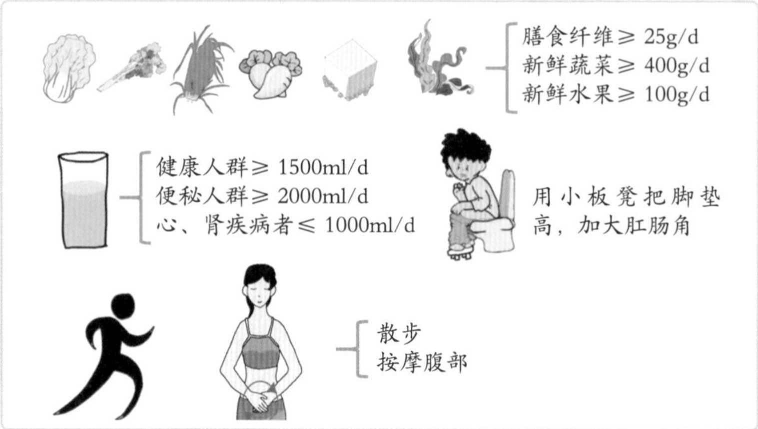
膳食纤维≥ 25g/d
新鲜蔬菜≥ 400g/d
新鲜水果≥ 100g/d
健康人群≥ 1500ml/d
便秘人群≥ 2000ml/d
心、肾疾病者≤ 1000ml/d
用小板凳把脚垫高，加大肛肠角
散步
按摩腹部

保持大便通畅

（3）建立良好的生活习惯。戒烟限酒、不熬夜、保持心情愉悦。

（4）保持适宜的体重。①避免或尽量少食用含糖饮料和高能量密度的食物，如甜品、含糖饮料、糖果、油炸食品、方便面、汉堡包等。将体重指数控制在 18.5~24.9kg/m^2，老年人保持在 20~25.9kg/m^2。②适当运动。每周至少保持 5 次中等强度的运动，运动总时长在 150min 左右，每天的走路步数尽量达到 6000 步。③避免久坐。

（5）定期体检。高危人群要及时筛查，出现便血、反复腹痛等异常情况及时就医。

二、 结直肠癌的检查

根据《中国结直肠癌筛查与早诊早治指南》，高风险人群应在有条件的情况下进行结直肠癌早期筛查。筛查年龄段为 40~75 岁。

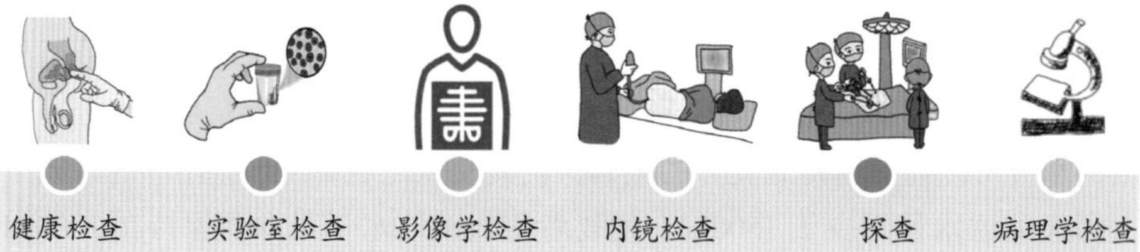
健康检查
实验室检查
影像学检查
内镜检查
探查
病理学检查

结直肠癌常见的检查项目

1. 普通人群的筛查建议

（1）每年做 1 次粪便潜血试验。

（2）每 1~3 年做 1 次粪便 DNA 检测。

（3）每 5~10 年做 1 次结肠镜检查。

2. 高危人群的筛查建议

（1）若家族中有 2 个一级亲属确诊结直肠癌或进展期腺瘤，或有 1 个一级亲属确诊年龄低于 60 岁，建议从 40 岁开始或比家族中最早确诊结直肠癌的年龄提前 10 年开始，每 5 年进行 1 次结肠镜检查。

（2）确诊为腺瘤性息肉病的患者或致病突变携带者，建议每年进行 1 次全结肠镜检查。

（3）对于 Lynch 综合征家系中携带致病突变者，建议从 20 岁开始就进行结肠镜检查，每 2 年做 1 次。40 岁之后，每年做 1 次结肠镜检查。

三、 如何治疗结直肠癌

结直肠癌的治疗方式包括手术治疗、放射治疗、化学治疗、靶向治疗、免疫治疗等。其中，手术治疗是最常用的治疗手段，如表 14-2-1 所示。

表 14-2-1　结直肠癌手术治疗

手术	术式	切除范围	切除示例
根治性手术	标准手术	根据病变部位切除足够的肠管，清扫区域淋巴结，并进行整块切除	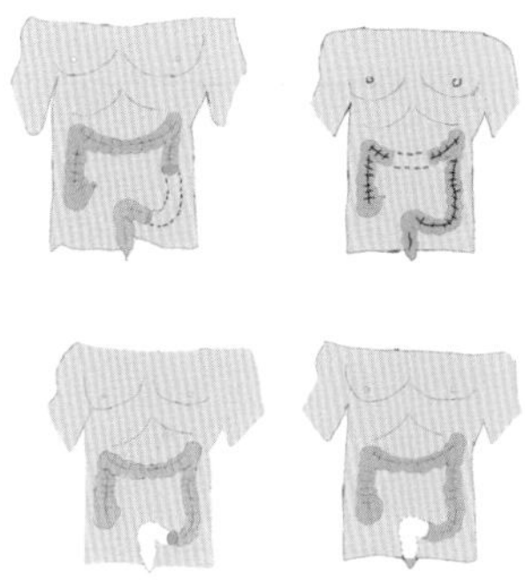
	改良手术		
	扩大手术		
非根治性手术	姑息手术	针对出现肿瘤并发症（出血、梗阻等）的患者，主要的手术方式包括近端肠造口术、短路手术、支架植入术	
	减瘤手术	存在肝转移或腹膜转移等，也没有出现肿瘤并发症可进行肠切除	

第三节

做好结直肠癌的家庭护理

一、居家健康指导

1. 造口的护理

造口即“人工肛门”，通常是把一段肠管拉出腹壁外，然后做一个人工回肠或结肠开口，方便粪便排出体外。正确掌握造口产品的使用及日常护理，最大程度地降低造口对生活带来的不良影响，享受正常的人生。

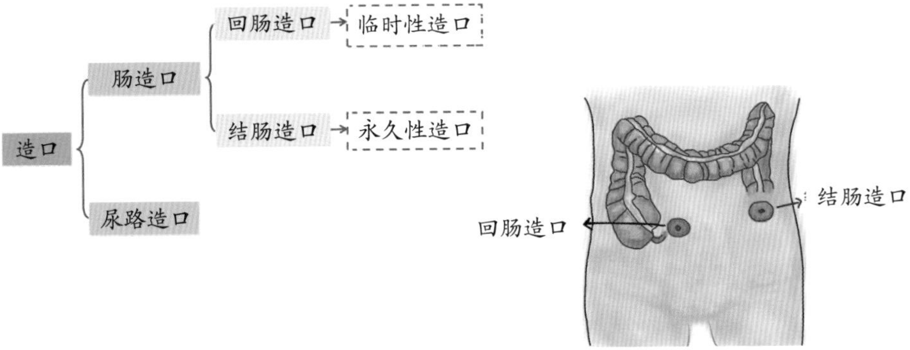

造口分类

（1）观察造口黏膜及造口底盘是否渗漏。

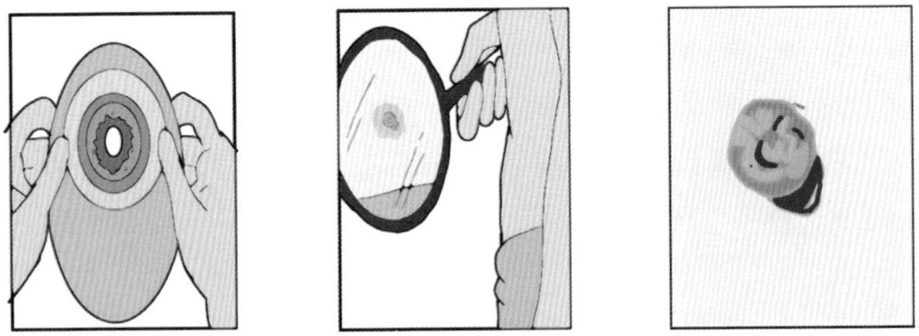

每次更换需观察底盘有无渗漏

观察造口黏膜颜色

观察皮肤有没有出现坏死

观察造口

（2）观察造口附近皮肤情况，包括皮肤是否出现红肿、破损、肿痛等。造口周围皮肤并发症是造口患者术后最常见的并发症，几乎每位造口患者都在不同阶段遇到过皮肤发红、发痒甚至破溃的困扰。

正确护理造口周围皮肤

（3）观察造口袋中排泄物情况，包括排泄物的颜色、状态、质量等。

2. 穿衣指导

肠造口者不用重新购买衣服，术前的衣服可以正常穿着。多穿着宽松、高腰的衣裤，避免穿着紧身衣服如牛仔裤等，以免对造口位置造成压迫。

3. 沐浴指导

待手术切口愈合、体力恢复后，方可沐浴。不同的造口者沐浴要求不同，结肠造口者可以把造口袋揭除，而回肠造口者则需要佩戴造口袋，并且在沐浴结束后更换新的造口底盘。

（1）洗澡方式以淋浴为主。

（2）水温要控制好，避免过高的水温烫伤肠黏膜。

（3）不要用喷头直接冲洗造口位置。

（4）使用不含酒精等刺激物质的沐浴露。

4. 性生活指导

在体力恢复之后，可以逐步进行性生活。需要注意的是，在性生活之前，要排空造口袋，或使用新的造口袋，要保证造口袋的密闭性。

5. 社交的指导

造口者掌握一定的造口护理知识，在身体逐渐恢复之后，就可以参加正常的社交活动，同时也非常鼓励造口者参加造口联谊会。因为参与者大都是造口者，在身份上的认同感会更强，彼此之间交流造口护理方面的经验，可以有效降低造口对患者带来的心理孤独感，帮助患者恢复健康的心理。

二、 放射治疗期间的护理

1. 放射野皮肤的护理

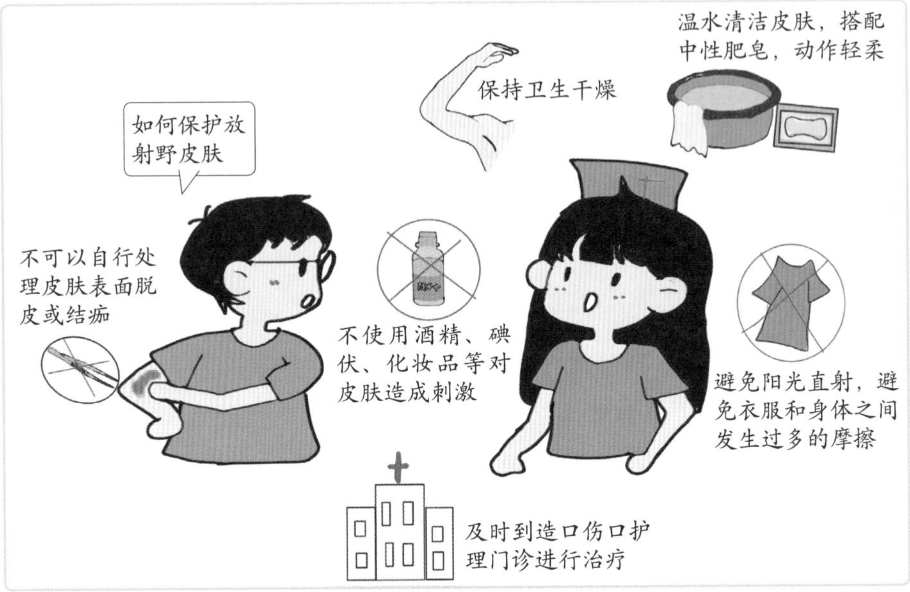

放射野皮肤的护理要点

2. 放射性直肠损伤的护理

直肠癌放射治疗的不良反应主要是放射性直肠损伤。

（1）观察并记录大便情况，包括次数、性状等。若出现便血症状，需及时联系医务人员。

（2）保持肛周皮肤卫生。每次排便后用温水清洗肛周皮肤，用柔软的湿纸巾擦拭，不要用粗糙的纸巾大力摩擦皮肤。

（3）劳逸结合。

（4）调节饮食，保证排便通畅。发生腹泻时，患者可选择清淡饮食。

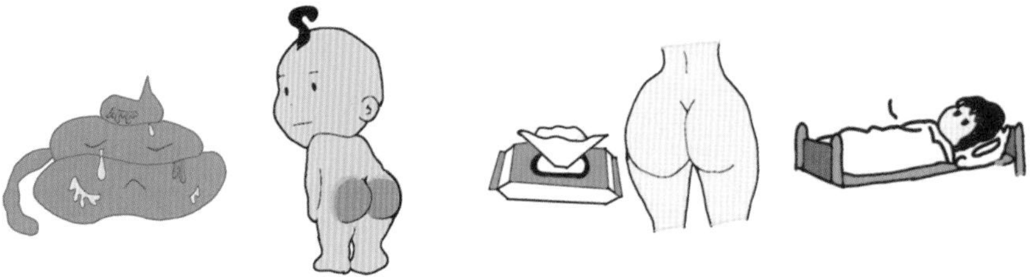

放射性直肠损伤的护理要点

第四节

结直肠癌的饮食管理

一、 饮食原则

结直肠癌患者要注意保持膳食均衡，碳水化合物、蛋白质、维生素等，缺一不可。

（1）少食易产气的食品。

（2）少食易产生异味的食物，如葱、姜、蒜、芦笋、鱼类、香辛类的调味品等。

（3）少食易引起腹泻的食物，如豆类、卷心菜、南瓜、辛辣油炸食品等。

（4）避免进食容易引起便秘的食物，如巧克力、氢氧化铝、碳酸钙、吗啡类等。如果出现便秘，可以多进食纤维素含量高的食物，但是要注意控制摄入量，避免粪便出现干结。

（5）适量进食粗纤维食物。粗纤维食物可以让肠道更好地蠕动，加大排便量。但是需要注意的是，如果造口患者经常外出，那么就要减少摄入粗纤维食物，避免在户外更换造口袋。造口狭窄者也不建议过多地进食粗纤维食物，防止造口出现梗阻。日常生活中富含粗纤维的食物包括薯类、南瓜、叶类蔬菜等。

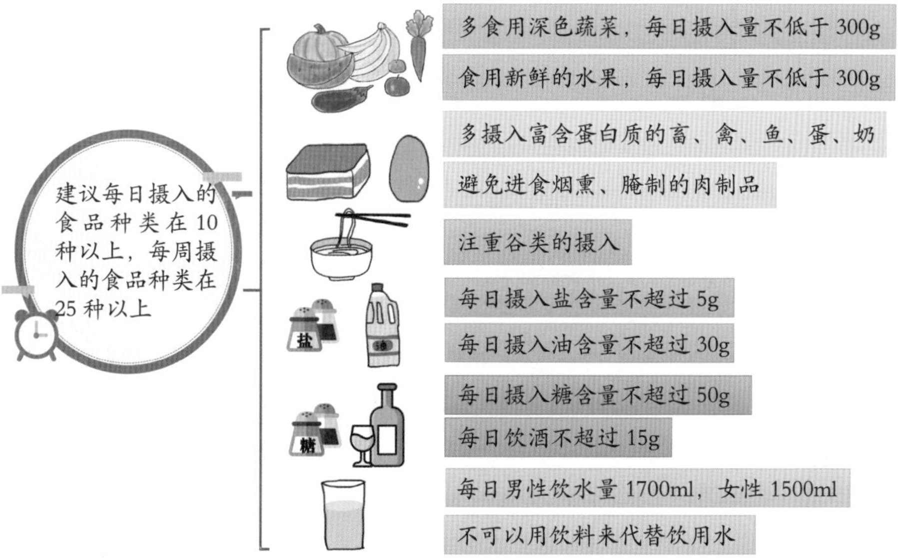
建议每日摄入的食品种类在10种以上，每周摄入的食品种类在25种以上
多食用深色蔬菜，每日摄入量不低于300g
食用新鲜的水果，每日摄入量不低于300g
多摄入富含蛋白质的畜、禽、鱼、蛋、奶
避免进食烟熏、腌制的肉制品
注重谷类的摄入
每日摄入盐含量不超过5g
每日摄入油含量不超过30g
每日摄入糖含量不超过50g
每日饮酒不超过15g
每日男性饮水量1700ml，女性1500ml
不可以用饮料来代替饮用水
盐
糖

结直肠癌的饮食管理

二、术后的饮食管理

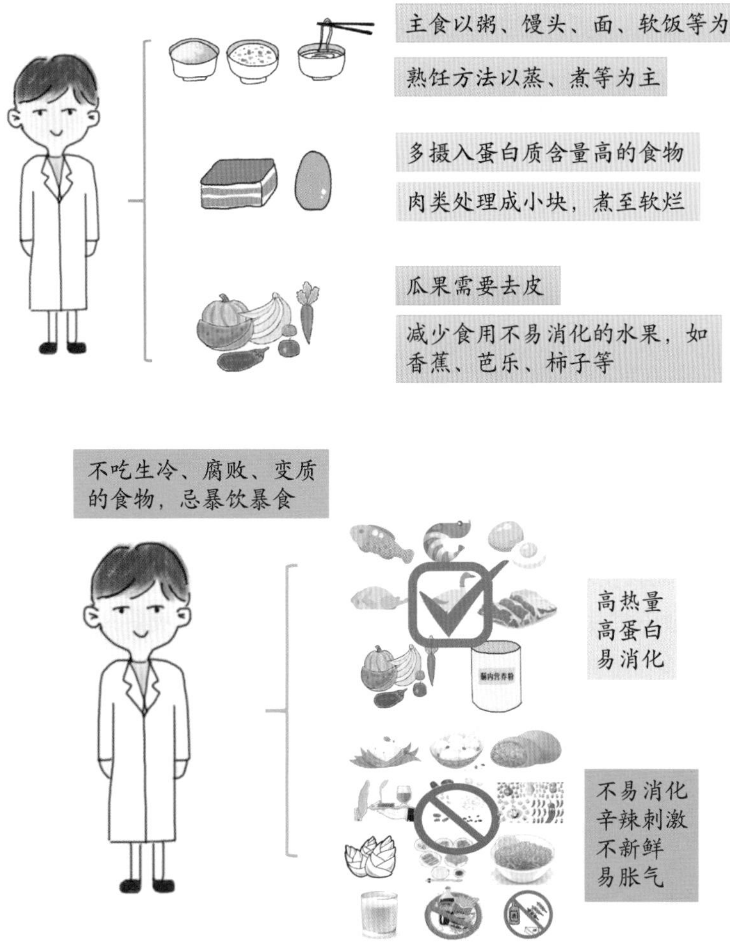
主食以粥、馒头、面、软饭等为主
熟饪方法以蒸、煮等为主
多摄入蛋白质含量高的食物
肉类处理成小块，煮至软烂
瓜果需要去皮
减少食用不易消化的水果，如香蕉、芭乐、柿子等
不吃生冷、腐败、变质的食物，忌暴饮暴食
高热量
高蛋白
易消化
不易消化
辛辣刺激
不新鲜
易胀气

结直肠癌术后的饮食管理

三、回肠造口者的饮食管理

由于结肠切除，人体对于水分和无机盐的吸收能力降低，为了身体健康，需要多饮水，饮水量在 2000ml 以上。同时回肠造口的管径并不大，需要摄入易消化的食物，避免食物阻塞造口，坚果、玉米等高纤维的食物就要少食用。多食用富含维生素 C 的蔬菜和水果，如西红柿、橙子、柠檬等。

第五节

结直肠癌的康复锻炼

术后，造口者可逐步进行锻炼，在锻炼过程中要保护好造口，避免进行剧烈运动，如篮球、摔跤等，避免因身体摩擦冲撞对造口造成损伤。可以选择一些强度较低的运动，如太极拳、骑行、远足、桌球、游泳等。游泳的时候，建议穿戴一体式的泳衣，游泳前仔细检查造口袋，清理粪便，游泳结束后更换新的造口袋。

家务也是一种不错的日常劳动，但是要避免做会使腹压增高的活动，如需要弯腰的家务劳动，包括拖地、提取重物等。劳动过程中要避免有棱角的家具对造口造成碰撞。

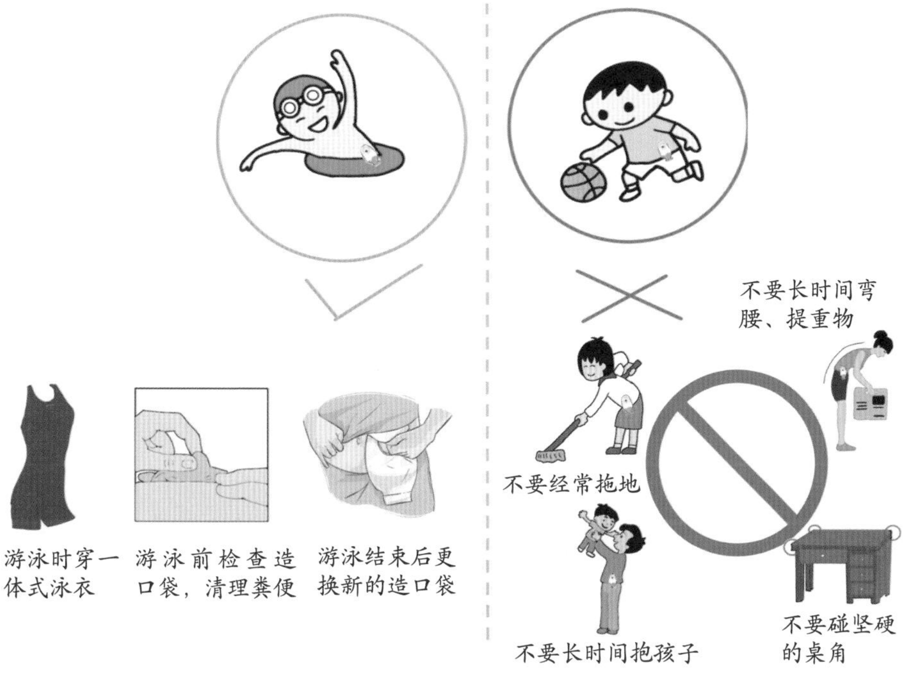
不要长时间弯腰、提重物
游泳时穿一体式泳衣
游泳前检查造口袋，清理粪便
游泳结束后更换新的造口袋
不要经常拖地
不要长时间抱孩子
不要碰坚硬的桌角

造口者康复锻炼

由于手术对肛门括约肌的影响，肛门括约肌功能短时期内失调，绝大部分患者的粪便储存能力、排便反射功能、排便感觉、控便能力均不同程度受损。术后6个月内，患者会出现不同程度的便秘、大便失禁、里急后重等。因此需要进行肛门功能锻炼。

两腿靠拢，向肛门方向紧收，保持深呼吸的同时，进行提肛、夹肛等训练，每组的练习次数控制在20~30次之间，平均间隔3~4h就进行一组的锻炼。若患者身体较为虚弱，可适当降低训练的频率。

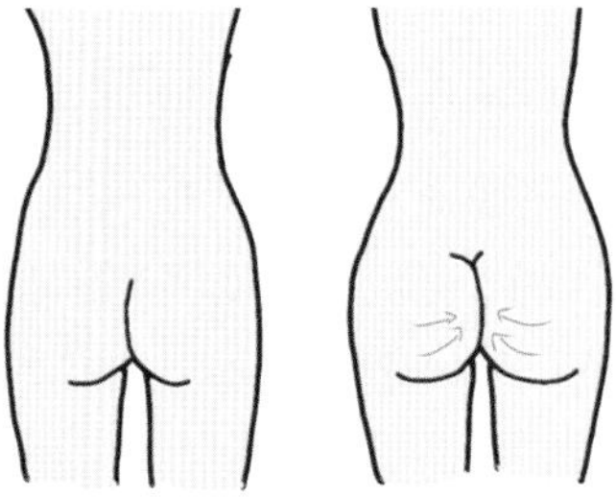

- 20~30次为一组
- 3~4h进行一组训练
- 身体虚弱者可适当降低训练频率

肛门功能锻炼

TIPS

小贴士

1. 结直肠癌术后要如何复查呢

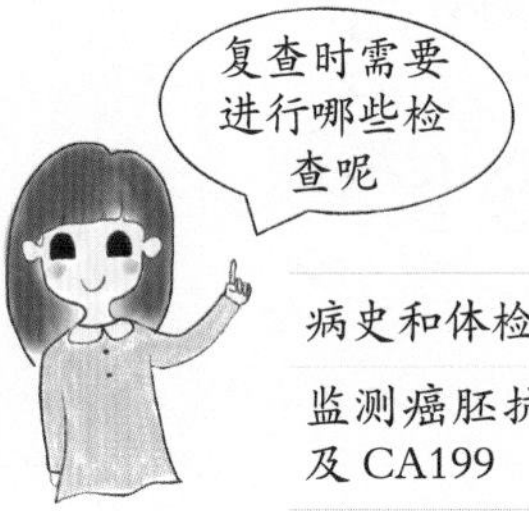
复查时需要进行哪些检查呢

病史和体检	术后2年内：每3~6个月复查1次 术后2~5年：每6个月复查1次 术后5年：每年复查1次
监测癌胚抗原及CA199	
腹部、盆腔超声，胸片	
腹部、盆腔CT或MRI	每6~12月复查1次，随诊检查发现的大肠腺瘤均推荐切除
肠镜	术后1年内行肠镜检查，如有异常，1年内复查；如未见息肉，3年内复查

结直肠癌术后复查项目

2. 痔疮就是肠癌吗？如何区分早期肠癌和痔疮

痔疮不是肠癌。从本质上来说，痔疮是肛缘皮下的血管及周围组织的扩张、增生，肿瘤是结直肠黏膜的异常增生改变，痔疮和肿瘤的差别是很明显的。痔疮主要表现为血便，通常不会有疼痛感，停止排便后出血就会停止。肠癌的血便主要是暗红色。早期的结直肠癌有时候并没有特异性症状，必要时需进行肠镜或其他检查。只单纯从表面症状判断容易出现误诊，因此需要咨询专业的医生。

3. 息肉一定要切除吗

息肉建议切除。胃肠道的息肉大致可以分为肿瘤性息肉和非肿瘤性息肉两大类。非肿瘤性息肉包括增生性息肉、炎性息肉等，这些息肉发生癌变的概率相对较低。结肠息肉可能会让患者出现便秘、腹泻、溃疡、出血或引发肠梗阻和肠套叠。肠镜检查发现的息肉，需要进行专门的病理检查来确定息肉的种类，但是无论是哪一种息肉，都建议切除。

4. 息肉切除后多久复查一次

复查需要考虑的因素有很多，包括息肉的大小、数量、患者体质等。普通人群建议术后 1 年复查肠镜。高危人群若出现息肉较大，或病理检查后疑似上皮内瘤变、早期结肠癌，那么复查的时间就要提前。

5. 直肠癌手术一定要做人工肛门吗

是否要做人工肛门，需要结合患者的实际病情来确定。直肠癌手术的主要目的是根治肿瘤，若肿瘤侵犯肛管，或肿瘤的下端和肛门口之间的距离小于 4cm 时，此时选择保肛，无法保证肛门肌肉不受损，患者将面临大便失禁的问题，因此在这种情况下医生会偏向于不保住肛门。若肿瘤的下端和肛门口之间的距离大于 4cm，可以选择保肛。

6. 牛羊肉等红肉富含蛋白质，为什么要少吃红肉

红肉中的饱和脂肪酸含量相对较高，食用过多红肉的话，会刺激大肠产生较多的胆汁，胆汁长时间滞留在人体内，会转化为戊酸，这是一种致癌物质。同时红肉一般都会经过长时间的烹煮，亚硝酸盐会产生杂环胺，提高肠肿瘤发生的概率。因此为了身体健康，应该适当食用红肉。每天摄入量以 40~75g 为宜。

参考文献

[1] 练磊，兰平 . 国家卫健委中国结直肠癌诊疗规范解读（2020 版）——外科部分 [J]. 临床外科杂志，2021，29（1）：10−12.

[2] 陈万青，李霓，兰平，等 . 中国结直肠癌筛查与早诊早治指南（2020，北京）[J]. 中国肿瘤，2021，30（1）：1−28.

[3] 侯睿，岳延涛，王彬，等 . 癌症患者放射性直肠炎预防和管理的最佳证据总结 [J]. 上海护理，2022，22（4）：11−16.

[4] 张慧，章真，袁双虎 . 放射性直肠损伤的预防与治疗临床实践指南 [J]. 中华肿瘤防治杂志，2023，30（5）：245−259.

[5] POWERS J H. Evaluation of early postoperative activity[J].Bull N Y AcadMed,

1946，22（1）：38–51.

[6] 崔久嵬，卓文磊，黄岚，等．肿瘤免疫营养治疗指南 [J]. 肿瘤代谢与营养电子杂志，2020，7（2）：160–168.

[7] 刘明，石汉平．我国第一部《中国恶性肿瘤营养治疗通路专家共识》（2018 年）出版 [J]. 肿瘤代谢与营养电子杂志，2019，6（2）：260.

[8]《营养学报》编辑部．《中国居民膳食指南（2022）》在京发布 [J]. 营养学报，2022，44（6）：521–522.

[9] 王林，丛明华，崔久嵬．肿瘤营养治疗的基本原则 [J]. 肿瘤代谢与营养电子杂志，2022，9（6）：727–734.

[10] 梅阳阳，常红娟，李岩，等．加速康复外科理念下结直肠癌根治术后患者早期活动方案的构建及应用 [J]. 护理研究，2021，35（18）：3197–3204.

[11] 广东省药学会．肠内营养临床药学共识（第二版）[J]. 今日药学，2017，27（6）：361–371.

[12] 胡爱玲，张俊娥，郑美春．结肠造口护理与康复指南 [M]. 北京：人民卫生出版社，2017：54–56.

[13] 赵泽英，邓颖辉，丁妮，等. 肠造口高排量的研究进展 [J]. 护理研究，2020，34（2）：291–294.

[14] 刘莺歌，吴燕，曹秋君，等．饮食类型对造口周围潮湿相关性皮肤损伤的影响 [J]. 中国临床医学，2021，28（3）：485–491.

第十五章 子宫内膜癌家庭护理和康复

第一节

认识子宫内膜癌

子宫内膜癌是指发生于子宫内膜的恶性肿瘤。子宫内膜是月经的原产地，每次月经来潮其实就是子宫内膜的规律脱落。因此，月经的改变往往反映子宫内膜发生病变。子宫内膜癌占女性生殖道恶性肿瘤的比例高达 20%~30%。其中以子宫内膜样腺癌最为常见。

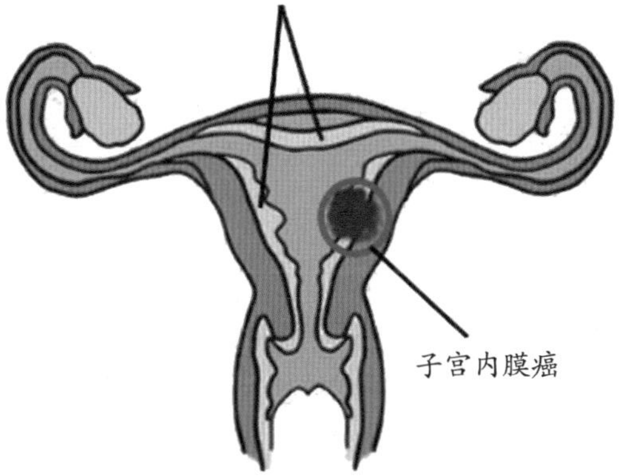

子宫内膜癌示意图

一、子宫内膜癌的症状

子宫内膜癌典型症状有阴道不规则出血、阴道异常排液、下腹部疼痛、腹部包块等，晚期患者还会有进行性贫血、消瘦、恶病质等全身循环衰竭表现，发生远处转移者则有相应病灶部位感染的症状。

（1）阴道不规则出血。约 80% 患者最明显的症状是阴道出血，表现为女性阴道少量出血，或只有内裤染血，呈持续性或间断性。未绝经妇女的症状常表现为出血性月经功能紊乱、经期显著延长或经量持续增多，月经淋漓不尽；绝经后患者表现为少量的阴道出血，量一般较少。

（2）阴道异常排液。早期表现为少量浆液性或血性分泌物，如果宫腔发生积脓，阴道排液物多为脓血性，常伴有臭味，晚期可发生局部感染、坏死，排出恶臭的脓血样液体。

（3）下腹部疼痛。绝经后女性由于宫颈管狭窄导致宫腔分泌物流出不畅，继发感染导致宫腔积脓，出现严重的下腹部疼痛伴发热。晚期时由于癌肿浸润周围组织或压迫神经等，引起患者下腹部疼痛或腰骶部慢性酸痛。

（4）腹部包块。早期无明显体征变化，晚期子宫增大。

二、 子宫内膜癌的致病因素

（1）年龄。子宫内膜癌发病率随年龄增长而呈现明显上升的趋势，年龄越大，预后越差。

（2）月经和生殖因素。初潮年龄过早和绝经延迟是子宫内膜癌的高危因素。子宫内膜癌与生育密切相关，与妊娠年龄无关。相比从未生育的人群，有生育史的人群子宫内膜癌发病风险显著下降。

（3）不良生活方式。研究表明，胆固醇、糖、饱和脂肪酸摄入过多，吸烟饮酒等可提高子宫内膜癌发病风险。

（4）代谢异常。代谢综合征是指中心性肥胖、血脂异常、血压升高、血糖升高等多种代谢异常发生在同一个体的综合征。代谢综合征是女性更易发生子宫内膜癌的重要危险因素。

（5）雌激素过量。①激素替代治疗。单纯使用口服雌激素作为替代剂治疗可增加子宫内膜癌发生转移的潜在风险，两者之间存在一定量效关系。②三苯氧胺。三苯氧胺会刺激子宫内膜的生长，从而导致子宫内膜癌的发生。③多囊卵巢综合征或不规则排卵。雌激素会刺激子宫内膜生长，然而，如果排卵没发生，子宫内膜不会正常脱落，反而暴露在更多的雌激素中，从而导致子宫内膜癌的发生。

（6）遗传因素。3%~5% 子宫内膜癌发病率与遗传因素有关。有卵巢癌、乳腺癌或结直肠癌家族史的人罹患子宫内膜癌的潜在风险可能增高。

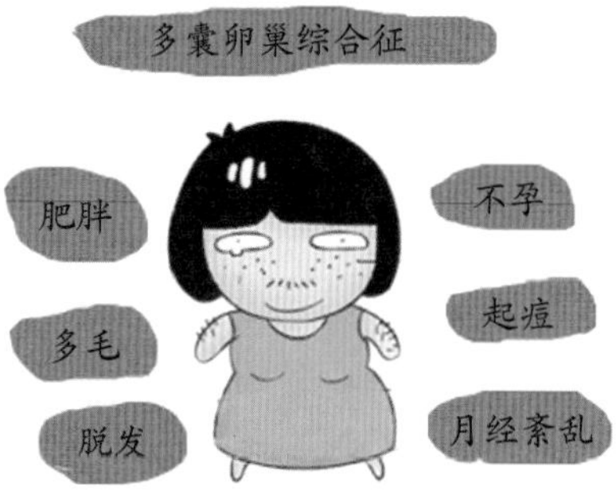

多囊卵巢综合征的典型症状

三、子宫内膜癌的高危人群

（1）初经早、绝经晚、不孕不育者。

（2）肥胖、糖尿病、高血压者。

（3）有卵巢癌、乳腺癌家族史者。

（4）内分泌失调者。

第二节

早诊早治，远离子宫内膜癌

一、如何预防子宫内膜癌

子宫内膜癌症状特异性不明显，容易与其他妇科疾病相混淆，因此定期体检，及时发现问题并给予正确治疗，才能有效预防子宫内膜癌。

（一）一级预防：病因预防

（1）改变不良生活习惯。养成健康的饮食习惯，少食高糖、高脂、油炸食物；多运动，规律作息，避免劳累，控制体重、血压及血脂。

（2）合理使用激素药物。高危人群，如肥胖、不育、绝经推迟者应在医师指导下合理使用雌激素，不要随意添加和补充，并做好长期动态监测。

（3）保持心情舒畅。

（二）二级预防：尽早诊断

（1）早发现。早期筛查是子宫内膜癌二级预防的主要手段，如有阴道不规则出血、月经异常、腹痛等症状，应及时到妇科门诊做进一步筛查。

（2）早诊断。选择正规的医院进行检查，明确诊断子宫内膜癌，为疾病的治疗方案提供依据。

（三）三级预防：尽早治疗

确诊子宫内膜癌后，医师应积极为患者制定合适的治疗方案，包括心理治疗方案，防止疾病恶化，改善预后。

二、子宫内膜癌的检查

子宫内膜癌的常见检查手段有以下几种。

（1）诊断性刮宫。这是早期诊断子宫内膜癌最常用且最有价值的检查手段。搔刮子宫内膜相关局部病灶，先环形搔刮宫颈管后刺探宫腔，进行活检并作出病理诊断。诊断性刮宫能有效鉴别有无子宫内膜癌和子宫颈管腺癌，同时还能较为明确地了解子宫内膜癌是否会累及整个宫颈管。

（2）宫腔镜检查。宫腔镜可直接观察子宫腔和宫颈管内生理和病理的变化、病灶的生长情况，同时取可疑病变活组织进行病理分析，也能直接进行宫腔镜治疗。

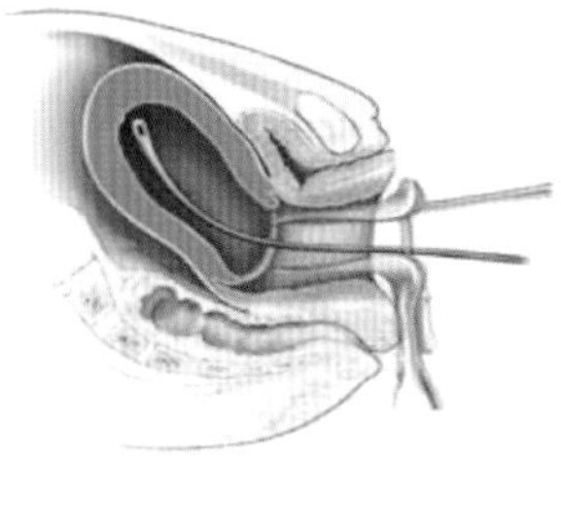

诊断性刮宫

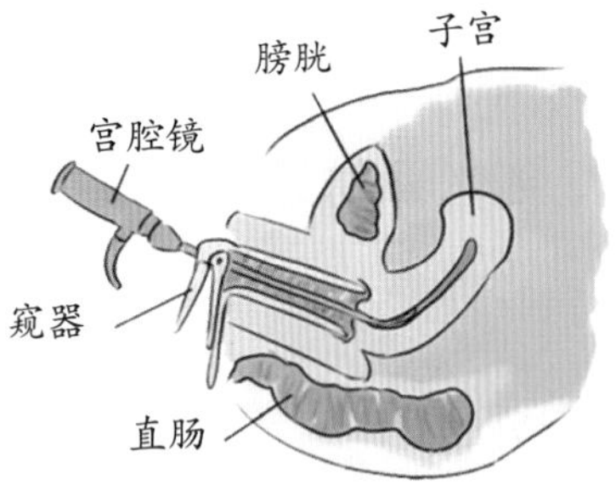

宫腔镜检查

（3）细胞学检查。将特制的吸管片放入患者子宫腔，吸取内分泌物做细胞学检查。

（4）超声检查。经阴道超声检查可探查子宫大小、宫腔壁形状、宫腔管口内有无组织或赘生物、子宫内膜厚度等。

（5）磁共振成像。磁共振成像能够清晰显示子宫内膜及肌层结构，用于明确病变大小及位置，肌层侵犯深度，是否侵犯子宫体外、阴道、膀胱及直肠，观察肿瘤转移情况。

（6）CT 检查。CT 的优势在于显示中晚期病变，具有良好的可重复性，不受体内金属物质干扰且费用比磁共振成像低，扫描胸腹可查看是否发生胸腹部转移。

（7）肿瘤标志物检测。肿瘤标志物可以用于子宫内膜癌的术前评估，为诊断、治疗、随访与预后提供一定帮助。目前，筛查子宫内膜癌最常用的肿瘤标志物是 CA125 和 HE4。

三、 如何治疗子宫内膜癌

子宫内膜癌的治疗方法包括手术治疗、放射治疗、化学治疗、免疫治疗、靶向治疗和激素治疗，以手术治疗为主。根据病理诊断、组织学类型、患者年龄、全身状况、有无生育要求、有无手术禁忌证等进行综合评估，制订治疗方案。

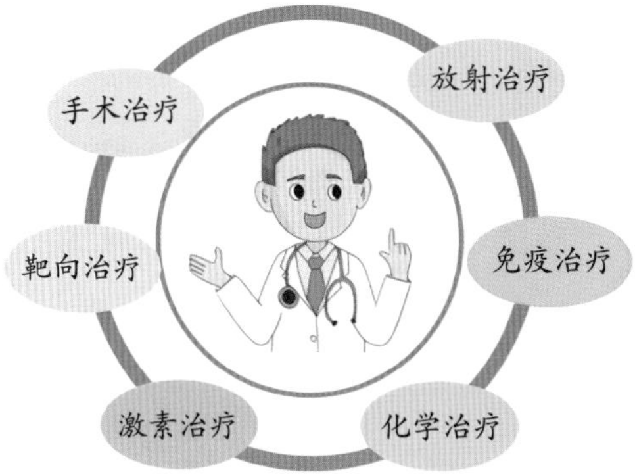

子宫内膜癌治疗方法

第三节 做好子宫内膜癌的家庭护理

子宫内膜癌患者平素要遵医嘱合理用药、合理饮食，做好居家健康管理。

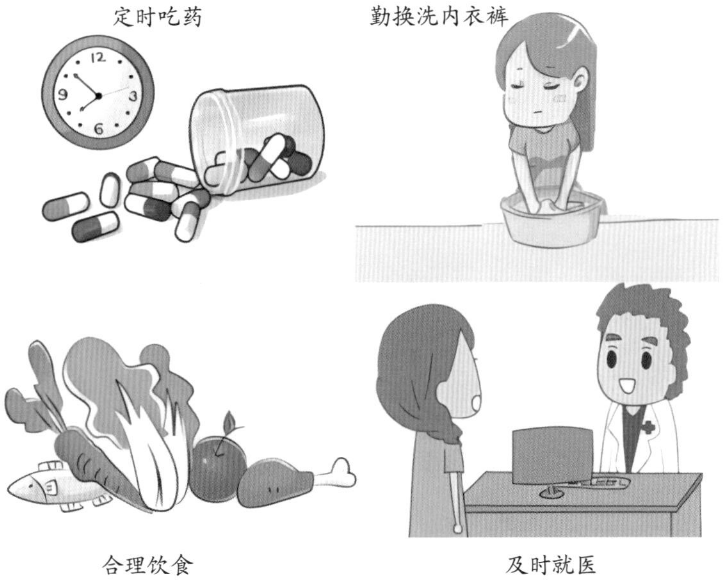

做好居家健康管理

一、化学治疗相关不良反应的护理

1. 过敏的护理

轻度过敏反应主要表现为皮肤潮红、瘙痒、皮疹，一般无需治疗即可自行缓解或消失。严重过敏反应表现为血压低、心跳加快、胸闷、呼吸困难等。

（1）皮肤护理。发生皮疹、皮肤瘙痒时，要做好皮肤护理，停止使用有刺激性的清洁产品，切勿搔抓及胡乱涂抹药膏，防止皮肤破损感染。

（2）用药护理。在化学治疗前 0.5h 遵医嘱服用抗过敏药和抗组胺药等。

（3）及时就医。一旦觉得心慌气促、呼吸困难等，立即就医。

2. 骨髓抑制的护理

骨髓抑制是化学治疗最严重的不良反应，表现为白细胞急剧减少，血小板数量降低，伴有贫血，很容易发生感染而危及患者生命。

（1）营养支持。选择高蛋白、高热量、高维生素的食物来增强营养。

（2）避免感染。患者应多休息，减少探视与外出，加强体温监测，避免交叉感染。

（3）监测血常规。化学治疗开始前行血常规检查，白细胞小于 4.0×10^9/L，

血小板小于 $80\times10^9/L$，化学治疗时要十分小心；白细胞小于 $3.5\times10^9/L$，化学治疗时间要按需酌情延迟，必要时遵医嘱应用药物。

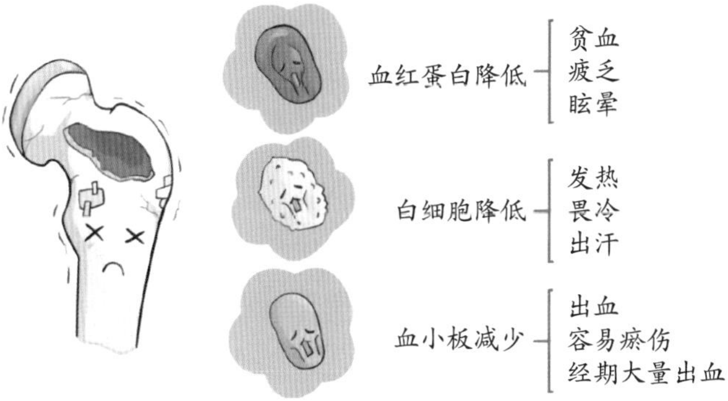

骨髓抑制

（4）观察出血情况。检查患者局部出血症状，有无牙龈出血、皮肤出血及黏膜充血或瘀斑等。建议用软毛牙刷刷牙，不吃太硬、太烫的食物，防止消化道出血。

3. 恶心、呕吐的护理

恶心、呕吐是化学治疗过程中最常见的不良反应，严重的甚至会出现电解质紊乱，导致化学治疗无法正常进行，影响疗效。

（1）饮食调养。化学治疗过程中可摄入容易消化的食物，少食多餐。避免吃热食、冷饮、油甘厚腻、辛辣刺激等食物。可以备橘子皮置于鼻子处或口含话梅开胃。饭后尽可能站立或坐着至少 1h，待消化吸收后再卧床休息。

（2）分散注意力。通过深呼吸、与他人交谈、看电影、听音乐等来分散自己的注意力。

（3）遵医嘱应用镇吐药。

（4）防止误吸。卧床患者采用侧卧位，以防误吸呕吐物引发窒息。

4. 肝毒性、肾毒性的护理

肝毒性通常在化学治疗给药后 1~4 周发生，表现为药物性肝炎、胆红素升高、转氨酶升高等。化学治疗导致的肾脏毒性反应可表现为泡沫尿和管型尿，继而发生肾功能减退，严重时可出现急性肾衰竭和尿毒症等。

（1）多饮水。化学治疗期间多饮水，维持每日尿量 2000~3000ml。

（2）合理饮食。饮食应当清淡可口，多食新鲜蔬菜和水果，适当增加蛋白质和复合维生素的摄入。限制高嘌呤食物，如肉汤、海鲜、动物内脏等。

（3）避免劳累。保证充足的休息时间，适当运动，减轻焦虑。

（4）遵医嘱合理用药。

（5）定期复查肝、肾功能。

二、 放射治疗相关不良反应的护理

1. 皮疹的护理

皮疹是放射治疗最常见的不良反应之一，主要表现为皮肤瘙痒、红肿、脱皮、糜烂、溃疡等，好发于皮肤薄嫩及多皱褶处。放射野皮肤在治疗期间出现皮疹是暂时的，患者无需太过焦虑。

（1）保护放射野皮肤完整。穿着柔软、宽松、吸汗的纯棉衣物。勿在阳光下暴晒和接受红外线理疗，禁止贴膏药或胶布，避免酒精、碘酒等刺激皮肤。

（2）保持照射部位标记清晰。尽量保持照射视野标记的清晰，避免潮湿、涂画，如有模糊不清，及时告知医生，重新标记。

（3）正确清洁皮肤。放射野皮肤出现红斑、灼热、瘙痒，应充分暴露该部位皮肤，不要使用碱性肥皂进行清洁，不要揉搓、抓挠、用力擦洗，可用滑石粉或 0.2% 冰片淀粉保持干燥。

（4）应用软膏。若照射野皮肤出现水肿、充血甚至溃烂，立即撤除照射，优先去水肿、消炎，加速皮损区域复原。遵医嘱合理使用含有抗生素的制剂和地塞米松软膏，促进皮肤自愈，紫草油、烧伤药膏也有很好的疗效。

皮疹护理注意事项

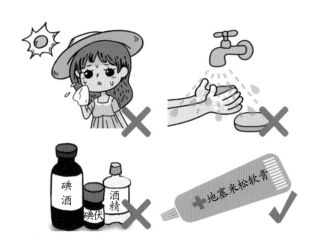

2. 口腔溃疡的护理

（1）饮食护理。患者应该多补充水分，三餐以温热及稀软食物为主，严重者宜在饭前使用 0.2% 普鲁卡因液进行局部含漱。无法进食的患者，遵医嘱静脉补液，保证机体营养供给。

（2）口腔护理。注意口腔卫生，勤漱口和刷牙，放射治疗后 2 年内避免拔牙。

3. 全身反应的护理

很多患者放射治疗期间会感到疲乏、食欲不振、四肢无力，机体免疫力下降。

（1）营养支持。保证营养摄入，食物要色香味美俱全，品种多，易消化，无特殊气味。

（2）合理用药。在医生指导下服用健胃消食药物，促进消化。

（3）注意休息。放射治疗期间应注意休息，调节心理状态，适当运动，增强免疫力。

三、 靶向治疗、免疫治疗相关不良反应的护理

1. 腹泻的护理

腹泻通常发生在使用免疫药 2~3 周内。腹泻的严重程度分级如表 15-3-1 所示。

表 15-3-1　**腹泻严重程度分级**

分级	排便次数
轻度	低于每天 4 次
中度	每天 4~6 次
重度	高于每天 6 次

（1）饮食护理。注意饮食清淡、清洁，避免会引起腹泻的食物，如辛辣和肥甘厚腻食物。

（2）遵医嘱合理使用止泻药。出现腹泻时要积极对症治疗，最常用的止泻药是易蒙停和泻特灵。

（3）及时就医。如果经服药处理后症状并没有好转，应及时就医。

2. 皮疹的护理

皮疹的严重程度分级如表 15-3-2 所示。

表 15-3-2 皮疹的严重程度分级

分级	症状	有无继发感染
轻度	仅限于头部、面部和上半身，几乎没有症状	无
中度	部位较多发，症状轻微	无
重度	部位多发，症状严重	有

（1）皮肤护理。及时修剪指甲，尽量不要抓挠皮肤，减少日晒时间。

（2）遵医嘱应用软膏。可使用氢化可的松软膏、克林霉素软膏、红霉素软膏。皮肤干燥伴有瘙痒时，可局部使用薄酚甘油洗剂或苯海拉明软膏外用。

（3）如果情况加重、恶化，请及时就医。

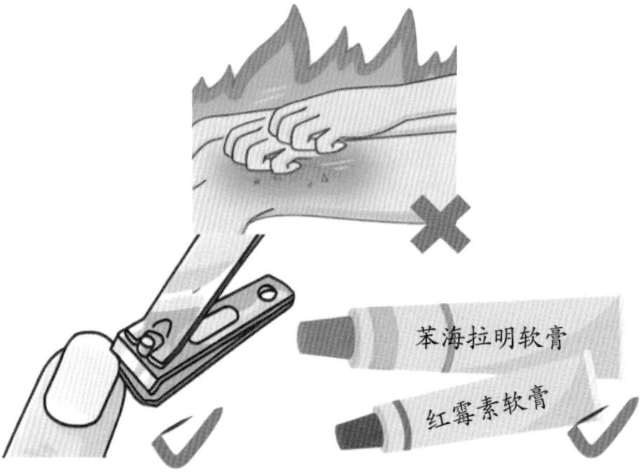

皮疹的护理要点

3. 口腔黏膜炎的护理

口腔黏膜炎分级如表 15-3-3 所示。

表 15-3-3 口腔黏膜炎分级

分级	症状
0 级	无症状
1 级	疼痛，伴或不伴红斑
2 级	红斑、溃疡，能进食固体
3 级	溃疡，只能进食流质
4 级	无法进食

（1）做好口腔卫生。每天检查口腔，用盐水充分漱口，保持口腔黏膜清洁湿润。饭后、睡前用软毛牙刷刷牙，防止牙龈破裂出血，定期更换牙刷，使用电动小牙刷时，请注意按照说明书操作。

（2）饮食护理。避免进食刺激性食物（酸、热、辛辣、油炸食物等），避免长时间吸烟、饮酒。

（3）及时就医。3 级、4 级口腔黏膜炎患者，可与主诊医师进行沟通，考虑停用或降低药物的剂量。

4. 高血压的护理

除靶向药物的作用外，癌症患者紧张的精神心理问题也会引发高血压。

（1）监测血压。每天坚持测量并记录血压。

（2）改正不良生活方式。提倡健康的生活方式，限制高热量食物的摄入，戒烟酒，少盐少油，适量运动，保持心态平和。

（3）按时服药。遵医嘱及时服用抗高血压药，不可自行停药或减量。

（4）及时就医。出现头痛、眩晕、烦躁、恶心、呕吐、心悸、视力模糊，可能提示高血压危险信号，应及时就诊。

四、心理护理

（1）告知患者病情。根据患者的承受能力、文化程度、年龄、家庭需要决定是否告知患者病情，必要时可保密，避免患者出现恐惧、紧张和焦虑的情绪。

（2）多沟通。消除患者的焦虑情绪，保持稳定的情绪，家属可以多与患者沟通，认真聆听患者的不适与需求，营造温馨舒适的家庭环境。

（3）转移注意力。家属多关注患者，鼓励患者参加社交活动。遇到不良情绪时，鼓励患者发泄或转移注意力，帮助患者面对疾病。

第四节

子宫内膜癌的饮食管理

一、 饮食原则

易消化、易吸收为子宫内膜癌患者最大的饮食原则，平常可选择清淡细软食物，忌油腻、辛辣等食物，可以适当进食低脂肪、高蛋白、高热量的食物，多吃新鲜的蔬菜、水果，戒烟酒，避免浓茶、咖啡。进食不够、营养状况比较差的患者，遵医嘱补充特殊的营养成分。

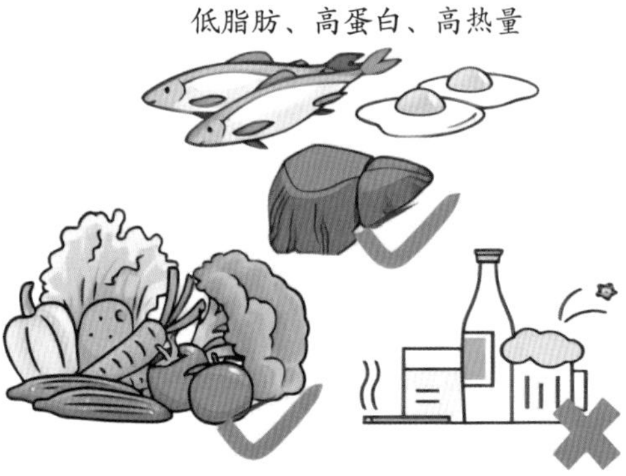
低脂肪、高蛋白、高热量

子宫内膜癌饮食原则

二、 特殊患者的饮食管理

结合患者自身情况，如患有慢性疾病（如糖尿病、高血压等），可相应改变饮食方式。

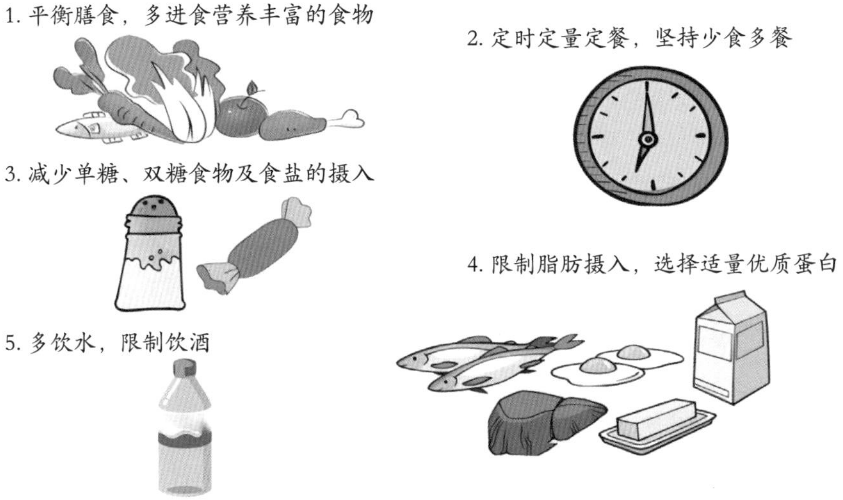
1. 平衡膳食，多进食营养丰富的食物
2. 定时定量定餐，坚持少食多餐
3. 减少单糖、双糖食物及食盐的摄入
4. 限制脂肪摄入，选择适量优质蛋白
5. 多饮水，限制饮酒

糖尿病饮食原则

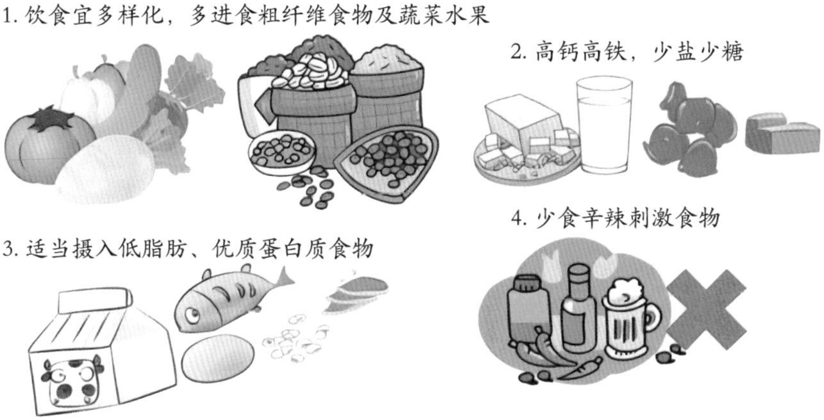
1. 饮食宜多样化，多进食粗纤维食物及蔬菜水果
2. 高钙高铁，少盐少糖
3. 适当摄入低脂肪、优质蛋白质食物
4. 少食辛辣刺激食物

高血压饮食原则

三、常见食物及食疗方

下面推荐一些适合子宫内膜癌患者的食物及食疗方。

（1）强酸性食物，如蛋黄、奶酪、白糖做的西点、柿子、乌鱼子、柴鱼等。

（2）中酸性食物，如火腿、培根、鸡肉、鲔鱼、猪肉、鳗鱼、牛肉、面包、小麦、奶油、马肉等。

（3）弱酸性食物，如白米、花生、油炸豆腐、海苔、文蛤、章鱼等。

（4）弱碱性食物，如红豆、白萝卜、苹果、甘蓝菜、洋葱、豆腐等。

（5）中碱性食物，如萝卜干、大豆、红萝卜、番茄、香蕉、橘子、番瓜、草莓、菠菜等。

（6）强碱性食物，如葡萄、茶叶、海带、柠檬等。

食疗方如表 15-4-1 所示，以下食疗方仅供参考，详询医生。

表 15-4-1　**食疗方**

食疗方	做法	功效
田七藕蛋羹	田七（三七）粉 5g、鸡蛋 1 个、鲜莲藕 250g（切碎，绞汁），加水 30ml，煮沸后入田七粉、鸡蛋，加盐适量	活血化瘀，清热
白果冬瓜子汤	白果 10 个、冬瓜子 30g、莲子肉 15g、胡椒 1.5g 同入锅，加水 2L，武火煮沸后改文火炖至白果、莲子烂熟	健脾利湿，止带
豆腐蛋	豆腐锅巴 60g、豆腐皮 1 张、鸡蛋 1 个加水煮熟，加入适量白糖	清热利湿
苦瓜茶	鲜苦瓜 1 个（上端切开，去瓤），入绿茶适量，瓜悬于通风处阴干。然后将阴干的苦瓜外部洗净、擦干，连同茶叶切碎，混匀，沸水冲泡	清热解毒，生津止渴

第五节

子宫内膜癌的康复锻炼

在患者身体条件允许的情况下开始进行一些适当强度的体育锻炼，提高患者的免疫力，促进患者体力的恢复。

（1）选择合适的运动方式。如散步、瑜伽、太极等，运动过程中如有不适要立即停止，休息片刻。

（2）运动强度要适当。运动强度要循序渐进，不可急于求成，坚持运动的同时还要保证患者有充足的休息时间，做到劳逸结合。可以在家适当走一走，之后到人少的地方散步。术后 2 个月后，可以选择慢跑，做一些有氧运动，每次锻炼时间都控制在 0.5h 以内。3 个月后，可进行游泳。

一、 盆底肌功能锻炼

女性盆底肌环绕在阴道周围，有憋尿和缩紧阴道的作用。凯格尔运动可帮助恢复盆底肌功能。

运动步骤是先仰卧，屈髋、屈膝，放松臀部、腰部、腹部，然后平静呼吸，此时开始用力收紧盆底肌，收缩 10s，再放松 10s，10 次为 1 组，每天完成 3~4 组即可。刚开始时可能只能收缩 2~3s，但是没有关系，慢慢朝 10s 的目标前进。但是要注意的是，在收缩盆底肌时不要为了达到更长的时间而用其他肌肉代偿，特别是臀部、腹部、腰部的肌肉。

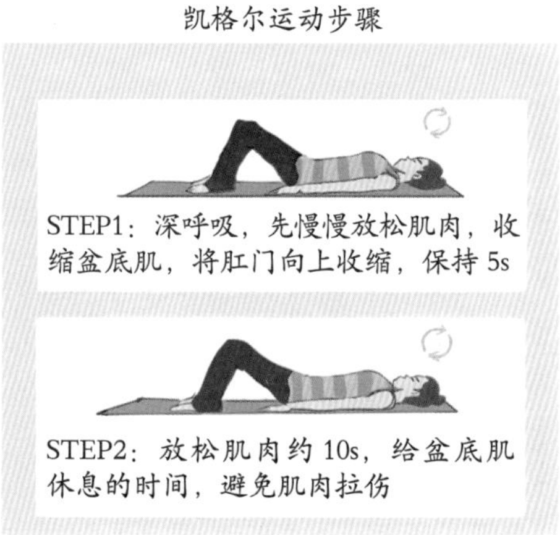
凯格尔运动步骤
STEP1：深呼吸，先慢慢放松肌肉，收缩盆底肌，将肛门向上收缩，保持 5s
STEP2：放松肌肉约 10s，给盆底肌休息的时间，避免肌肉拉伤

凯格尔运动步骤

二、 预防下肢深静脉血栓锻炼

为了有效预防下肢深静脉血栓的形成，家属应动员患者做适量的肢体运动。如果患者自身的条件不太理想，家属可以主动帮助患者做下肢的被动活动，促进患者下肢的血液循环。家庭成员要帮助患者定期翻身，加强按摩刺激，争取让患者早日下床活动。

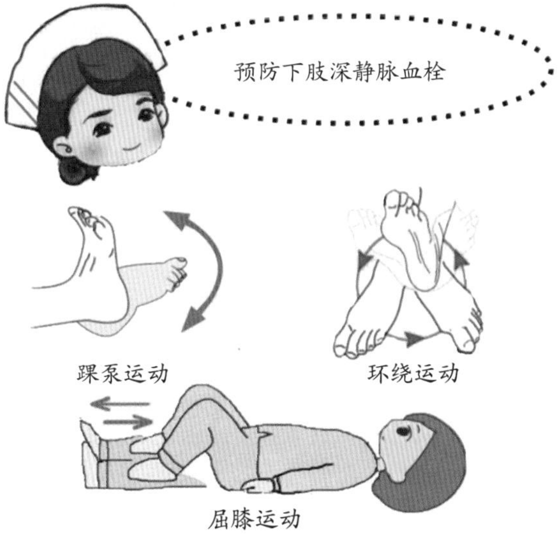

预防下肢深静脉血栓

TIPS

小贴士

1. 更年期有什么症状

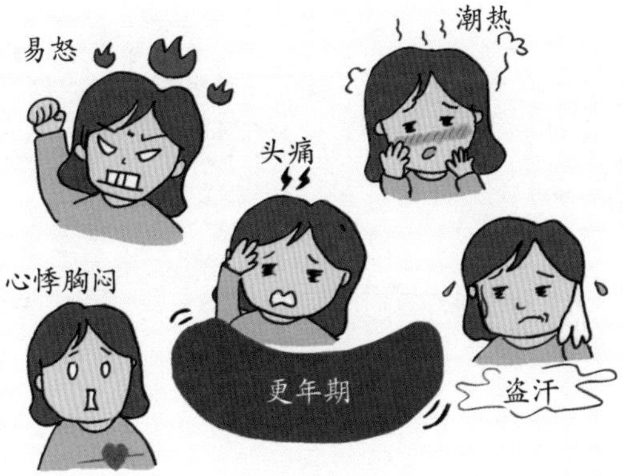

更年期症状

2. 什么是分段诊刮

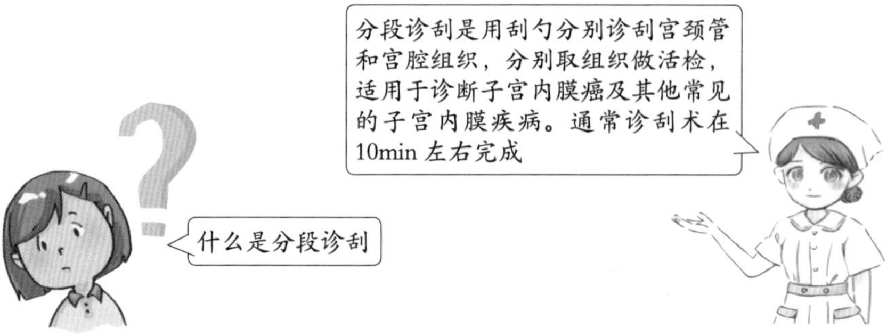
什么是分段诊刮
分段诊刮是用刮勺分别诊刮宫颈管和宫腔组织，分别取组织做活检，适用于诊断子宫内膜癌及其他常见的子宫内膜疾病。通常诊刮术在10min左右完成

3. 分段诊刮会把子宫越刮越薄吗

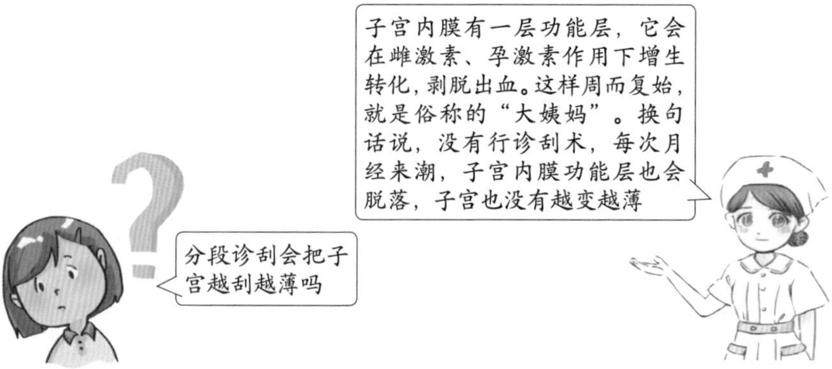
分段诊刮会把子宫越刮越薄吗
子宫内膜有一层功能层，它会在雌激素、孕激素作用下增生转化，剥脱出血。这样周而复始，就是俗称的“大姨妈”。换句话说，没有行诊刮术，每次月经来潮，子宫内膜功能层也会脱落，子宫也没有越变越薄

4. 子宫内膜癌治疗后就不能怀孕了吗

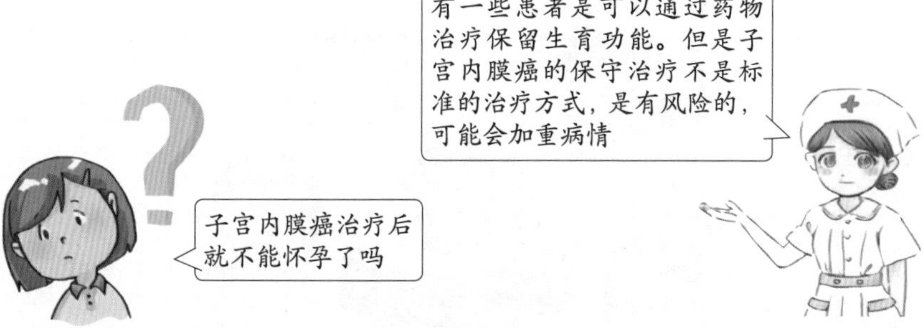
子宫内膜癌治疗后就不能怀孕了吗
有一些患者是可以通过药物治疗保留生育功能。但是子宫内膜癌的保守治疗不是标准的治疗方式，是有风险的，可能会加重病情

5. 保留生育功能的条件是什么

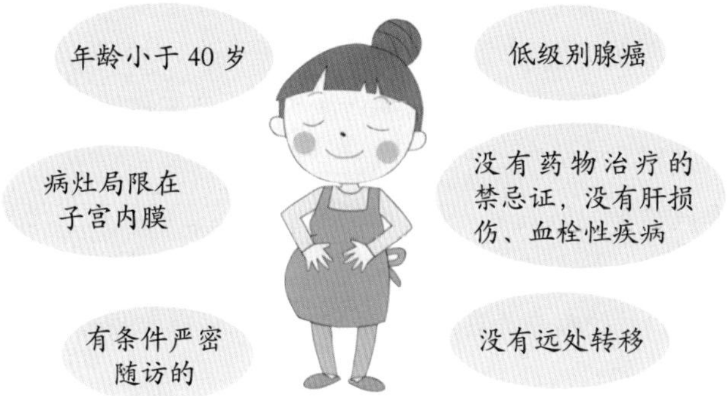
年龄小于 40 岁
低级别腺癌
病灶局限在子宫内膜
没有药物治疗的禁忌证，没有肝损伤、血栓性疾病
有条件严密随访的
没有远处转移

6. 子宫内膜癌术后多久复查

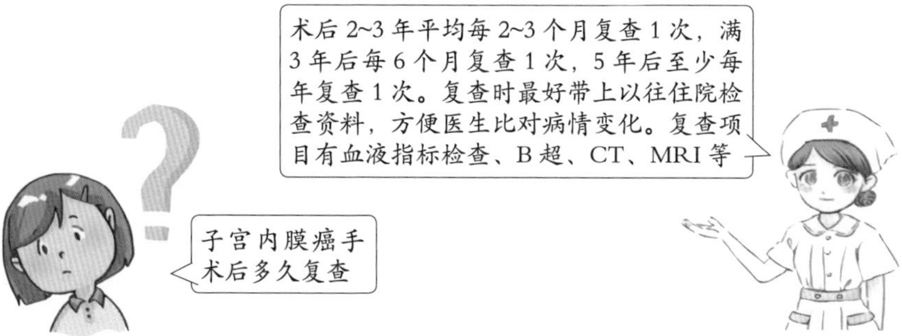
子宫内膜癌手术后多久复查
术后 2~3 年平均每 2~3 个月复查 1 次，满 3 年后每 6 个月复查 1 次，5 年后至少每年复查 1 次。复查时最好带上以往住院检查资料，方便医生比对病情变化。复查项目有血液指标检查、B 超、CT、MRI 等

参考文献

[1] 刘双 . 子宫内膜癌 75 例的临床与病理特点分析 [J]. 中国医药指南，2012，10（12）：447–448.

[2] SUNGH，FERLAY J，SIEGEL R L，et al.Global cancer statistics 2020：GLOBOCAN estimates of incidence and mortality worldwide for 36 cancers in 185 countries[J].CA Cancer J Clin，2021，71（3）：209–249.

[3] 姚广，雷敏，吕晓，等 . 子宫内膜癌的早期诊断研究进展 [J]. 中国妇幼保健，2018，33（1）：235–237.

[4] 董阳阳，王建六 . 子宫内膜癌与代谢综合征的关系及内分泌治疗 [J]. 实用妇产科杂志，2020.36（6）：405–408.

[5] 王宇，宋淑芳．我国子宫内膜癌流行病学特征及发病高危因素的研究进展 [J]. 世界最新医学信息文摘，2018，18（16）：41−42.

[6] 张国楠，向阳，刘红，等．Lynch 综合征相关性子宫内膜癌筛查与防治中国专家共识（2023 年版）[J]. 中国实用妇科与产科杂志，2023，39（1）：49−57.

[7] 郑飞，王丹丹，杨清．子宫内膜癌早期诊断方法研究进展 [J]. 现代妇产科进展，2022，31（10）：792−794.

[8] 孙政，顾振鹏，丁梦凯，等．子宫内膜癌血清标志物的研究进展 [J]. 中国当代医药，2023，30（4）：34−38, 43.

[9] 中国抗癌协会妇科肿瘤专业委员会．子宫内膜癌诊断与治疗指南（2021 年版）[J]. 中国癌症杂志，2021，31（6）：501−512.

[10] 王婷，古丽孜拉·玉素甫江．子宫内膜癌患者术后化学治疗不良反应的护理 [J]. 世界最新医学信息文摘，2018，18（33）：252.

[11] 沈小玉．子宫内膜癌患者的心理分析与护理对策 [J]. 中国现代药物应用，2010，4（12）：189−190.

[12] 丛明华，石汉平．中国恶性肿瘤患者运动治疗专家共识 [J]. 中国科学：生命科学，2022，52（4）：587−602.

[13] 沈平绒，岑瑾，史斌，等．早期盆底康复对全子宫切除术后盆底功能的影响 [J]. 现代实用医学，2021，33（2）：257−260.

[14] 高言翠．妇产科手术后下肢血栓静脉炎形成预防性护理 [J]. 双足与保健，2019，28（22）：100−101.

第十六章 宫颈癌家庭护理和康复

第一节

认识宫颈癌

宫颈在子宫下方，上端与子宫体相连，下端进入阴道，呈圆锥体，全长 2.5~3cm。宫颈与宫体的比例约为 1 ∶ 2。宫颈呈圆形柱状体，质地柔软，可分为阴道和子宫。宫颈管腺体本身会产生大量黏液，这些黏液会随着激素的变化而发生周期性变化。

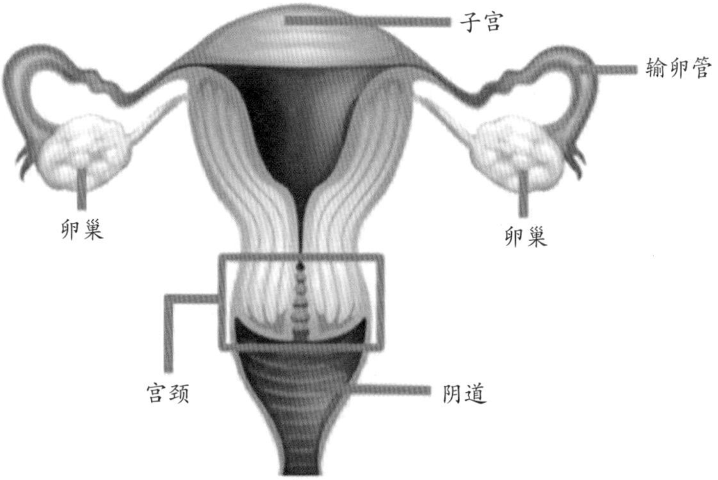

宫颈位置示意图

宫颈癌，顾名思义，是指长在宫颈上的恶性肿瘤。宫颈癌的高发年龄段为 45~65 岁。研究表明，人乳头瘤病毒（human papilloma virus，HPV）感染是引起并推动宫颈癌发展的重要诱因。

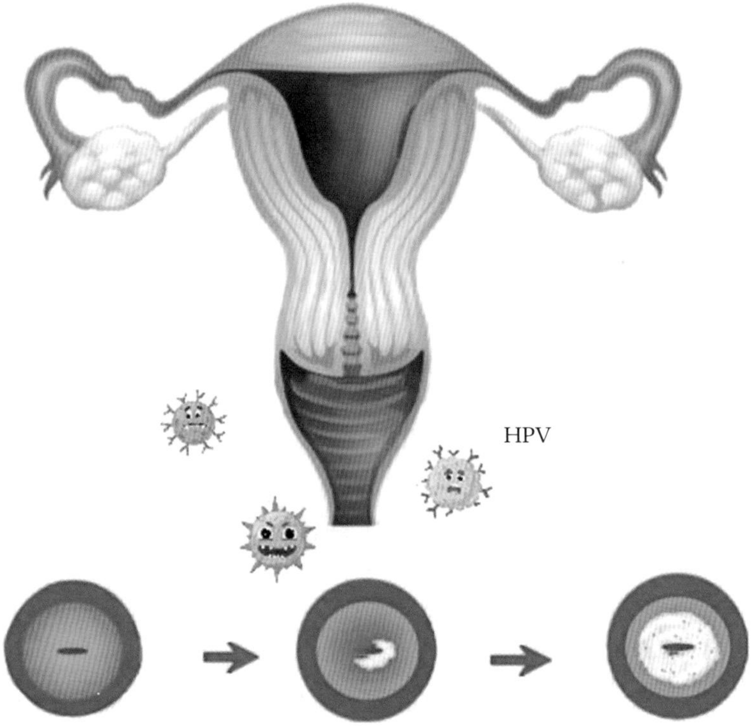

HPV 感染

一、宫颈癌的症状

早期宫颈癌患者通常无自觉反应，无明显体征，多数患者因宫颈涂片细胞学检查结果异常而就医。随着病情的发展，宫颈癌患者可能会出现以下症状。

（1）接触性出血。初诊患者常表现为接触性出血，如性交或妇科检查后出血，一些患者可能会出现月经量增加和经期延长的情况，老年患者常在绝经后出现不规则阴道出血。

（2）阴道分泌物增多，白色或带血，稀如水样或米泔样，有异味。晚期癌组织坏死继发感染可产生大量脓性或米汤样白带。

（3）疼痛。多见于晚期患者，当病变累及或肿瘤压迫神经和周围组织器官时，可能会出现难以忍受的疼痛。

（4）恶性肿瘤受累范围不同可出现不同程度的继发表现，如尿急、尿频、里急后重、肛门坠胀、下肢肿痛等，还可引起输尿管梗阻、肾积水甚至尿毒症。晚期患者可能出现慢性贫血、恶病质和全身衰竭症状。

二、宫颈癌的致病因素

（1）HPV 病毒感染。HPV 有 200 多种类型，其中 13 种被认为与宫颈癌有关。我国常见的高危型 HPV 有 16、18、31、33、45、52、58 型等，尤其是 16 型、18 型持续感染，是宫颈癌的重要诱因。HPV 最常见的传播方式是性传播。约 90% 的宫颈癌患者有持续的高危型 HPV 感染。

（2）不健康的性行为，包括性行为过早、性伴侣多等。研究表明，较 20 岁之后发生性行为，16 岁之前发生性行为的女性患宫颈癌的概率大。

（3）月经及分娩因素，包括早婚、早育、多胎、经期长、经期卫生习惯不良等。

（4）性病引起的炎症长期刺激宫颈。

（5）长期服用口服避孕药。服用口服避孕药超过 8 年，女性患宫颈癌的风险几乎增加 1 倍，尤其是腺癌。

（6）吸烟。长期摄入尼古丁会降低机体免疫力，干扰局部 HPV 的清除，增加引起宫颈癌，尤其是鳞癌的可能性。研究发现，每天被动吸烟时间超过 5h 者发生宫颈癌的风险性增加。

（7）免疫缺陷和免疫抑制。HIV 感染引起的免疫缺陷或器官移植术后长期服用免疫抑制药，导致宫颈癌发病率增加。

（8）其他病毒感染，如人类疱疹病毒。

（9）其他因素。卫生习惯不良和营养不良等其他因素也会提高患宫颈癌的风险。

三、宫颈癌的高危人群

（1）有多个性伴侣者。

（2）性生活过早者。

（3）HPV 感染者。

（4）免疫功能低下者。

（5）有宫颈病变史者。

第二节

早诊早治，远离宫颈癌

一、如何预防宫颈癌

（一）一级预防：病因预防

一级预防是预防宫颈癌相关的病因，特别是病毒感染。

（1）预防病毒感染。改变不良行为、生活方式和不良习惯，控制传染源，切断传播途径。宫颈感染 HPV 的主要途径是性接触。因此需要保持健康卫生的性生活，避免通过手、衣物、公用设施感染，做好手卫生。

目前，易感人群中注射 HPV 疫苗，可以提高易感人群对 HPV 病毒的免疫力，预防 HPV 病毒感染，有效降低宫颈癌的发病率。目前国家食品药品监督管理总局批准的 HPV 疫苗有二价、四价、九价三类，均覆盖了 HPV16 和 HPV18 两个亚型，因此要尽早接种 HPV 疫苗。

（2）提高免疫力，将已感染的病毒从体内清除。除了艾滋病、接受器官移植等免疫功能低下的患者外，健康妇女可以通过均衡营养、适当锻炼、良好的睡眠、身心愉悦等提高自身免疫力，80% 以上的妇女会在 1 年左右清除感染的病毒。

（二）二级预防：尽早诊断

（1）早发现。筛查是宫颈癌二级预防的主要手段，通过筛查可以发现和预防高危人群，提高诊治能力。目前宫颈癌筛查主要是“三步防癌筛查”。

25~30 岁、65 岁及以上女性（若既往 10 年内，每 3 年 1 次连续 3 次细胞学检查无异常或每 5 年 1 次连续 2 次 HPV 检测阴性、无宫颈上皮内瘤变病史），则不需要继续筛查宫颈癌。

（2）早诊断。宫颈癌诊断的金标准是组织活检，筛查后推测为宫颈上皮内瘤变或宫颈癌的患者，应行阴道镜下宫颈组织多点活检。

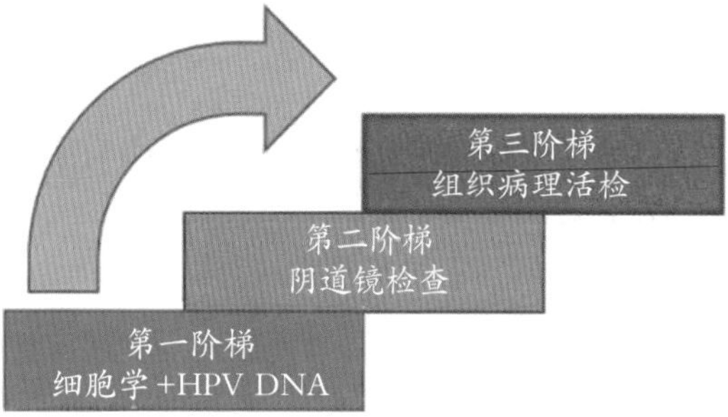

宫颈癌“三步防癌筛查”

（三）三级预防：尽早治疗

及时、适当治疗，提高生存率和生活质量。宫颈癌的三级预防包括为宫颈癌患者制定合适的治疗方案和心理治疗。

二、宫颈癌的检查

（1）HPV 检测。HPV 感染与宫颈癌密切相关，HPV 检测具有极高的预测价值。

（2）液基薄层细胞学检查。这是采用液基薄层细胞检测系统检测宫颈细胞并进行细胞学分类诊断，是目前较先进的宫颈癌细胞学检查技术，具有特异度高的优点。

（3）阴道镜检查。液基薄层细胞学检查或 HPV 检查呈阳性，经专科医生判断后，决定是否进行阴道镜检查。阴道镜可观察宫颈癌前病变，发现表层的细微变化，对于宫颈癌及癌前病变的早期发现、早期诊断具有重要价值。

（4）组织病理活检。在阴道镜下，对可疑病变部位可进行多点活检，以便确诊宫颈病变。

三、如何治疗宫颈癌

宫颈癌常见的治疗方法包括手术治疗、放射治疗、化学治疗、靶向治疗和免疫治疗。医生必须充分考虑患者的临床分期、年龄、身体状况、生育要求等因素，选择适合患者的个体化治疗方案。

原则上，手术治疗只适用于早期宫颈癌患者，早、中、晚期均可采用放射治疗，全身转移者主要选择化学治疗。

第三节

做好宫颈癌的家庭护理

一、术后并发症的护理

1. 出血的护理

术后出血十分罕见，不过一旦发生，还是比较危险的。

（1）家属应密切关注缝线是否滑脱或腔镜手术后血管结痂是否脱落等。

（2）出血量多时需立即联系医务人员，患者需紧急抢救，必要时接受介入治疗，或二次手术。

2. 尿潴留的护理

尿潴留是广泛性子宫切除术后最常见的并发症之一，通常表现为患者拔除导尿管后无法自主排尿或排尿后膀胱残余尿超过 100ml。妇科恶性肿瘤手术牵涉的范围较广，可能不同程度地损伤盆腔神经丛，造成膀胱功能障碍。因此，根据手术范围不同，术后留置导尿管时间为 10~14 天。

（1）在此期间，家属应记录患者尿量，了解膀胱功能恢复情况。

（2）如果患者出现尿潴留了应立即重新留置导尿管。

（3）预防感染。定期对导尿管进行消毒、更换集尿袋。

（4）用热毛巾或热水袋热敷膀胱区域，加快局部血液循环，刺激肌肉收缩。

3. 下肢深静脉血栓的护理

（1）术后根据患者自身恢复情况鼓励患者主动活动下肢，可做踝泵运动，坚持穿弹力袜，鼓励患者尽早进行床边活动等，增加下肢静脉血流量。

（2）血栓形成风险高的患者，围手术期可遵医嘱口服抗凝药物。

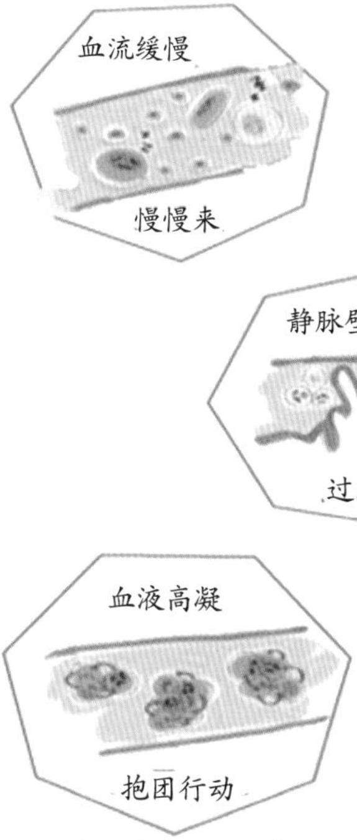

下肢深静脉血栓形成的机制

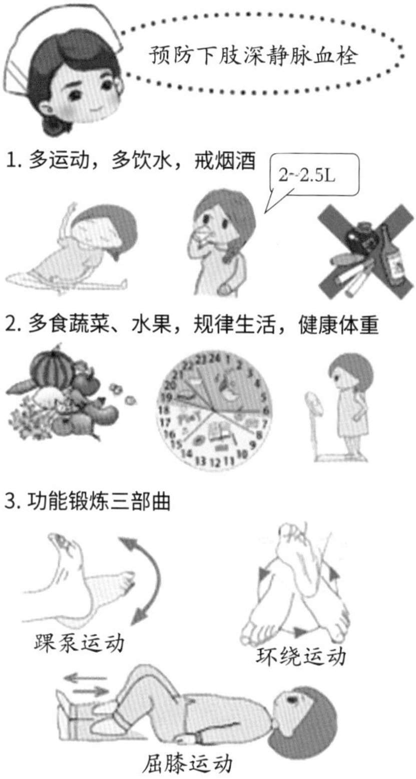

预防下肢深静脉血栓

4. 性生活障碍的护理

（1）健康教育。利用宣传册、幻灯片等对患者及家属进行适当的性健康教育，讲解生理知识，子宫切除后仅丧失生殖功能，不影响性生活。

（2）建立合理完整的支持体系。与患者家属，特别是患者的伴侣进行良好的沟通，动员他们关心、理解和尊重患者，为患者提供精神支持。

二、放射治疗相关不良反应的护理

放射治疗相关不良反应包括近期反应和远期反应。近期反应是指放射治疗期间或放射治疗后 3 个月内发生的反应。合并高血压、糖尿病或有盆腔疾病手术史的患者，远期反应的发生风险较高。

1. 直肠反应的护理

直肠反应通常发生在放射治疗开始 2 周后，患者会出现不同程度的反应，主要表现为腹痛、便血、腹泻、里急后重，合并痔疮者反应更严重。

（1）患者选择含多种维生素、易消化、高蛋白的食物。

（2）遵医嘱使用止泻药，如蒙脱石散、双歧杆菌三联活菌等。

（3）严重者应停止放射治疗，待症状好转后恢复正常照射。

2. 膀胱反应的护理

膀胱反应多见于放射治疗开始 3 周后，表现为尿频、尿急、尿痛，部分患者可出现血尿。

（1）遵医嘱合理使用消炎、止血类药物。

（2）严重者应停止放射治疗。

3. 外阴炎的护理

接受放射治疗后，外阴容易产生不同程度的放射性反应，必须保持局部清洁干燥，注意保护创面，以加快恢复。

4. 阴道炎的护理

腔内照射可引起阴道的物理性炎症反应，表现为阴道黏膜水肿、充血、疼痛、分泌物增多，应进行阴道冲洗，同时遵医嘱局部应用抗生素。

5. 放射性膀胱炎

放射性膀胱炎多发生于放射治疗后 1 年左右，主要表现为尿频、尿急、尿痛。严重者伴发膀胱阴道瘘。

（1）轻中度放射性膀胱炎，首先要保守治疗，消炎止血，及时止痛。

（2）排空膀胱，遵医嘱使用透明质酸钠冲洗膀胱，促进膀胱功能改善，缓解局部疼痛。

（3）严重者需及时联系医务人员。

6. 放射性直肠炎、乙状结肠炎的护理

放射性直肠炎、乙状结肠炎常发生于放射治疗后 6~12 个月，主要表现为腹泻、黏液便、里急后重、便血、便秘。部分患者可伴发直肠狭窄，严重者还可引起直肠阴道瘘。

（1）遵医嘱接受消炎、止血和对症治疗，加用维生素 C、维生素 E、维生素 A。

（2）采用灌肠剂灌肠。

（3）如果发生直肠狭窄、阻塞或瘘管，需及时联系医务人员，可能要行手术治疗。

7. 阴道狭窄的护理

（1）阴道冲洗。可用温生理盐水或清水 250~400ml，将冲洗头置入阴道内 1/3，多角度持续冲洗，清除阴道分泌物。放射治疗期间每日进行，放射治疗结束后 1 年内每日或隔日冲洗 1 次，之后根据病情安排，可每周进行 1~2 次。

（2）阴道扩张疗法。在医生指导下使用阴道扩张器，减轻阴道缩窄、僵硬程度，并维持阴道内组织的柔韧性和弹性，是一种可终身使用的方法。一般完成治疗后即可开始应用，从最小号开始，每周 2~3 次，每次维持 20min，置入的同时配合盆底肌群锻炼。

（3）适时适度的性生活。适度的性生活是放射治疗后预防和缓解阴道僵硬最好的天然疗法，建议治疗后 2~3 月就可以恢复夫妻生活。

（4）使用外阴和阴道保湿剂、润滑剂。主要用于缓解外阴、阴道干涩及不适感，涂抹于外阴或置入阴道内，一般每周 2~3 次，治疗后初期或症状较重者可增加用药频率，睡前应用可达最佳效果，也可在性生活时与阴道扩张器协同使用。

（5）应用阴道激素类制剂。局部应用雌激素类制剂有助于促进阴道黏膜细胞增殖，维持阴道弹性，建议在专业医师的指导下应用。

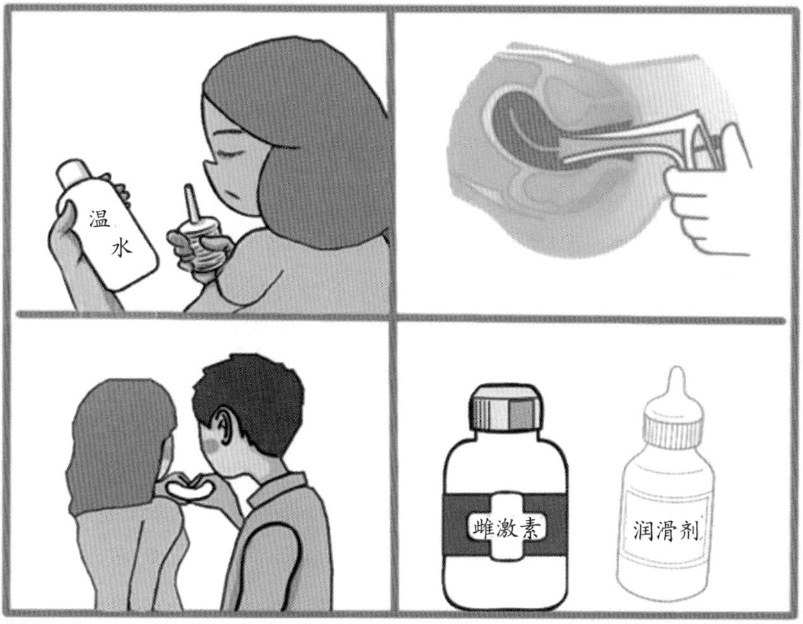

阴道狭窄的护理要点

8. 下肢淋巴水肿的护理

放射治疗半年后，大部分患者出现下肢淋巴水肿，起于大腿并波及小腿，极少数起于脚踝。发病初期患者仅表现为凹陷性水肿，随着时间的推移，皮肤逐渐增厚，四肢变粗，肿胀逐渐加重，患者甚至出现疼痛难忍的压痛和关节功能障碍。下肢淋巴水肿的治疗相对困难，目前尚无特效药。研究表明，有效的护理可以减轻水肿的症状，抑制疾病的进展。

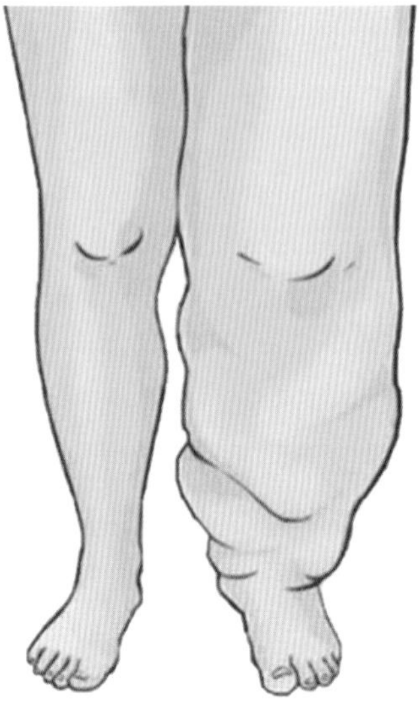

下肢淋巴水肿

（1）心理治疗。患者长期受到恶性肿瘤和下肢淋巴水肿的困扰，精神压力较大，治疗后不良反应逐渐加重，容易产生负面情绪，如焦虑和抑郁等。家属应多与患者沟通，引导患者说出内心真实感受，对患者进行疏导，鼓励患者不断记录自己的情绪和心理状况，为情绪疏导提供出路，缓解压力。另外，对于宫颈癌患者来说，由于手术和淋巴水肿部位相对私密，因此伴侣的理解和支持非常重要。

（2）下肢皮肤护理。下肢淋巴水肿易合并皮肤感染，因此需要注意保养皮肤，保证皮肤的完整性，避免表皮损伤。引导患者不抓挠皮肤，穿宽松的棉质内衣和袜子。皮肤发生破损时需要使用敷料敷贴，发生真菌感染时需要使用碘伏消毒，并涂抹硝酸咪康唑，有效控制真菌感染。

（3）引导患者进行下肢功能锻炼。下肢功能锻炼可以改善淋巴循环和水肿。向患者讲解功能锻炼的重要性，提高患者依从性。锻炼方法因人而异。通常，为患者选择合适的运动方式即可，包括步行、爬楼梯、坐姿运动等。运动应遵循循序渐进、适度运动的原则，需穿压力袜或加压绷带进行。

（4）手法淋巴引流。家属每天对患肢进行手法淋巴引流30min。治疗前，向患者讲解引流方法及配合事项，增加患者的知晓度和配合度。治疗时，患者取仰卧位，先放松腹部，小腿微抬，体位正确后，按先健侧后患侧的顺序依次按摩局部淋巴结，并沿淋巴管方向移动，促进淋巴回流，减轻水肿。

三、化学治疗相关不良反应的护理

1. 恶心的护理

（1）遵医嘱合理使用镇吐药。

（2）闻气味较为清新的柠檬、橙子等，也可饮用有香气的食物或水。

（3）多下床活动，同时做自身喜欢的事情分散注意力。

2. 呕吐的护理

（1）患者或家属记录呕吐物的颜色、量和呕吐频率。

（2）遵医嘱合理使用镇吐药。

（3）发生呕吐时，应取侧卧位，防止呕吐物进入呼吸道引起窒息。

（4）呕吐后要及时漱口，保持口腔卫生。如果患者有假牙，应在取下假牙后漱口。

3. 血细胞减少的护理

化学治疗后最为突出的不良反应是骨髓抑制，表现为血液中白细胞、血小板及红细胞减少，严重可危及生命。

（1）加强营养。多进食富含蛋白质的食物，如各种肉类（鸡、鸭、鱼、牛、羊肉等）、蛋类、牛奶及豆制品。

（2）注意复查血常规。一般每3天复查血常规1次；若血小板 $< 80 \times 10^9/L$ 或白细胞 $< 3.0 \times 10^9/L$，每两天复查血常规1次；若血小板 $< 50 \times 10^9/L$ 或白细胞 $< 2.0 \times 10^9/L$，每天复查血常规1次。

若出现以下情况，应及时与主管医生联系，以免耽误病情。①白细胞 $< 1.0 \times 10^9/L$。②白细胞降低期间出现发热、腹泻。③血小板 $< 30 \times 10^9/L$，或有出血倾向，如鼻腔、牙龈、皮下出血。

（3）防止感染。注意休息，少去公共场所（如商场、乘坐地铁等），可以去公园散步运动。到医院检查血常规时，请佩戴口罩，降低感染的机会。

4. 便秘的护理

便秘是化学治疗后常见的不良反应之一，但大部分患者用非药物性干预措施即可缓解。

（1）及时调整饮食，多吃粗纤维、新鲜蔬菜水果。

（2）多喝水，每天喝1500ml以上的温开水，润滑肠道。

（3）每天顺时针方向按摩腹部，促进肠道蠕动，增加排便次数。

（4）若以上方法都无法缓解，建议到医院就诊，向医生详细说明治疗情况，医生会根据情况给予药物治疗。

5. 脱发的护理

脱发导致的容貌变化会直接影响到患者的情绪。

（1）第一疗程化学治疗结束后，建议患者剪短头发，减少梳理的时间，延缓脱发。

（2）化学治疗期间可以戴帽子或戴假发，以免脱发。

（3）头发通常在停止治疗后1~3个月重新长出，新长出的头发自然弯曲且柔软，因此，患者不必过分忧虑。

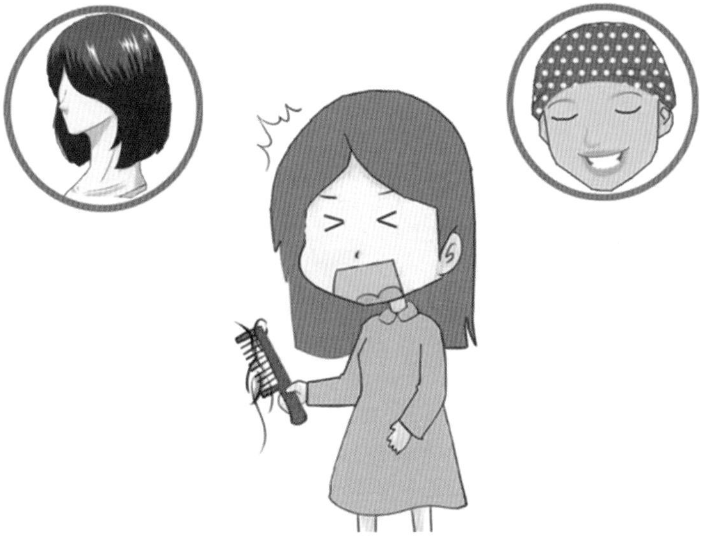

脱发的护理要点

6. 四肢麻木的护理

（1）出现手指、脚趾麻木，请遵医嘱服用营养神经的药物。

（2）适当进行手足按摩、针灸，或用温水浸泡手足，以缓解麻木，促进康复。

（3）生活中注意不要接触太烫的东西，如开水、拿热水杯等。

7. 腹泻的护理

（1）皮肤护理。排泄物会刺激肛门周围的皮肤，导致肛周皮肤破溃。

每次排便后最好用软布擦拭肛门，保持局部皮肤清洁干燥。也可涂抹氧化锌软膏保护皮肤。建议穿舒适的棉质内衣。

（2）应用止泻药。在医生的指导下，使用止泻药，接受补液治疗。同时观察并记录排便的频率和性质。

（3）饮食调整。选择对胃肠道刺激性较小的食物。宜少食多餐，忌生冷食物。选择有助于排便固形、残渣少的食物，如苹果酱、浓缩果汁、温茶、米饭、馒头、葡萄糖饮料等。

（4）及时就医。严重脱水时请及时就医。

四、靶向治疗相关不良反应的护理

1. 中性粒细胞和血小板减少的护理

（1）定期监测血常规。

（2）遵医嘱合理用药。伴高风险因素的中性粒细胞和血小板减少的患者，可结合疾病情况考虑给予升白针、升血小板针预防。

（3）防止感染。避免去密闭拥挤的场所，尤其在中性粒细胞和白细胞较低的时候。注意保护自己，避免受伤。做好体温监测，如有发热、寒战、乏力等感染的体征和症状，要及时告知医生。

（4）多喝水。如果可以的话，每天喝 2~3L 的水，但不要勉强。

（5）及时就医。

2. 皮疹的护理

（1）轻度皮疹通常不需要药物治疗，保持皮肤清洁湿润，注意防晒，减少外界刺激，避免皮肤过冷过热。

（2）若皮肤反应严重，请及时就医，防止感染。

3. 口腔黏膜炎的护理

（1）保持口腔湿润清洁，可用温水或漱口水漱口。

（2）保证营养摄入充足。

（3）可含服蜂蜜或将重组人成纤维细胞生长因子喷在溃疡处。

（4）若疼痛不可耐受，请及时就医，防止感染。

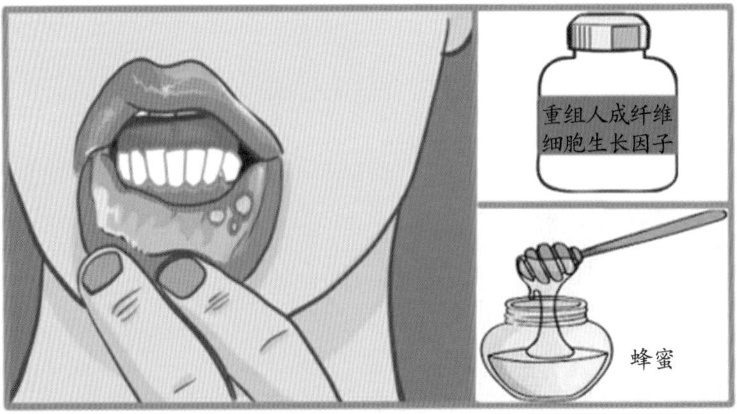

口腔黏膜炎的护理要点

4. 恶心、呕吐的护理

（1）原则上以预防为主，注意避免接触诱发恶心呕吐的因素如饮酒、晕车、刺激性食物等。

（2）如不耐受，请及时就医。

5. 血压升高的护理

部分靶向药物可导致血压升高。

（1）应按医嘱定期监测血压变化。

（2）及时就诊，遵医嘱服用降压的药物。

五、免疫治疗相关不良反应的护理

1. 疲劳的护理

患者通常表现为全身乏力，无法振作精神完成日常工作。轻度疲劳无需暂停治疗，也无需药物干预，治疗时产生的疲劳在停药后会缓解。充足的睡眠和合理的营养有助于减轻患者疲乏感。

（1）尽量减少夜间对患者生活的干扰。

（2）睡前避免暴饮暴食和进食刺激性食物。

（3）可以用热水泡脚，喝牛奶，听令人放松的音乐，必要时服用安眠药帮助入睡。

（4）合理膳食。饮食应遵循高维生素，高热量、高蛋白、清淡易消化的原则。

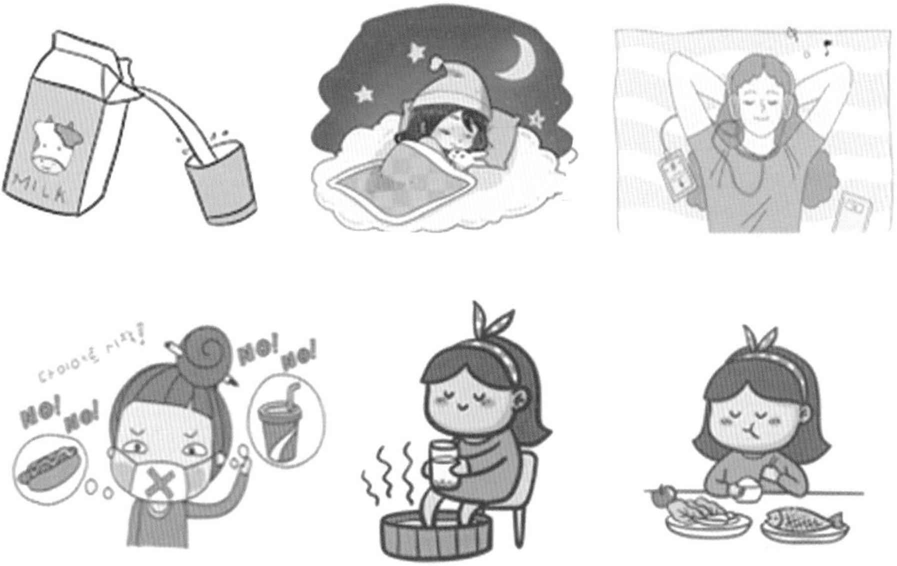

疲劳的护理要点

2. 皮疹的护理

（1）保持皮肤清洁干燥，忌用肥皂和热水清洗。

（2）保护皮肤的完整性，经常修剪指甲，尽量不要用指甲抓挠皮肤，出现脓疱时不要挤压，防止皮肤感染，如果感染应尽快治疗。

（3）穿棉质衣服，避免穿粗糙、紧身的衣服，尽量避免穿羊毛、尼龙等面料的衣服。

（4）勤换衣裤，保持衣服清洁干燥。

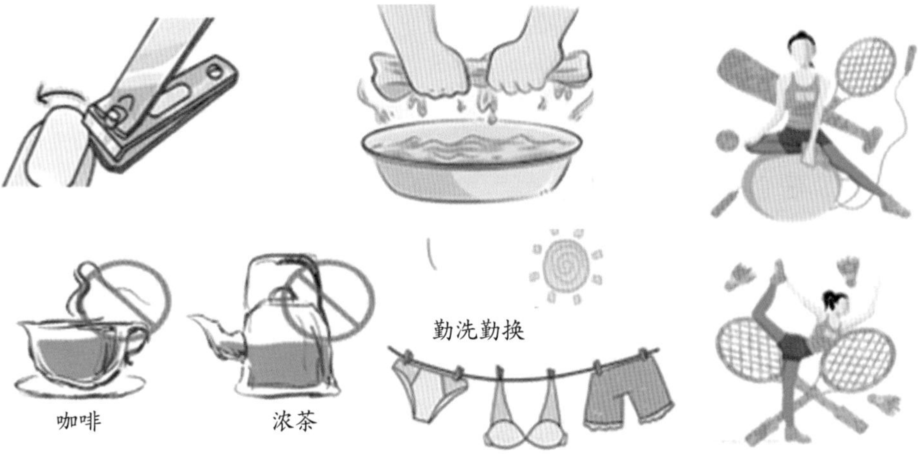

皮疹的护理重点

（5）不吃刺激性食物，不喝浓茶、咖啡、酒等，规律生活。

（6）适当参加体育活动，提高机体免疫力，缓解皮疹瘙痒。

3. 腹泻的护理

（1）注意大便的颜色、性状、量及肛周皮肤的情况。

（2）做好肛周皮肤护理，保持皮肤清洁干燥，及时更换床单，如果肛门周围皮肤发红，遵医嘱使用皮肤保护剂。

（3）遵医嘱服用蒙脱石散等止泻药，监测血液生化指标的变化，防止电解质紊乱。

（4）多喝水，少量进食，避免高纤维食物。

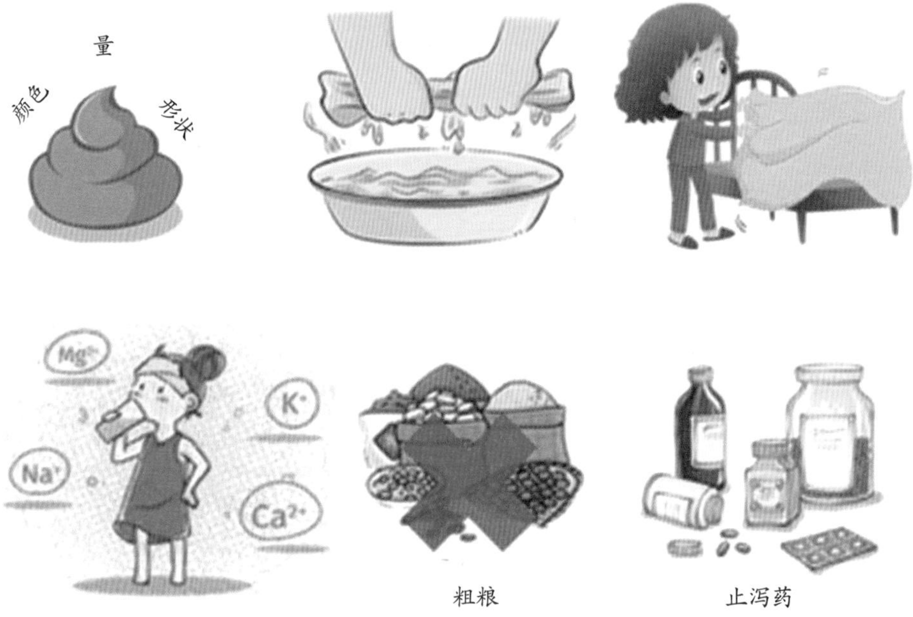

腹泻的护理要点

4. 恶心的护理

（1）保持空气清新，环境安静、清洁、通风良好。

（2）调整食物的色香味，多吃有营养、清淡易消化的食物，避免吃太浓或太油腻的食物，也避免吃太热、太辣的食物；尽量避免吃富含 5- 羟色胺的食物，如香蕉、茄子、核桃等。

（3）注意口腔卫生。

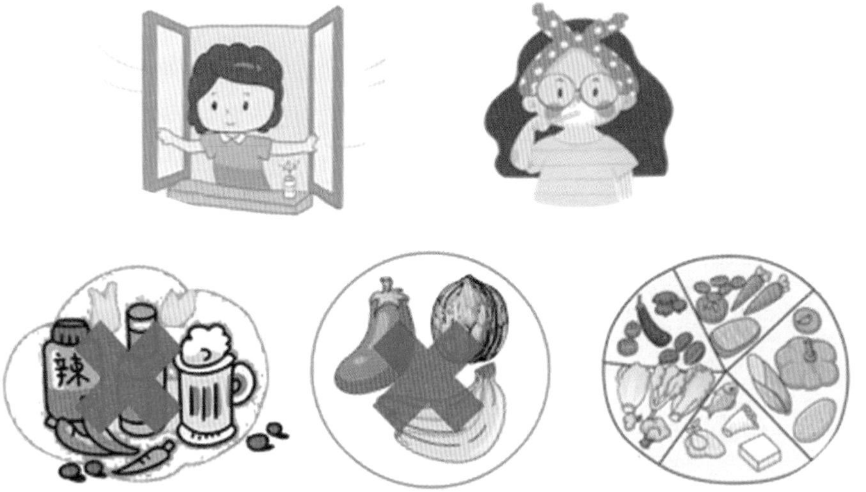

恶心的护理要点

5. 甲状腺功能减退的护理

（1）密切监测生命体征和血液生化的变化。

（2）体温过低的患者，应将室温调节至 22~24℃，增加合适的衣物，睡觉时应加盖被褥，冬季外出戴手套和袜子。

（3）遵医嘱服药，不得擅自停药或改变剂量。

（4）给予高蛋白、高维生素、低脂肪、低钠的食物，细嚼慢咽或少量多餐，并进食粗纤维食物如蔬菜、水果、全麦粗粮。

（5）每日摄入 2000~3000ml 的水，保持排便通畅。

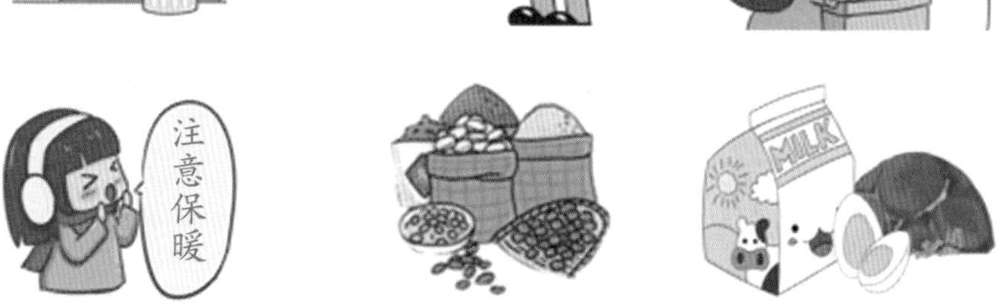

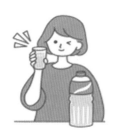

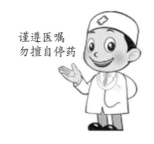

甲状腺功能减退的护理要点

6. 免疫相关性肺炎的护理

（1）监测生命体征变化，特别注意体温和血氧饱和度的变化。

（2）做好高热的护理，如用冰袋等物理方法降温。若体温控制不佳，遵医嘱使用药物降温。

（3）及时更换湿衣物及床单。

（4）监测血液生化结果，并仔细观察影像学结果变化。

（5）学会有效咳嗽、深呼吸，抬高床头，可改善肺功能。

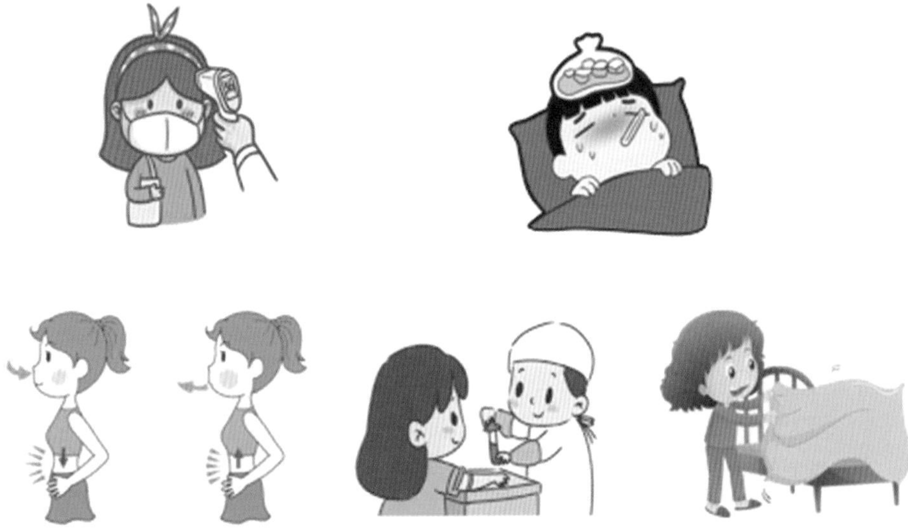

免疫相关性肺炎的护理要点

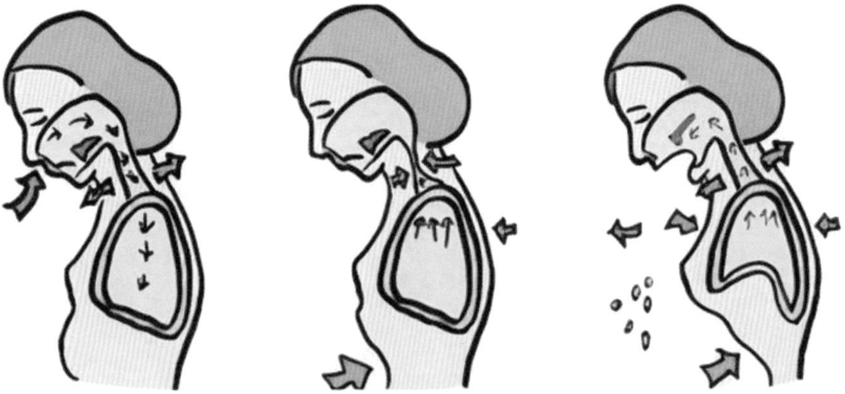

有效咳嗽

第四节

宫颈癌的饮食管理

宫颈癌患者常由于各种原因，而减少食物摄入量，并由此形成营养不良，从而使患者体重减少、抵抗力下降，导致疾病恶化。所以在抗肿瘤治疗各时期都应当注意饮食管理。只有供给身体合理丰富的营养物质，才能提高人体的抵抗力，增强耐受性，从而确保疗程的完成，早日愈合，所以膳食管理也是癌症防治中的重要环节。

一、饮食原则

（1）吃自己喜欢的食物。在条件允许的情况下，尽量使用醋等调味品增加味觉刺激。

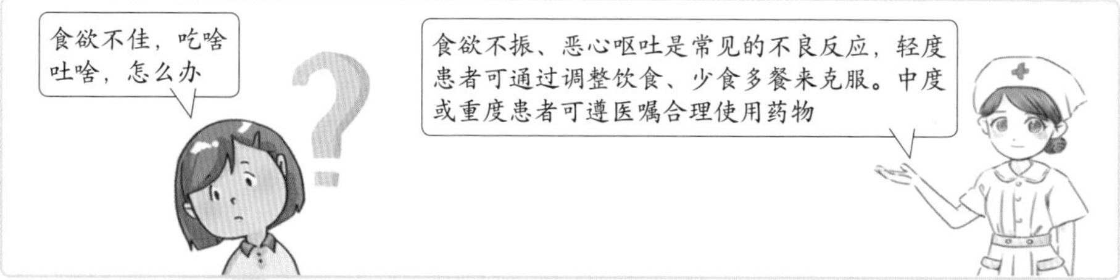

少食多餐，合理使用药物

（2）少食多餐。平时口袋里携带一些像坚果一样的健康小零食。

（3）饭前适当活动。

（4）宫颈癌患者应该多吃下列食物来改善营养状况，如鸡蛋、鸡肉、瘦肉、鱼及虾等蛋白质丰富的食物。牛奶、酸奶、奶昔等可增进食欲，同时进食蔬菜、坚果、水果及适当主食等。

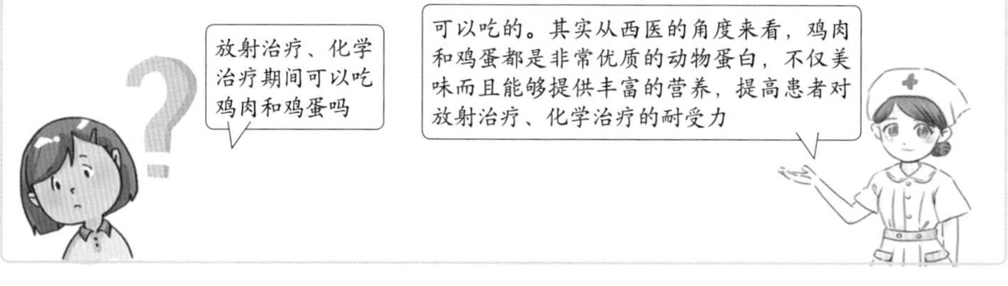

放射治疗、化学治疗期间可以吃鸡肉和鸡蛋

（5）治疗期间宫颈癌患者需要忌口的食物有以下几种。①忌烟、酒、咖啡、辣椒、桂皮等辛辣刺激食物。②忌生冷、肥腻、油煎、霉变、腌制的食物。③不吃陈旧变质的东西。④靶向治疗期间不建议吃西柚、葡萄、石榴和杨桃等含 CYP3A4 抑制酶类的水果。

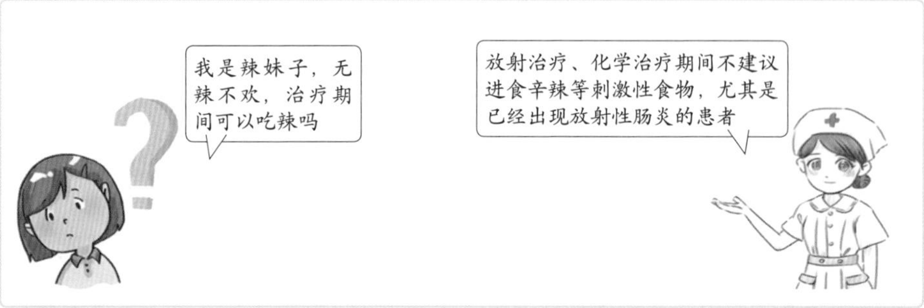

放射治疗、化学治疗期间忌食辛辣刺激的食物

二、特殊情况下的饮食管理

1. 腹泻的饮食管理

（1）保证摄取充足的水分。

（2）少量多餐。

（3）多吃富含钠和钾的食物或液体。这些物质在腹泻时很容易流失，因此补充它们非常重要。肉汤或脱脂高汤的钠含量很高。香蕉、杏子罐头、烤土豆、煮土豆、土豆泥等食物中的钾含量很高。

（4）多吃低纤维食物，如虾、豆浆、豆腐、奶酪、去皮磨碎的胡萝卜、土豆、南瓜、冬瓜、饼干、藕粉、软饭、粥、小馒头、白面包、软面、肉末、鸡肉粥、鱼肉等。

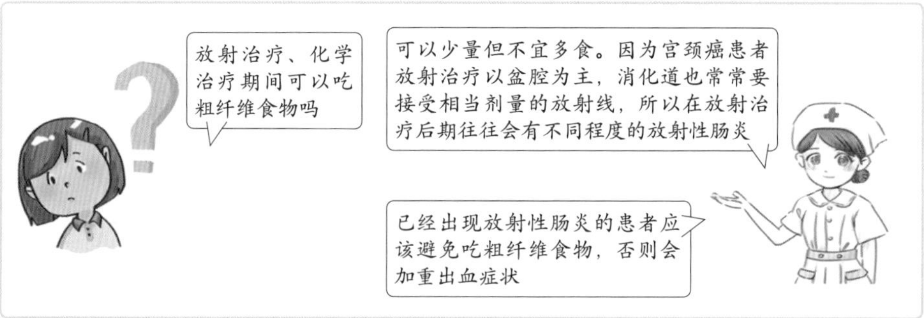

放射治疗期间少进食粗纤维食物

2. 口腔黏膜炎的饮食管理

（1）选择容易咀嚼的食物。某些食物会导致口腔疼痛，使食物更难咀嚼和吞咽。可选择较软的食物，如奶昔、八宝粥和蛋汤。

（2）软化食物。方法是将食物浸入肉汁、酱汁、高汤或酸奶中，把食物切成小块，也可以用搅拌机把食物打成泥。

（3）用吸管或勺子吃东西。这可以帮助推动饮品越过口腔疼痛的部位，还可以每次少咬一点，也更容易咀嚼。

（4）避免食用增加口腔疼痛的食物和饮品，如柑橘类水果和果汁（柠檬水、橙子和柠檬等）、辛辣食物（辣酱、辣椒和咖喱等）、尖锐松脆的食物（麦片、饼干、土豆和玉米片）、含酒精的饮品。

3. 呕吐的饮食管理

（1）呕吐停止之前禁食。

（2）选择流质饮食。一旦呕吐停止，喝少量的清澈液体，如水或肉汤。一定要慢慢开始，一次几小口。

（3）少量多餐。

三、常见误区

1. 喝汤不吃肉

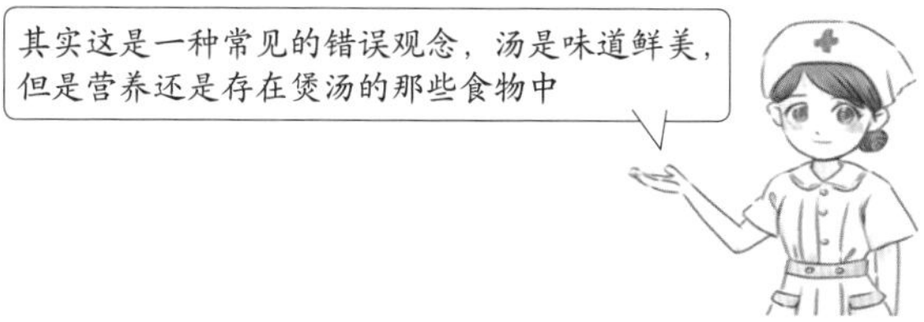
其实这是一种常见的错误观念，汤是味道鲜美，但是营养还是存在煲汤的那些食物中

2. 忌鸡肉及海鲜

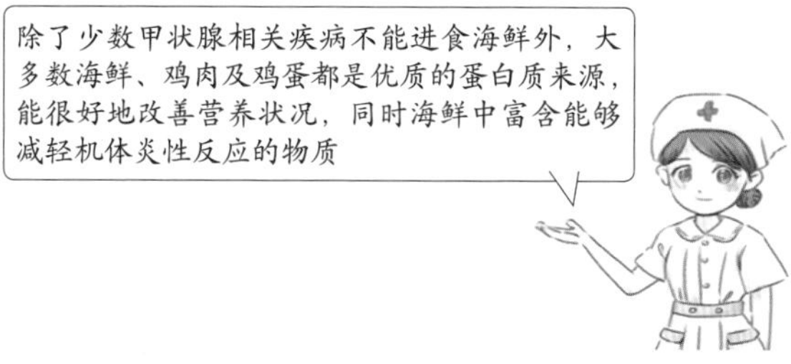
除了少数甲状腺相关疾病不能进食海鲜外，大多数海鲜、鸡肉及鸡蛋都是优质的蛋白质来源，能很好地改善营养状况，同时海鲜中富含能够减轻机体炎性反应的物质

3. 不吃肿瘤就不生长

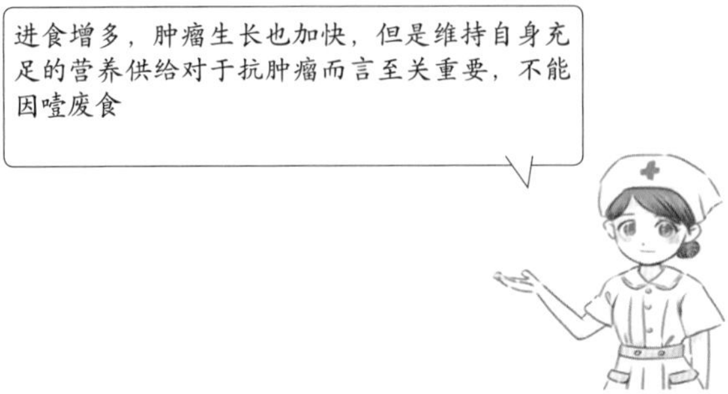
进食增多，肿瘤生长也加快，但是维持自身充足的营养供给对于抗肿瘤而言至关重要，不能因噎废食

4. 吃胖了对疾病有益

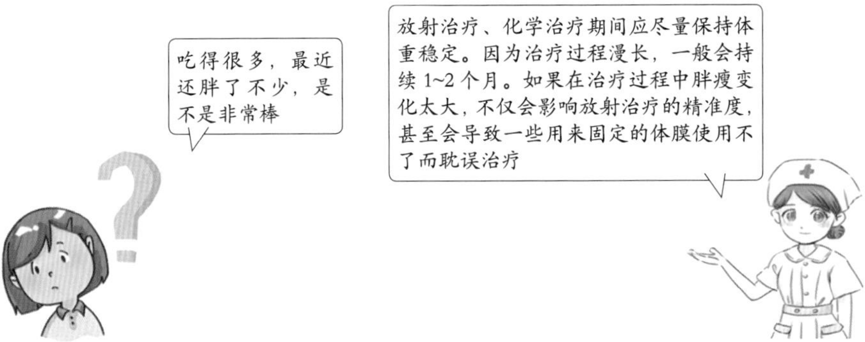
吃得很多，最近还胖了不少，是不是非常棒
放射治疗、化学治疗期间应尽量保持体重稳定。因为治疗过程漫长，一般会持续 1~2 个月。如果在治疗过程中胖瘦变化太大，不仅会影响放射治疗的精准度，甚至会导致一些用来固定的体膜使用不了而耽误治疗

5. 与肿瘤患者同桌用餐会传染

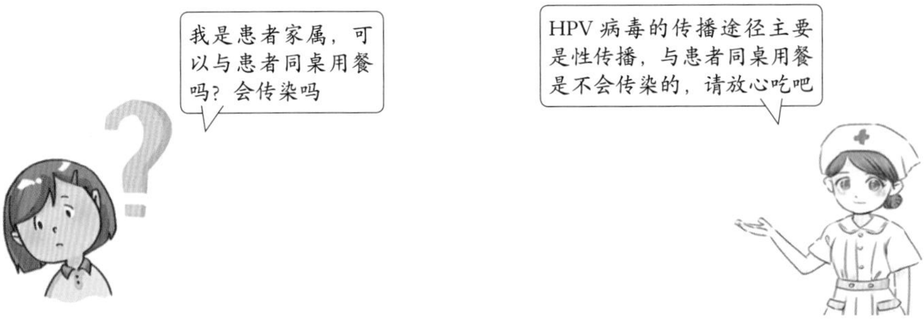
我是患者家属，可以与患者同桌用餐吗？会传染吗
HPV 病毒的传播途径主要是性传播，与患者同桌用餐是不会传染的，请放心吃吧

第五节

宫颈癌的康复锻炼

在抗肿瘤过程中，医生的治疗仅仅占三分之一，更重要的三分之二在于患者的自身调理，包括了心态调理和身体调理。

宫颈癌患者在运动之前应该先对自己的身体状况做个基本的评价，确定自身是否存在下列相对禁忌证。

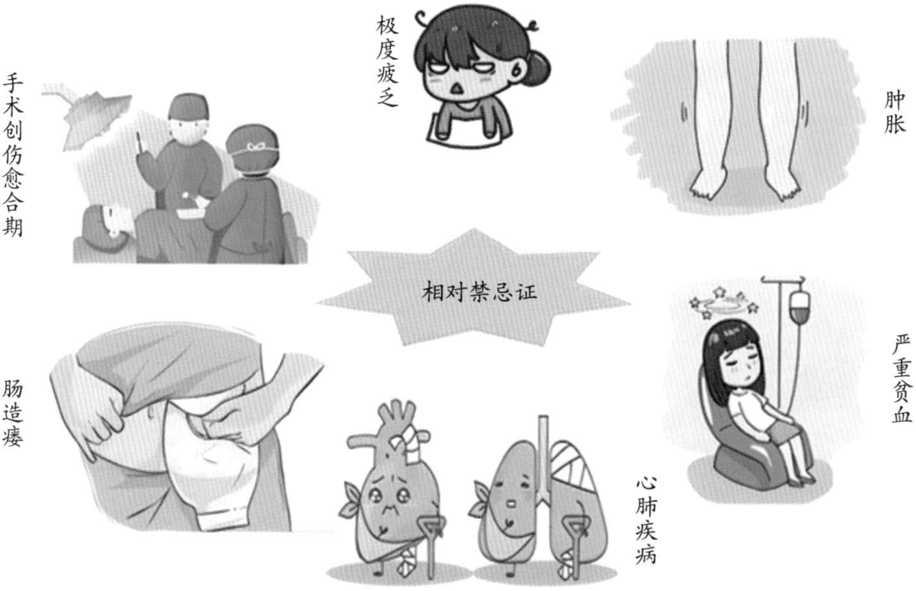

宫颈癌患者运动的相对禁忌证

如果存在运动相对禁忌证，患者最好做低强度的运动，如步行、固定自行车、太极等，而步行是最适合的运动。

一、骨质疏松、骨转移患者的运动指导

骨质疏松、骨转移患者骨骼比较脆，应避免跑步、跳跃、下腰等各种强度过大、容易给骨骼造成负担的运动。可以选择游泳或比较简单的瑜伽，这样受力均匀，不会损伤骨骼。

二、淋巴水肿患者的运动指导

淋巴水肿患者要特别注意，因为这类患者随意运动会引起或加重水肿。但是，适当的有氧运动可以帮助改善淋巴循环。可以在专业医师指导下散步、游泳、瑜伽。建议每天练习上述运动 2 次，时间控制在 10~15min 内。

三、周围神经病变患者的运动指导

因化学治疗或癌症导致周围神经病变的患者可能会出现手脚感觉丧失、肌肉无力和萎缩，但手脚严重的感觉丧失会影响到患者的平衡能力。患者除了使用固定脚踏车或带安全扶手的跑步机外，还可以适度增加手臂抗阻训练。

四、盆底肌功能锻炼

（1）排空膀胱，穿宽松服装。

（2）身体放松，采取坐位、仰卧位或站立位等舒适体位。

（3）收缩盆底肌肉 5s（即让患者做收缩肛门、同时收缩尿道的动作），

①双腿张开与肩同宽

②大腿和腹部肌肉放松

③吸气 5−10s

④呼气 5~10s

⑤吸气时放松，呼气时憋紧

⑥重复 20~30 次

仰卧位盆底肌功能训练

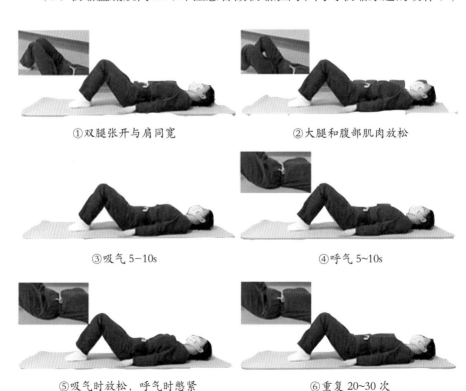

开始可只收缩 2~3s，逐渐延长时间至 10s。

（4）放松盆底肌肉 10s（即放松肛门、尿道），休息 10s。

（5）连续做 15~30min，每天重复 3 组或每天做 150~200 次。

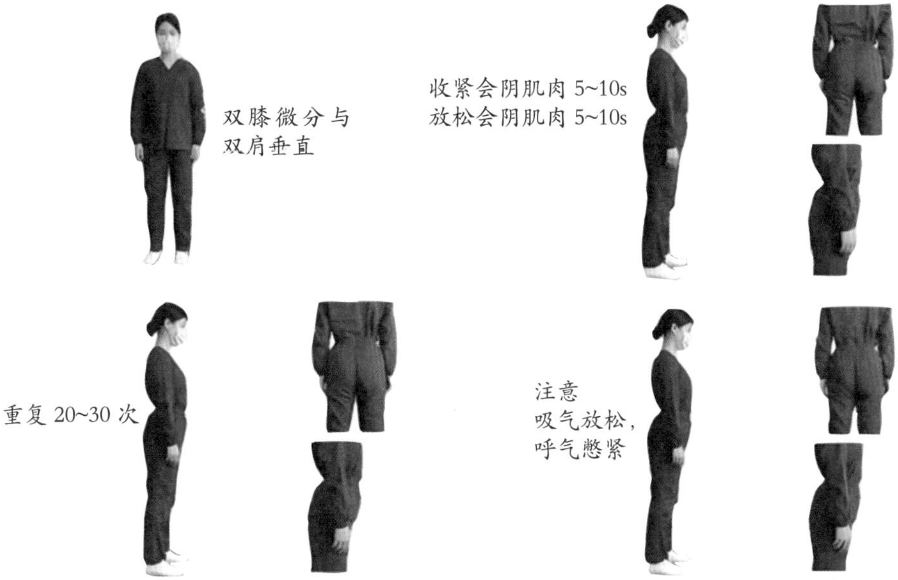
双膝微分与
双肩垂直
收紧会阴肌肉 5~10s
放松会阴肌肉 5~10s
重复 20~30 次
注意
吸气放松，
呼气憋紧

站立位盆底肌功能训练

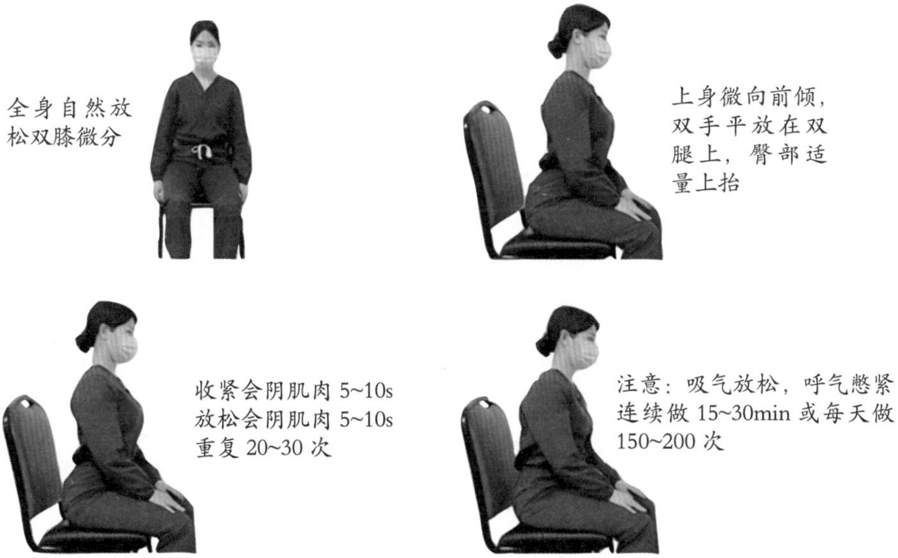
全身自然放
松双膝微分
上身微向前倾，
双手平放在双
腿上，臀部适
量上抬
收紧会阴肌肉 5~10s
放松会阴肌肉 5~10s
重复 20~30 次
注意：吸气放松，呼气憋紧
连续做 15~30min 或每天做
150~200 次

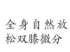

坐位盆底肌功能训练

TIPS

小贴士

1. 输尿管阴道瘘及膀胱阴道瘘是什么情况

输尿管或膀胱局部破损后与阴道之间形成了一条通路，尿液从破损处流出，最后穿透阴道残端进入阴道排出体外，持续不断的阴道流液会严重影响患者的工作和生活。

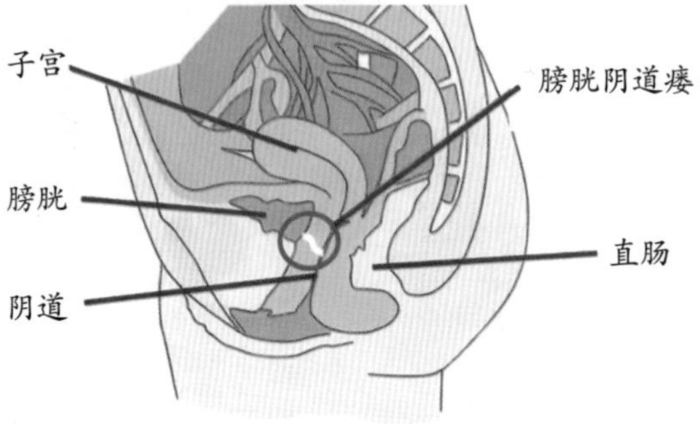

膀胱阴道瘘

2. 如何测量残余尿呢

常用的残余尿检测方法有导尿法和 B 超检测法。导尿法即患者自主排尿后立刻进行导尿，测定膀胱内剩余尿量。虽然准确，但其为有创操作，可能增加尿路感染风险及导致患者不适，与之相比，B 超检测法具有无创及操作简便的优势，尽管存在一定误差，目前临床应用较为广泛。

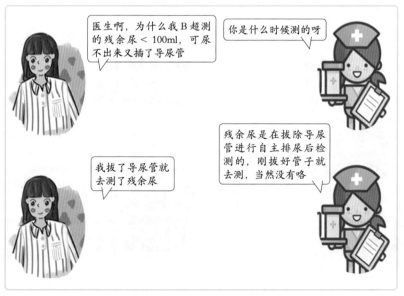

B 超测量残余尿

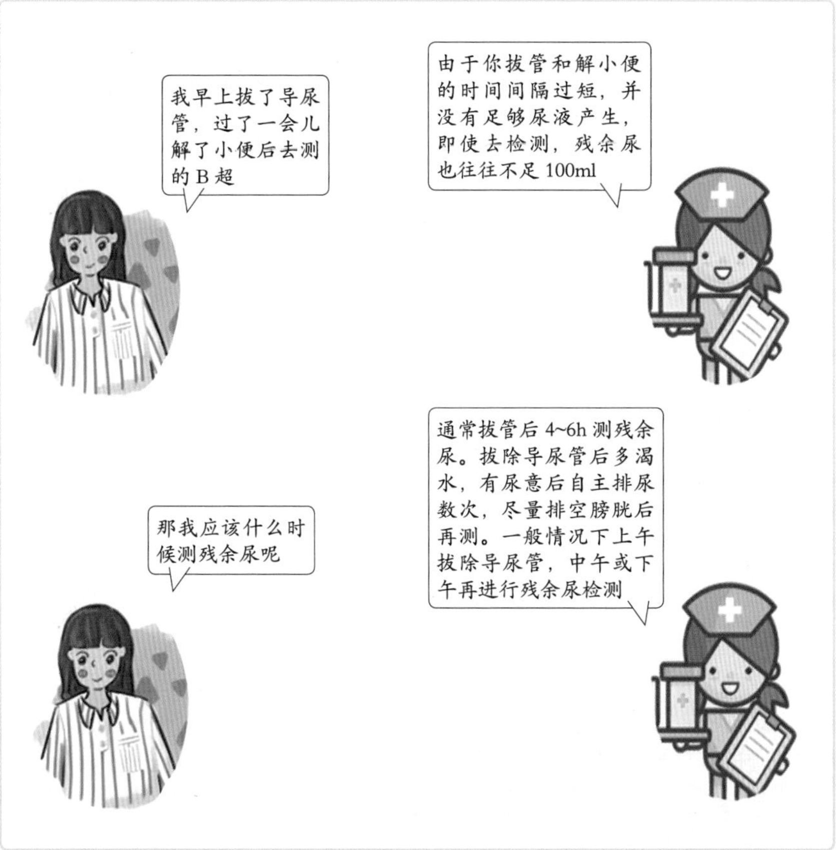

B超测量残余尿（续）

3. 宫颈癌会传染和遗传吗

目前已经明确HPV病毒是宫颈癌的病因，它可以传染。HPV病毒的传播主要是性传播。它可通过性传播在异性间、在男性间交叉传播，但这种传染性表现的形式和平常所说的流行性感冒等传染病并不相同，其传染、传播只是体现在致病因素上的传播，不会引起大范围流行。所以，宫颈癌本身不会传染，只是致病病毒有可能通过性传播途径相互传染。宫颈癌是否有遗传性，目前尚缺乏资料报道，但有宫颈癌家族史的女性，是高危人群，应定期检查。

4. 绝经后还需要进行宫颈癌筛查吗

目前宫颈癌筛查建议终止年龄为65岁，前提是10年内有3次以上满意检测结果（即细胞学正常，高危型HPV阴性）。如果既往有宫颈鳞状上皮内病变，需在病变自然逆转或合理治疗后继续筛查20年。

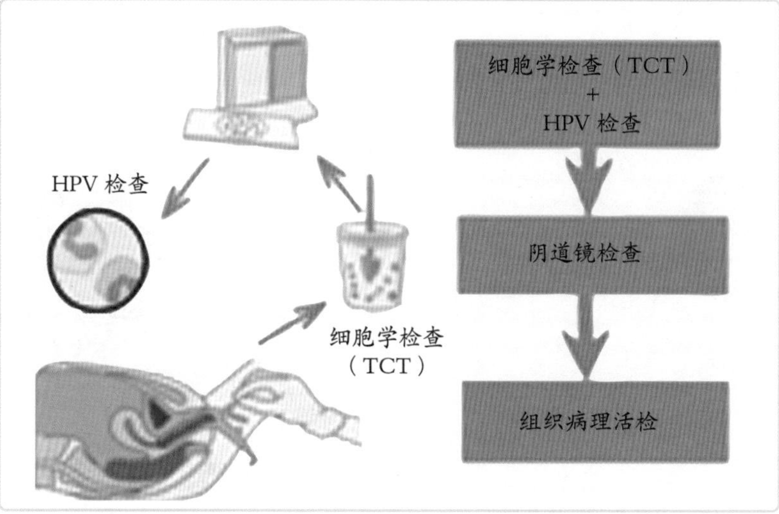

宫颈癌筛查

5. 市面上的 HPV 疫苗有哪些

HPV 疫苗，又称宫颈癌疫苗。这种疫苗可以减少 HPV 病毒引起的宫颈癌和癌前病变的发生，但没有证据表明 HPV 疫苗因为持续时间长而丧失保护作用。HPV 疫苗属于自费疫苗，目前有二价、四价和九价 3 种，可以自愿接种。

6. 二价、四价和九价 HPV 疫苗之间有什么区别

这里的“价”代表的是疫苗覆盖的病毒亚型的种类，“价”越高，覆盖的病毒种类越多。

二价、四价和九价 HPV 疫苗的区别

疫苗类型	接种年龄	预防类型	预防疾病	接种周期
二价疫苗	9~45 岁	HPV16 型、18 型	宫颈癌	第 0、1、6 个月
四价疫苗	9~45 岁	HPV6 型、11 型、16 型、18 型	宫颈癌、尖锐湿疣	第 0、2、6 个月
九价疫苗	9~45 岁	HPV6 型、11 型、16 型、18 型、31 型、33 型、45 型、52 型、58 型	宫颈癌、阴道癌、肛门鳞状细胞癌、尖锐湿疣	第 0、2、6 个月

7. 进口 HPV 疫苗和国产疫苗有什么区别

目前上市的国产 HPV 疫苗，即二价人乳头瘤病毒疫苗，和进口疫苗相比，在保护率上相差不大。临床研究数据表明，国产 HPV 疫苗对 9~45 岁女性安全且具有免疫原性；在 18~45 岁女性中，国产疫苗在预防 HPV16 型、18 型相关癌变和抗感染功效方面与进口的默克和葛兰素史克疫苗一样有效。在价格方面，进口 HPV 疫苗的价格普遍高于国产疫苗。

8. 为什么要接种 HPV 疫苗

HPV 感染率很高，约 90% 有过性行为的女性可能会感染 HPV，大多数女性会自动清除 HPV，但某些类型的 HPV 持续传播感染可能会发展成宫颈癌。

9. HPV 疫苗安全吗

HPV 疫苗被证明具有良好的安全性。大多数接种 HPV 疫苗后不会产生任何不良反应。小部分人会出现轻微反应，如接种部位红肿、疼痛、发热、头痛、恶心等，但很快就会恢复。

10. 发生过性行为的女性接种 HPV 疫苗是否无效

HPV 疫苗对从未发生过性行为的女性预防效果最好。性行为后感染 HPV 的概率很高，但目前的疫苗仍可预防未感染的病毒株。

11. 经期可以接种 HPV 疫苗吗

经期可以接种 HPV 疫苗。但是，为防止部分女性出现痛经等不适，最好避开经期接种疫苗。

12. 妊娠期间可以接种 HPV 疫苗吗

妊娠期间不推荐接种 HPV 疫苗。目前没有数据表明 HPV 疫苗会增加胎儿畸形的风险，缺乏大规模的临床数据支持，因此不推荐妊娠期接种 HPV 疫苗。如果接种后发现怀孕，不建议流产，停止尚未完成的疫苗注射并继续妊娠即可。

13. 哺乳期间可以接种 HPV 疫苗吗

不建议女性在哺乳期接种 HPV 疫苗。建议在母乳喂养结束后接种疫苗。

14. 接种 HPV 疫苗后多久可以怀孕

建议在怀孕前 3 个月接种 HPV 疫苗。

15. 接种二价或四价疫苗后还能接种九价疫苗吗

国外研究表明，已接种过四价 HPV 疫苗的女性再次接种九价 HPV 疫苗是安全的，并且之前接种过的四价 HPV 疫苗不会干扰后续接种的九价 HPV 疫苗的效果。

16. 是不是越早接种 HPV 疫苗越好

HPV 疫苗对无性行为史的女性保护效果最好，如果感染后再接种，疫苗效果将无法有效发挥，而且随着年龄的增长，疫苗的预防作用也会减弱。因此，HPV疫苗越早接种越好。

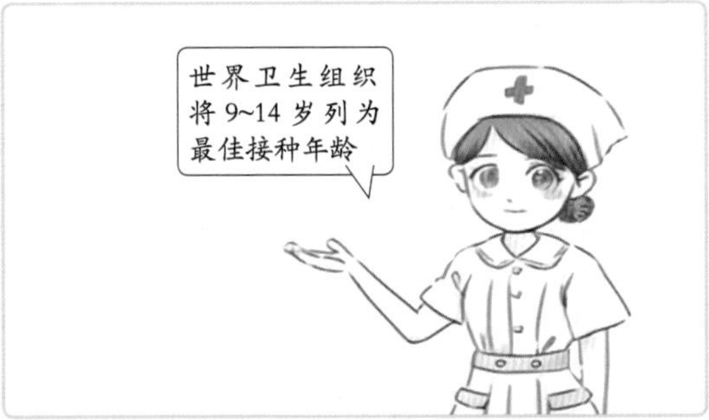

HPV 疫苗最佳接种年龄

17. 哪些人不适合接种 HPV 疫苗

（1）过敏人群。如果曾对宫颈癌疫苗中的蛋白质、酵母等任何成分过敏或接种疫苗前本身就有过严重过敏反应，不应继续接种 HPV 疫苗。

（2）孕妇及计划怀孕者。

（3）已有宫颈癌前病变者。

18. 接种 HPV 疫苗后就不会患宫颈癌吗

与宫颈癌相关的高危病毒有 13 种，二价和四价疫苗目前只包含与宫颈癌关系最密切的两种最常见的高危病毒。此外，还有一小部分宫颈癌与 HPV 感染无关。因此，接种疫苗后，定期进行宫颈癌筛查还是很有必要的。

19. 有妇科炎症者可以接种 HPV 疫苗吗

有妇科炎症者能不能接种 HPV 疫苗要看具体情况。如果是慢性炎症，如宫颈肥大、宫颈息肉等，是可以接种 HPV 疫苗的。一旦出现急性的炎症，如急性盆腔炎、急性宫颈炎等，不能接种 HPV 疫苗。

20. 国外适龄男性可以接种 HPV 疫苗，为什么国内不推荐

国内 HPV 疫苗的临床试验数据大多来自女性，缺乏男性的实验数据作为依据，因为目前不推荐男性接种 HPV 疫苗。

参考文献

[1] 刘小花，龙红惠，陈宇宁，等．高危 HPV 感染与宫颈病变的相关性分析 [J]. 中国优生与遗传杂志，2020，28（8）：1008-1009，1028.

[2] 冷雪娇，吴沁航，王卓．宫颈癌预防及治疗研究进展 [J]. 现代医药卫生，2021，37（24）：4241-4245.

[3] 苗野，阮强，马艳萍．不同人乳头瘤病毒亚型感染与宫颈病变的相关性 [J]. 中国医科大学学报，2019，48（7）：606-610.

[4] 蒋盈盈，徐玮，陶俊贞．高危人乳头瘤病毒感染状况及其与宫颈病变的相关性分析 [J]. 中国妇幼健康研究，2020，31（5）：671-675.

[5] 刘谈俊．宫颈癌及癌前病变相关危险因素的病例对照研究 [J]. 中国药物与临床，2018，18（S1）：69-70.

[6] 朱静，朱瑾，武振宇，等．被动吸烟与浸润性宫颈癌发病的研究：2010 年复旦妇产科医院宫颈癌发病相关风险因素的 Logistic 回归分析 [J]. 现代妇产科进展，2012，21（6）：449-453.

[7] 中国优生科学协会阴道镜和宫颈病理学分会（CSCCP）专家委员会．中国子宫颈癌筛查及异常管理相关问题专家共识（二）[J]. 中国妇产科临床杂志，2017，18（3）：286-288.

[8] 张谷裕，朱逸憨，刘崇东，等. 局部晚期宫颈癌靶向治疗的现状和未来 [J]. 中国实用妇科与产科杂志，2018，34（11）：1216-1220.

[9] 张唯一，王铭洋，李亚里．宫颈癌的免疫治疗研究进展 [J]. 中国医药，2020，15（12）：1959-1962.

[10] 李海英，蔡竞，朱虹丽．宫颈癌的临床治疗研究进展 [J]. 宁夏医科大学学报，2020，42（4）：419-423.

[11] 黄骥，涂新华，温晓明．透明质酸钠用于放射性膀胱炎的临床研究 [J]. 实用癌症杂志，2021，36（11）：1913-1914.

[12] 鞠小梅，张曦霞，张兰凤，等．放置阴道模联合盆底肌肉锻炼在减轻宫颈癌放射治疗患者阴道狭窄中的应用 [J]. 中华护理杂志，2016，51（9）：1124-1126.

[13] 周琳琳，苏少晨，翟田田，等．蜂蜜预防放化学治疗导致的口腔黏膜炎及相关疼痛的系统评价 [J]. 中国护理管理，2019，19（5）：693-700.

[14] 中国抗癌协会肿瘤护理专业委员会．中国癌症症状管理实践指南——口腔黏膜炎 [J]. 护士进修杂志，2020（20）：1871-1878.

[15] 刘高明，胡进，刘媛媛，等．宫颈癌治疗后继发性双下肢淋巴水肿患者的护理 [J]. 护理学杂志，2019，34（9）：37-39.

第十七章 卵巢癌家庭护理和康复

第一节

认识卵巢癌

卵巢癌，是指发生在卵巢上的恶性肿瘤。卵巢恶性肿瘤包括恶性上皮性肿瘤、恶性性索间质肿瘤、恶性生殖细胞肿瘤和移转性卵巢癌，其中上皮性肿瘤发生率最高。卵巢癌是女性生殖系统常见的恶性肿瘤之一，起病隐匿，

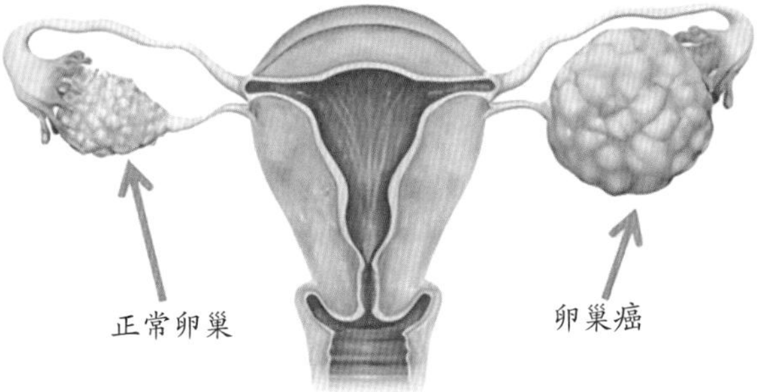
正常卵巢
卵巢癌

卵巢癌示意图

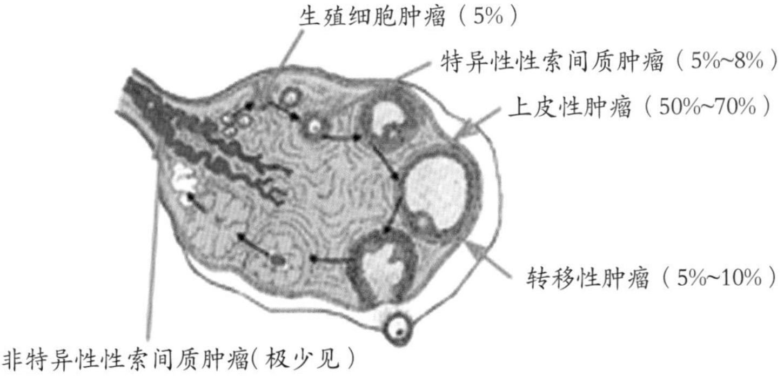
生殖细胞肿瘤（5%）
特异性性索间质肿瘤（5%~8%）
上皮性肿瘤（50%~70%）
转移性肿瘤（5%~10%）
非特异性性索间质肿瘤（极少见）

卵巢恶性肿瘤分类

不易发现。研究显示，约70%的卵巢癌患者发现时已为晚期，5年生存率不足50%，严重威胁女性健康。

一、卵巢癌的症状

由于卵巢位置较特殊，早期患者一般无症状。晚期的症状主要有尿频、尿急、腹胀、腹围增大、盆腔疼痛、腹痛、腹部包块、腹水、食欲减退、早饱感等。

（1）腹部凸出或腰围增加。当卵巢肿瘤变大时，可能会挤压腹腔，产生大量腹腔积液导致腰围增加。

（2）月经失调、绝经后阴道不规则出血。由性索间质来源的卵巢肿瘤可以导致体内雌激素分泌失常，从而产生内分泌失调现象，进而导致妇女月经失调及绝经后阴道出血。

（3）病因不明的消瘦。卵巢肿瘤吸收了人体的营养而不断增大，同时腹腔积水，挤压肠胃道，导致患者食欲下降和消化不良，导致患者消瘦。

（4）下肢及会阴部水肿。卵巢肿瘤逐渐占领了盆腔的空间，压迫盆腔下肢静脉，影响淋巴回流，长时间可使患者发生下肢及会阴部的水肿。

二、卵巢癌的致病因素

（1）家族史。卵巢癌家庭史是卵巢癌发病的重要高危因素，带有BRCA1/BRCA2遗传突变的女性，在60岁之前患卵巢癌的可能性显著超过普通人群。

（2）内分泌因素。乳腺癌及子宫内膜癌患者中出现卵巢癌的概率较普通人群高1~2倍。妊娠次数与患卵巢癌的概率呈负相关关系，说明妊娠及哺乳能暂停卵巢排卵，减少了卵巢上皮细胞的损伤，降低了卵巢癌发生的概率。

（3）不合理的饮食结构。卵巢癌的发生与不当的饮食有一定关系，而高脂肪饮食被认为是最主要的原因。相较于低脂肪饮食，高脂肪饮食者患卵巢癌的概率明显上升。过多摄食鸡蛋等高胆固醇食品也会提高罹患卵巢癌的风险，而膳食纤维则可降低风险。

（4）化学或职业因素，如抽烟，卵巢细胞对烟特别敏感，过量、长时间的主动或被动抽烟，会导致卵巢癌的发病率升高。此外，经常性接触石棉、滑石粉的女性患卵巢癌的危险性也很大。

（5）精神因素。某些消极心态，如沮丧、忧郁、孤独、仇恨、害怕、人际关系紧张、生闷气、精神崩溃都可能导致罹患卵巢癌风险大大增加。而乐观、开朗、活泼的人患卵巢癌风险更小。不良情绪会抑制免疫功能，降低人体抗癌能力。

（6）年龄因素。卵巢癌主要发生在妇女绝经之后，约 70% 卵巢癌病例发现时和 85% 卵巢癌患者死亡时超过 55 岁。但在不同病理类型的卵巢癌好发年龄不同，在低于 20 岁的女性中，生殖细胞肿瘤最为常见，而交界性肿瘤好发于 30~40 岁女性，上皮性肿瘤好发于 40 岁之后的女性，尤其是 50~60 岁女性。而性索间质肿瘤同卵巢上皮性肿瘤相似，随年纪的增加而上升。

三、卵巢癌的高危人群

（1）有癌症病史或家族史者。

（2）未育或不育妇女、月经初潮偏早（12 岁之前）、绝经时间在 55 岁之后的妇女。

（3）高龄妇女。

（4）生殖道接触滑石粉或石棉者。

（5）应用促排卵药物的不孕症者。

（6）高脂肪饮食的女性。

第二节

早诊早治，远离卵巢癌

一、如何预防卵巢癌

卵巢癌是目前死亡率最高的妇科恶性肿瘤，发病早期几乎没有症状，容易被忽略。约 70% 卵巢癌患者在确诊时已经发展至晚期，所以定期进行妇科检查，早发现、早治疗十分重要。

（一）一级预防：病因预防

（1）养成健康的饮食习惯。高脂、高胆固醇饮食会增加卵巢癌的患病概率，所以应少吃肥肉、奶油制品等，多吃富含维生素 C、维生素 E、叶酸的食物，如胡萝卜等。

（2）保持好心情。

（3）勤锻炼。强身健体，拥有好的体魄，才能抵抗癌症侵犯。

（4）远离有害物质，如烟草、石棉、滑石粉。

（二）二级预防：尽早诊断

（1）早发现。

早期筛查是卵巢癌二级预防的主要手段，如出现绝经后阴道不规则出血、月经失调、腹围增大等，应及时到妇科门诊做进一步筛查。

（2）早诊断。

选择正规的医院进行定期体检，可以提高卵巢癌确诊率，也为疾病的治疗方案提供依据。

（三）三级预防：尽早治疗

确诊卵巢癌后，医生应积极为患者制定合适的治疗方案，防止病情恶化，改善预后。

二、卵巢癌的检查

（1）超声检查。这是目前诊断卵巢癌的主要方法，有助于判断肿块质地、位置、大小，肿块与子宫、盆腔脏器间的关系及有无腹水等。经阴道超声检查，尤其是经阴道彩色多普勒超声检查能够显示肿块内血流情况，为区分肿瘤性质提供了依据。

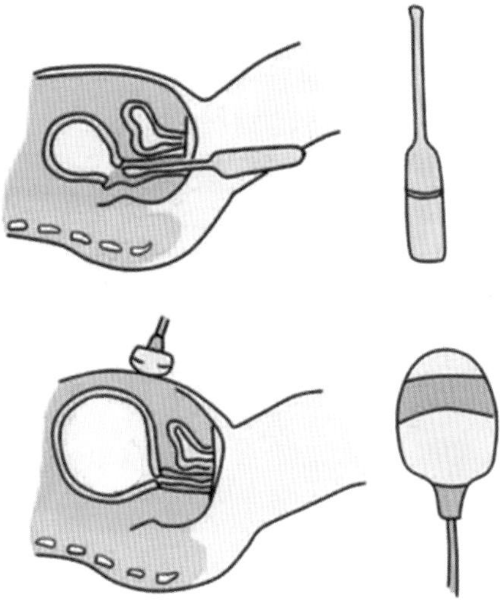

卵巢癌超声检查

（2）磁共振成像和计算机体层成像可以判断肿块大小、质地及肿块和盆腔内各脏器之间的关系，尤其是判断盆腔和主动脉旁淋巴结是否肿大，是否发生肝、脾转移。

（3）正电子发射体层成像可以利用良、恶性组织在代谢活性上的差异将其加以区别，可以对肿瘤进行定性并做出诊断。

（4）腹腔镜检查。对出现盆腔肿块、腹水、腹胀等症状，疑似卵巢恶性肿瘤者，进行腹腔镜检查可明确诊断，对疾病的严重程度进行评估，决定治疗方案。

（5）腹水细胞学检查。对出现腹水者，可进行腹腔穿刺，若腹水少可经后穹隆穿刺，将腹水送至病理科进行细胞学检查。

（6）肿瘤标志物测定。肿瘤标志物可用来辅助诊断、监测患者治疗效果、评估预后，对于癌症的确诊与治疗都有着重要意义。CA125、HE4、AFP、CEA、CA199、CA153、HCG 等都是临床上常见的卵巢癌肿瘤标志物。不过，由于目前肿瘤标志物的敏感性与特异性都有限，对肿瘤早期的阳性检出率也相当低，迄今还没有出现“金标准”的肿瘤标志物，因此必须综合判断。

（7）基因检测。健康人群可通过遗传咨询决定是否要行基因检测。研究表明，具有 BRCA 基因突变的女性罹患乳腺癌、卵巢癌概率大大增加。

三、如何治疗卵巢癌

一旦确诊为卵巢恶性肿瘤，无论早期还是晚期，都应该尽早实施手术，尽可能切除肿瘤，术后再结合具体病情进行综合治疗，包括化学治疗、放射治疗、靶向治疗等。对晚期、病灶范围广、存在广泛转移、严重粘连及合并胸水、腹水的患者，可先行新辅助化学治疗使肿块缩小，为后续的手术治疗创造条件，可提高手术治疗的成功率和疾病治愈率。

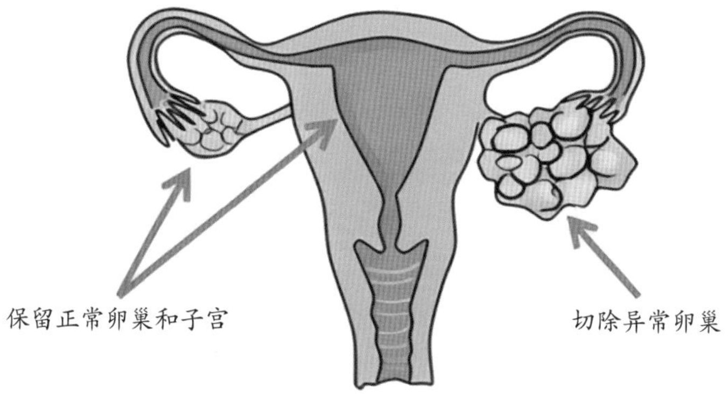

卵巢癌手术治疗

第三节

做好卵巢癌的家庭护理

一、居家健康指导

住院时，因为治疗的需要，患者的生活规律和一些习惯被打乱，但当病情平稳时，就该逐渐恢复平素的生活规律。居家休养期间，家属应协助和指导患者起床、进食、吃药、运动、休闲、睡眠等行为，使患者身体各系统逐步适应规律性的改变，从而促进预防、治疗与康复。

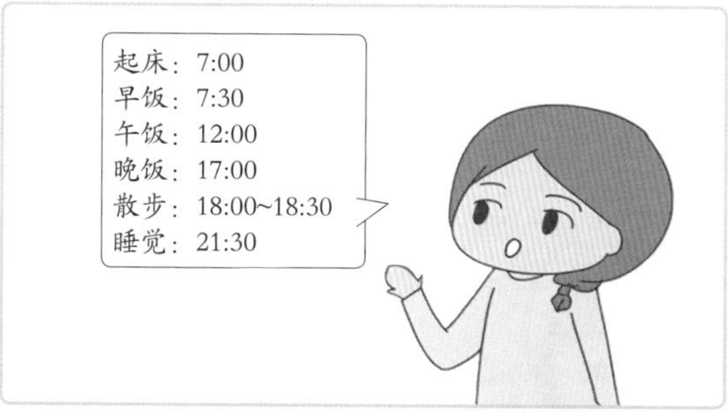

制定合理的作息表

（1）避免其他疾病感染。癌症患者抵抗力减弱，更易受到感染，如上呼吸道感染、肺部感染、肠道感染等。感染后身体消耗增加，变得更加虚弱，不利于疾病的治疗与康复。

（2）避免过度疲劳。有的患者一出院就立即投入到工作中，把住院时损失的时间补回来，过度劳累会使机体的抵抗力下降，不利于疾病的恢复。急于求成地进行锻炼，很可能导致癌症的恶化和复发。

（3）劳逸结合。患者可以在家中或附近的公园里进行适当的娱乐活动，如下棋、钓鱼、画画、跳舞等，还可进行有氧运动，如瑜伽、太极拳等。这不但有助于患者的身体康复，还可以增加患者的生活情趣，转移患者注意力，促进心理健康。

（4）要掌握用药时间及用药方式，遵医嘱按时服用。对肠胃道刺激较大的某些药品，注意要饭后服用，不要饭前或空腹服用。口服化学治疗药物宜在睡前服药，加用镇吐药、镇静药，能减轻恶心、呕吐等不适症状。服用片剂的化学治疗药物时一般取站立位，同时饮 100ml 左右温开水，待吞下药片后再站立一会儿，让药片更顺畅地经过食道。

1. 擦身的护理

（1）关好门窗，室温控制在 22~26℃，帮助患者排完大小便，备热水，试水温，根据患者的要求进行调整。

（2）擦拭顺序。先擦面部、颈部；脱下患者的上衣，擦双上肢及胸腹部；擦后颈部、背部和臀部；上身擦拭完穿上上衣，脱裤子，擦双下肢及双脚；换水后擦会阴部，为患者穿裤子。

（3）在擦洗过程中，将毛巾拧成微湿，包在手上，不要让指甲划伤患者的皮肤。动作要轻柔迅速，经常换水和调节水温。保护患者不要受凉，擦拭时要另备一条干浴巾，垫在擦拭部位下，随时将清洁后的皮肤擦干。在整个过程中要注意患者的面色变化。

（4）擦身后可以扑上爽身粉，更换弄湿的衣物。

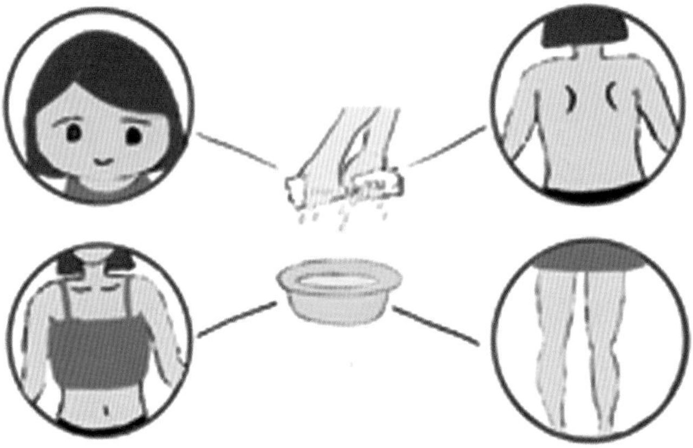

擦身的护理要点

2. 褥疮的护理

（1）经常在患者关节、肌肉、肢体、经络等无癌灶处按摩是有益的，有条件的可以使用电动按摩器等保健器材进行按摩。局部的肿瘤，禁止按摩。

（2）长期卧床的患者，要注意压力性损伤，一般来说要做到“五勤”：勤翻身、勤按摩、勤擦洗、勤更换、勤整理。避免局部长期受压，同时避免潮湿、摩擦及排泄物等对皮肤的刺激。

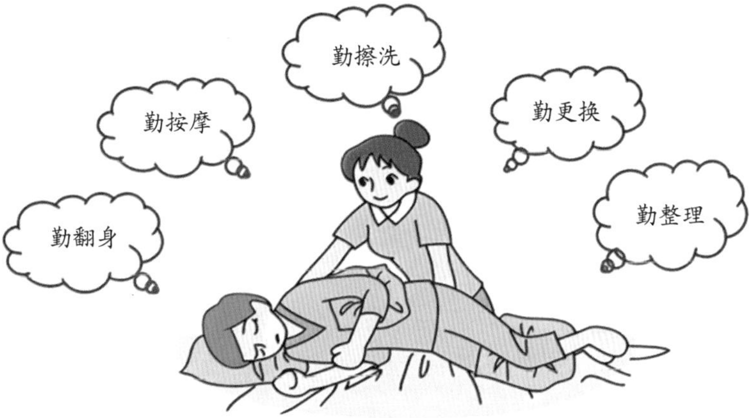

“五勤”

二、化学治疗相关不良反应的护理

发生不良反应时，可多询问医务人员，或自己多看书，减少认知误区，并减轻紧张恐惧感。化学治疗相关的不良反应多是暂时性或阶段性的，在化学治疗完成后，反应就会慢慢减轻。

患者应积极采取相应的预防措施使这些不良反应不发生或减少发生。一旦身体无法耐受不良反应，要及时就医。

1. 恶心的护理

参见第二章第三节“化学治疗相关不良反应的护理”之“恶心的护理”。

2. 血细胞减少的护理

参见第二章第三节“化学治疗相关不良反应的护理”之“血细胞减少的护理”。

3. 脱发的护理

参见第二章第三节“化学治疗相关不良反应的护理”之“脱发的护理”。

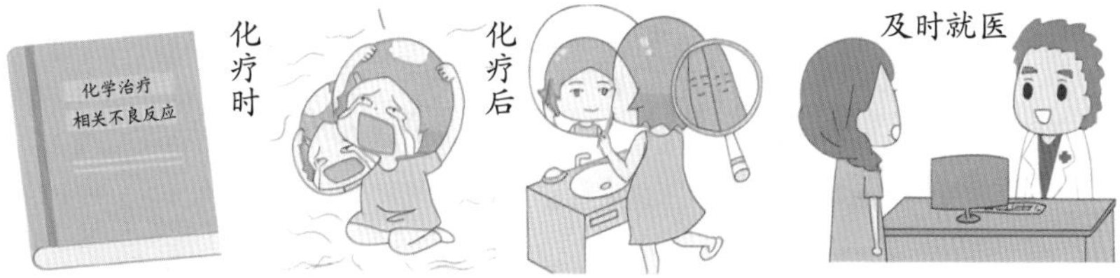

正确应对化学治疗相关不良反应

三、心理护理

在肿瘤患者的康复过程中，家属是患者的精神和生活支柱，起到至关重要的作用。家人的积极协助，不仅有助于患者的身体康复，同时，对于患者的心理，尤其是战胜疾病的信心，是十分有力的帮助。因此，家属在患者的心理支持中起到非常关键的作用。

（1）合理安排患者生活，分散患者注意力。

（2）经常与患者进行沟通，鼓励患者参加社交活动。

（3）适当地让患者了解疾病治疗的情况和病情发展的概况。

第四节

卵巢癌的饮食管理

一、饮食原则

（1）少食多餐，饮食宜多样化。

（2）少食辛辣、刺激性食物。

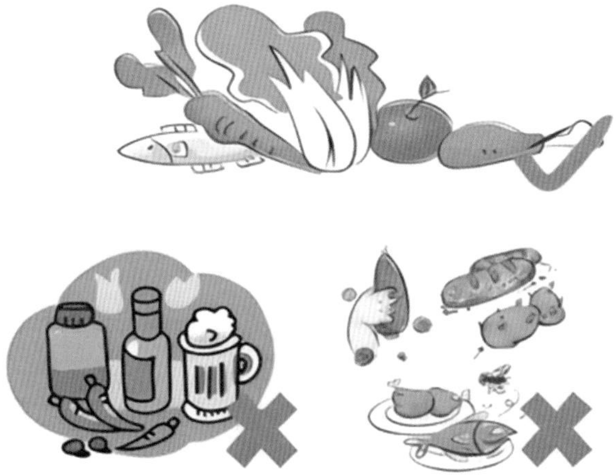

饮食原则

（3）不食油炸、腌制及霉变食物。

（4）戒烟戒酒。

（5）一低两高：低脂、高维生素和高纤维素。①富含维生素 A 的动物性食物，如鱼肝油、动物肝脏、蛋黄、番茄、胡萝卜等。②富含维生素 B 的食物，如肉类、动物肝脏、麦麸、鱼类等。③富含维生素 C 的食物，如各种新鲜的蔬菜和水果。④富含维生素 E 的食物，如植物油、莴笋、卷心菜等。

（6）大米、豆类等五谷粮食和排骨、猪蹄等肉类可以长时间煮、炖。而在烹饪蔬菜的过程中，应尽量缩短蔬菜在锅中焖炒的时间，保证蔬菜中的维生素不被破坏，有些蔬菜可以生吃，建议洗干净后凉拌吃，可以保护食物中的营养成分。

二、术前饮食管理

（1）营养支持。术前中、重度营养不良的患者，需要营养支持 7~14 天，进食不足者可以口服补充肠内营养制剂。如果合并其他疾病，如糖尿病、高血压等，应遵照相应的饮食原则。参见第十五章子宫内膜癌的饮食管理。

（2）肠道准备。通常采取三天和一天肠道准备法，具体采用哪一种，由临床医生根据肿瘤对于肠道的影响程度来决定。术前禁食 6~8h、禁水 4h。

术前 3 天肠道准备：①术前 2~3d 控制饮食，选择少渣半流质饮食，如粥、面条、花卷、鸡蛋羹等，禁食蔬菜、水果等高纤维食物。②术前 1 天，改选择流质饮食，如米汤、面汤、稀藕粉等，医生根据患者病情及肠道情况予以口服泻药或灌肠。③术前 6~8h 禁食，术前 4h 禁水或遵照医嘱执行。

术前 1 天肠道准备：①术前 1 天控制饮食，选择流质或半流质饮食，禁食蔬菜，水果等高纤维食物。②术前 1 天，医生根据患者病情及肠道情况予以口服泻药或灌肠。③术前 6~8h 禁食、术前 4h 禁水或遵照医嘱执行。

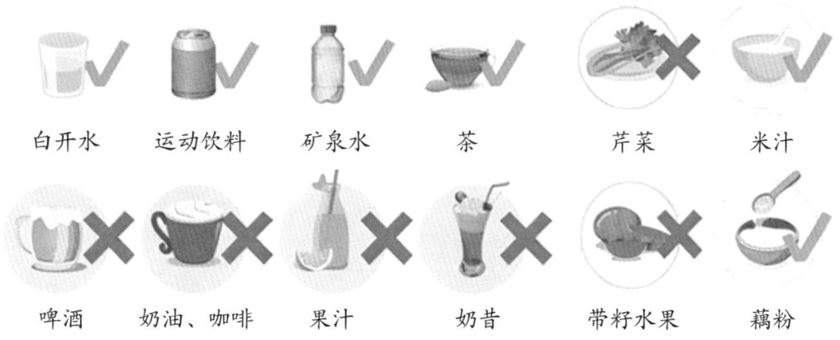

卵巢瘤患者术前肠道准备

三、术后饮食管理

术后以高热量、高蛋白质、高维生素饮食为主，早期以静脉、胃肠外营养为主。

术后 6h 左右可遵医嘱进食流质食物，如温开水、米汤、去油肉汤、蛋汤、鱼汤、蔬菜汁等，肛门未排气前禁食易产气的豆浆、牛奶及甜汤，防止腹胀导致伤口疼痛。少量多餐，每次 100~200ml，每日 6~8 次。肛门排气后可进食半流质食物，如稀饭、面条、米糊、发糕、馄饨、蛋羹等，每次 100~300g，每日 4~7 次，同时可配合碎末状大枣、枸杞子、花生糊、粗杂粮等含膳食纤维及维生素 B_{12} 的食物。术后 3~4d 患者肛门自主排便后饮食即可逐步过渡到清淡、易消化的普通饮食。若术后超过 3 天未排气排便，患者出现腹胀、呕吐、呃逆应提防肠梗阻发生的可能，遵医嘱采取禁食禁饮、静脉营养、胃肠减压及小量不保留灌肠等对应措施。

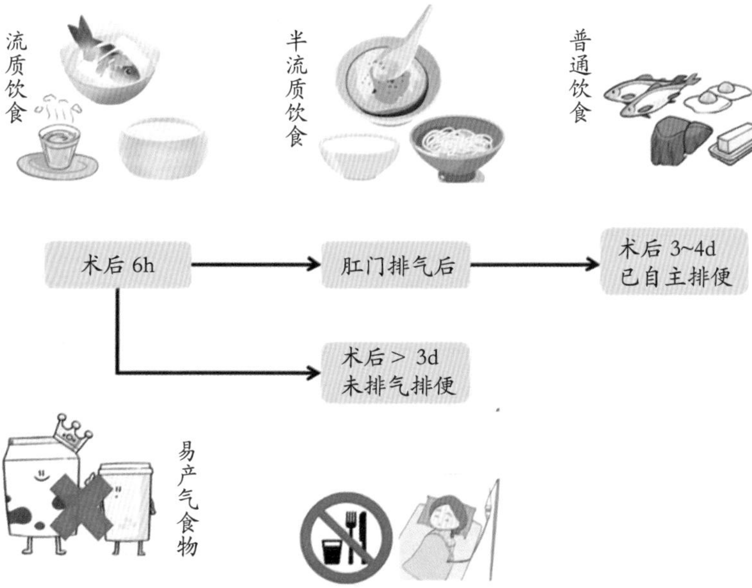

卵巢癌术后饮食管理

四、化学治疗期间的饮食管理

（1）补充维生素及蛋白质。化学治疗前一天，要食用低油脂、高碳水化合物、高维生素和高矿物质的食品，如稻米、面条、鱼类、家禽类、蛋类、瘦肉、大豆、青菜、水果等。日常膳食以谷物、青菜、水果为主，辅以易消化吸收的鸡肉、鱼类和蛋等，若蛋白质类食品摄入量不够时应适量补充蛋白质粉。

（2）发生食欲下降、恶心呕吐时，可酌用白扁豆、白萝卜、山楂、新鲜芦根、新鲜藕、陈皮、姜汁、薏苡仁等，熬粥服用，以健脾开胃、降逆止呕。当胃肠反应较严重时，则应少吃多餐，一般每天5~6餐，但最好是稀软易消化的饮食，以流质食物为主。嚼生姜也能在一定程度上达到止呕的效果，但化学治疗后的卵巢癌患者较虚弱，所以即便出现了呕吐，也要坚持进餐，食物摄入量不足时，可在医务人员的帮助下补充肠内营养剂，必要时予以肠外营养，保证每日饮水或液体摄入量控制在2000~2500ml。

（3）血细胞下降时，可酌用深绿色蔬菜、大枣、红皮花生、龙眼肉、动物肝脏、乌鸡肉、鸭肉、鳖肉、牛奶、鸡蛋等。

（4）部分中药能减轻消化道反应，促进饮食恢复。将佛手柑煎汤去渣，加粳米100g熬粥，并加入适量冰糖，可理气助消化，增进食欲。

五、放射治疗期间的饮食管理

（1）发生放射性膀胱炎、放射性肠炎时，患者表现为腹泻或便秘、尿频等，此时应避免吃生冷的水果和蔬菜，减少生冷食物对胃肠道的刺激，增加水分摄入，宜选择少渣的半流质饮食，忌进食富含纤维素的食品，如韭菜、芹菜、豆芽等，避免高脂肪食物，可选用蛋类、去皮鸡肉、瘦肉、鱼肉等，避免产气食物和饮料，如糖类、碳酸饮料等。

（2）发生骨髓抑制时，患者表现为红细胞、白细胞和血小板等血细胞下降，因此在饮食方面注意加强营养的同时，也应当保证食物的色香味适于患者口味，刺激患者食欲。可适当多进食富含蛋白质的鸡、鸭、鱼、瘦肉等；还可以选择含铁丰富的食品，如红肉、猪血、动物肝脏等；增加维生素的摄入，可选择菠菜、西红柿、桃、葡萄、大枣、杨梅、橙子、橘子等。宜采用煮、炖、蒸等方法烹饪。

六、卵巢癌伴发肠梗阻的饮食管理

卵巢癌发展至晚期，患者易伴发肠梗阻，表现为腹胀、腹痛、恶心、呕吐和排便排气困难等。

完全性肠梗阻患者需禁食禁饮，同时做好胃肠减压，适量补液，维持机体水和电解质的平衡。肠梗阻未完全解除的患者，需遵医嘱经口进食，选择易消化、少渣食物，如米汤、面汤、稀藕粉等，口服肠内营养宜选用短肽制剂。

七、康复期的饮食管理

（1）选择高蛋白、高维生素、高纤维素的食物，如鱼、肉、蛋、奶、蔬菜、水果等。

（2）少吃刺激性食物，少量多餐。

（3）选择适当滋补品，如党参、黄芪、冬虫夏草、桂圆肉、大枣、薏苡仁、淮山药、核桃、黑芝麻、罗汉果、无花果等，可以提高机体免疫力。

（4）补钙。术后体内性激素下降造成钙代谢紊乱，骨质疏松，此时应多食含钙量高的食物，如虾皮、海产品、豆制品、杏仁、瓜子、栗子、牛奶等。

第五节

卵巢癌的康复锻炼

卵巢癌患者可以运动吗？当然可以，适当运动能够降低卵巢癌的复发率和死亡率，能够为卵巢癌患者们带来很大益处。治疗期间，患者常常产生倦怠、不安、压抑、焦虑的心理问题，而规律的体育锻炼有助于减轻患者的倦怠感，缓解其心理问题及情绪，改善身体状态与生活质量。有氧运动与抗阻力训练有助于提升患者心肺功能，提高患者平衡感。

患者应遵循美国运动医学学院为18~65岁卵巢癌患者特别制定的运动指南。①每周完成150min左右的中等强度运动锻炼。②每周完成75min的剧烈运动。③每周至少有两天完成以提升主要肌群肌力水平为主的训练活动。中、高等强度运动如表17-5-1所示。

表 17-5-1 中、高等强度运动举例

项目	中等强度的运动	高强度运动
运动和休闲	步行、跳舞、悠闲地骑车、滑冰、滑旱冰、骑马、划船、瑜伽	慢跑或跑步、竞走、快速骑自行车、循环式负重训练、游泳、爬山、跳绳、有氧舞蹈、武术
体育运动	滑雪、高尔夫、排球、垒球、棒球、羽毛球、网球双打	越野滑雪、足球、曲棍球、长曲棍球、网球单打、壁球、篮球
家务	普通园艺活动，如耙松土壤、修剪树木、除草等	重体力园艺活动、搬运、石工行业、木工行业

（1）制定合适的运动方案。针对个人的疾病和身体，选取适当的锻炼项目、运动强度和锻炼持续时间，尽可能以舒缓的方式进行锻炼，以全身微微流汗、心率轻微加快为宜。体育锻炼方案中，要充分考虑到病情和药物可能带来的影响，相应增加或减少特定的运动。因为疾病而感到疲惫的患者，可每日完成 10min 的低强度体育锻炼。

（2）运动前先热身。在活动前 10~15min 内，要做好预备运动和放松活动，目的是让心率变化符合活动强度的变化，防止活动后身体不适。

（3）循序渐进，逐步加大锻炼量。刚进行锻炼时，锻炼量一般要小，但随着患者机体能力的提高，锻炼量也可逐步加大。到达相应的强度后，要保证在此水平上坚持训练。建议刚进行训练时，不要将时限设定过长，每次 15~20min 为宜，待体力逐渐增加可以将运动时间增至每次 30~40min。

（4）坚持不懈。体育锻炼对健康的好处不言而喻，但不是一日之功，唯有长久坚持方可获得预期的疗效。

（5）严重贫血的患者必须延迟体育锻炼。

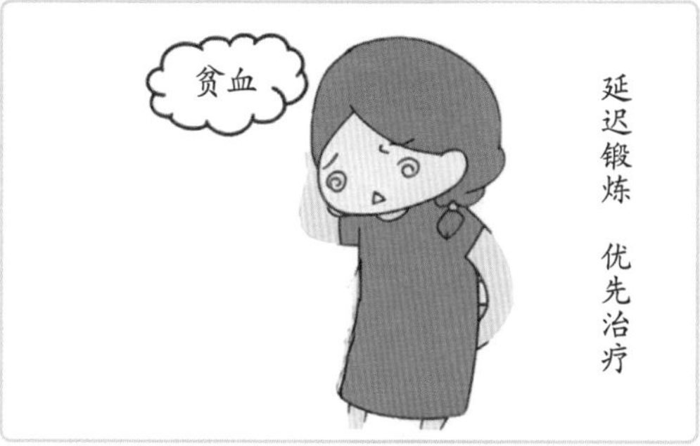

贫血患者应延迟锻炼

TIPS

小贴士

1. 卵巢癌患者术前为什么要做好肠道准备工作

卵巢癌术前需彻底清除停留于肠道中的大便，提高肠道清洁度，降低肠内细菌数，便于手术及减少术后并发症的发生。常用的泻药有聚乙二醇电解质散剂、番泻叶、甘露醇、硫酸镁等。最好于术前 15~16h 口服泻药。若口服灌肠效果不佳，在手术前一天的晚上或在治疗当天的早晨要进行清洁灌肠。

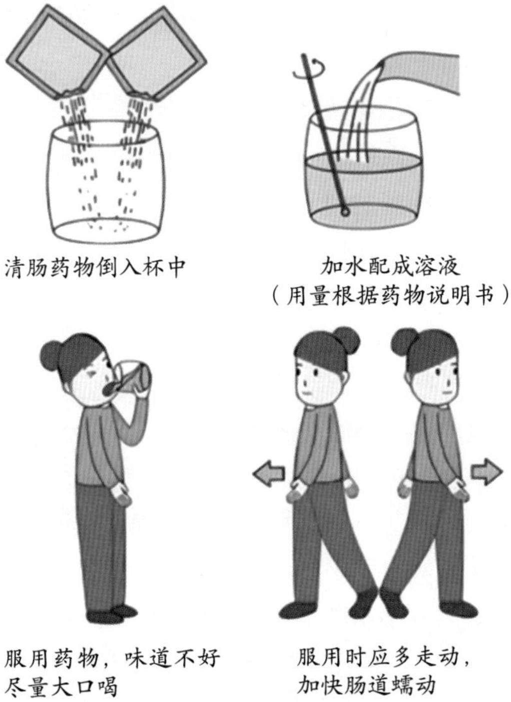
清肠药物倒入杯中
加水配成溶液
（用量根据药物说明书）
服用药物，味道不好
尽量大口喝
服用时应多走动，
加快肠道蠕动

术前肠道准备工作

2. 卵巢癌会遗传吗

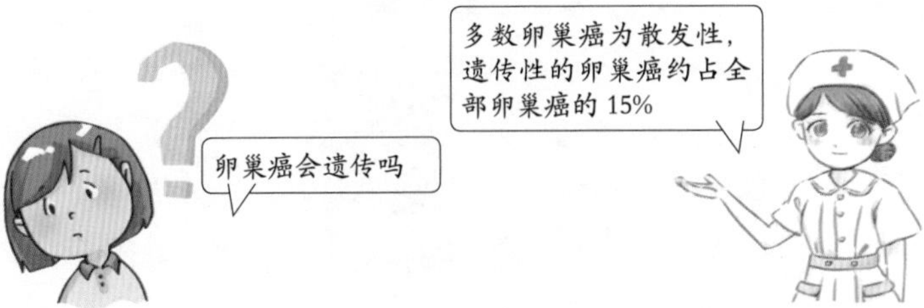
卵巢癌会遗传吗
多数卵巢癌为散发性，遗传性的卵巢癌约占全部卵巢癌的 15%

3. 卵巢癌会传染吗

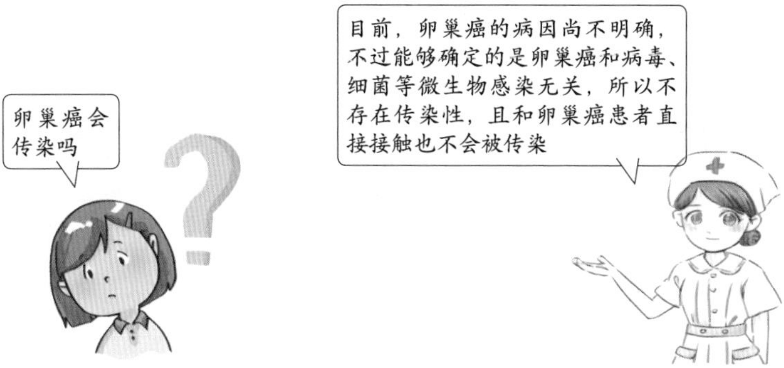
卵巢癌会传染吗
目前，卵巢癌的病因尚不明确，不过能够确定的是卵巢癌和病毒、细菌等微生物感染无关，所以不存在传染性，且和卵巢癌患者直接接触也不会被传染

4. 卵巢癌能使用纯中医治疗吗

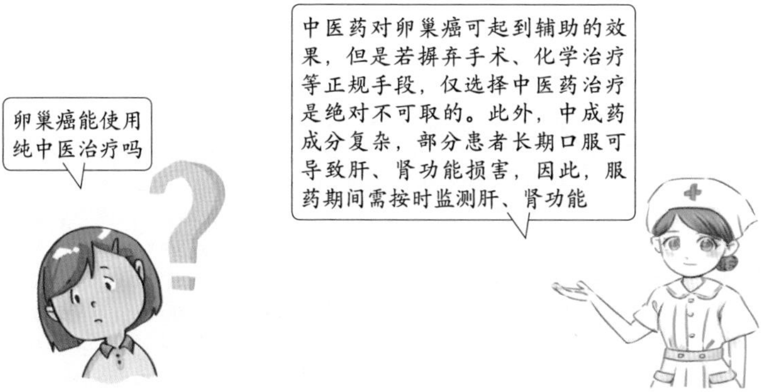
卵巢癌能使用纯中医治疗吗
中医药对卵巢癌可起到辅助的效果，但是若摒弃手术、化学治疗等正规手段，仅选择中医药治疗是绝对不可取的。此外，中成药成分复杂，部分患者长期口服可导致肝、肾功能损害，因此，服药期间需按时监测肝、肾功能

5. 卵巢癌不做手术行吗

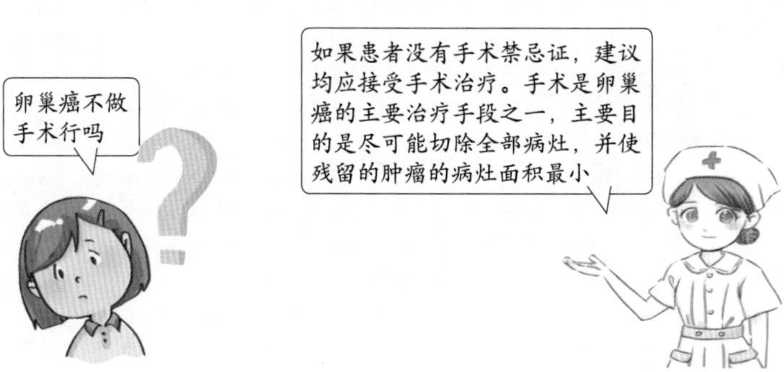
卵巢癌不做手术行吗
如果患者没有手术禁忌证，建议均应接受手术治疗。手术是卵巢癌的主要治疗手段之一，主要目的是尽可能切除全部病灶，并使残留的肿瘤的病灶面积最小

6. 卵巢癌治疗后会复发吗

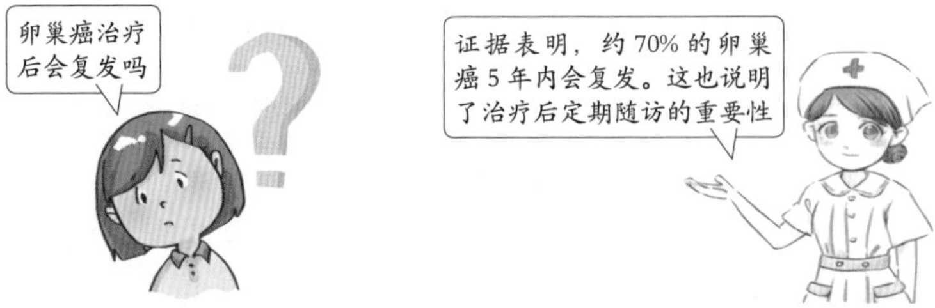
卵巢癌治疗后会复发吗
证据表明，约 70% 的卵巢癌 5 年内会复发。这也说明了治疗后定期随访的重要性

7. 卵巢癌治疗结束后多长时间复查

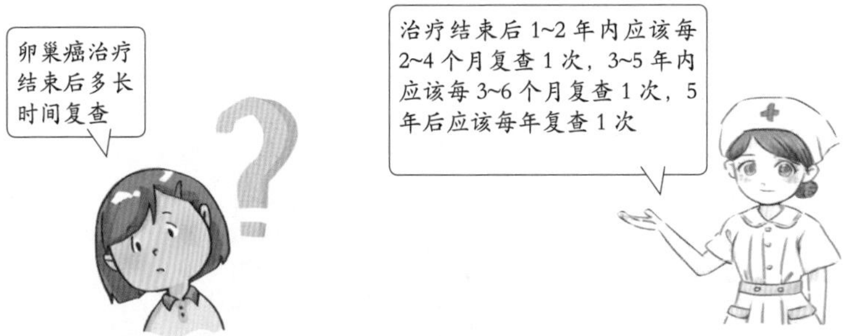
卵巢癌治疗结束后多长时间复查
治疗结束后 1~2 年内应该每 2~4 个月复查 1 次，3~5 年内应该每 3~6 个月复查 1 次，5 年后应该每年复查 1 次

8. 卵巢癌治疗结束后复查哪些项目

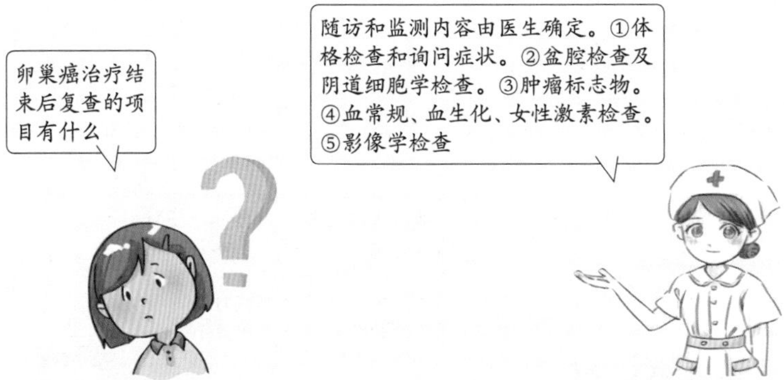
卵巢癌治疗结束后复查的项目有什么
随访和监测内容由医生确定。①体格检查和询问症状。②盆腔检查及阴道细胞学检查。③肿瘤标志物。④血常规、血生化、女性激素检查。⑤影像学检查

9. 复诊时需要注意什么

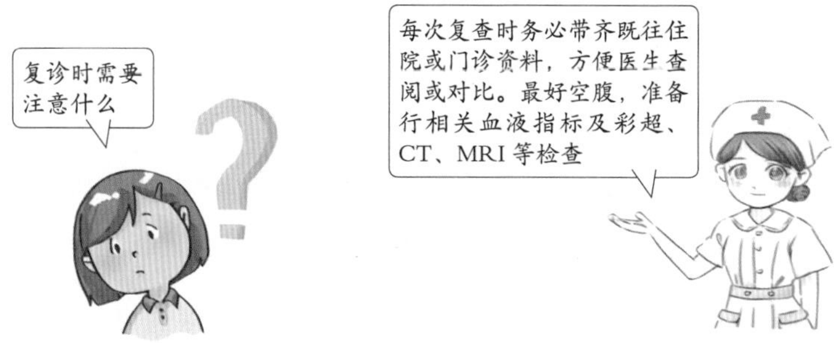
复诊时需要注意什么
每次复查时务必带齐既往住院或门诊资料，方便医生查阅或对比。最好空腹，准备行相关血液指标及彩超、CT、MRI 等检查

10. 晚期卵巢癌还能治吗

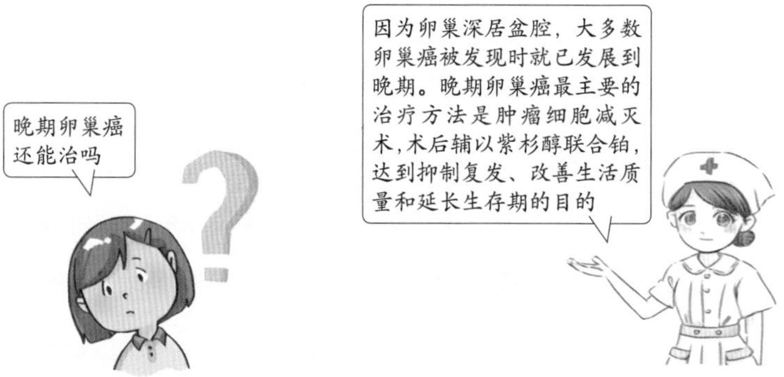
晚期卵巢癌还能治吗
因为卵巢深居盆腔，大多数卵巢癌被发现时就已发展到晚期。晚期卵巢癌最主要的治疗方法是肿瘤细胞减灭术，术后辅以紫杉醇联合铂，达到抑制复发、改善生活质量和延长生存期的目的

参考文献

[1] 储慧慧，刘倩．卵巢癌临床治疗的研究进展 [J]. 国际妇产科学杂志，2021，48(4)：443-447.

[2] 朱珏，张可，潘璐，等．遗传性卵巢癌综合征相关易感基因的研究进展．国际妇产科学杂志，2014：584-587.

[3] 周琦，王东．妇科肿瘤 [M]. 北京：人民卫生出版社，2018：46-62.

[4] 中国抗癌协会家族遗传性肿瘤专业委员会．中国家族遗传性肿瘤临床诊疗专家共识（2021 年版）（2）——家族遗传性卵巢癌 [J]. 中国肿瘤临床，2021，48（24）：1243-1247.

[5] 中华人民共和国国家卫生健康委员会．卵巢癌诊疗规范（2018 年版）[J]. 肿瘤综合治疗电子杂志，2019，5（2）：87-96.

[6] 吴燕君．妇科恶性肿瘤发病的相关影响因素综述 [J]. 按摩与康复医学，2016，7（20）：8-10.

[7] 万洁，刘国红，李延钦，等．卵巢癌早期筛查的进展研究 [J]. 医学食疗与健康，2020，18（2）：193.

[8] 胡毓婷，黄晓民，缪恺，等．超声造影联合血清学在卵巢癌早期筛查中的应用研究 [J]. 中国超声医学杂志，2022，38（1）：95-98.

[9] 季加孚．恶性肿瘤防治篇 [M]. 北京：人民卫生出版社，2014：207-224.

[10] 孙朋星，洛若愚，谭爱丽．新辅助化学治疗应用于晚期卵巢癌治疗的研究进展 [J]. 中国计划生育和妇产科，2021，13（11）：21-24.

[11] 薛元坤．得了癌症怎么办 [M]. 北京：人民卫生出版社，2016：52-74.

[12] 谢燕平，邹燕辉．肿瘤患者怎么吃 [M]. 北京：化学工业出版社，2017：165-178.

[13] 董倩．癌症患者的运动康复 [J]. 抗癌之窗，2015（4）：56-59.

[14] 韩梦飞，方凡夫，李柏．运动对恶性肿瘤发生及其康复与预后的影响 [J]. 中华物理医学与康复杂志，2018，40（7）：555-558.

[15] 刘巧，丁四清，谢建飞，等．解读 ACS《癌症生存者营养和运动指南》中护士的作用 [J]. 当代护士，2021，28（1）：15-18.

第十八章 肾癌 家庭护理和康复

第一节

认识肾癌

肾癌又称肾细胞癌，是来源于肾实质泌尿小管上皮系统的恶性肿瘤，占成人恶性肿瘤的 2%~3%，在肾部恶性肿瘤中占 80%~90%。

肾癌

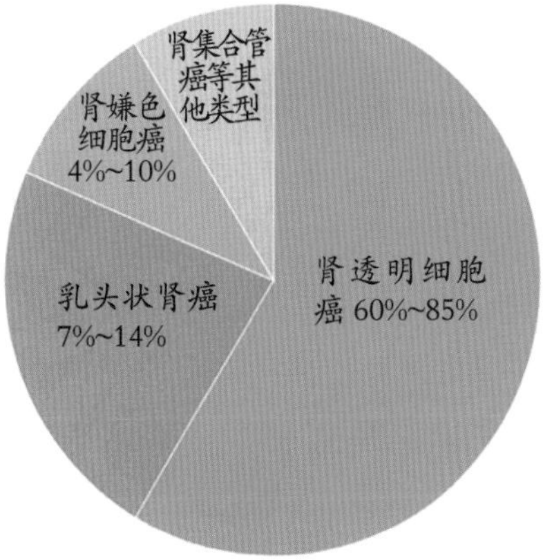
肾集合管癌等其他类型
肾嫌色细胞癌 4%~10%
乳头状肾癌 7%~14%
肾透明细胞癌 60%~85%

肾癌分类

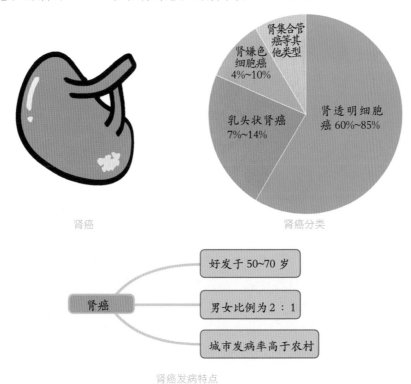

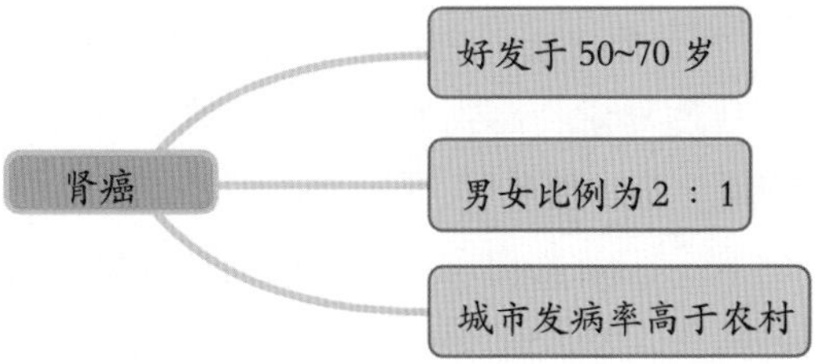
肾癌
好发于 50~70 岁
男女比例为 2 : 1
城市发病率高于农村

肾癌发病特点

一、肾癌的症状

临床研究发现，大多数肾癌发生于一侧肾脏，且常为单个肿瘤。罹患肾癌后，人体会有什么样的表现呢？

（1）早期的肾癌并没有典型的临床表现。很多人可能是体检时发现肾脏长了肿瘤，继而进一步检查确诊肾癌。

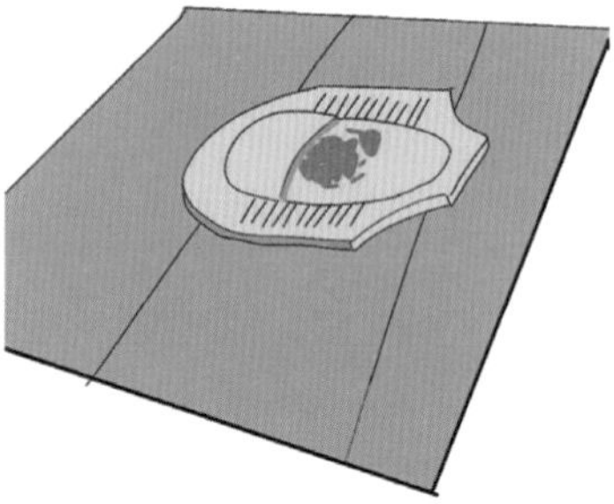

血尿

（2）中晚期肾癌常表现为经典的肾癌三联征，即血尿、腰痛和腹部包块。但同时具备“三联征”表现的患者很少见。血尿是泌尿系统疾病最常见的症状之一，而间歇性无痛血尿常提示肿瘤已经侵犯肾盏、肾盂。血尿有镜下血尿和肉眼血尿之分，镜下血尿指借助显微镜检查发现尿中含有红细胞，肉眼血尿指肉眼就能见到尿中有血色或血块。1000ml 尿液中含 1ml 血液即为肉眼血尿。腰痛，常表现为钝痛或隐痛，多由于肿瘤生长牵拉肾包膜或侵犯腰肌、邻近器官，血块通过输尿管时可发生肾绞痛。

腰痛

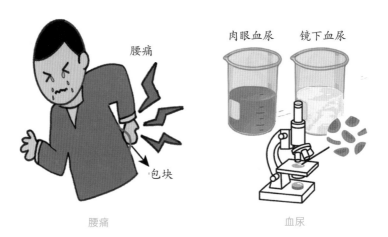

血尿

同时，10%~40% 的肾癌患者伴有副瘤综合征，多表现为高血压、贫血、体重减轻、发热、肝功能异常、高钙血症、高血糖、红细胞沉降率增快、神经肌肉病变、红细胞增多症、淀粉样变性、溢乳症、凝血机制异常等。

病灶如果发生转移，患者会出现咳嗽、咯血、骨痛、骨折、瘙痒、黄疸等症状。淋巴结转移者可出现左侧锁骨上淋巴结肿大；下腔静脉癌栓严重阻塞静脉回流者可出现双下肢水肿。晚期患者也可出现消瘦、乏力、纳差等恶病质症状。

二、肾癌的致病因素

（1）遗传因素。据统计，家族遗传性肾癌占肾癌的 2%~4%，常以染色体显性基因形式在家族内遗传。通俗来说，就是家族中有人因基因突变引发肾癌，这个突变的基因会遗传给后代子孙。

（2）吸烟。吸烟有害健康，长期吸烟可能提高罹患肾癌的风险。前瞻性分析指出，有吸烟史的人群患肾癌的相对危险程度约为无吸烟史人群的 1.3 倍，正在吸烟的人群患肾癌的相对危险程度约为无吸烟史人群的 1.6 倍。吸烟是中度危险因素，请珍爱生命，尽早戒烟。

（3）肥胖。怎么判断一个人胖不胖呢？常用的指标是：身体质量指数，以体重（以 kg 为单位）除以身高的平方（以 m 为单位）计算得来。计算方式简单，被普遍用于评价人体的营养状况、胖瘦程度及身体发育水平。

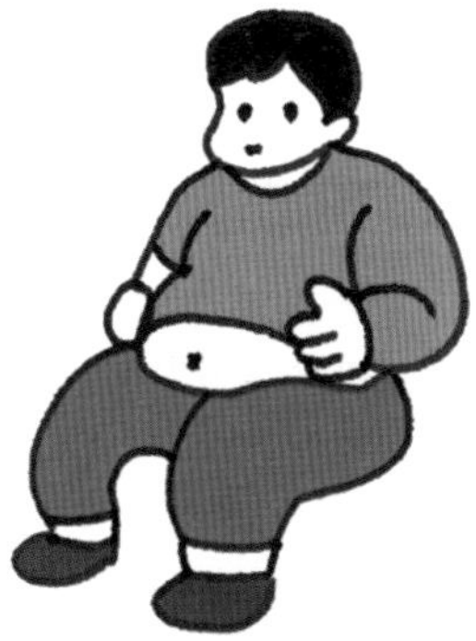

肥胖

研究发现，身体质量指数越高，患肾癌的风险也越高，具体机制尚未明确，可能与肥胖导致人体雄、雌性激素释放机制发生改变有关，也可能与脂肪细胞释放的一些细胞激素有关。

（4）高血压。大型研究表明，高血压及相关药品的使用可能也是肾癌发生的原因之一。急性高血压患者、长期服用利尿剂（尤其是噻嗪类利尿剂）的人，罹患肾癌的风险将会增加 1.4~2 倍。

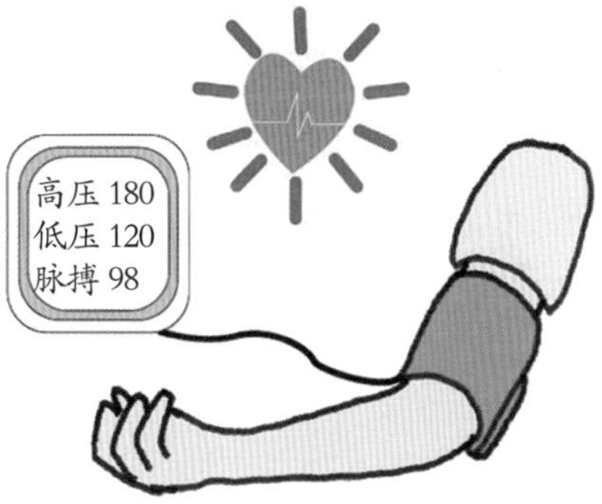

高血压

（5）饮食。研究指出，日常生活中，摄入过少水果、青菜，长期大量摄入奶制品、动物蛋白、油脂等，会诱发肾癌。黄曲霉毒素、雌激素、咖啡、芳香族碳氢化合物、芳香胺、利尿剂等也是诱发肾癌的相关危险因素。

（6）其他因素，如长期透析、酗酒、职业中暴露于三氯乙烯。

三、肾癌的高危人群

（1）患有 VHL 综合征或其他家族性肾癌综合征的患者及其直系亲属。

（2）终末期肾功能衰竭患者通常会伴有囊肿，其中约 1%患者会演变成肾癌。

（3）结节性硬化症患者，部分会演变成肾癌。

第二节

早诊早治，远离肾癌

一、如何预防肾癌

（一）一级预防

（1）改善饮食结构，选择低盐、低脂、低胆固醇、高膳食纤维饮食，避免食用霉变食物，注意饮食与饮水卫生，保证每日饮水 2000ml。戒烟酒。

（2）控制体重，适当运动，预防及合理控制高血压。

（3）避免接触有害化学制剂。

（4）保持心情愉悦，早睡早起，培养良好生活作息，提高机体抵抗力。

（5）定期体检，发现肾囊肿等肾脏疾病时应积极治疗，防止疾病进一步发展。

（二）二级预防

二级预防是对高危人群开展筛查和检测，保证肾癌的早发现、早诊断和早治疗，是提高肾癌疗效的关键。

二、肾癌的检查

（1）实验室检查，包括血常规、尿常规、红细胞沉降率、血糖、血钙、肝功能、肾功能、乳酸脱氢酶、碱性磷酸酶等项目。累及肾盂时，患者还需做尿细胞学检查。下面具体介绍尿三杯试验和尿常规标本留取操作。

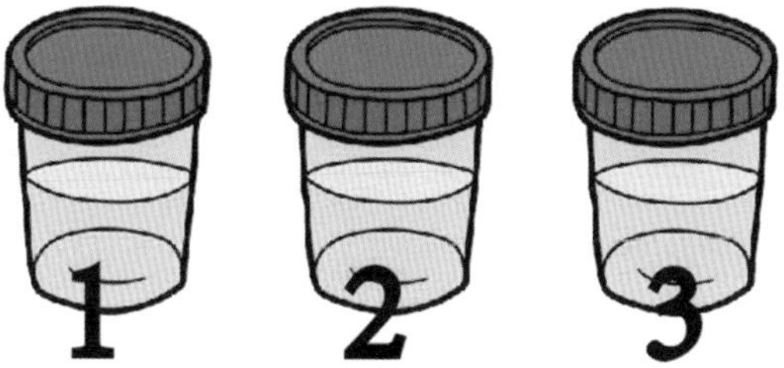

尿三杯试验

尿三杯试验可以判断镜下血尿或脓尿的来源和病变部位。尿标本的留取方式和量：以排尿初期的5~10ml尿为第1杯，排尿最后的5~10ml为第3杯，中间部分为第2杯。若第1杯尿液异常，提示病变部位在尿道；若3杯尿液均异常，提示病变部位在膀胱或上尿路。这里所指的上尿路包含肾脏。

尿常规标本留取操作：晨起的第1次尿液，留取中间部分，和尿三杯试验中的第2杯尿液的留取方式相同。

（2）影像学检查。早期肾癌没有特殊的临床表现，约50%肾癌是在对其他器官疾病进行检查时意外发现的。

尿路平片：可以显示肾脏的轮廓、位置、大小等。孕妇不可以做尿路平片。检查前一日选择少渣饮食，检查前一日晚上服用缓泻剂，清除肠道内的气体和粪便，确保平片的质量。

静脉尿路造影：分别于有机碘注射后5min、15min、30min、45min摄片。静脉尿路造影能显示尿路形态，如有无扩张、推移、受压和充盈缺损等，同时可了解双侧肾脏的功能。为获得清晰的显影，需进行肠道准备，在造影前日口服缓泻剂排空肠道，以免粪块或肠内积气影响显影效果，检查前禁食、禁饮6~12h。妊娠，有严重肝、肾、心血管疾病者，甲状腺功能亢进者，造影剂过敏者均不可做本项检查。

逆行肾盂造影：能清晰显示肾盂和输尿管形态，适用于排泄性尿路造影显影不清晰或禁忌者。急性尿路感染及尿道狭窄是禁忌证。

血管造影：常用的方法有直接穿刺、经皮动脉穿刺插管、选择性肾动脉造影、静脉造影及数字减影血管造影等。

腹部CT：肾癌术前诊断及术后随访的最常用的检查方法之一。

超声检查：广泛应用于疾病的筛选、诊断和随访，具有检查方便、无创伤等优点。超声检查一般要求检查前8h禁食。

核磁共振成像：能够显示器官的结构和功能，显示脏器的血液灌注情况，辨别肾脏肿瘤的良、恶性，可提供较 CT 更为可靠的依据。

正电子发射体层成像：在诊断肾癌骨转移或骨骼肌转移中的效果明显高于常规影像检测手段。

核素骨显像：肾癌骨转移的首选筛查方法。

肾肿瘤穿刺活检：为影像学不能诊断的肾肿瘤提供病理组织学依据，适用于年迈体弱、有手术禁忌证及晚期肾癌等不宜手术者。

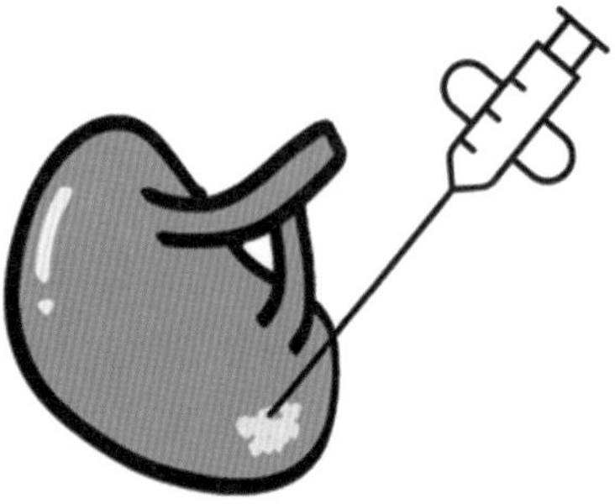

穿刺活检

三、如何治疗肾癌

肾癌可分为 4 期。

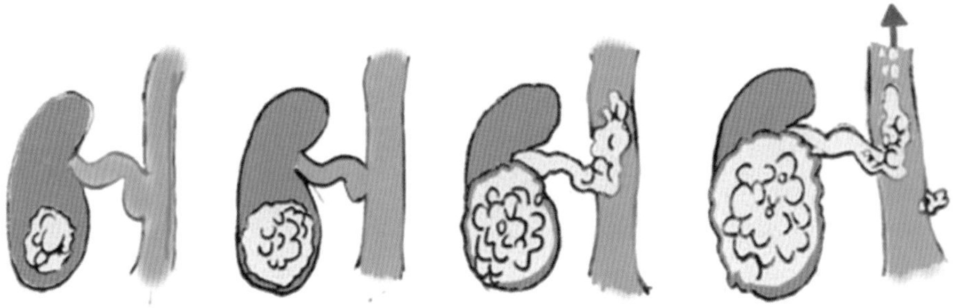

Ⅰ期：肿瘤局限于肾脏，最大直径≤ 7cm

Ⅱ期：肿瘤局限于肾脏，最大直径＞ 7cm

Ⅲ期：肿瘤局限于肾脏、肾上腺、肾周围组织，最大直径＞ 7cm

Ⅳ期：肿瘤出现转移并超过肾周筋膜

肾癌分期

临床上，医师根据分期选择治疗方式，常用的治疗方法有手术治疗、介入治疗、靶向治疗、免疫治疗、放射治疗等。其中，手术是首选的治疗方法，分为根治性肾切除术和肾部分切除术。对于晚期转移性肾癌患者，宜采用以全身药物治疗为主，辅以原发灶或转移灶的姑息手术或放射治疗的综合治疗。

随着医学的发展，近年来微创手术被广泛应用，具有手术创伤小、术后恢复快、住院时间缩短、术后疼痛轻、腹部手术瘢痕小、美观等优点。

肾部分切除术

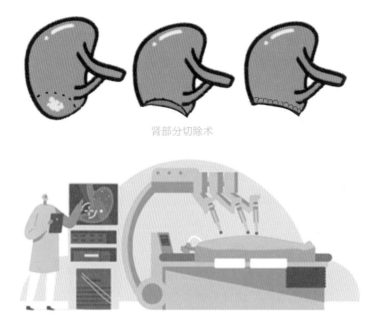

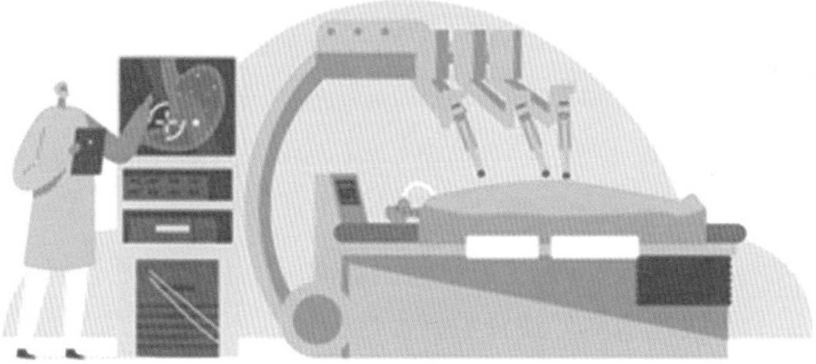

达芬奇机器人手术系统

第三节

做好肾癌的家庭护理

一、居家健康指导

1. 切口的护理

（1）阴雨天局部可能会有麻木感或疼痛，一般半年至一年后可缓解，无需过分担心。

（2）术后休息 1 个月，不做弯腰、扭腰等动作，防止腰部受到撞击。

2. 活动的护理

（1）术后 1 个月，体力逐渐恢复后，方可适当开展户外活动及轻度体育锻炼，在家可稍微做些洗碗、扫地等简单家务劳动，增强体质，预防感冒，注意避免过度劳累及受凉。

（2）术后 2~3 个月，可做拖地、洗衣服等家务，进行有氧运动，如太极拳、有氧操、慢跑等。

（3）术后 3 个月以上，可做农活、登山、游泳等。

3. 沐浴的护理

（1）术后半个月左右可恢复沐浴。

（2）术后 1 个月左右可恢复泡澡。

（3）术后 3 个月左右可恢复游泳。

4. 日常生活的护理

（1）规律作息，保证每天 8h 的充足睡眠。保护好健侧肾脏，如睡觉时多向患侧卧位。

（2）多饮水。保证每天饮水量超出 2500ml，保持大便通畅。预防受凉，避免咳嗽，防止腹压增高导致肾脏继发性出血。

（3）术后调养仍需禁烟、忌酒。宜选择营养丰富、易消化、清淡可口、色香味俱全的膳食，特别注意摄入富含维生素 A 和维生素 C 的蔬菜水果，增进食欲，补充营养，增强机体抵抗力。定期监测血压和血糖，要限制动物脂肪的摄入，适当摄入糖分，饭菜不宜过咸，不要吃霉变食物，将血压、血糖控制在正常范围内。

（4）避免接触对肾脏有害的药物，如庆大霉素、磺胺类药物、非甾体类抗炎药等，防止肾功能损害。术后若发生以下症状应及时就诊，如血尿、膀胱刺激症状（如尿频、尿痛、排尿困难）、疼痛（患侧腰部持久性疼痛）、尿量突然减少等。

（5）肾癌患者需要家庭的支持和温暖，因此家属要营造良好的家庭氛围。多与患者沟通，使患者每天保持积极乐观的态度，树立克服疾病的信心。家属能直接观察到患者体温、体重、衣物尺码、小便、食量及心情的改变，有助于医师选择和调整家庭护理计划。

二、术后并发症的护理

1. 出血的护理

（1）根治性肾切除术后，血压平稳后患者可取半卧位，床头可以摇高约 30°，并适当活动四肢，家属协助患者移动臀部，术后 24h，可鼓励患者起床、下床活动。

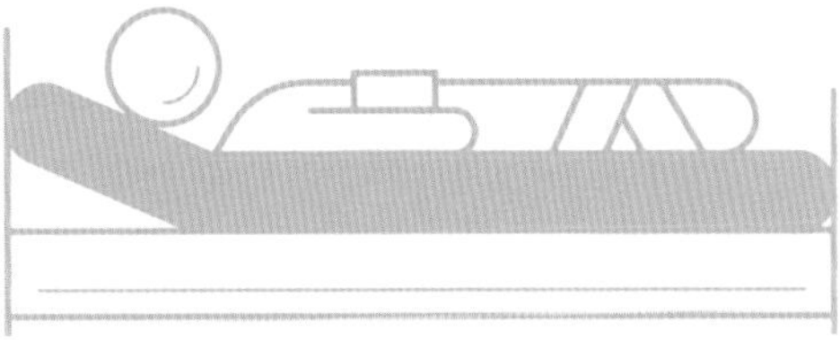
绝对卧床

（2）接受部分肾切除术者应绝对卧床 2~7d，出院后 1 个月内也应多卧床休息，3 个月内不宜从事体力劳动或竞技运动，避免局部的碰撞、牵拉等，防止肾脏创面出血。出血严重时，需再次接受手术。

（3）观察并记录引流液的量、颜色及性质。若术后每小时引流液大于 100ml 且颜色呈鲜红色、质地黏稠、有血块，往往提示有活动性出血，应立即报告医师，配合做好止血准备工作。

2. 感染的护理

感染往往通过体温异常来表达，如反复发热、持续低热、畏冷寒战等，其次引流管引流的液体可能会呈黄色脓液状，伤口可能红肿热痛伴流脓、心跳加快等。血常规提示白细胞计数异常。

（1）勤测体温。

（2）做好口腔护理，保持口腔清洁。手术 24h 后，意识清醒后可配合咀嚼口香糖、刷牙、漱口。

（3）学会观察伤口敷料有无渗血、渗液、脓性分泌物及观察引流液的量、颜色、性质、气味，保持各管道引流通畅，避免扭曲、受压、拉拽。

（4）排气后，遵医嘱选择清淡易消化的高蛋白饮食。

（5）固定陪伴人员，限制探视。

3. 下肢深静脉血栓的护理

下肢深静脉血栓是指血液在下肢深静脉内异常凝结，使血管完全或不完全阻塞。按照危险因素将风险等级分为低危、中危、高危和极高危。

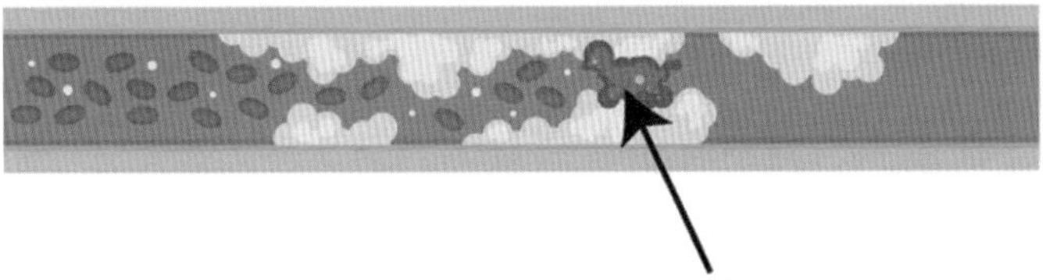

下肢深静脉血栓

（1）参加下肢深静脉血栓预防宣教，制订适量、适度的早期锻炼方案。

（2）术后早期活动。

（3）早期不能下床活动者，在家属协助下开展下肢被动运动，或引导患者进行双踝泵活动和股四头肌功能锻炼。

（4）可在基本预防的基础上增加物理预防措施，主要包括梯度压力袜、间歇性充气加压泵。凝血功能异常、有高危出血风险、不能使用药物预防者，建议提高基本预防及物理预防措施的实施频率。

（5）部分患者还需应用药物预防，遵医嘱规范服药，不可擅自减量。

4. 血尿的护理

（1）术前、术后患者均可能存在血尿，症状较轻者，多饮水，无需特殊处理。应做好心理调适，配合治疗，及时报告特殊情况。

（2）症状较重者，多卧床休息、多饮水，注意观察血尿的颜色及量，报告医师，遵医嘱使用止血药，接受输血治疗等。

5. 发热的护理

肾癌患者的发热多为手术吸收热，术后 1~3d 可逐渐恢复正常。患者可多饮温水，防止受凉感冒。若体温不超过 38.5℃，以物理降温为主。

第四节

肾癌的饮食管理

肾癌患者除不能摄入与癌症有关的食物外，还需注意避开影响肾脏的食品和药品。因为大多数患者手术切除了一个肾，极易导致肾脏功能不全，甚至部分患者在确诊时已经出现双肾脏功能不全，所以，在食物方面要格外注意。

（1）建议戒酒。控制每天饮酒量不超过 1 杯（相当于 250ml 啤酒、100ml 红酒或 25ml 白酒）。

（2）控制体重。避免体重过重，超重或过度肥胖容易增加肾脏负担。

（3）限制红肉摄入，主要包括猪肉、牛肉、羊肉等；少食用经过高温加热的肉类，如红肠、罐头等，每天摄入量应低于 90g，并尽量以鱼和禽类代替红肉。

（4）尽量避免喝含糖饮料，并限制摄入高能量低密度饮料。

（5）少吃或不吃烧烤、油炸食物。

（6）控制盐分过度摄入。特别是肾功能不全的患者，每日不超过 5g。咸菜、泡菜、榨菜、咸面包、油条、紫菜、菠菜、芹菜等这些食品中含钠量较高，要少吃。

（7）多食各类新鲜青菜、果汁、全麦食品和大豆。若肾功能正常，可多吃青菜水果。若患者肝、肾功能不全，西瓜、香蕉、胡萝卜、竹笋、马铃薯、菠萝、香瓜类、菠菜、芹菜等含钾较多，尽量不吃。

（8）注意食物多样化。

（9）烧烤这种烹调方式易使蛋白质变性，故不倡导。熏鱼、熏羊肉等也不宜多食。

第五节

肾癌的康复锻炼

一、太极拳

太极拳是中国古代的健身养生术，松柔慢匀、轻灵圆活、开合顺畅，既自由又优美，其动作以关节为纽带，非常适合肾癌恢复后的患者。但应谨记，一旦在运动中发生眩晕、心悸、腹泻、恶心等症状，要马上原地休息，及时就医。

二、强肾操

强肾操适用于肾癌术后能下床锻炼者，共分为 4 步。

（1）双脚自然平行，足距同肩宽。用目视查鼻端，两臂自然倾斜，两掌贴于裤缝，大拇指自然打开。将脚跟抬起，持续呼吸作用 9 个循环不落地。

（2）再吸气，逐渐屈髋下蹲，两手背逐渐前移，两虎口对准踝部。双手贴近地面后，再使劲握成拳头，吸足气。

（3）闭气，身体慢慢站起，两手自然下垂，慢慢握紧。

（4）呼气，上身立正，两腕上拧，将拳心往前，两肘从两边挤压软肋，并且将上身和脚跟部位使劲上提。

以上操作可连续进行几次。

TIPS

小贴士

1. 肾癌术后如何复查

术后 2 周内复查血常规、肝功能、肾功能、电解质等，为评价术后并发症及术后恢复提供资料，确保后期治疗。早期肾癌前 2 年内每 3 个月复查 1 次，2~4 年每半年复查 1 次，4 年后每年复查 1 次。中期肾癌每 3 个月复查 1 次。晚期肾癌每月复查 1 次，有任何不适随时就诊。

2. 有人说吃香蕉、喝茶、喝咖啡可以预防肾癌，是真的吗

香蕉成熟时会产生各种抗氧化剂和抗癌物质，有益于身体健康。研究表明，每日食用 6~8 条香蕉的人比从不吃香蕉的人肾癌的发生率低 50%。但目前没有明确的文献或专家共识指出多吃香蕉可以预防肾癌。茶叶和咖啡中的一些元素，具有阻止恶性肿瘤细胞繁殖的功效。

3. 单侧肾切除后，多久可以恢复性生活？肾癌术后还能生育吗

肾脏与性功能、生殖能力之间并没有直接的关系，肾脏摘除以后患者仍然可以进行性生活，性功能往往也是正常的、完整的。但是，肾切除手术是比较大的手术，给机体带来一定的创伤，一定要休养一段时间，术后 1 个月以上才能恢复性生活。

早期肾癌术后，定期复查，确定没有转移和复发，身体恢复良好的情况下，一般对生育不会有太大影响，应到医院进行全面的孕前检查，听取医师的建议。

4. 肾囊肿会变成肾癌吗

肾囊肿是良性的，恶变的可能性不大，一般不会发展为肾癌，但是也要积极治疗，定期复查。

5. 肾虚的人更容易患肾癌吗

肾虚不会引发肾癌。虽然在同一个脏器，但是两种不同的疾病。然而，如果出现肾虚，饮食必须清淡，不能吃容易上火的辛辣食物。在生活中也应该注意，不要有太多的性行为，适当进行锻炼来增强体质，这对肾脏有很大的保护作用。建议患者平时不要熬夜，必须有规律地工作和休息，喝更多的水有助于身体的新陈代谢。

6. 得了肾癌后还能够保住肾脏吗

肾癌患者行保肾手术需要一定指征，如果肿瘤直径 < 4cm，称为小肾癌，如果肿瘤生长在肾上极或肾下极，小肾癌可以考虑行保肾治疗。如果肿瘤生长在肾

中极，保肾难度相对较大。

7. 每天喝很多水是不是就不会得肾癌了

肾脏负责机体的水液代谢，饮水能够有效将体内毒素排出体外，如果每天摄入的水量比较少，体内毒素大量聚积，会影响到人体的新陈代谢，影响肾脏功能。控制每天饮水量在 2000~2500ml 之间，不但可以冲刷尿道，还能预防肾结石的形成。但是，肾癌属于泌尿系统恶性肿瘤，主要跟生活习惯、基因突变、遗传有关，跟饮水没有太大关系，平时适当增加水分即可。

8. 癌症患者可以吃燕窝吗

燕窝具有良好的增强抵抗力的功效，但它并不具有抗肿瘤的作用，燕窝的营养价值跟鸡蛋一样，且燕窝的价格相当昂贵，一般不推荐癌症患者过量食用。

9. 肾癌患者害怕做手术，单纯吃中药可以吗

金线莲、红豆杉、人参、冬虫夏草等中药具有一定的抗肿瘤功效，喝中药可能会暂时缓解临床症状，提高机体免疫力，一般作为辅助治疗，应科学看待。肾癌还是以手术治疗、化学治疗和放射治疗为主，单纯吃中药收效甚微。

参考文献

[1] 潘巧红，郑娥，李金杰．肾癌患者围手术期护理 [J]. 世界最新医学信息文摘，2013，12（12）：461-462.

[2] 北京市癌栓协作小组．肾癌伴静脉癌栓北京专家共识 [J]．微创泌尿外科杂志，2017，6（6）：321-327.

[3] 张群会，何旭革，席利夫．早期肾癌保肾手术切除范围及安全性的探讨 [J]. 中国现代医生，2016，54（1）：30-32.

[4] 杨冰，孙娟丽，吴燕．肾癌患者的围手术期护理 [J]. 基层医学论坛，2013，17（27）：3660-3661.

[5] MERIC-BERNSTAM F. Telaglenastat Plus Cabozantinib or Everolimus For Advanced or Metastatic Renal Cell Carcinoma：an Open-Label Phase 1 Trial[J]. Clinicalcancerresearch，2022，28（8）：1540-1548.

[6] 李延秋，黄巍，李影．肾癌患者的围手术期护理 [J]. 中国医药指南，2012，10（17）：336.

[7] ERIC J. L， JASON A，KENNETH B，et al. Radiation necrosis in renal cell carcinoma brain metastases treated with checkpoint inhibitors and radiosurgery：An

international multicenter study[J]. Cancer，2022，128（7）：1429-1438.

[8] 赵亚伟，王勤章，王砺 . 手术治疗肾癌 121 例临床分析 [J]. 中华实用诊断与治疗杂志，2014，28（6）：587-589.

[9] 张旭 . 转移性肾细胞癌依维莫司中外研究安全性比较及不良反应管理经验 [J]. 中华泌尿外科杂志，2013，6：479-482.

[10]DANIELLE S C，BLANAID H，SHARON P H，et al.Comparison of approaches for measuring adherence and persistence to oral oncologic therapies in patients diagnosed with metastatic renal cell carcinoma[J]. Cancer Epidemiology Biomarkers & Prevention，2022，34（4）：893-899.

第十九章 膀胱癌家庭护理和康复

第一节

认识膀胱癌

膀胱癌是泌尿系统最常见的恶性肿瘤之一 。膀胱癌的发病存在地域、种族及性别上的差异。各年龄段均可发病，高发年龄为 50~70 岁，男性的发病率是女性的 3~4 倍。

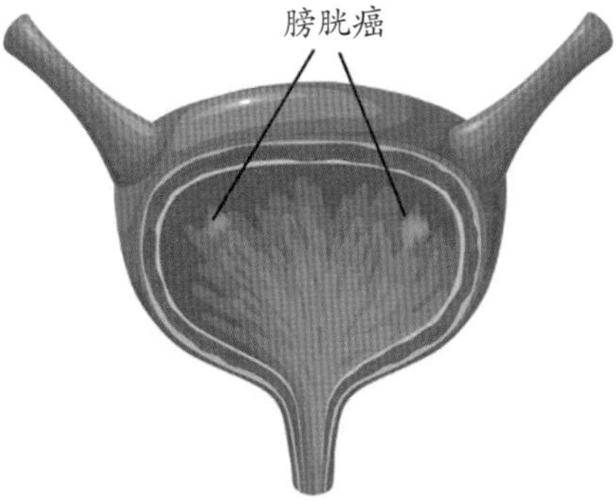
膀胱癌

膀胱癌

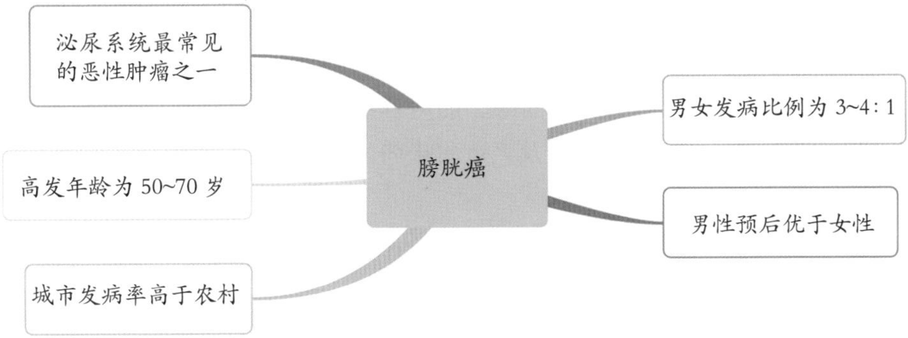
泌尿系统最常见的恶性肿瘤之一
高发年龄为 50~70 岁
城市发病率高于农村
膀胱癌
男女发病比例为 3~4：1
男性预后优于女性

膀胱癌发病特点

一、膀胱癌的症状

（1）原发肿瘤局部生长导致的症状。血尿是最常见的临床症状，80%~90% 患者是以间歇性、无痛性全程肉眼血尿为首发症状。尿色可呈红色或深褐色，多为洗肉水色，可形成血凝块。初始血尿，提示膀胱颈部病变；终末血尿，提示膀胱三角区、膀胱颈部或后尿道病变。少数患者仅表现为镜下血尿。

（2）原发肿瘤侵犯邻近器官引起的症状。输尿管梗阻导致腰部疼痛、下肢水肿、骨痛、尿潴留、体重减轻等，出现这些症状往往提示疾病已经发展至晚期。

血尿

二、膀胱癌的致病因素

（1）吸烟是目前最为肯定的膀胱癌致病因素。吸烟量越大，持续时间越长，初始年龄越小，膀胱癌的发病风险越高。

（2）长期接触工业化学产品是膀胱癌的第二危险因素。约 20% 膀胱癌患者发病与所从事的职业有关，如纺织、染料制造、橡胶化学、药物制剂、杀虫剂生产、油漆、皮革、铝和钢铁生产领域，此类人群长期接触芳香胺类化合物、多环芳烃和氯代烃等。

（3）其他的致病因素有膀胱内长期慢性炎症刺激、长期异物刺激。

（4）既往接受过环磷酰胺治疗、有滥用非那西汀及盆腔放射治疗病史，服用治疗糖尿病药物如吡格列酮等均能增加患膀胱癌的风险。

（5）染发。

（6）大量摄入脂肪、胆固醇、油煎食物和红肉，长期饮用砷含量高的水和氯消毒水，长期摄入咖啡及人造甜味剂，也可能增加膀胱癌的患病危险。

（7）基因异常。

三、膀胱癌的高危人群

（1）长期吸烟者，特别是吸烟量大、初始年龄小、持续时间长的男性

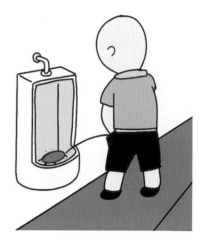

人群。

（2）从事以下职业的人群，如长期接触染料、纺织、橡胶、油漆、杀虫剂、石油等人群及卡车司机、美发师等。

（3）膀胱长期受到慢性炎症刺激的人群，如感染（细菌、血吸虫、人乳头状瘤病毒等）、长期异物刺激（如留置导尿管、结石等）。

（4）既往接受过环磷酰胺化学治疗、非那西汀及盆腔放射治疗，既往口服吡格列酮等治疗糖尿病等的人群。

（5）有不良饮食习惯者，如长期大量摄入脂肪、胆固醇等，长期饮用咖啡、人造甜味剂、砷含量高的水和氯消毒水等。

（6）有膀胱癌家族史者。

第二节

早诊早治，远离膀胱癌

一、如何预防膀胱癌

（1）发病风险高的人群戒烟，并避免被动吸烟。

（2）高风险工种从业者应加强监督及预警。

（3）服用可能提高膀胱癌风险药物的患者应密切注意自身症状，如出现血尿、尿急、尿痛等症状时应及时就医。

二、膀胱癌的检查

临床医师根据病史、症状及体征，结合实验室检查、影像学检查、尿细胞学检查、尿肿瘤标志物、膀胱镜检查进行临床诊断。其中，膀胱镜是最重要的检查方法，膀胱镜下取病理组织做活检是诊断膀胱癌的金标准。如果影像学检查发现膀胱内有肿瘤样病变，可以省略膀胱镜检查，直接行经尿道膀胱肿瘤切除术。怀疑上尿路病变的患者，影像学检查无法明确诊断，可选择输尿管镜下活检明确诊断。

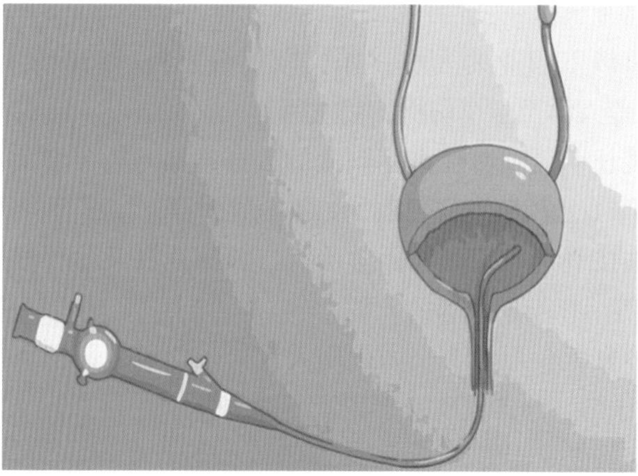

膀胱镜检查

三、如何治疗膀胱癌

膀胱癌的治疗强调综合治疗，以手术治疗为主，放射治疗及化学治疗为辅，医师会根据分期、病理类型及患者状态选择不同的治疗方案。

手术治疗分为经尿道膀胱肿瘤切除术、根治性膀胱切除术、尿流改道术等。其中根治性膀胱切除术分为开放手术和腹腔镜手术，腹腔镜手术又分为常规腹腔镜手术和机器人辅助腹腔镜手术。尿流改道术分为原位新膀胱术、回肠通道术、输尿管皮肤造口术等。

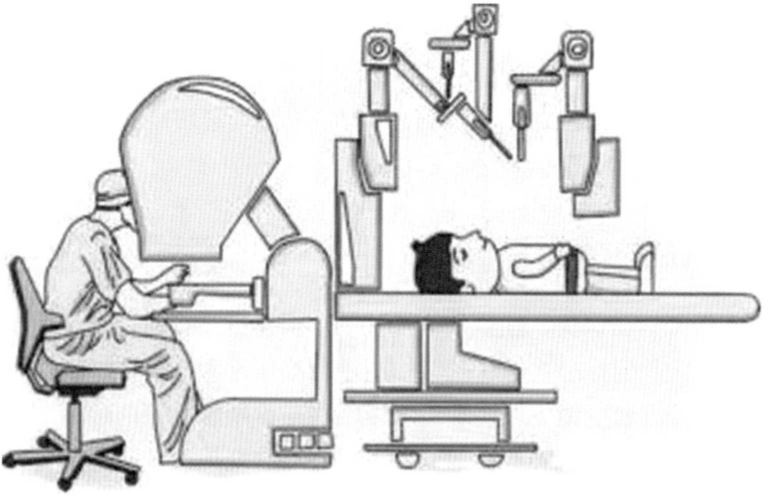

机器人辅助膀胱镜手术

其中，回肠通道术是经典、简单、安全、有效的术式，是不可控尿流改道的首选术式，也是最常用的尿流改道术式之一。主要缺点是需腹壁造口、终身佩戴集尿袋。

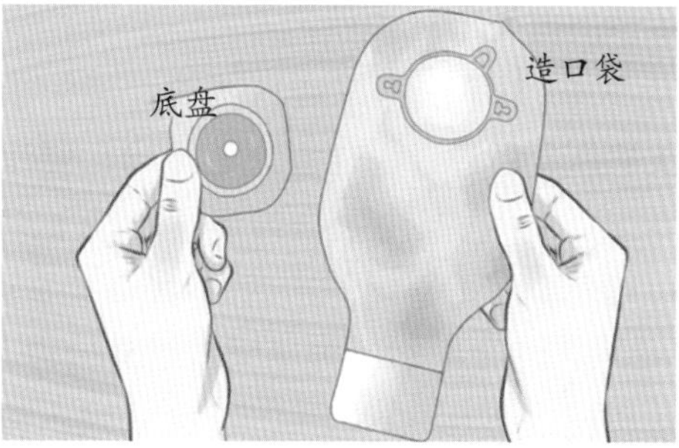

造口袋

第三节

做好膀胱癌的家庭护理

一、居家健康指导

1. 泌尿造口的护理

膀胱癌治疗过程中，部分患者需建立泌尿造口。医师将两条输尿管末端与一小段回肠连接，这段小肠另一端缝在腹壁皮肤上，可以解决排尿的问题。术后，泌尿造口的护理非常重要。

（1）观察泌尿造口。泌尿造口正常呈红色，表面平滑且湿润。术后初期造口会有水肿，一般 6~8 周会逐渐恢复。造口呈暗红色或淡紫色，提示可能出现缺血；造口外观局部或完全变黑，提示肠管出现缺血坏死。当出现这

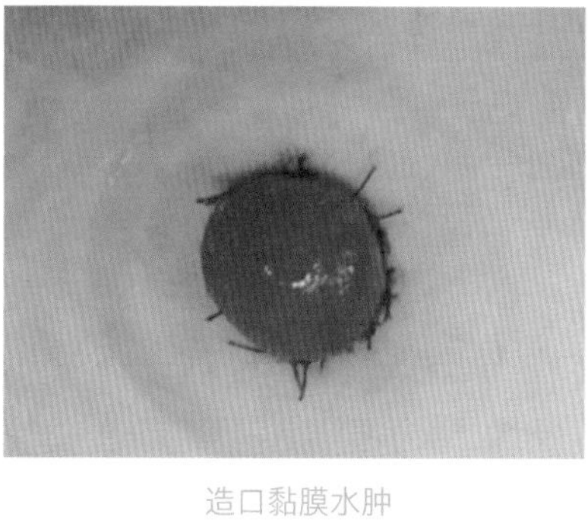

造口黏膜水肿

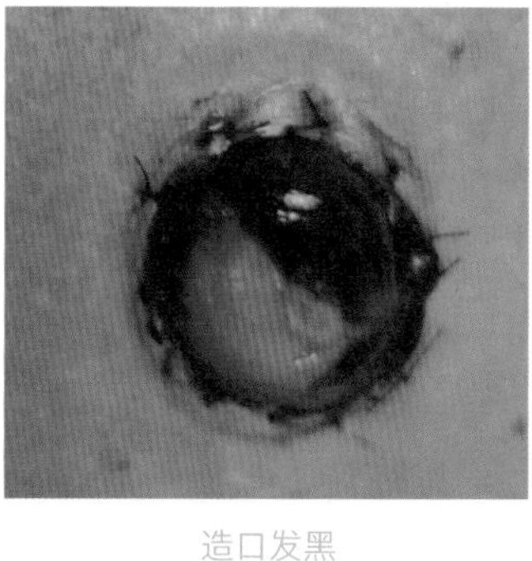

造口发黑

些情况时，请尽快就诊。

（2）评估泌尿造口功能。泌尿造口术后尿液即会流出，呈淡红色，几天后恢复黄色，并伴有黏液排出。要注意观察尿液的颜色。

（3）选择泌尿造口用具。基于患者身体轮廓及造口皮肤的评估选择造口用具，佩戴必须舒适。

（4）观察与护理泌尿造口并发症。①造口皮肤出血。小量出血无需处理，轻轻按压或加压 5~10min，若持续出血，可撒上护肤粉并加压止血。严重、持续性出血应及时就诊。②造口皮肤出现尿酸结晶，即造口或周围皮肤黏附着白色粉末状晶体，常由感染或碱性尿液形成而引起。用白醋及水（醋水之比为 1 ∶ 3）清洗造口后再用清水清洗，每天 1 次；服用大量维生素，使尿液呈酸性；每天饮水大于 2000ml；使用防逆流装置的造口袋，大小合适。③刺激性皮炎。造口位置差、造口没有适当的突起、护理技术不当等会导致刺激性皮炎。

2. 日常生活的指导

（1）穿衣。注意不穿过紧、过窄的衣服，避免造口受压，尤其所用的腰带不宜太紧。

（2）洗澡和游泳。洗澡时可以戴或不戴造口袋，如果戴着造口袋洗澡，洗澡后需更换新的造口袋。游泳时造口袋也可以放心使用，泳衣以舒适、遮住造口袋，不影响造口袋佩戴为原则。

（3）性生活。造口对性生活多无大的影响，性生活前检查造口袋的密封性。

二、术后并发症的护理

1. 膀胱穿孔的护理

（1）如果发生穿孔，别着急，及时联系医师，医师会留置导尿管让尿液排出，使膀胱保持空虚状态。

（2）加强营养，遵医嘱接受肠内和肠外双通道补充营养。

2. 出血的护理

（1）电切术后患者会有少量血尿，遵医嘱常规行膀胱冲洗能冲出血块，促进创面愈合。

（2）经全速的膀胱冲洗，出血仍未停止，请及时联系医师，常需进行内镜下电凝处理。

（3）止血后还应注意避免会增加腹压的动作。

3. 尿道狭窄的护理

患者需要多饮水、多排尿，一方面可以保证局部的清洁，减少感染，另一方面也可以通过排尿，减轻局部的疼痛和不适。

三、化学治疗相关不良反应的护理

1. 出血的护理

血小板是使血液凝固的血液成分。化学治疗会降低血小板的数量，因为化学治疗会抑制骨髓产生血小板的能力。血小板降低时，患者表现为口鼻出血、皮肤出现瘀点或瘀斑等。

（1）用非常柔软的牙刷刷牙、轻擤鼻子、用电动剃须刀代替剃刀。

（2）禁止使用牙线或牙签，发生便秘不可用力排便。

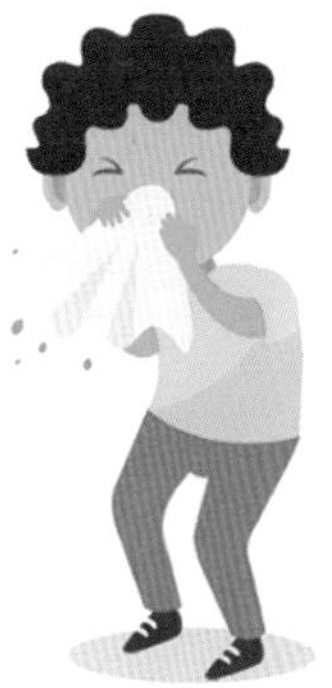
擤鼻子

2. 便秘的护理

（1）做好记录，包括排便次数、大便是否干硬等。

（2）咨询营养师，调整饮食类型，选择富含纤维的食物。

3. 腹泻的护理

（1）少量多餐，禁止进食辛辣食物及能够产生气体的饮料或食物。

（2）排便后要轻柔地擦拭肛周，保护肛周皮肤。

4. 疲劳的护理

（1）放松，尝试冥想、祈祷、做瑜伽，或采取其他方法来减轻压力。

（2）吃好喝好，做好休息规划。

（3）白天小憩一下，多活动。

5. 感染的护理

某些化学治疗药物会抑制机体的骨髓造血功能，从而导致白细胞数量下降。白细胞的主要作用是帮助人体对抗感染。接受化学治疗后，避免感染的发生就显得至关重要了。

（1）如果体温高于38℃，要及时联系医务人员。

（2）定期监测血常规。

（3）平时要注意手卫生，勤洗手。保持口腔清洁。

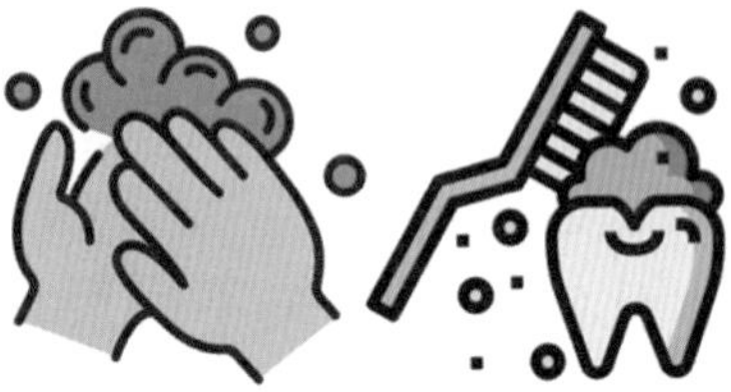

注意卫生

6. 恶心、呕吐的护理

（1）选择清淡、易消化的食物，避免消化不良。

（2）规划适合自己的进食时间，少食多餐。

（3）远离气味浓烈的食物、饮料。

（4）遵医嘱，预防性使用镇吐药。

第四节

膀胱癌的饮食管理

膀胱癌患者应遵循以谷类为主，鱼、肉、蛋、蔬菜、水果搭配的饮食原则，保证食物多样化，烹饪过程宜少油、少盐，并控糖限酒。

（1）选择蒸、炖等烹饪方式，注意食物色、香、味的搭配，以刺激食欲。少吃烧烤、油炸、腌制类食物。

（2）多饮水。大部分膀胱癌患者平时习惯憋尿或不喜欢多饮水，因此，建议患者每天可摄入足量的水，注意饮水卫生。多排尿，可以帮助清空膀胱，避免有害物质在膀胱内停留太久，注意切勿憋尿。

（3）摄入足够的蔬菜，尤其是黄绿色的蔬菜，如花菜、西兰花、包菜等，可提高机体抵抗力；多吃西红柿、胡萝卜、橙子、柠檬等具有抗氧化作用的蔬菜水果，提高机体抗氧化能力。

（4）研究表明，适当摄取以牛、羊肉为代表的红肉并不会对膀胱癌患者造成影响或提高膀胱癌风险，但是，最好避免食用加工的红肉制品，如红肠、罐头等。

（5）控糖限酒，尽量避免喝含糖饮料；控制每天饮酒不超过 1 杯（相当于 250ml 啤酒、100ml 红酒、25ml 白酒）。同时，要避免摄入大量的高脂肪食物。

建立良好的饮食习惯对膀胱癌患者至关重要，日常生活中应尽量选择新鲜、天然的食物，少进食腌制、油炸食物，减轻身体负担，为健康保驾护航。

第五节

膀胱癌的康复锻炼

一、盆底肌功能锻炼

盆底肌是盆底肌肉群的简称，它犹如一张“吊网”紧紧吊住尿道、膀胱、直肠等脏器，从而维持各脏器的正常位置。一旦这张“网”弹性变差，“吊力”不足，便会导致“网”内的器官无法维持在正常位置，从而出现相应功能障碍，如大小便失禁、盆底各脏器脱垂等。

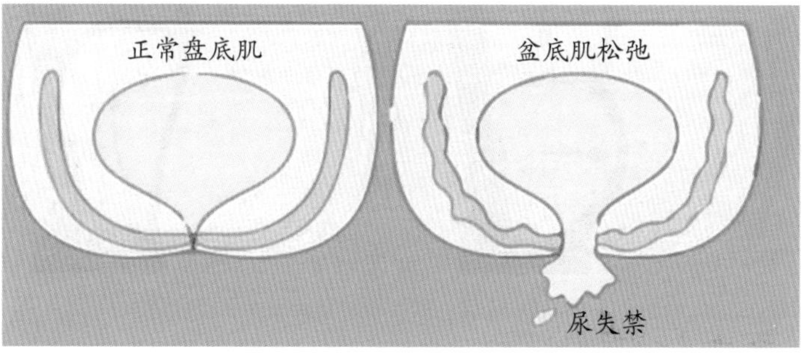

盆底肌

盆底肌功能锻炼可以增加盆底肌肉、前列腺的血液循环，促进血液回流，可有效改善术后尿失禁患者的排尿情况，减轻患者的尿失禁程度，提高患者的生活质量。盆底肌功能锻炼适用于盆腔各脏器脱垂、尿失禁、尿潴留、前列腺电切术后尿失禁者，也可以预防及治疗良性前列腺结节状增生。

（1）缩肛运动。收缩盆底肌肉 2~3s，放松 5~10s，共 7~13s，每组 20~30 次，每天 3~4 次。

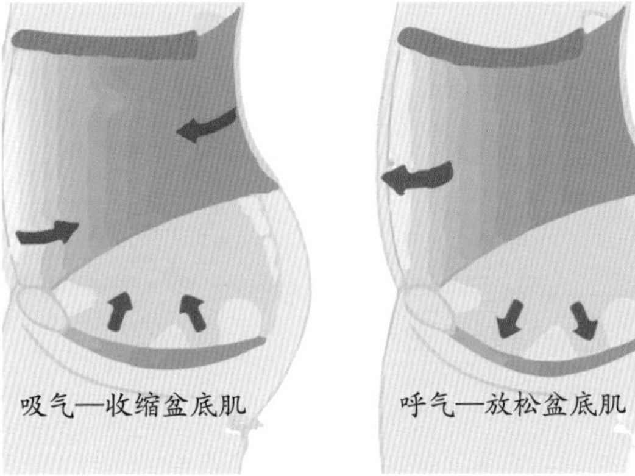

缩肛运动

（2）腹式呼吸。平躺，屈髋屈膝，深吸气将腹部鼓至最大，呼气将腹部肌肉收紧至最大，每个深呼吸吸气 2s，呼气 4s，共 5~6s，每组 10~20 个，每日 3~4 次。

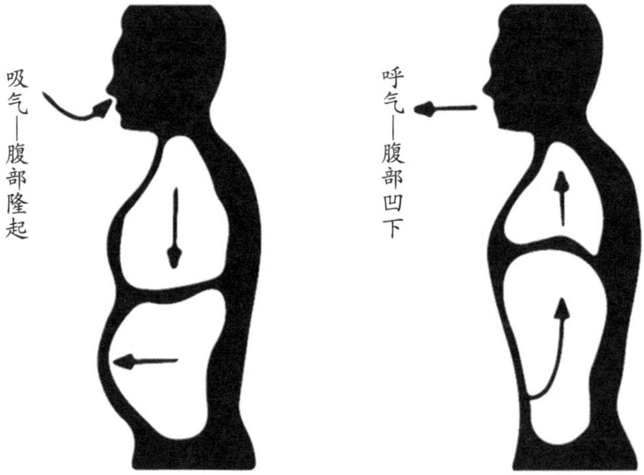

腹式呼吸

（3）骨盆运动。吸气时慢慢抬离床面，胸廓、臀部不离开床面；呼气时收缩肛门，腰部向下压床。吸气 4s，呼气 4s，共 8s，每组 15~20 个，每天 2~3 次。

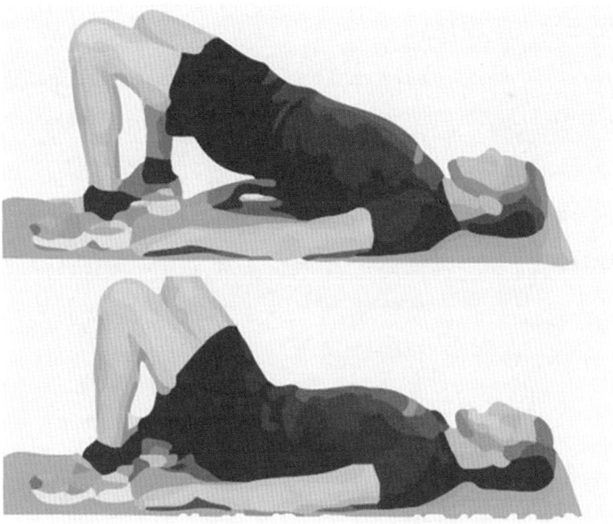

骨盆运动

注意事项：练习时，不要收缩腹部、臀部及四肢肌肉，不必屏住呼吸、捏紧拳头或咬紧牙关，要放松，达到轻松锻炼的目的。至少进行 4~8 周以上盆底肌锻炼，老年人可能需要更长的时间。练习应持之以恒，因为练习一旦停止，症状有可能会重复出现。

二、八段锦

八段锦是传统健身功法，中医学认为，八段锦柔筋健骨、养气壮力，具有行气活血、协调五脏六腑之功效，可以很好地帮助提高身体素质。八段锦重视导引拉升和气息锻炼，动作舒缓柔和，特别适合老年人、患有轻度疾病的人及长期处于亚健康状态的人。

1. 两手托天理三焦

自然站立，两足平开，与肩同宽，含胸收腹，腰脊放松。正头平视，口齿轻闭，宁神调息，气沉丹田。双手自体侧缓缓举至头顶，转掌心向上，用力向上托举，足跟亦随双手的托举而起落。托举 6 次后，双手转掌心朝下，沿体前缓缓按至小腹，还原。

双手交叉上托，缓慢用力，保持拉伸，可使三焦通畅，气血调和；拉伸躯干与上肢各关节周围的肌肉、韧带及关节软组织，对防治肩部疾患、预防颈椎病等起到良好作用。

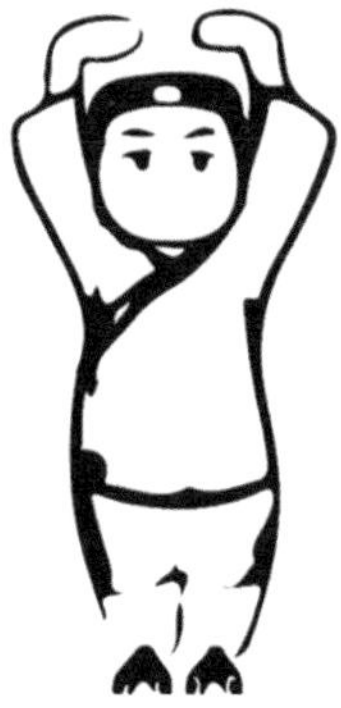

两手托天理三焦

2. 左右开弓似射雕

自然站立，左脚向左侧横开一步，身体下蹲成骑马步，双手虚握于两髋外侧，随后自胸前向上画弧提于与乳平高处。右手向右拉至与右乳平高，与乳距约两拳许，意如拉紧弓弦，开弓如满月；左手捏箭诀，向左侧伸出，顺势转头向左，视线通过左手食指凝视远方，意如弓箭在手，等机而射。稍作停顿后，随即将身体上起，顺势将两手向下画弧收回胸前，并同时收回左腿，还原成自然站立。此为左式，右式反之。左右调换练习 6 次。

此式可调节手太阴肺经等经脉之气，锻炼下肢肌肉力量，提高协调能力，同时可用于矫正驼背、含胸等不良姿势。

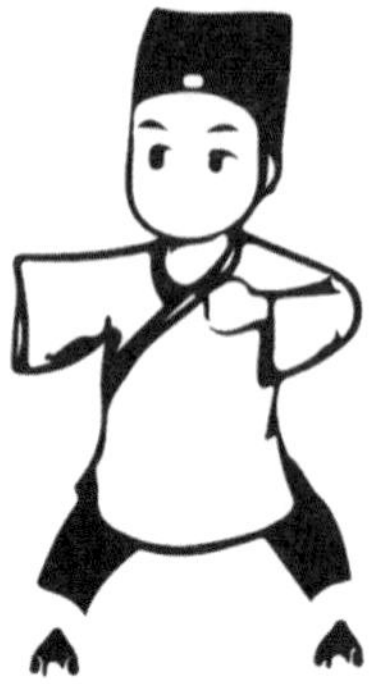

左右开弓似射雕

3. 调理脾胃须单举

自然站立，左手缓缓自体侧上举至头，翻转掌心向上，并向左外方用力举托，同时右手下按附应。举按数次后，左手沿体前缓缓下落，还原至体侧。右手举按动作同左手，唯方向相反。

左右上肢一松一紧的上下对拉，可以牵拉腹腔，对中焦脾、胃、肝、胆起到按摩作用；同时可以刺激位于腹、胸、胁部的相关经络及背部的腧穴，达到调理脾胃和脏腑经络的作用；也可增强脊柱的灵活性与稳定性，有利于预防和治疗肩、颈疾病。

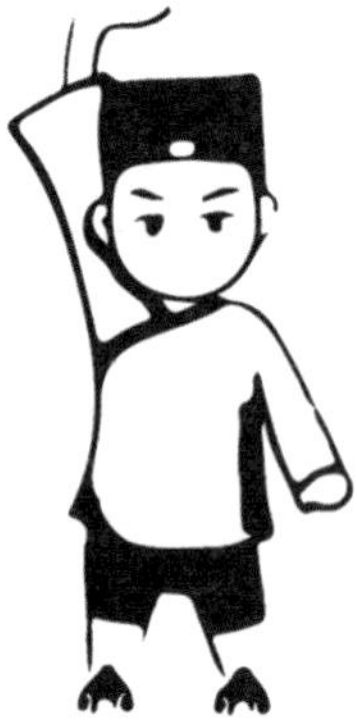

调理脾胃须单举

4. 五劳七伤往后瞧

自然站立，双脚与肩同宽，双手自然下垂，宁神调息，气沉丹田。头部微微向左转动，目视左后方，稍停顿后，转正，再缓缓转向右侧，目视右后方，稍停顿，转正。如此重复6次。

“五劳”指心、肝、脾、肺、肾五脏劳损，“七伤”指喜、怒、悲、忧、恐、惊、思七情伤害。本式动作中往后瞧的转头动作，可刺激大椎穴，达到防治“五劳七伤”的目的；可增加颈部运动幅度，活动眼肌，预防眼肌疲劳；防治肩、颈、背部的疾患，同时能改善颈部及脑部血液循环。

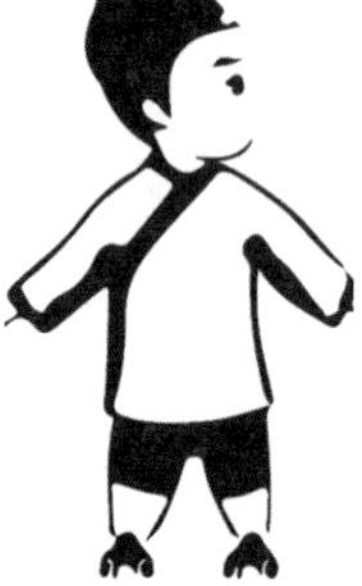

五劳七伤往后瞧

5. 摇头摆尾去心火

两足横开，双膝下蹲，成“骑马步”。上体正下，稍向前探，两目平视，双手反按在膝盖上，双肘外撑。以腰为轴，头脊要正，将躯干划弧摇转至左前方，左臂弯曲，右臂绷直，肘臂外撑，臀部向右下方撑劲，目视右足尖；稍停顿后，随即向相反方向，划弧摇至右前方。反复6次。

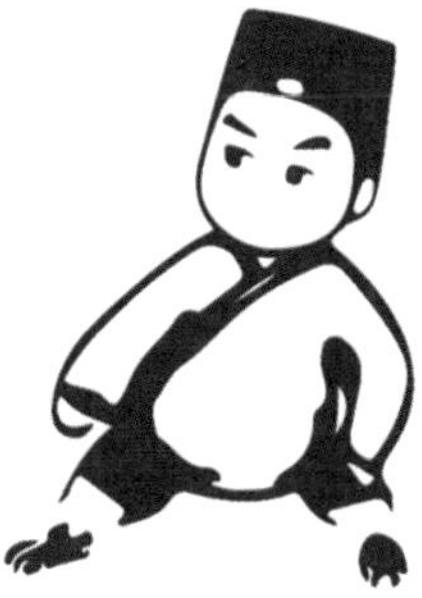
摇头摆尾去心火

转腰时尽量对拉伸长脖颈，速度柔和缓慢连贯。脖子全程不要僵硬着，下颌不要刻意内收或扬起，颈部肌肉尽量放松、伸长。练习此式能刺激脊柱与督脉，起到疏经泄热的作用，可去除心火、增强脊柱的灵活性。

6. 两手攀足固肾腰

平静站立，两足平开，与肩同宽。两臂平举，自体侧缓缓抬起至头顶上方转掌心朝上，向上作托举劲。稍停顿，两腿绷直，以腰为轴，身体前俯，双手顺势攀足，稍作停顿，将身体缓缓直起，双手右势起于头顶之上，两臂伸直，掌心向前，再自身体两侧缓缓下落于体侧。

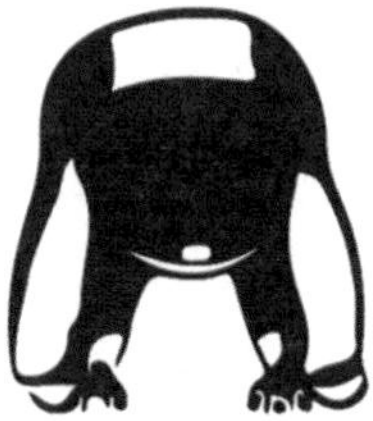
两手攀足固肾腰

前屈、后伸等动作可以刺激脊柱、督脉及命门、阳关、委中穴等，达到固肾壮腰的目的；对肾、肾上腺、输尿管等器官有良好的牵拉、按摩作用，可以改善其功能。

7. 攒拳怒目增气力

两足横开，两膝下蹲，呈“骑马步”。双手握拳，拳眼向下。顺势头稍向左转，两眼通过左拳凝视远方，右拳同时后拉。与左拳出击形成一种“争力”。随后，收回左拳，击出右拳，要领同前。反复6次。

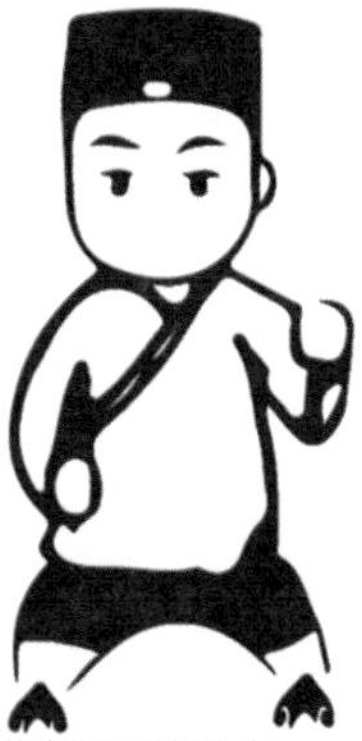
攒拳怒目增气力

怒目瞪眼可刺激肝经，使肝血充盈、肝气疏泻，有强健筋骨的作用。长期锻炼可使全身筋肉结实、气力增加。

8. 背后七颠百病消

两足并拢，两腿直立、身体放松，两手臂自然下垂，手指并拢，掌指向前。随后双手平掌下按，顺势将两脚跟向上提起，稍作停顿，将两脚跟下落着地。反复练习6次。八段锦收式归拢在此，最后两掌合于腹前，呼吸均匀，周身放松。

十趾抓地可刺激足部有关经脉，调节相应脏腑的功能。同时，颠足可刺激脊柱与督脉，提高人体的平衡能力。落地震动可轻度刺激下肢及脊柱各关节内外结构，使全身肌肉得到放松复位，有助于解除肌肉紧张。

背后七颠百病消

小贴士

1. 膀胱长什么样子？它有什么作用

膀胱是空腔脏器，位于下腹部，用来储存尿液，它的大小、形状、位置和膀胱壁的厚度随尿液充盈程度而异。通常成年人的膀胱容量为350~500ml，当储存的尿液超过500ml时，会导致膀胱壁张力过大而产生疼痛。女性的容量小于男性，老年人因膀胱肌张力低而容量增大。空虚的膀胱呈三棱椎体形，分为尖、体、底和颈四部。

2. 什么是膀胱灌注？有什么注意事项

膀胱灌注是通过导尿管将药物灌入膀胱内，并保留一定时间。早期诱导灌注：术后4~8周内，每周灌注1次。维持灌注：每月1次，维持6~12个月。

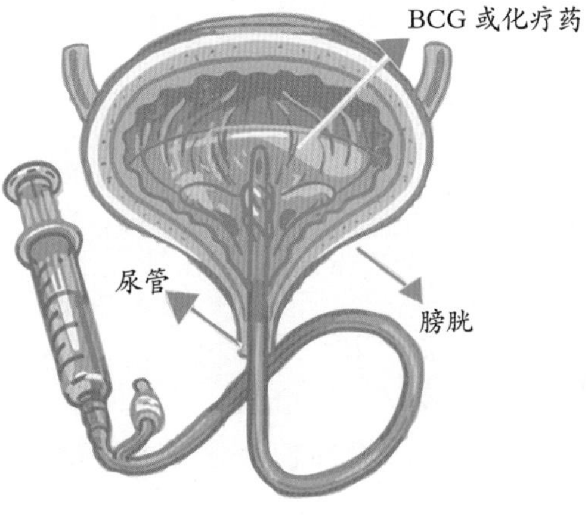

膀胱灌注

灌注时，患者应依次进行仰卧、俯卧、左右侧卧、坐位，使药液在膀胱内充分作用与吸收。膀胱灌注解尿后需大量饮水。

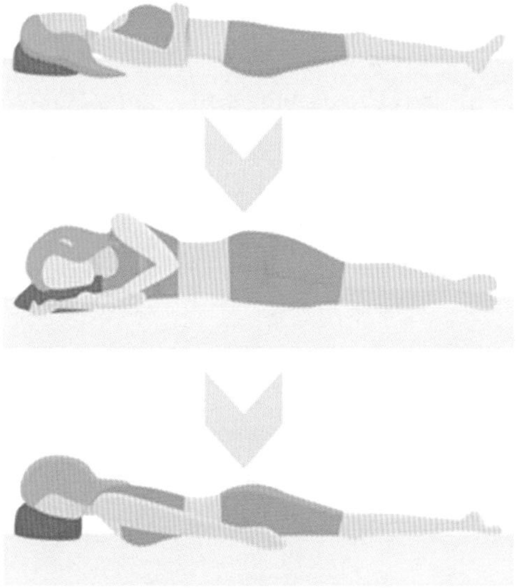

膀胱灌注后需翻身变换体位

3. 膀胱癌患者如何随访

所有患者应以膀胱镜为主要随访手段，术后 3 个月接受第 1 次复查。低危患者如果第一次膀胱镜检查无异常，则在 9 个月后进行第 2 次随访，此后改为每年 1 次直至满 5 年。高危患者前 2 年每 3 个月随访 1 次，第 3~5 年每 6 个月随访 1 次，第 5 年后每年随访 1 次。

膀胱癌患者接受根治性膀胱切除术和尿流改道术后必须进行长期随访，随访重点包括肿瘤复发和与尿流改道相关的并发症。

参考文献

[1] 易善红 . 我国膀胱癌诊治指南解读 [J]. 中华临床医师杂志（电子版），2013，7（3）：924-925.

[2] 李辉章，郑荣寿，杜灵彬，等 . 中国膀胱癌流行现状与趋势分析 [J]. 中华肿瘤杂志，2021，43（3）：293-298.

[3] 张雪，曾冬阳，许思怡，等 . 肌层浸润性膀胱癌根治性手术治疗进展 [J]. 海南医学，2021，32（3）：368-371.

[4] 张芮，王春喜，管旌旌，等. 膀胱癌行膀胱灌注患者不同护理模式的研究进展[J]. 全科护理，2022，20（33）：4642-4645.

[5] 赵珠丽，张松. 小儿泌尿外科手术后护士经历疼痛护理困境的质性研究[J]. 中国乡村医药，2022，29（23）：37-39.

[6] 谭燕勤. 探讨完全腹腔镜下根治性膀胱全切除回肠原位膀胱术后新膀胱功能锻炼的循证护理体会[J]. 当代临床医刊，2019，32（1）：37-38.

[7] 范维英，郑丽维，陈媛，等. 老年高血压伴衰弱患者八段锦练习体验的质性研究[J]. 护理研究，2023，37（4）：702-706.

第二十章 前列腺癌家庭护理和康复

第一节 认识前列腺癌

前列腺是男性生殖器附属腺中最大的实质性器官，由前列腺组织和肌组织构成。前列腺外形似栗子，具有分泌前列腺液、参与排尿和控尿、参与射精等生理功能。前列腺癌是男性泌尿生殖系统最常见的恶性肿瘤之一。

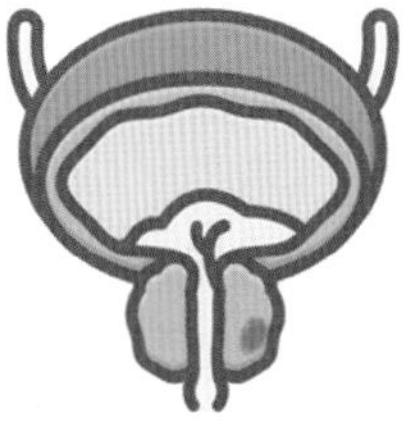
前列腺癌

一、前列腺癌的症状

早期前列腺癌通常无明显症状，当肿瘤增大至阻塞尿道或侵犯膀胱颈时，出现与前列腺增生相似的膀胱颈梗阻症状。

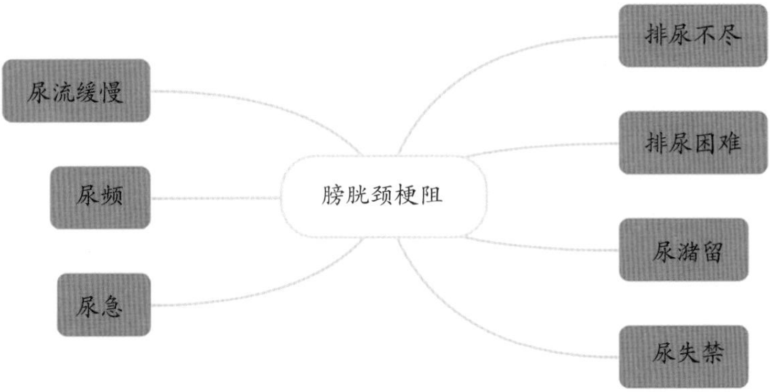

膀胱颈梗阻症状

晚期可出现腰痛、腿痛、贫血、下肢水肿、排便困难、少尿、无尿等症状。少数患者以转移症状就医而无明显前列腺癌原发症状。

二、前列腺癌的致病因素

前列腺癌发病率逐年递增，这与前列腺特异性抗原（prostate specific antigen，PSA）筛查普及有一定关系。统计发现，前列腺癌城市发病率显著高于农村。

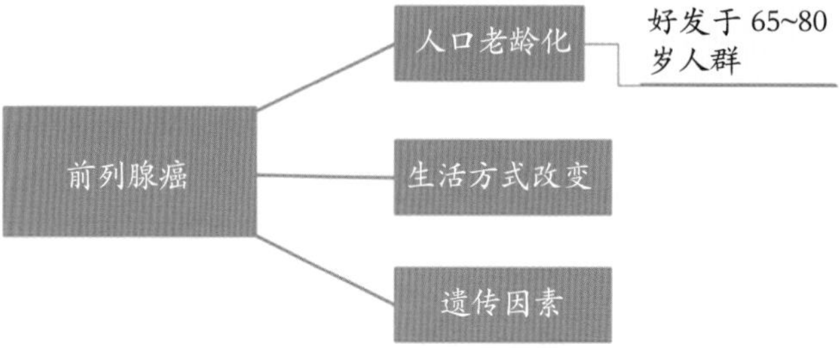

前列腺癌致病因素

前列腺癌的发病机制十分复杂，目前尚不明确，病因学研究显示前列腺癌与遗传、年龄、外源性因素（如环境因素、饮食习惯）等密切相关。前列腺癌的发病率在不同种族间有巨大的差异，黑人发病率最高，其次是白种人，亚洲人种发病率最低，提示遗传因素是前列腺癌发病的最重要因素之一。前列腺癌的发病与年龄密切相关，其发病率随年龄增长而增长，年龄越大发病率越高，高发年龄为 65~80 岁。流行病学调查表明，亚洲裔人群移居美国后前列腺癌发病率会明显升高，提示了环境和饮食等外源性因素也可影响前列腺癌的发生。

三、前列腺癌的高危人群

（1）有前列腺癌家族史者。

（2）睾酮及雄激素等激素水平紊乱者。

（3）有前列腺炎者。

（4）肥胖、高动物脂肪饮食者。

第二节

早诊早治，远离前列腺癌

一、如何预防前列腺癌

（1）发病风险高的人群要改变不良生活习惯。

（2）积极进行前列腺癌筛查，每年筛查 1 次。男性应在 50 岁左右就开始前列腺癌筛查，高风险者应加强监督及预警，筛查年龄提前至 40 岁。

二、前列腺癌的检查

（1）直肠指检（digital rectal examination，DRE）。DRE 对前列腺癌的早期诊断和分期都有重要参考价值。考虑到 DRE 可能影响 PSA 值，所以，一般在抽血后进行 DRE。

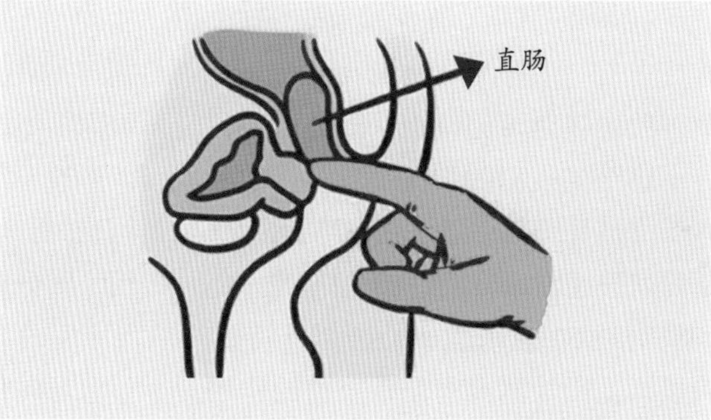

经肛门指诊前列腺

（2）经直肠超声检查（transrectal ultrasonography，TRUS）。在 TRUS 引导下寻找前列腺及周围组织的可疑病灶，初步判断肿瘤体积大小。同时可在 TRUS 引导下进行前列腺系统性穿刺活检，这是前列腺癌最主要的诊断方法。

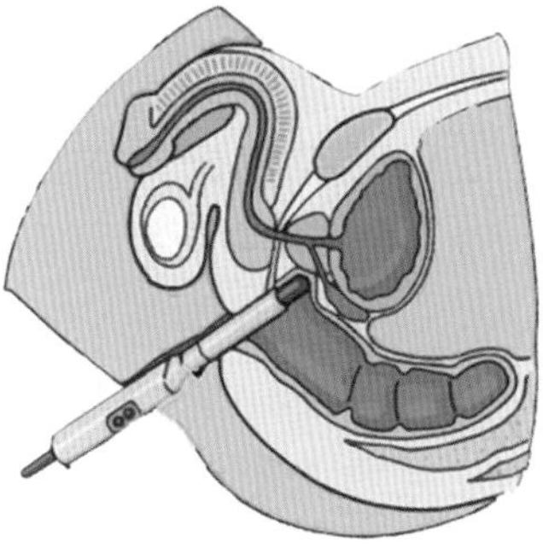

经直肠超声检查

（3）PSA。PSA 作为单一检测指标，与 DRE、TRUS 相比，具有更高的前列腺癌阳性诊断及预测率，同时可以提高临床局限性前列腺癌的诊断率和增加前列腺癌根治性治疗的机会。

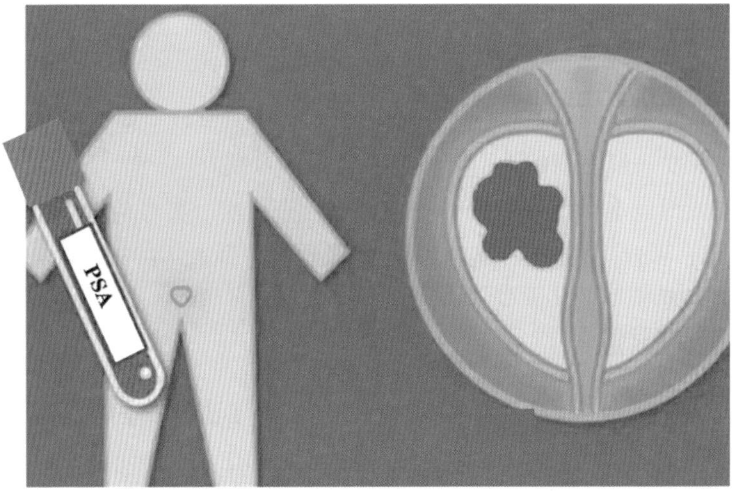

PSA 检测

（4）前列腺癌的其他影像学检查。① CT。CT 主要用于协助临床医师进行肿瘤的临床分期，对早期前列腺癌诊断的敏感性低于 MRI。② MRI。MRI 可以显示前列腺包膜是否完整、肿瘤是否侵犯前列腺周围组织及器官，还可以显示盆腔淋巴结受侵犯的情况及骨转移的病灶。③ ECT。前列腺癌最常见的远处转移部位是骨骼。一旦前列腺癌诊断成立，建议进行全身骨显像检查，有助于判断前列腺癌临床分期。④ PET-CT。PET-CT 用于区分良性、恶性病变。

（5）基因检测。越来越多的证据支持，在前列腺癌的早期诊断及晚期综合治疗阶段，基因检测具有非常重要的作用。推荐有意向的受检者进行基因检测以指导治疗决策或以遗传咨询为目的进行基因检测。

三、如何治疗前列腺癌

前列腺癌的治疗方式包括手术治疗、内分泌治疗、放射治疗等。

（一）手术治疗

根治性前列腺切除术是治疗局限性前列腺癌最有效的方法，常见的术式包括经会阴或耻骨后开放性手术、机器人辅助前列腺癌根治术、腹腔镜前列腺癌根治术等。

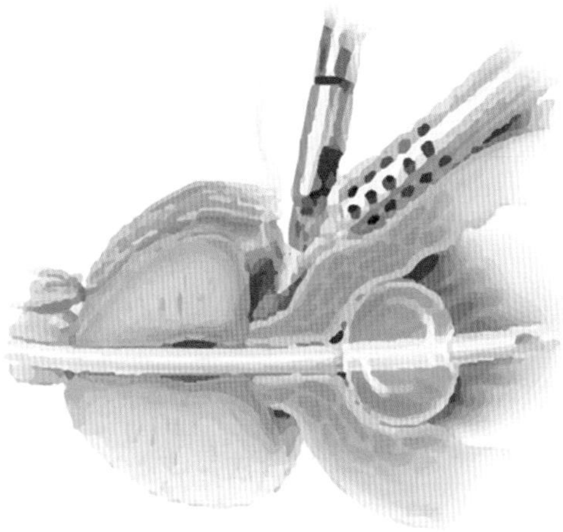

腹腔镜前列腺癌根治手术

（二）放射治疗

放射治疗适用于各期前列腺癌患者。研究发现，早期患者行根治性放射治疗，其局部控制率、10 年无病生存率与前列腺癌根治手术相似。转移性癌可行姑息性放射治疗，可减轻症状、改善生活质量。

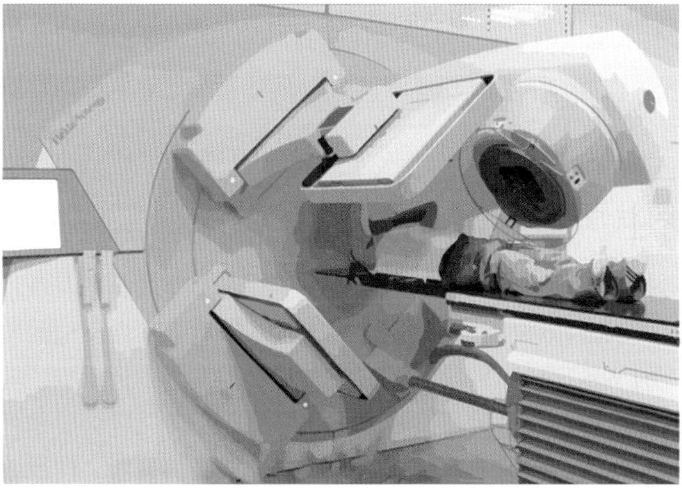

放射治疗

（三）内分泌治疗

内分泌治疗的目的是降低体内雄激素浓度、抑制肾上腺来源雄激素的合成、抑制睾酮转化为双氢睾酮或阻断雄激素与其受体的结合，抑制或控制前列腺癌细胞的生长。

第三节

做好前列腺癌的家庭护理

一、居家健康指导

（1）术后 2 个月内禁止性生活，2 个月后性生活要适度。

（2）保持排便通畅，如排便困难可遵医嘱适量服用缓泻剂帮助排便，切忌用力排便。

（3）在饮食中增加富含纤维的食物的摄入。每天饮水量在 2000~3000ml，以预防尿路感染、凝结物的发生。

（4）术后 3~6 周内，避免久坐、骑车，以减轻腹内压，避免出血。

（5）有尿失禁者应坚持盆底肌收缩锻炼至少半年，尿失禁大于一年者应就诊。

（6）术后康复时间因人而异。为了方便排尿及手术创面的愈合等，医师一般会让患者在整个康复期留置导尿管，必须做好导尿管的护理。

（7）手术也可能损伤前列腺周围的神经，从而导致勃起功能障碍，即性功能障碍。通常会在术后数月内恢复，但也有部分患者会出现性功能永久性丧失，请及时就医。

二、放射治疗相关不良反应的护理

放射治疗相关的不良反应，主要取决于放射治疗的类型及剂量，因为这些射线不仅可以杀伤肿瘤细胞，还会损伤正常细胞。不良反应的发生因人而异，有些人的不良反应比较明显，有些人几乎不发生不良反应。若在放射治疗前、放射治疗中或放射治疗后联合化学治疗，不良反应会更加严重。常见的不良反应有乏力、皮肤改变、腹泻、脱发、恶心、呕吐、性欲改变、排尿改变、关节变化、淋巴水肿等。大部分不良反应是暂时性的，通常在放射治疗结束 2 个月后消失。

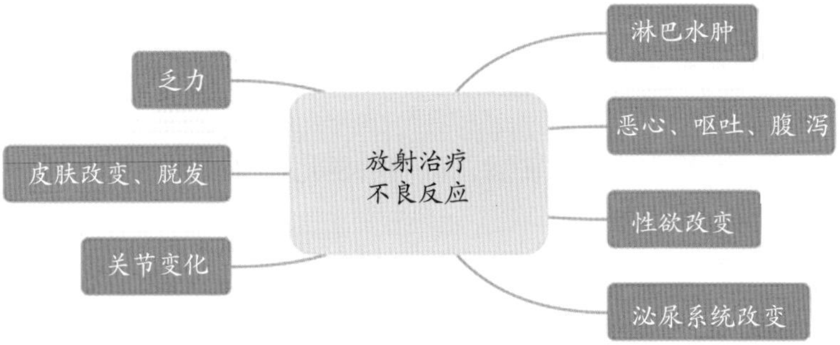

不良反应

1. 乏力的护理

（1）保证每天 8h 的睡眠。保证夜间睡眠质量有 2 种方法，一种是在白天进行适度的活动，如散步、做瑜伽等；另一种是在睡觉之前放松自己，可以读书、拼拼图、听音乐或做其他能让自己安静下来的事。同时制订休息计划，保证每天有足够的睡眠。

（2）制订适合自己的工作计划。

（3）与医师探讨，制订适合自己的放射治疗计划。

（4）多与病友沟通，多向病友学习。

2. 皮肤改变的护理

放射治疗会损伤皮肤，照射区域皮肤发红、干燥、脱皮、瘙痒、潮湿、肿胀等，即放射性皮炎。

（1）动作要轻柔，避免冷热刺激。放射治疗期间，要对皮肤进行特别的护理，护理时，不要使劲揉搓放射治疗部位的皮肤。必要时，可使用油脂类护肤霜保护皮肤。不要将过冷或过热的物体放在皮肤上，不要让冰帽、电热垫等物体接触治疗部位的皮肤。

（2）正确洗澡。患者在洗澡时应使用温水。选择温和、无除臭剂、无香氛的沐浴露或香皂。洗澡结束后，使用清洁的毛巾，轻柔地拍干皮肤，而不是使劲地擦干皮肤。

（3）多待在凉爽、潮湿的地方。可以在房间里装加湿器来提高湿度。

（4）穿着舒适松软的衣服。衣服及被单应松软，宜穿纯棉的衣物，不穿紧身衣。

（5）在户外时，注意防晒。即使是阴天，也可能会被太阳灼伤。在户外的时候，应该戴宽帽檐的帽子、穿长袖的衣裙及长裤。放射治疗结束后，也需要进行皮肤的保护。不要去沙滩。

（6）不要在治疗部位使用胶带或绷带。皮肤有伤口，需要包扎时，应咨询医师。

（7）清洁肛周皮肤。排便后，可使用婴儿擦拭纸或喷雾瓶喷出的水来清洁肛周皮肤。

（8）遵医嘱合理使用皮肤保护剂、抗生素及其他可减轻皮肤瘙痒和肿胀的药物。

3. 腹泻的护理

放射治疗相关的腹泻是指排便频率加快，患者出现水样便或排便松散的表现，在放射治疗的任一过程都可能发生。当放射线照射到盆腔、胃及腹部时，有可能发生腹泻，这是由于放射线损伤了大肠、小肠内的正常细胞，该部分细胞对放射线极其敏感。

（1）每日多饮水，少量多餐，选择易消化的食物，避免辛辣食物、避免含有可卡因的食物或水、避免能产气的食物或水、避免高纤维食物、避免油炸或油腻食物。

（2）呵护肛周皮肤。

4. 脱发的护理

放射治疗会导致脱发，一般只发生于治疗部位。放射治疗结束后3~6个月，毛发一般会重新长出。但如果放射治疗剂量过高的话，毛发也可能再也不会长出。重新长出的头发可能和之前的会有所不同，可能会变薄或弯曲，或毛发颜色发生变化。

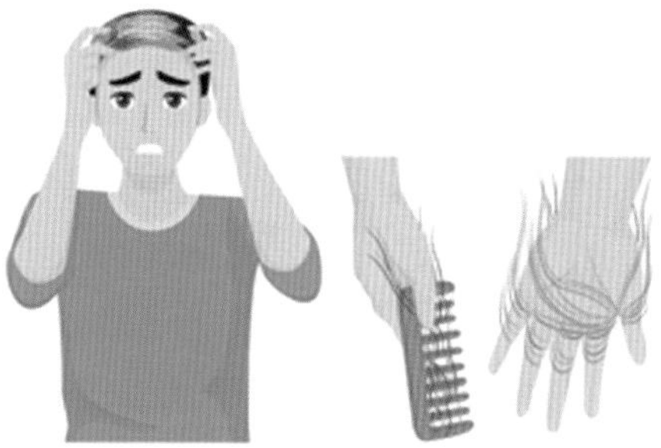

脱发

（1）在毛发脱落前，剪短头发或剃光头，要选择电动剃须刀剃头，以免伤到皮肤。

（2）买假发，最好是在放射治疗前或放射治疗刚刚结束时买，应选择穿戴舒适且不会伤到头皮又合适自己的假发。

（3）清洁头发时应轻柔，使用温和的洗发露，用毛巾拍干头发而不是使劲揉搓。

（4）不要使用卷发棒、电吹风机、卷发器、发圈、头发喷雾器等，它们可能会损伤头皮或导致头发进一步减少。

（5）不使用损害头发的化学品，如染发剂、发油、烫发相关用品、凝胶、摩丝等。

（6）外出时，要避免太阳直射、紫外线及冷空气。要注意保暖，可以通过佩戴头巾、围巾、帽子或假发等保暖。不要待在过冷或过热的地方。

5. 恶心、呕吐的护理

（1）选择清淡易消化的食物，避免饮用会使胃部不舒服的液体或食物。

（2）在治疗前放松自己。可以通过阅读书籍、听音乐或做其他喜欢的事情进行放松。

（3）规定每日进食时间。根据个人感受选择适合自己的进餐时间。

（4）少食多餐，每天吃 5~6 顿，要细嚼慢咽。

（5）保证食物的温度，尽量为温热或常温。每次用餐前，应把冰凉的食物加热，把烫的食物放凉后再吃。

6. 泌尿系统改变的护理

放射治疗会导致泌尿系统改变，在排尿开始时或排尿后，小腹出现烧灼感或疼痛、排尿困难、尿不尽、尿频、尿急等。一般在开始放射治疗后 3~5 周就可能出现泌尿系统改变。在放射治疗结束后的 2~8 周，这种改变会逐渐减退或消失。

（1）大量饮水，每天应饮用 6~8 杯水（2000~3000ml）。

（2）忌茶、酒精、辛辣食物及烟草制品等。

（3）进行盆底肌功能锻炼，提升膀胱的控制能力。

（4）遵医嘱使用可以缓解膀胱痉挛及减轻膀胱疼痛、烧灼感的药物。

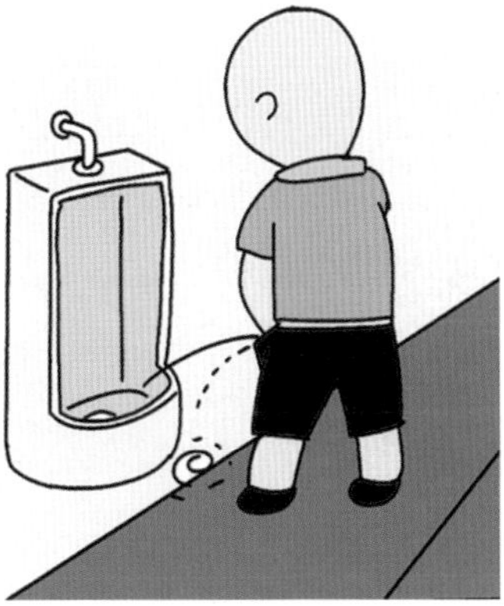

排尿异常

7. 淋巴水肿的护理

淋巴水肿的早期信号：一侧肢体疼痛或感觉沉重、有被东西勒紧的感觉，穿鞋困难，腿乏力等。

（1）应及时与医务人员进行沟通，咨询出现淋巴水肿的风险及应对措施。

（2）遵医嘱适当运动、合理使用药物或在局部加压包扎以缓解症状。

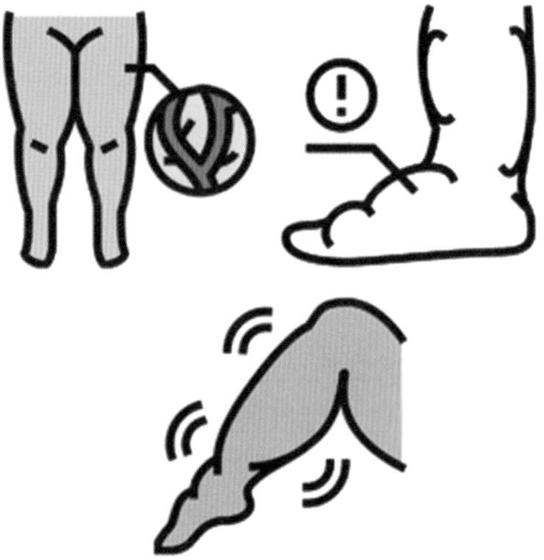

淋巴水肿

三、心理护理

患者有时会感到紧张、焦虑、害怕、生气、沮丧、无助、孤独，这些感受都是正常的。为了应对负面情绪，可以采取以下措施。

（1）放松和冥想。想象身处喜欢的空间，缓缓地呼吸，并将注意力放在每一次呼吸上，或听舒缓的音乐，让心情放松、平静下来。

（2）适当运动。做轻柔的运动，如散步、打太极拳、练瑜伽或水中的有氧运动，可以让自己感觉更好。

（3）同他人沟通。多与信任的亲友或医务人员诉说自己的感受，会从沟通中获得帮助。

第四节

前列腺癌的饮食管理

在前列腺癌综合治疗前后，保证充足的营养至关重要。摄入合理的热量维持体重的同时，也要摄入足够的蛋白质来增加肌肉力量。良好的营养能让机体感觉更舒适，充满能量。

（1）饮食应清淡易消化，忌辛辣刺激性的食物、忌吸烟，宜选择新鲜且含有优良蛋白质、维生素、矿物质的食物，鲜嫩的蔬菜水果，每餐必备。

（2）可食用具有防癌功效的食物，如菜花类、卷心菜、西兰花、黄豆制品、蘑菇类、海参等。

（3）海鲜类易引起过敏，治疗期间不建议食用。

（4）注重烹饪方式，干净第一，以蒸熟、清炖、煨汤为主，切勿使用烟熏、烧烤等烹饪方法，并尽可能减少佐料的使用。

肿瘤患者在治疗期间容易出现食欲不振，可能只持续1~2天，也可能贯穿于整个治疗期间。导致食欲不振的原因包括以下几点：①肿瘤本身。②疲劳。③疼痛。④紧张、恐惧、抑郁或焦虑等情绪。⑤治疗导致的不良反应，如恶心、呕吐、味觉或嗅觉的改变等。可以选择流质饮食，将一日三餐减量并改为5~6餐，少食多餐。即使不想吃任何东西，也要保证每天摄入充足液体，可选择果汁、汤、牛奶或以大豆蛋白为主的饮品。

第五节

前列腺癌的康复锻炼

前列腺癌患者可进行盆底肌功能锻炼、八段锦，具体锻炼步骤参见第十九章第五节之“膀胱癌的康复锻炼”。

TIPS

小贴士

1. 前列腺癌随访检查项目有什么

（1）血清PSA水平的变化。

（2）DRE。DRE用于判断是否存在前列腺癌局部复发。它和PSA

是根治性前列腺切除术和放射治疗后随访的最重要的检查方法。

（3）经直肠超声检查和病理活检。

（4）骨扫描与腹部 CT、MRI。这些检查的目的是发现前列腺癌的转移灶，对于没有症状和无生化复发证据的患者，骨扫描与腹部 CT、MRI 不作为常规的随访手段，有骨骼症状的患者可以进行骨扫描。

2. 放射治疗会影响性功能吗?

放射治疗可能导致生殖能力及性功能发生变化，包括激素变化、性欲减退等，还可能对生育能力造成影响，一般表现为勃起功能障碍，不能或难以保持勃起状态。由于少精或无精，在放射治疗后难以使女性怀孕。放射治疗导致的瘢痕组织，以及其他不良反应如乏力、疼痛、焦虑、抑郁等，均会对患者的性功能造成影响。

3. 如何应对放射治疗后的生育能力降低

如果患者有生育小孩的打算，应在放射治疗前进行精液采集，将精液暂存在精子银行；也可接受捐精，让配偶接受来自他人的精子；领养小孩作为自己的孩子进行抚养。

4. 哪些人群需要进行前列腺癌筛查

前列腺癌筛查可以促进前列腺癌的早期诊断，是十分有必要的。建议 50 周岁以上，或有前列腺癌家族史的 40 周岁以上人群，开展以 PSA 检查结果为依据的前列腺癌筛查。

5. 为什么医生会建议部分前列腺癌患者观察随访而不是立即治疗

部分确诊前列腺癌的患者，医生会建议观察随访而不是立即治疗，这是因为医生在对患者的年龄、身体状况和肿瘤危险程度进行综合评估后，认为现阶段治疗带来的副作用大于获益。预期寿命小于 10 年的前列腺癌患者，医生会建议他们观察等待，监测前列腺癌病程，以期在症状出现、检查结果改变或检查结果提示即将出现症状时能及时进行姑息治疗。预期寿命在 10 年以上的低危前列腺癌患者，医生会建议他们进行更加严格的主动动态监测，以期在发现肿瘤进展时能及时采取以根治为目的的干预措施。

参考文献

[1]KORDE L A, PREMKUMAR A, MUELLER C, et al. Increased prevalence of testicular microlithiasis in men with familial testicular cancer and their relatives [J].Br J Cancer, 2008, 99: 1748-1753.

[2] 王永翔, 赵立明, 米登海. 机器人辅助腹腔镜下前列腺癌根治术的研究现状 [J]. 临床泌尿外科杂志, 2011（7）: 558-560.

[3] 刘茁, 孟一森, 虞巍, 等. 三孔法与四孔法经腹膜外途径腹腔镜下根治性前列腺切除术的比较 [J]. 中华泌尿外科杂志, 2015（8）: 595-599.

[4]GAO X, PANG J, SITU J, et al. Single-port transvesical laparoscopic Radical prostatectomy for organ-confined prostate and outcomes [J]. BJUcancer: technique Int, 2013, 112: 944-952.

[5] MULLINS J K, FENG Z, TROCK B J, et al. The impact of anatomical radical retropubic prostatectomy on cancer control: the 30 year anniversary [J]. JUrol, 2012, 188: 2219-2224.

[6] 孙颖浩. 前列腺癌外科手术治疗的演变及启示 [J]. 中华泌尿外科杂志, 2015(8): 568-572.

第二十一章 淋巴瘤家庭护理和康复

第一节

认识淋巴瘤

淋巴系统是分布在全身的网状体液系统，是机体重要的防卫体系，可以清除机体内衰老坏死的细胞，抵御外来入侵的细菌、病毒等，还参与机体免疫反应。淋巴细胞可分为 3 类：T 淋巴细胞、B 淋巴细胞、自然杀伤细胞。淋巴结成群地分布在淋巴管聚集部位和静脉周围，筑起保护机体健康的淋巴免疫系统屏障。

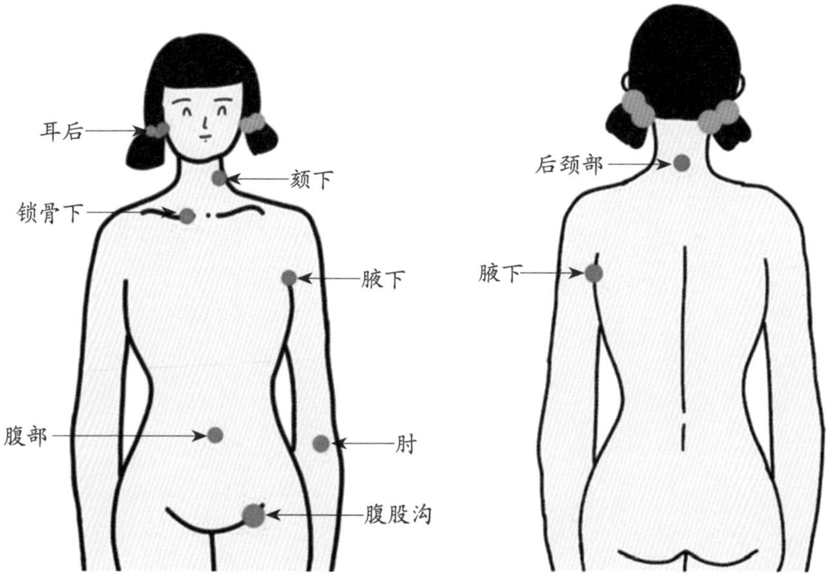

淋巴系统

机体内淋巴细胞发生的恶性突变即为淋巴瘤。淋巴细胞遍布全身，因此机体各个系统或组织都有可能发生病变。淋巴瘤病理类型繁杂，临床表现多样，主要表现为无痛性淋巴结肿大、肝脾明显肿大，并伴高热、盗汗、消瘦、瘙痒等全身症状。

一、淋巴瘤的症状

（1）局部症状。最典型的表现为浅表部位淋巴结无痛性、进行性肿大，以颈部为多发，其次为腋下，再次为腹股沟。锁骨上、滑车、枕后等地方的淋巴结肿大不常见，如果肿大，需要格外重视。深部淋巴结肿大以纵隔、腹主动脉旁为多发。淋巴结肿大会引起压迫症状。

（2）全身症状。包括发热、盗汗、不明原因的体重下降（通常指6个月内体重减少10%）、皮肤瘙痒、疲劳。

（3）结外病变。全身各组织、器官均可被淋巴瘤侵犯，脾脏受累较多见，约占1/3。胃肠道浸润导致腹痛、肠梗阻和出血；肺和胸膜浸润导致咳嗽、胸腔积液；肝浸润导致肝肿大、肝区疼痛等。

二、淋巴瘤的致病因素

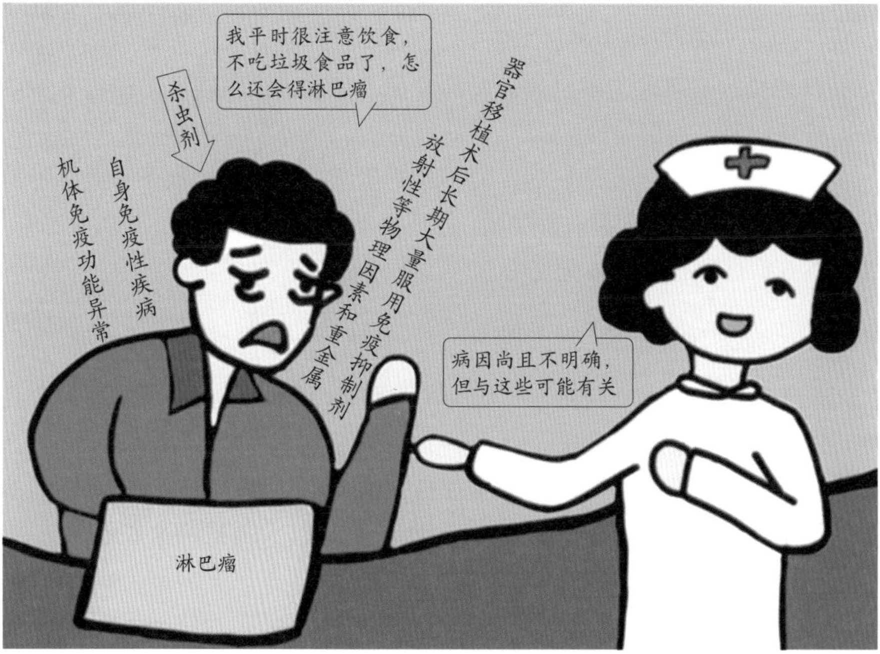

淋巴瘤的致病因素

三、淋巴瘤的高危人群

（1）从事高危职业者，如长期接触放射线、同位素等。

（2）有淋巴瘤家族史者。

（3）人类疱疹病毒、EB 病毒人类免疫缺陷病毒感染者。

（4）器官移植、骨髓移植前的原发性免疫缺陷者。

（5）使用过细胞毒性化疗药物者。

第二节

早诊早治，远离淋巴瘤

一、如何预防淋巴瘤

（一）一级预防：病因预防

某些感染因素可能与淋巴瘤的发病有关，目前还未发现淋巴瘤有非常明显的遗传倾向和家族聚集性。

我们可以针对淋巴瘤的病因改变不良的生活方式，包括以下方面。①养成健康的饮食习惯。②远离有害物质。③戒掉不良习惯。④避免 EB 病毒感染。⑤加强体育锻炼，提高机体免疫力。

（二）二级预防：尽早诊断

淋巴瘤高危人群早期筛查与监测尤为重要。此阶段我们可以通过自我筛查、定期体检、及时就诊来应对。

为了能早期发现疾病，我们应掌握自查的手法，我们能摸到的淋巴结基本都是位于体表的，主要分布在下巴、锁骨、腋窝、大腿根部这些地方。

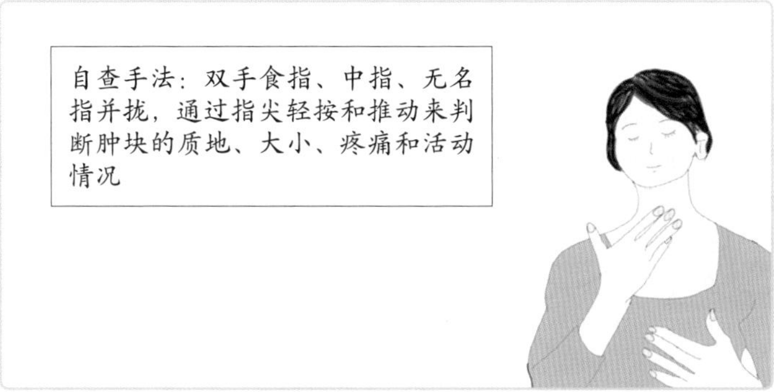
自查手法：双手食指、中指、无名指并拢，通过指尖轻按和推动来判断肿块的质地、大小、疼痛和活动情况

淋巴瘤自查手法

初步判断淋巴瘤是良性还是恶性：短期内或突然出现的人体浅表淋巴结进行性、无痛性肿大，表面光滑，质地较硬时则需警惕淋巴瘤的可能。以上自查方法仅提供参考，如果把握不准，建议去医院找经验丰富的医生检查。

良性	恶性
多数有压痛	无压痛
按起来比较软	质地很硬
能够推动	像被固定，难推动
绿豆大小，一般 2 周左右自行消退	直径大于 1cm，超过 2 周也不会消失
多出现在下巴、大腿根部	多出现在锁骨、腋窝

淋巴瘤的良、恶性判断

（三）三级预防：尽早治疗

确诊淋巴瘤后，应采取有效的治疗措施，积极前往肿瘤专科医院治疗，防止病情进一步恶化。

二、淋巴瘤的检查

（1）腰椎穿刺活检。医生通过穿刺抽取脑积液查找癌细胞，进行病理检查。整个腰穿过程顺利的话在 10min 内可完成，除了打麻药时有轻微疼痛感，并不会感到明显不适。在医生操作过程中需做好以下配合： 取弯腰屈膝侧卧位，并保证背部垂直于床面，穿刺过程保持姿势。术后除少数患者会出现短时间的腰痛外，大多数患者不会有后遗症。如有不适及时告知医务人员。

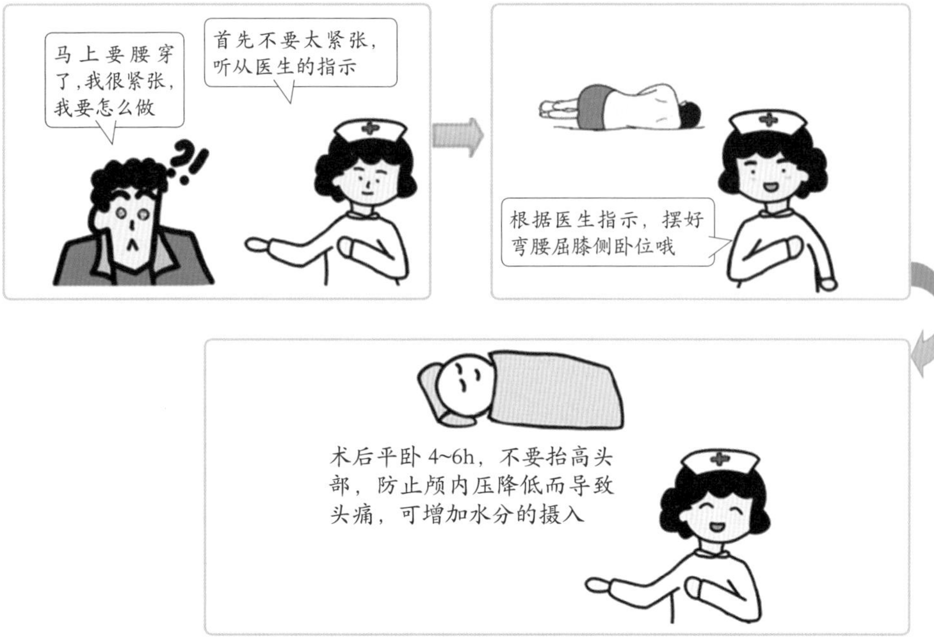

腰椎穿刺活检

（2）骨髓穿刺活检，目的是了解骨髓有无淋巴瘤侵犯、协助临床分期，是诊断淋巴瘤最常用的检查手段。

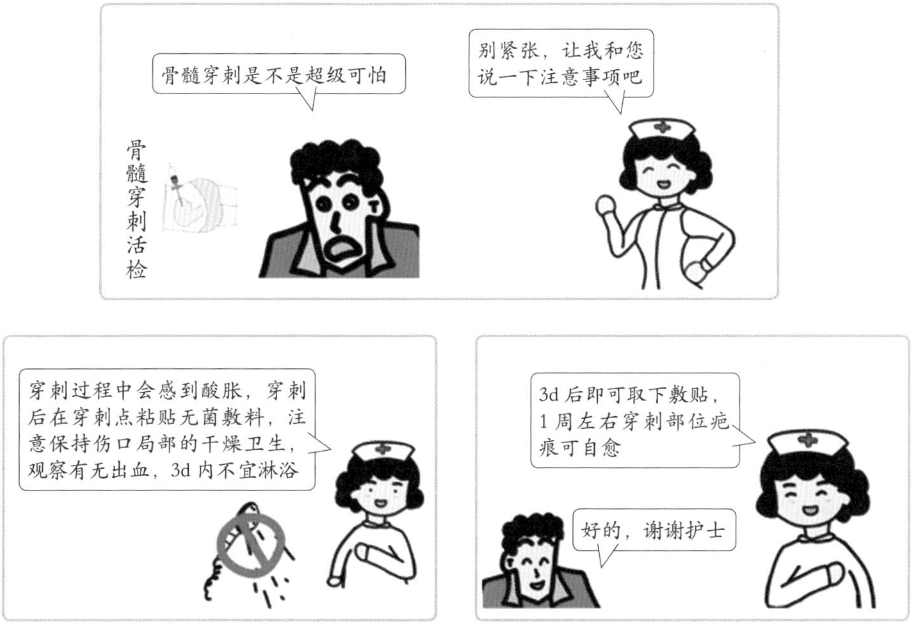

骨髓穿刺活检

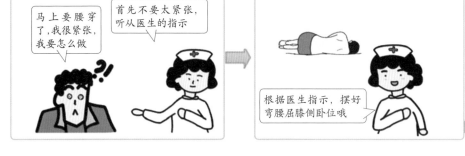

骨髓穿刺前，首先在穿刺部位进行皮肤消毒，并局部注射麻药，然后在胸骨、腰椎棘突、髂后上棘或髂前上棘、胫骨等部位通过专用穿刺针抽取少量骨髓液进行化验。

骨髓穿刺抽取的是具有造血功能的骨髓液，骨髓再生能力很强，抽取少量骨髓液不必过分焦虑，对人体无任何不良影响，更不会引起瘫痪、残疾等后遗症。

（3）淋巴结活检。医生可能会切除整个肿大的淋巴结，或利用穿刺针从肿大的淋巴结中抽取出组织样本进行活检，以便准确地诊断病情。

操作过程：充分暴露活检部位，若活检部位在颈部，应保持平静、自然的状态，取舒适坐位或卧位，解开内衣，暴露颈部和肩部。

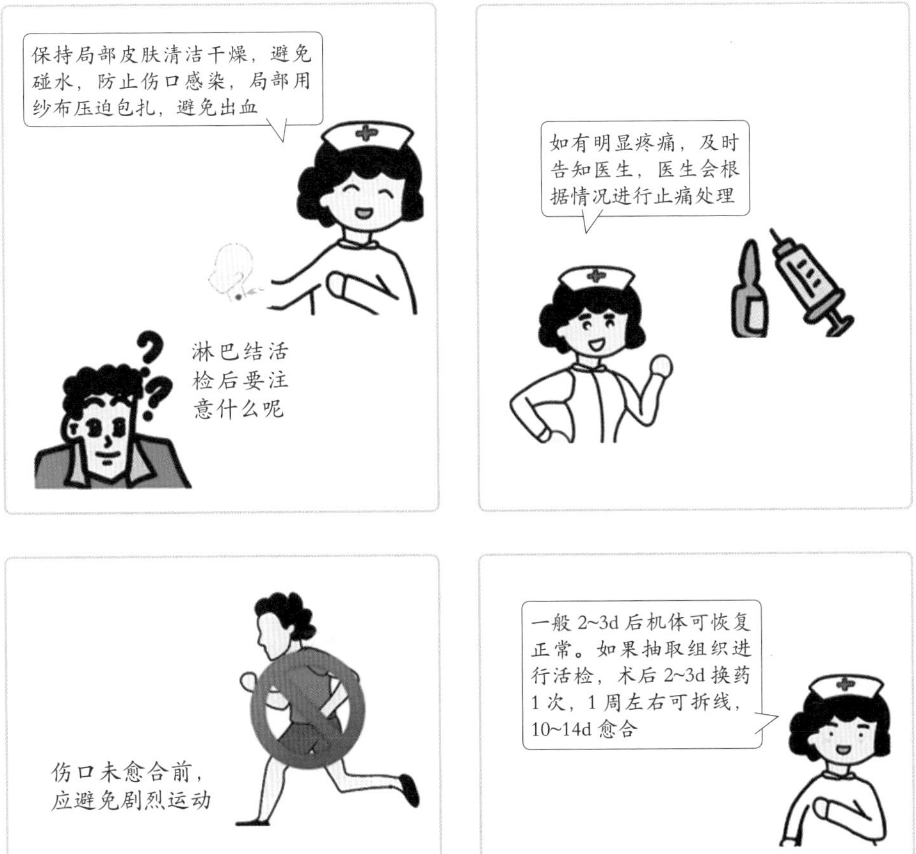

淋巴结活检注意事项

（4）PET-CT。PET-CT 可以发现常规 CT 发现不了的危险病灶，对淋巴瘤诊断、分期和疗效判断有重要价值，优于常规影像学检查。

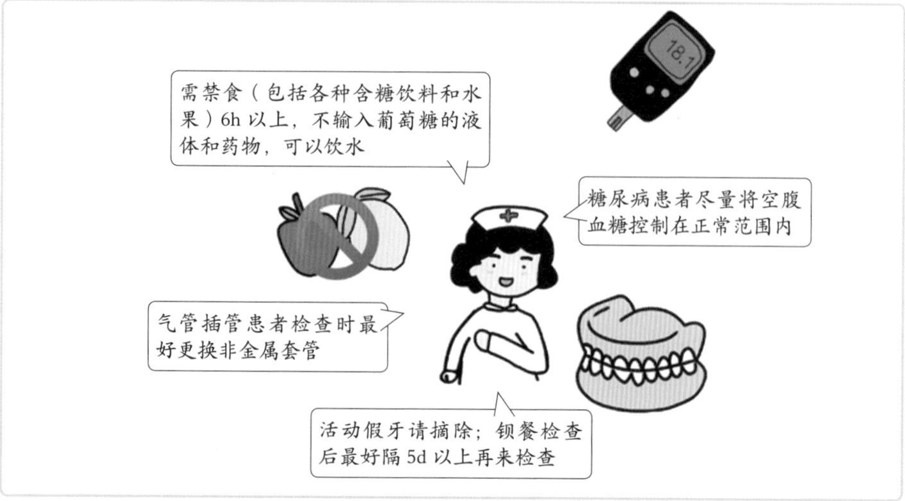

PET-CT 检查前注意事项

PET-CT 检查后注意事项：PET-CT 代谢现象检查所用显像剂为放射性药物，建议注射药物后 4~6h 之内，尽量少到公众场所，以免对他人造成少量辐射。多饮水，促进显像剂的排泄。

三、如何治疗淋巴瘤

明确淋巴瘤的病理类型和分期后，临床医生会采用不同的治疗方法，包括化学治疗、免疫靶向治疗、放射治疗及造血干细胞移植等，下面重点介绍造血干细胞移植。

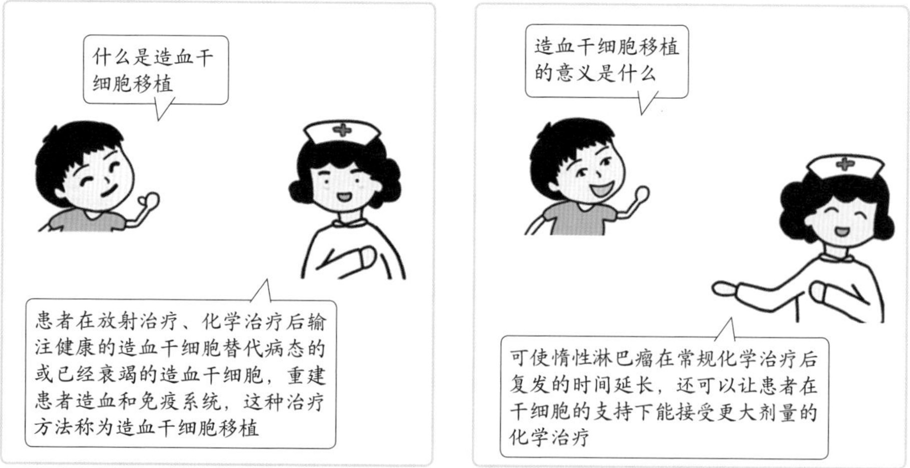

造血干细胞移植

第三节

做好淋巴瘤的家庭护理

一、化学治疗相关不良反应的护理

化学治疗是淋巴瘤最常用的治疗方法。化学治疗在杀灭肿瘤细胞的同时，也会损伤正常细胞，由此产生一系列不良反应。

1. 白细胞减少的护理

（1）注意休息，加强营养，不宜食用生冷及刺激性的食物，提高机体免疫力。

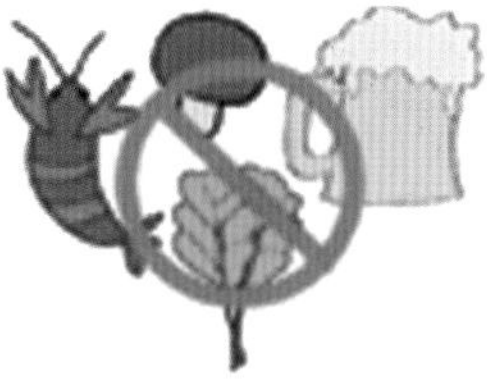

（2）注意手部卫生，在进食前后、与他人接触前后、打喷嚏、擤鼻涕、如厕后应洗手，应注意清洗双手所有皮肤，清洗指背、指尖和指缝。

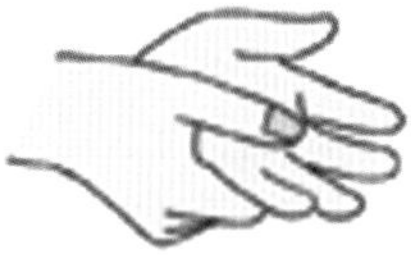

（3）预防感冒，不去人多的公共场所，减少探视，注意饮食卫生，餐具进行消毒。注意口腔、会阴卫生。

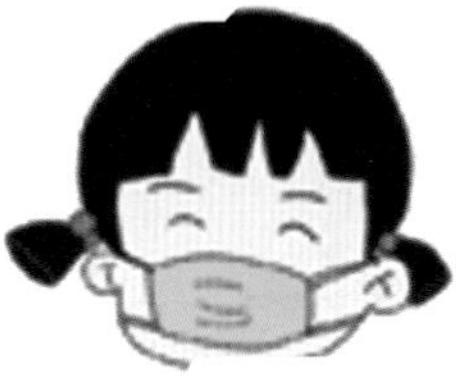

（4）遵医嘱使用升白针，用后可能出现全身酸痛、鼻塞、头疼等症状，这是正常反应，应多喝水，局部给予按摩，可以减轻症状。

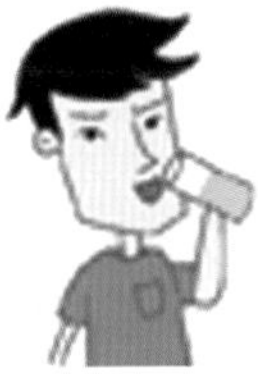

（5）定期进行血常规检查，并及时就医。注意监测体温变化。

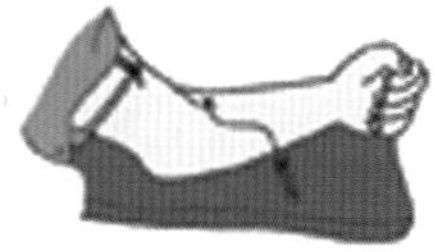

白细胞减少的护理要点

注意事项：白细胞计数$<1.0\times10^9$/L 时，应采取保护性隔离。①患者戴口罩，尽可能住单人间。②限制访视，禁止呼吸道感染者进入房间或陪伴。③保持室内空气新鲜，定时对房间进行消毒，每日 2 次，每次 1h，定时通风。保持室温、湿度适宜。④保持患者体表、床褥、衣裤干净整洁，陪护家属也应注意更换干净衣、裤、鞋并佩戴口罩。

2. 血小板减少的护理

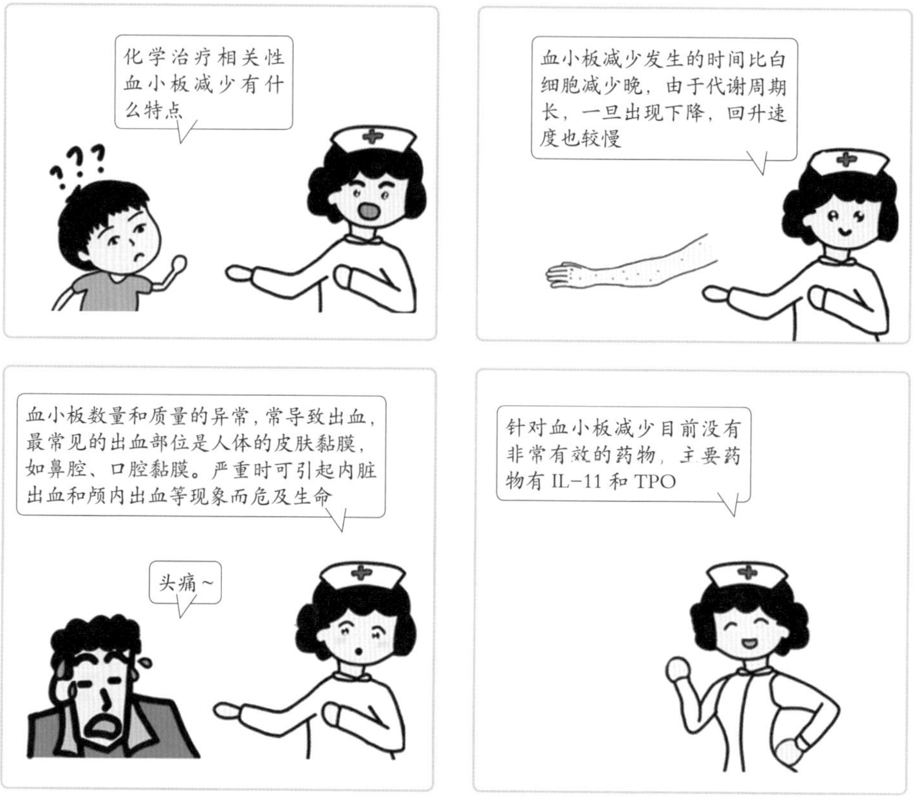

化学治疗相关性血小板下降的特点

一旦发生血小板减少，如何护理呢？

（1）化学治疗前后检测血小板计数，遵医嘱使用升血小板药物或输注血小板。

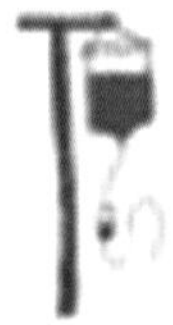

（2）血小板减少期间应减少活动，防止受伤，必要时绝对卧床。

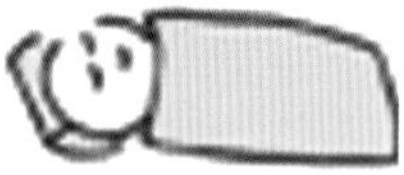

血小板减少的护理要点

（3）为避免肠道出血，要避免增加腹部压力的动作，避免剧烈咳嗽。

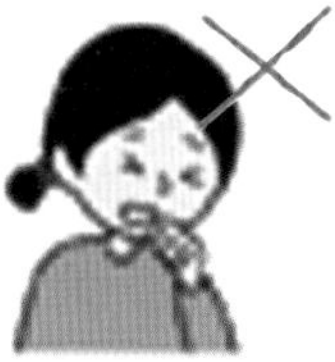

（4）减少皮肤黏膜损伤的机会，进食软烂的食物，避免进食粗糙、坚硬、带刺、带壳的食物。

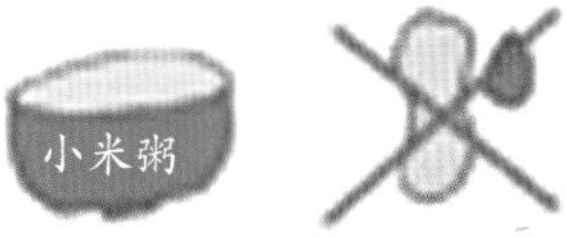

（5）防治便秘，避免肛裂等。

（6）禁止掏鼻、挖耳等行为，避免黏膜损伤，减少抓挠皮肤。

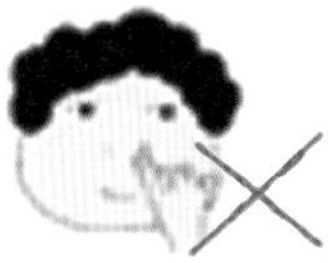

（7）使用软毛牙刷，血小板严重减少时停止刷牙。

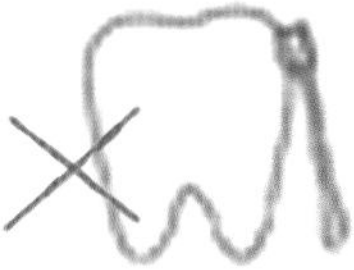

（8）监测生命体征，注意观察皮肤、黏膜、大小便颜色、痰液等情况，及早发现各器官有无出血迹象，注意观察有无头痛、腹痛症状，早期发现颅内和内脏出血倾向，并做好记录。

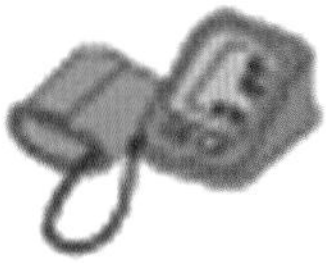

（9）静脉穿刺拔针时，应压迫局部3~5min，防止皮下出血。

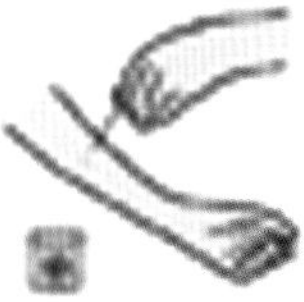

（10）遵医嘱使用止血药。

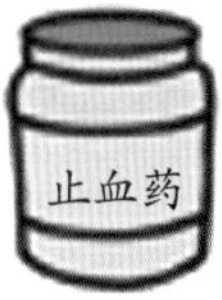

血小板减少的护理要点（续）

3. 血红蛋白减少的护理

血红蛋白减少时，患者表现为：面色苍白，指甲、手掌、口唇黏膜和睑结膜颜色转浅，疲乏，呼吸短促，心悸，可伴有头晕、耳鸣、注意力分散、记忆力减退等现象。

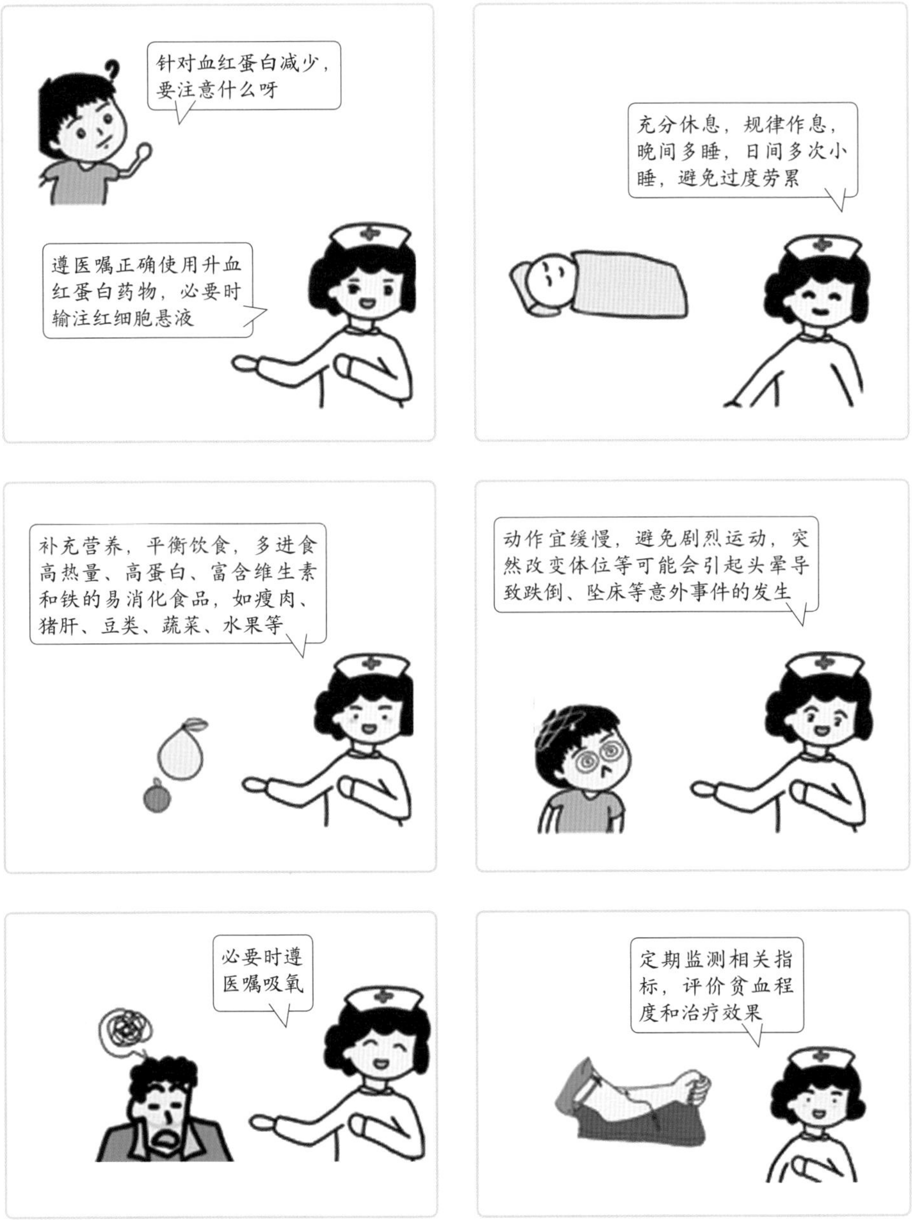

血红蛋白减少的护理要点

4. 心脏毒性的护理

化学治疗药物相关心脏毒性多由多柔比星、表柔比星等蒽环类药物引起，症状包括各种心律失常（包括传导阻滞）、心包炎、心绞痛、心肌梗死、心肌炎、心力衰竭等。

大量研究表明，右丙亚胺可有效预防蒽环类药物所致的心脏毒性，已列入临床实践指南，并且广泛应用。

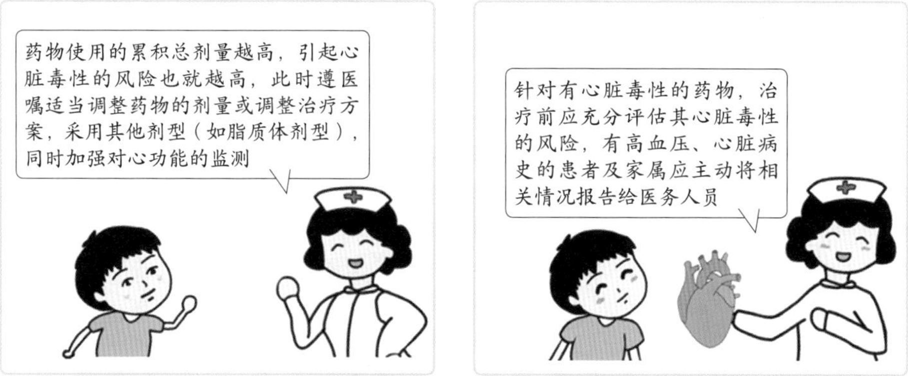

药物使用的累积总剂量越高，引起心脏毒性的风险也就越高，此时遵医嘱适当调整药物的剂量或调整治疗方案，采用其他剂型（如脂质体剂型），同时加强对心功能的监测
针对有心脏毒性的药物，治疗前应充分评估其心脏毒性的风险，有高血压、心脏病史的患者及家属应主动将相关情况报告给医务人员

心脏毒性的护理要点

5. 高尿酸血症的护理

在正常饮食状态下，体内尿酸生成过多或排泄过少，不同日 2 次测量空腹血尿酸水平，女性高于 360μmol/L，男性高于 420μmol/L，即为高尿酸血症。

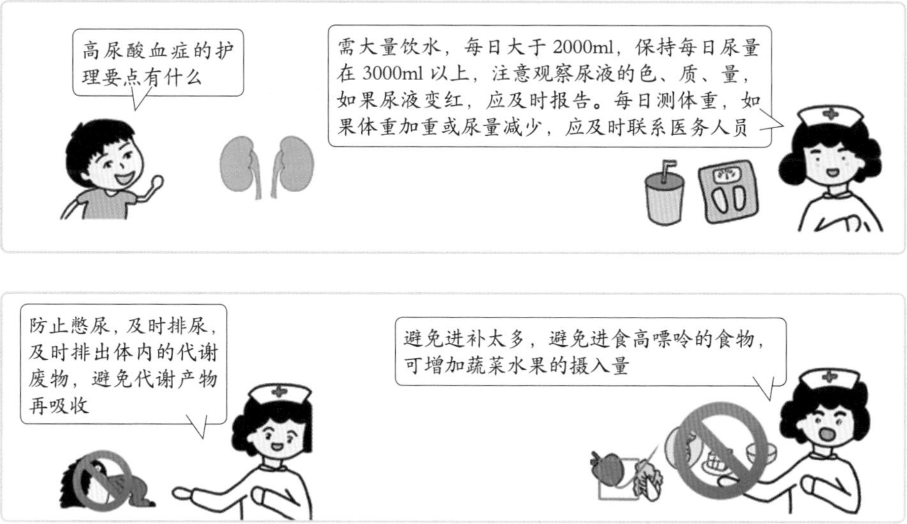

高尿酸血症的护理要点有什么
需大量饮水，每日大于 2000ml，保持每日尿量在 3000ml 以上，注意观察尿液的色、质、量，如果尿液变红，应及时报告。每日测体重，如果体重加重或尿量减少，应及时联系医务人员
防止憋尿，及时排尿，及时排出体内的代谢废物，避免代谢产物再吸收
避免进补太多，避免进食高嘌呤的食物，可增加蔬菜水果的摄入量

高尿酸血症的护理要点

6. 肝功能损害的护理

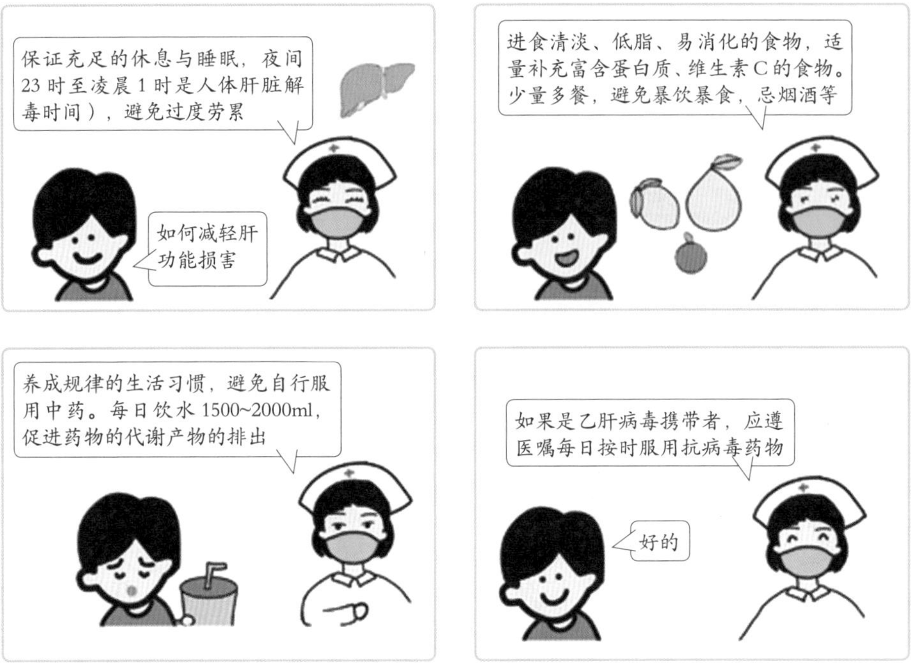
保证充足的休息与睡眠，夜间23时至凌晨1时是人体肝脏解毒时间），避免过度劳累
如何减轻肝功能损害
进食清淡、低脂、易消化的食物，适量补充富含蛋白质、维生素C的食物。少量多餐，避免暴饮暴食，忌烟酒等
养成规律的生活习惯，避免自行服用中药。每日饮水1500~2000ml，促进药物的代谢产物的排出
如果是乙肝病毒携带者，应遵医嘱每日按时服用抗病毒药物
好的

肝功能损害的护理

7. 脱发的护理

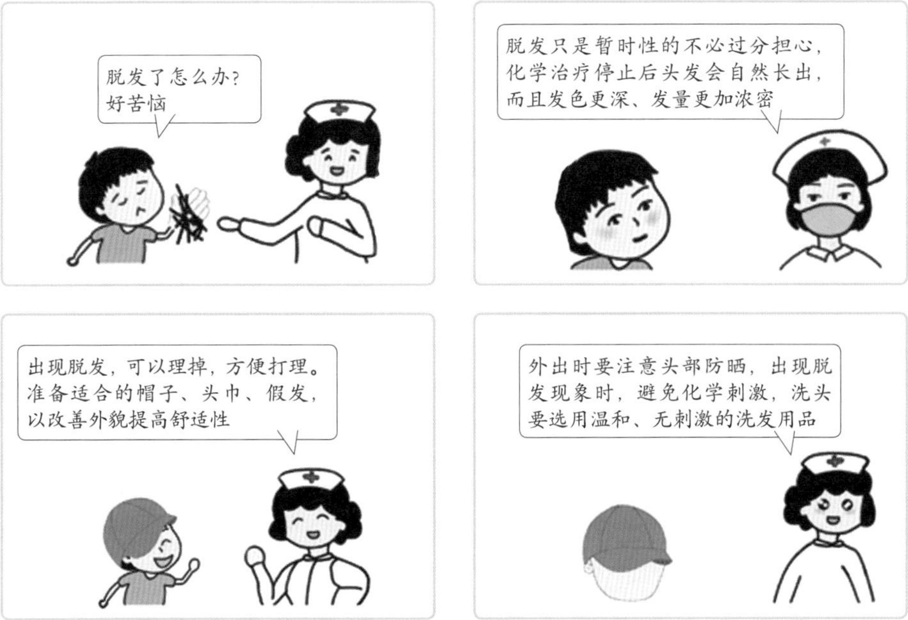
脱发了怎么办？好苦恼
脱发只是暂时性的不必过分担心，化学治疗停止后头发会自然长出，而且发色更深、发量更加浓密
出现脱发，可以理掉，方便打理。准备适合的帽子、头巾、假发，以改善外貌提高舒适性
外出时要注意头部防晒，出现脱发现象时，避免化学刺激，洗头要选用温和、无刺激的洗发用品

脱发的护理要点

8. 过敏反应的护理

利妥昔单抗、紫杉醇、奥沙利铂等药物最容易引起过敏反应，表现为呼吸困难、心慌、低血压、冷汗等。

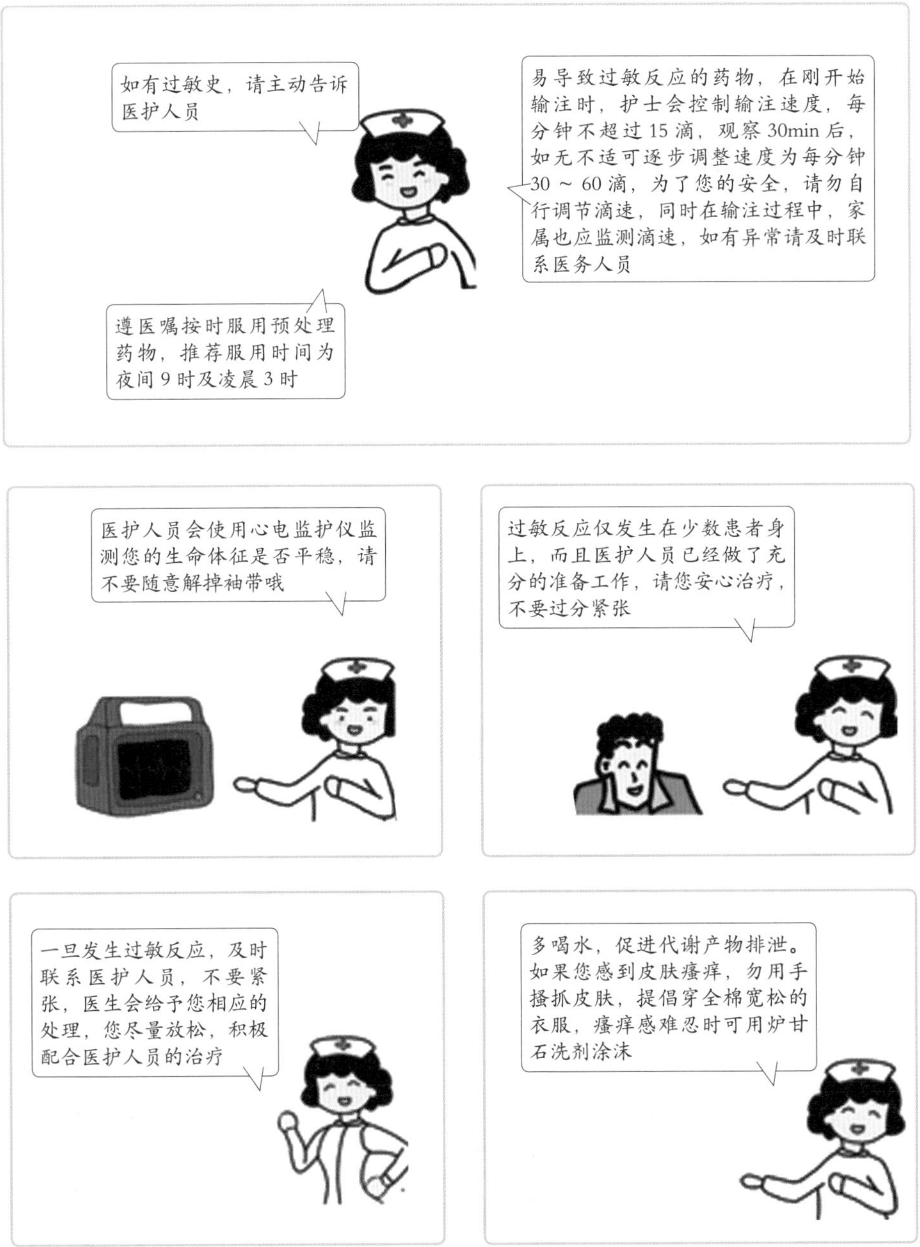

过敏反应的护理要点

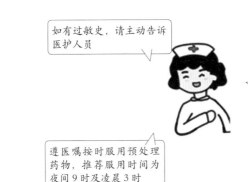

9. 神经毒性的护理

长春碱类、依托泊苷等药物会引起神经毒性，特别是大剂量应用时，临床表现为四肢乏力、指趾麻木等。严重者可出现便秘或麻痹性肠梗阻，大多发生在使用长春花碱后的 2~3 天。

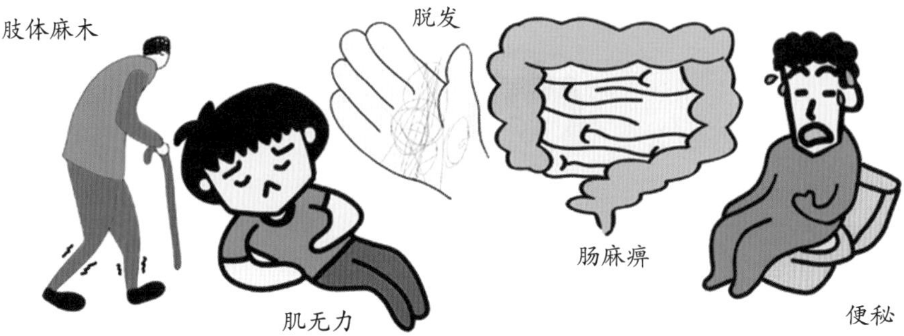

神经毒性

（1）适当运动。经常进行肢体锻炼，按摩肢端末梢皮肤，避免冻伤、烫伤。进食易消化、少油、富含粗纤维的清淡食物。每日饮水量达 1500~2000ml。

（2）调整饮食。进食具有营养神经作用的食物，如花生、坚果、牛奶、蘑菇、小麦、胡萝卜等。

（3）观察有无腹痛，防止肠梗阻。

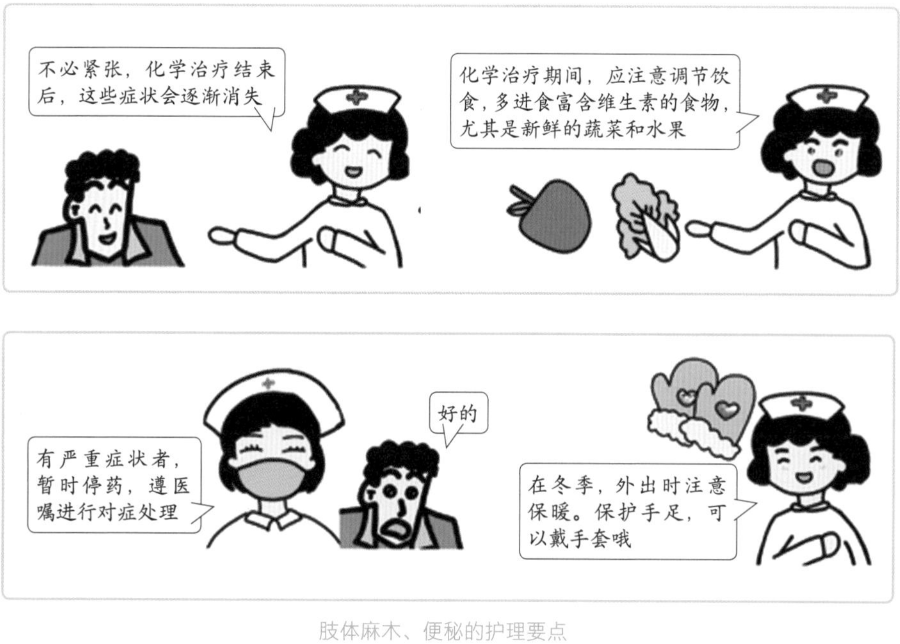

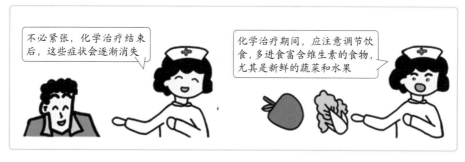

肢体麻木、便秘的护理要点

10 口腔溃疡的护理

口腔溃疡是化学治疗最常见的不良反应之一，大多出现在化学治疗后第 5 天。刚开始表现为口腔黏膜充血发红，而后出现红斑糜烂。

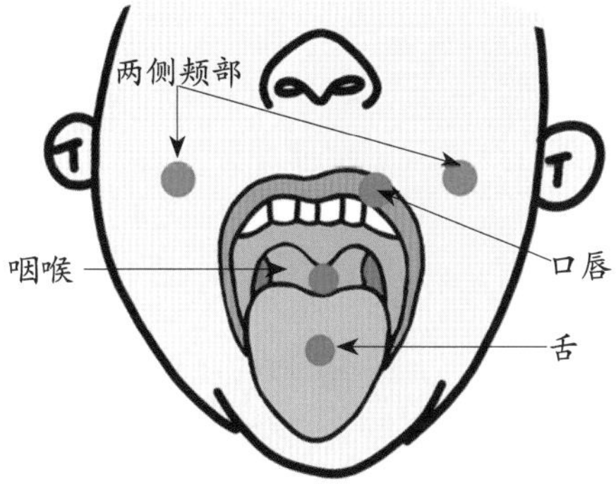

口腔溃疡的好发部位

（1）保持口腔清洁。这是预防口腔溃疡的首要措施，养成晨起、睡前刷牙的习惯，使用软毛牙刷刷牙；进食后坚持用冷开水或生理盐水漱口，要求含漱，使冷开水或生理盐水和牙齿充分接触，并保留 30s 以上。

（2）调节饮食。避免进食粗糙、尖锐、辛辣、酸性及过冷、过热的食物。咀嚼口香糖，可以增加唾液分泌，改善口腔血液循环，还有助于提高口腔内部的免疫力。

（3）早发现、早治疗。进食时出现刺激感，此时要留意口腔中是否存在溃疡，口腔略有疼痛时就必须高度重视，尽早治疗，避免伤口扩大，疼痛加剧。观察口腔黏膜的变化，及时告知医务人员。

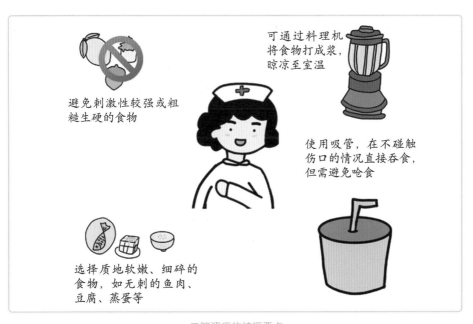

口腔溃疡的护理要点

11. 肾功能损伤的护理

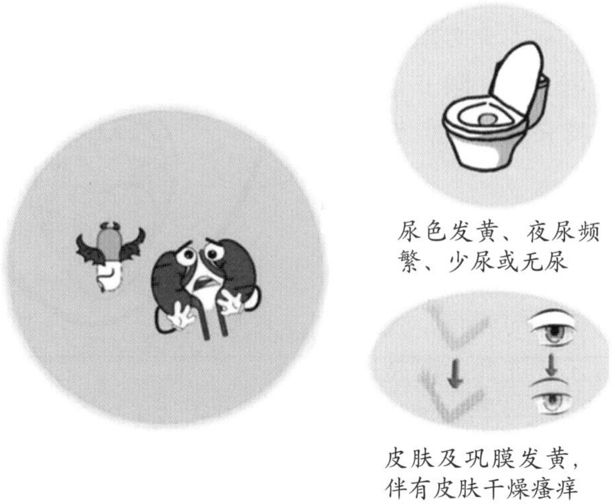
尿色发黄、夜尿频繁、少尿或无尿
皮肤及巩膜发黄，伴有皮肤干燥瘙痒

化疗药物对肾功能的损伤

（1）观察并记录排尿情况。

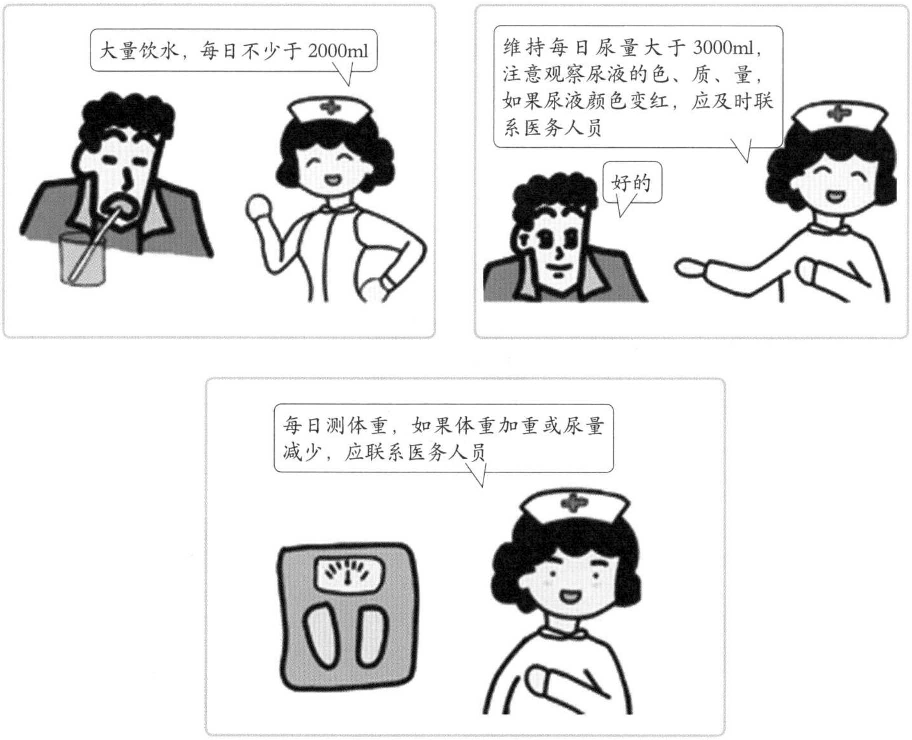
大量饮水，每日不少于2000ml
维持每日尿量大于3000ml，注意观察尿液的色、质、量，如果尿液颜色变红，应及时联系医务人员
好的
每日测体重，如果体重加重或尿量减少，应联系医务人员

观察并记录排尿情况

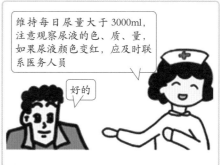

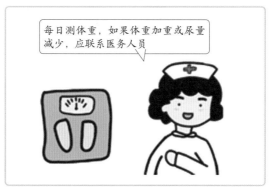

（2）及时排尿，防止憋尿。

（3）避免进食高嘌呤的食物，如动物内脏、海鲜、豆制品、花生、菠菜等。

（4）遵医嘱使用美司钠。

12. 阿糖胞苷综合征的护理

阿糖胞苷综合征多表现为咽痛、发热、骨痛或肌肉痛、皮疹、眼睛发红等。

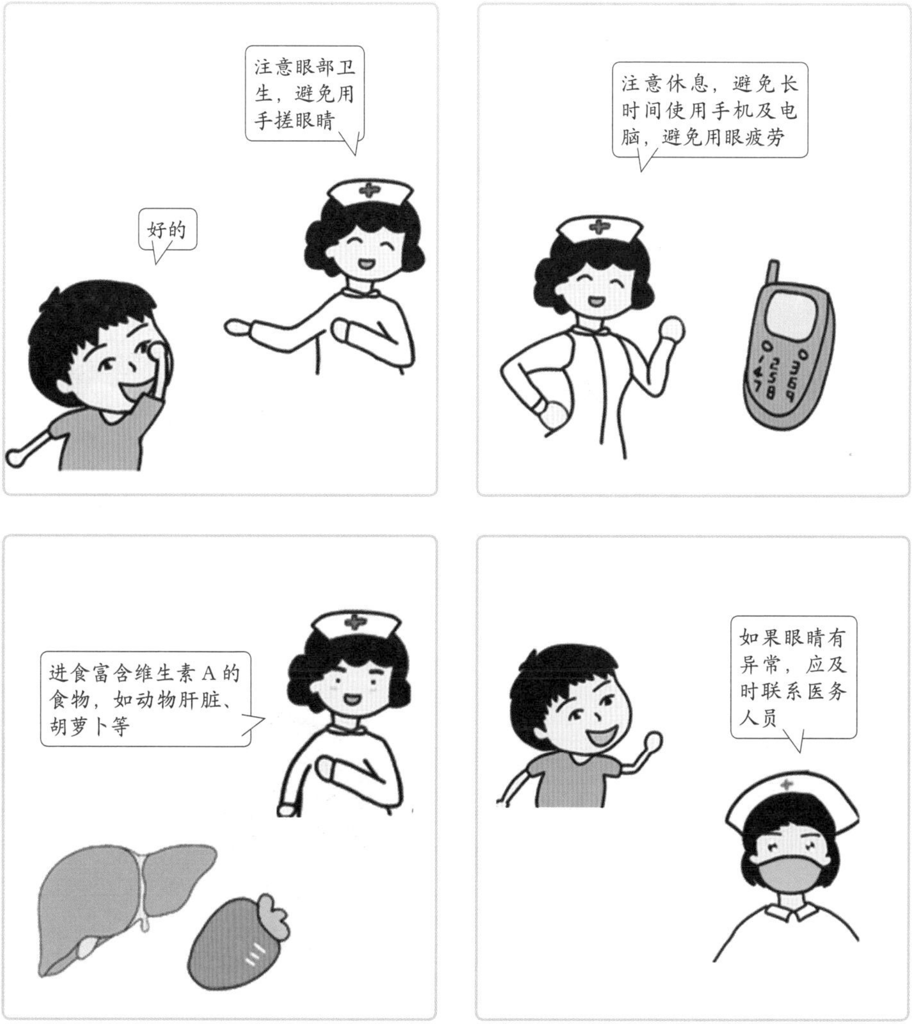

阿糖胞苷综合征的护理

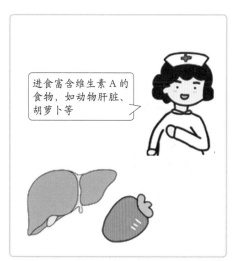

13. 发热的护理

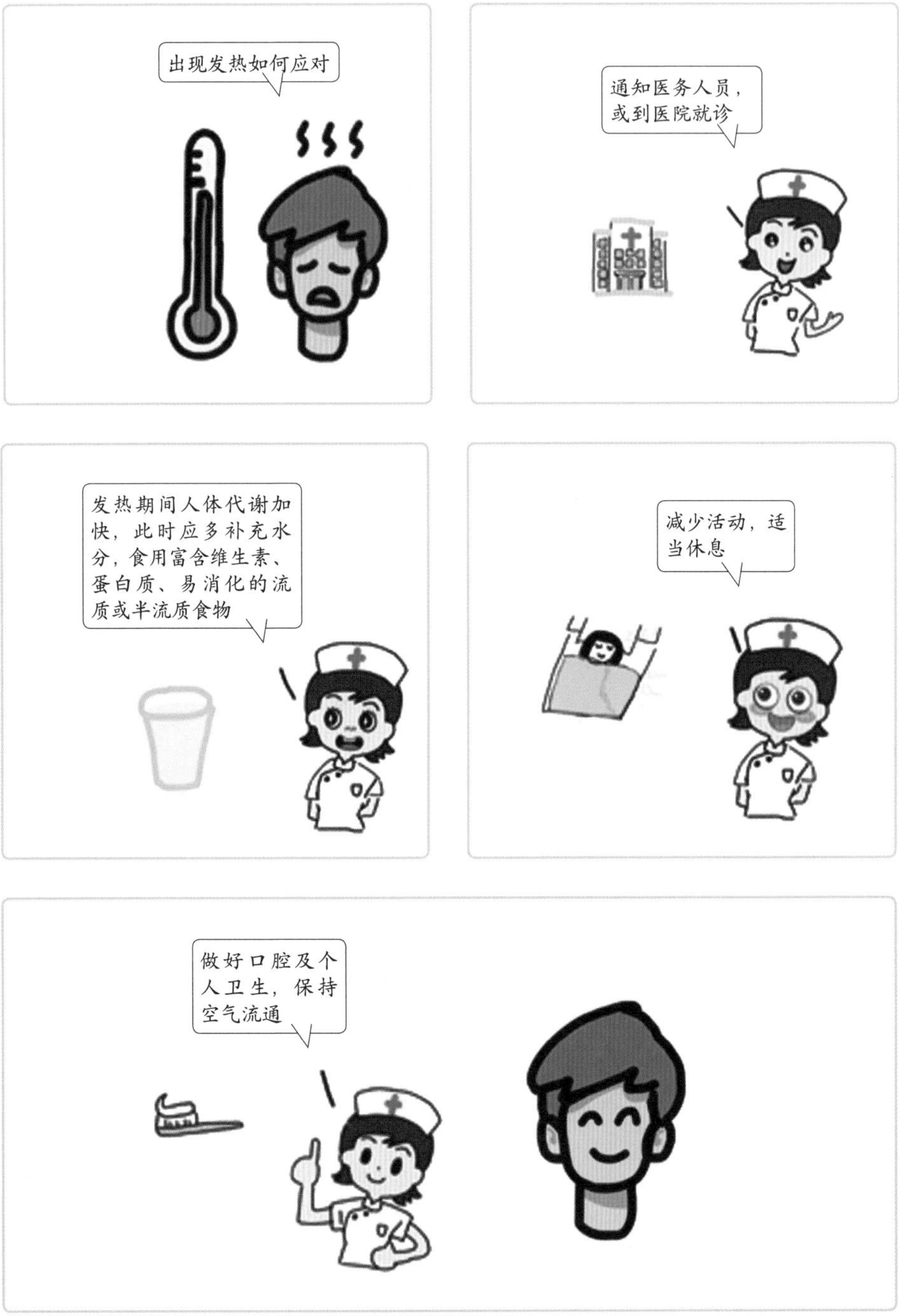

发热的护理要点

14. 恶心、呕吐的护理

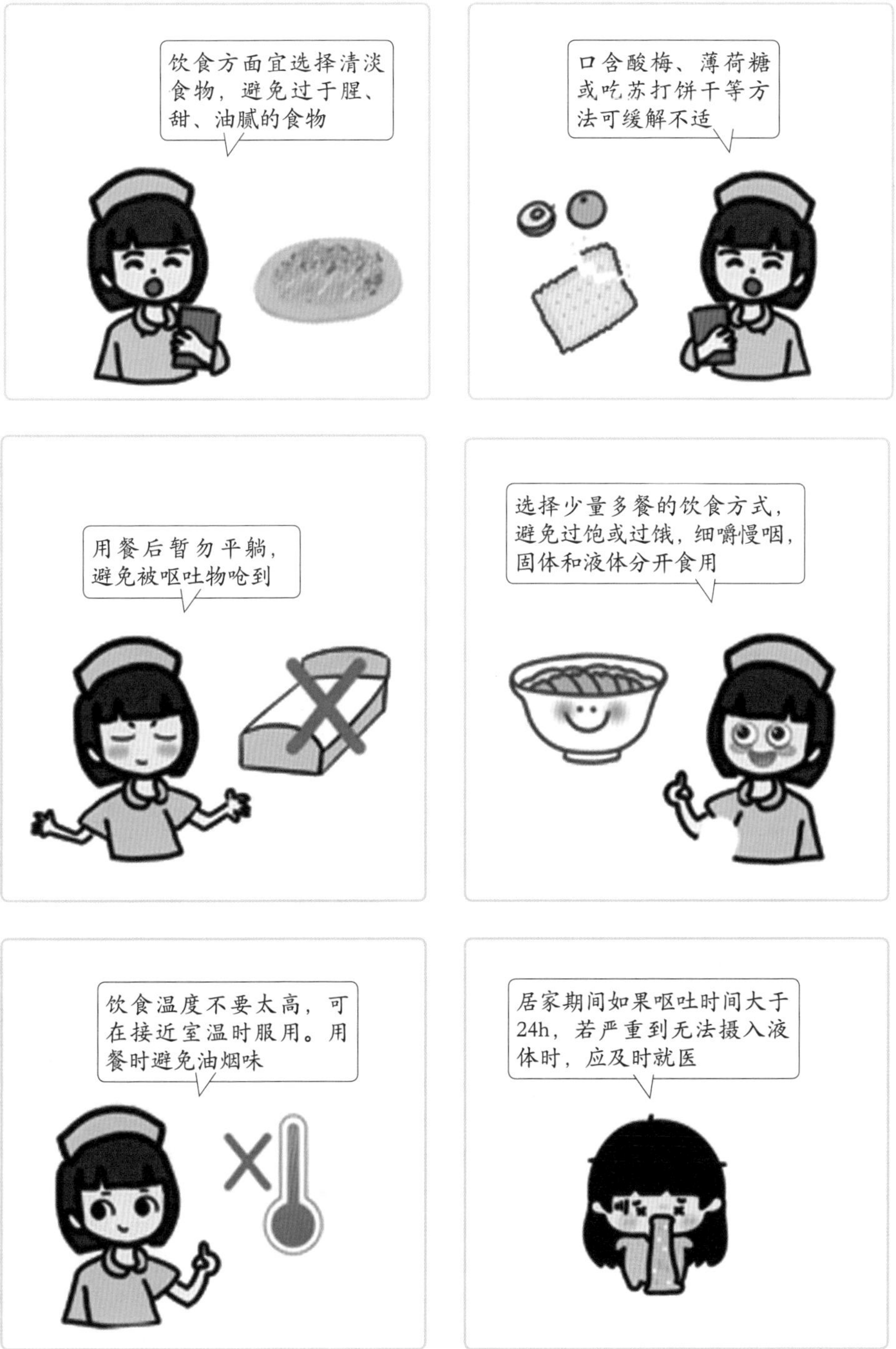

恶心、呕吐的护理要点

15. 味觉改变的护理

很多患者接受化学治疗后发现自己的味觉发生改变，总觉得嘴里的味道不对，可能有金属味、药味、化学味或其他古怪的异味等，对苦味特别敏感。

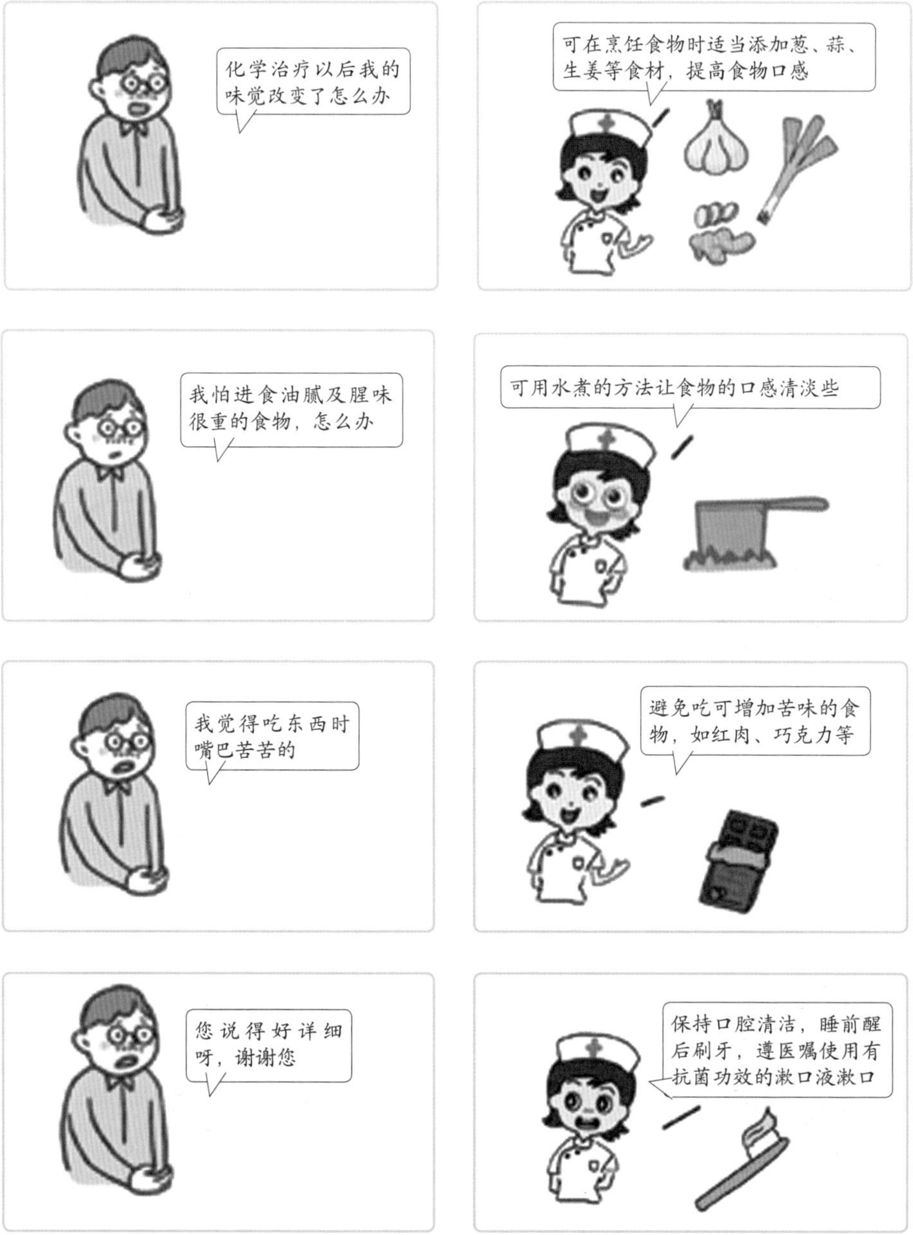

味觉改变的护理要点

16. 食欲不振的护理

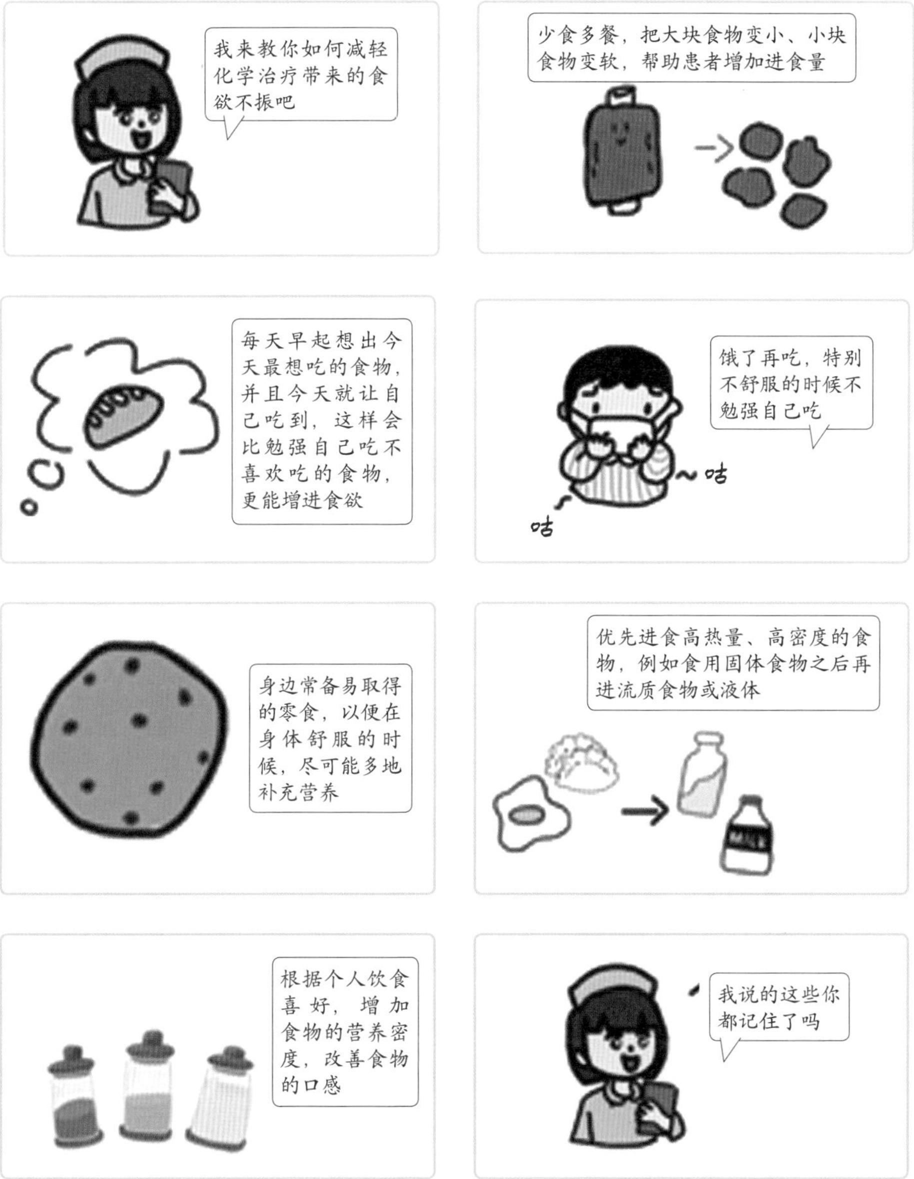
我来教你如何减轻化学治疗带来的食欲不振吧
少食多餐，把大块食物变小、小块食物变软，帮助患者增加进食量
每天早起想出今天最想吃的食物，并且今天就让自己吃到，这样会比勉强自己吃不喜欢吃的食物，更能增进食欲
饿了再吃，特别不舒服的时候不勉强自己吃
咕
咕
身边常备易取得的零食，以便在身体舒服的时候，尽可能多地补充营养
优先进食高热量、高密度的食物，例如食用固体食物之后再进流质食物或液体
根据个人饮食喜好，增加食物的营养密度，改善食物的口感
我说的这些你都记住了吗

食欲不振的护理要点

17. 腹泻的护理

腹泻是化学治疗最常见的不良反应之一，如果症状较轻、持续时间短，可采取以下措施。

（1）改变错误的饮食观念。担心腹泻会造成营养缺失，因而大补特补的做法是错误的。应选择流质或低渣类饮食让肠道得到休息。

（2）忌食会加重腹泻症状的食物。忌生冷、过烫的食物，忌含酒精、咖啡因、碳酸的饮料，忌奶类及乳制品，忌辛辣刺激、油腻、过甜的食物，忌粗粮，忌大豆，忌生肉、生鱼，少食芹菜、菠菜等高纤维的蔬菜。

（3）注意补充液体，如水、淡茶、稀饭或清汤等。进食富含钾的食品，如土豆、橙子、桃等。

（4）可遵医嘱口服益生菌，帮助胃肠道快速恢复。假如仍无明显好转请联系医生。

18. 便秘的护理

便秘是化学治疗最常见的不良反应之一，与药物副作用、进食量过少、饮食过于精细、水分摄入少等因素有关。不要擅自服用轻泻药，便秘情况严重时可及时联系医务人员。同时增加富含纤维素的食物的摄入，如粗粮、水果、豆类、绿叶蔬菜等；每天摄入水分1500~2000ml。

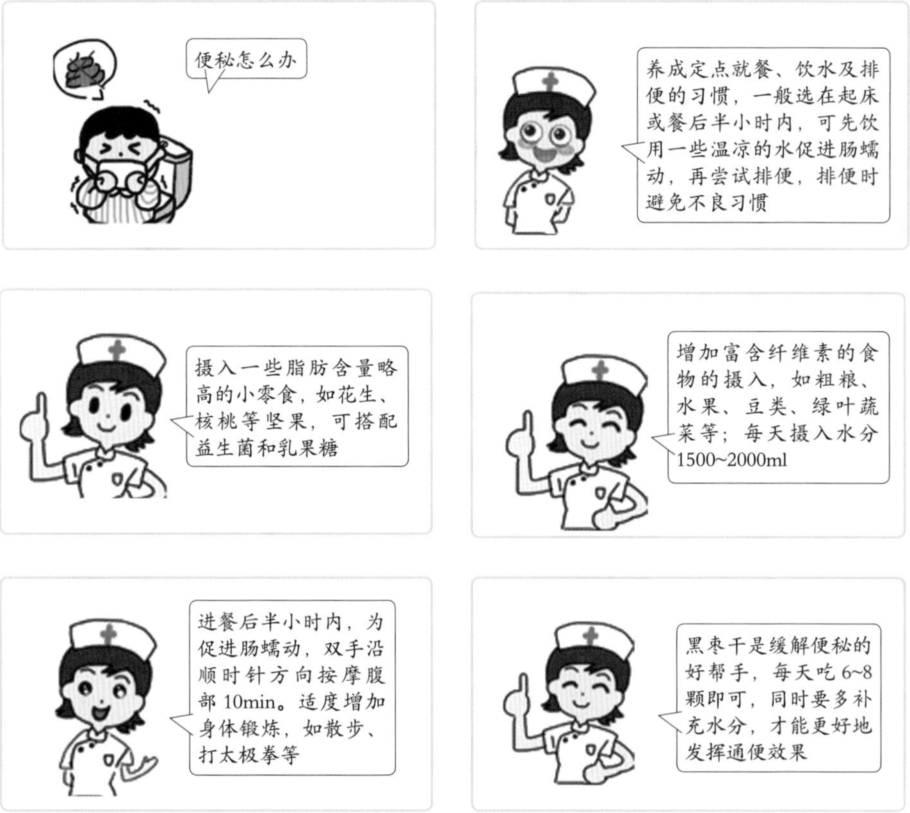
便秘怎么办
养成定点就餐、饮水及排便的习惯，一般选在起床或餐后半小时内，可先饮用一些温凉的水促进肠蠕动，再尝试排便，排便时避免不良习惯
摄入一些脂肪含量略高的小零食，如花生、核桃等坚果，可搭配益生菌和乳果糖
增加富含纤维素的食物的摄入，如粗粮、水果、豆类、绿叶蔬菜等；每天摄入水分1500~2000ml
进餐后半小时内，为促进肠蠕动，双手沿顺时针方向按摩腹部10min。适度增加身体锻炼，如散步、打太极拳等
黑枣干是缓解便秘的好帮手，每天吃6~8颗即可，同时要多补充水分，才能更好地发挥通便效果

便秘的护理要点

19. 痔疮的护理

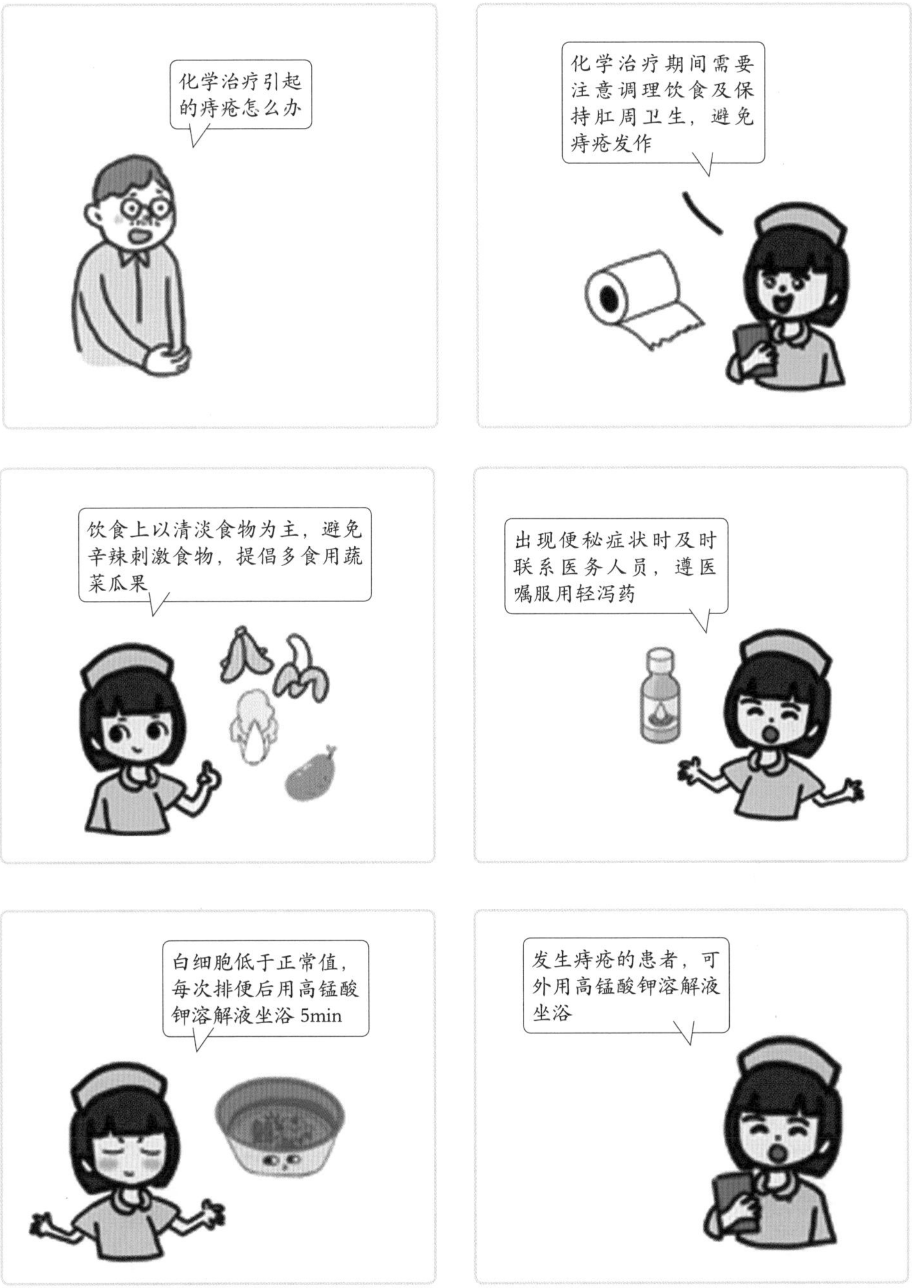

痔疮的护理要点

20. 疲乏的护理

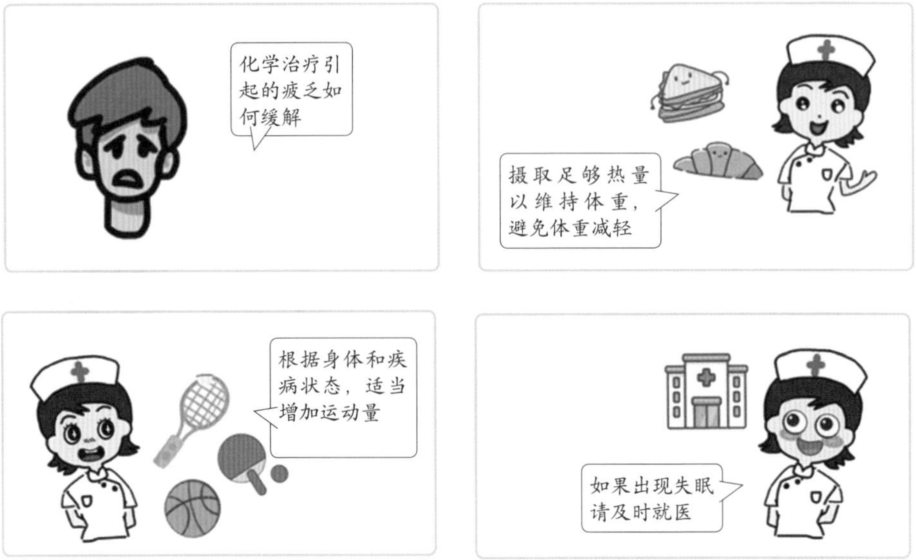
化学治疗引起的疲乏如何缓解
摄取足够热量以维持体重，避免体重减轻
根据身体和疾病状态，适当增加运动量
如果出现失眠请及时就医

疲乏的护理

二、心理护理

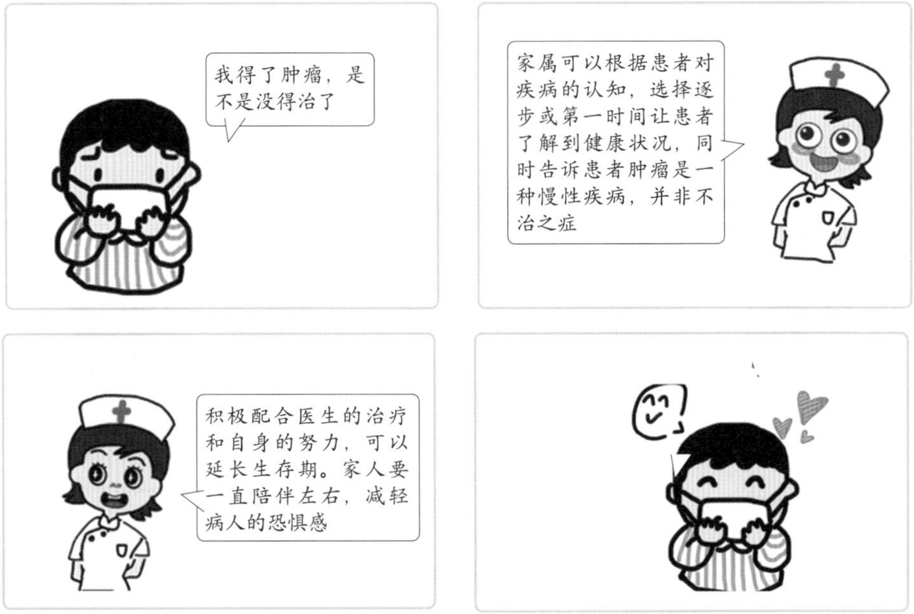
我得了肿瘤，是不是没得治了
家属可以根据患者对疾病的认知，选择逐步或第一时间让患者了解到健康状况，同时告诉患者肿瘤是一种慢性疾病，并非不治之症
积极配合医生的治疗和自身的努力，可以延长生存期。家人要一直陪伴左右，减轻病人的恐惧感

心理护理

第四节

淋巴瘤的饮食管理

一、饮食原则及误区

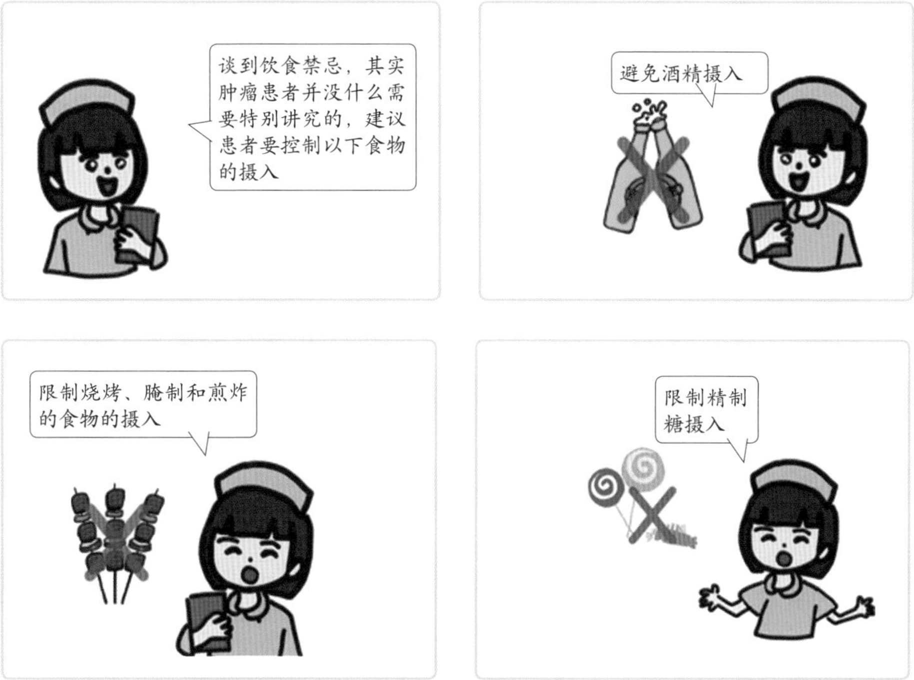

淋巴瘤的饮食原则

对淋巴瘤患者而言，生活中还存在以下饮食误区需要避免。

（1）误区一：采取饥饿疗法，希望能够饿死癌细胞。

虽然癌细胞会摄取人体的营养来强壮自己，但是，癌症患者在营养摄入不足的情况下，在饿死癌细胞之前，有可能先饿死的是癌症患者。

（2）误区二：癌症患者免疫力低，要多补充保健品。

市面上销售的保健品的效果和安全性并没有通过临床规模化的试验来验证。人们常常食用的燕窝、鱼翅、冬虫夏草等，它们所含的营养并无特别，吃了并没有什么神奇的效果。但如果您购买的是含有功效型药物成分的营养品，要提高警惕，避免药物的不良反应，以免耽误了癌症的常规治疗。

（3）误区三：猪、牛、羊肉都是“发物”，不能吃。

辣椒、荔枝、羊肉、虾、蟹、鸡蛋等常被认为是发物，不同地区说法不一。西方医学认为这些食材并不会影响伤口的愈合情况，更不会对癌症的治疗效果产生影响。

二、外出就餐时的注意事项

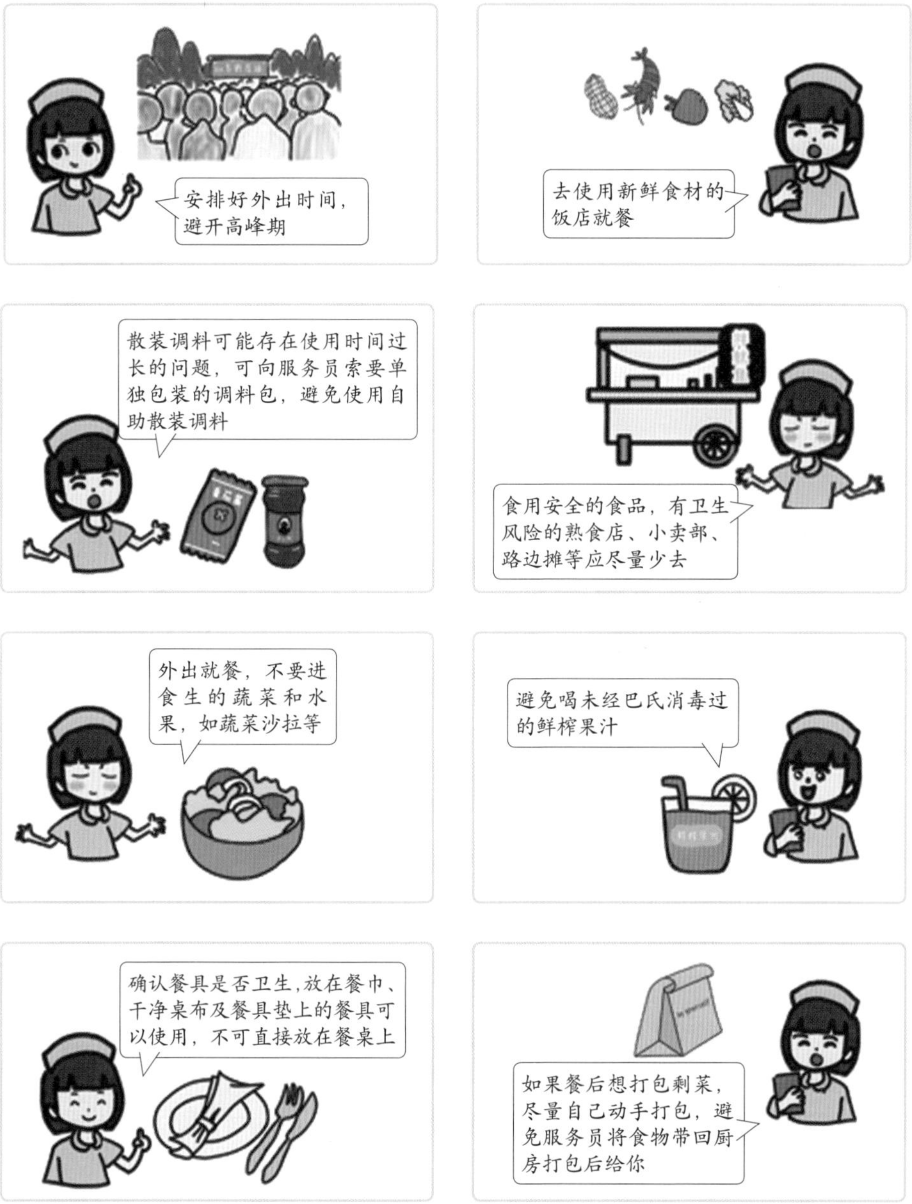

外出就餐的注意事项

第五节

淋巴瘤的康复锻炼

一、化学治疗间歇期的运动指导

淋巴瘤治疗时经常采用大剂量的化学治疗药物，常常造成患者严重骨髓抑制和重度疲乏。化学治疗间歇期应咨询医生，根据实验室检查结果，结合个体情况制订合适的锻炼计划。如果发生严重骨髓抑制，建议绝对卧床休息，避免因锻炼引起感染或出血。卧床时为避免发生压力性损伤，建议每 2h 至少更换体位 1 次。血常规正常的患者既不提倡长期卧床，也不提倡过度劳累。一般不进行剧烈的锻炼，可选择散步、慢跑、打太极拳或八段锦等。若患者出现疲乏，可以通过规律生活、合理营养、充足睡眠、适量锻炼来缓解疲劳。

二、康复期的运动指导

处于康复期的患者为了抑制癌症复发及转移，应规律生活、适当锻炼，使人体处于正常的状态。可根据身体情况逐渐增加运动量，锻炼时以不引起身体不适为宜。可先选择散步、打太极拳或八段锦等，若没有引起身体不适，可适当提高强度，如快走、骑自行车、慢跑、健身操、游泳等。每次锻炼 30~60min，每周坚持 3~5 次。不宜在饱餐后或空腹时进行锻炼，一般选择早上或傍晚时进行。

TIPS

小贴士

1. 如何缓解上腔静脉压迫综合征

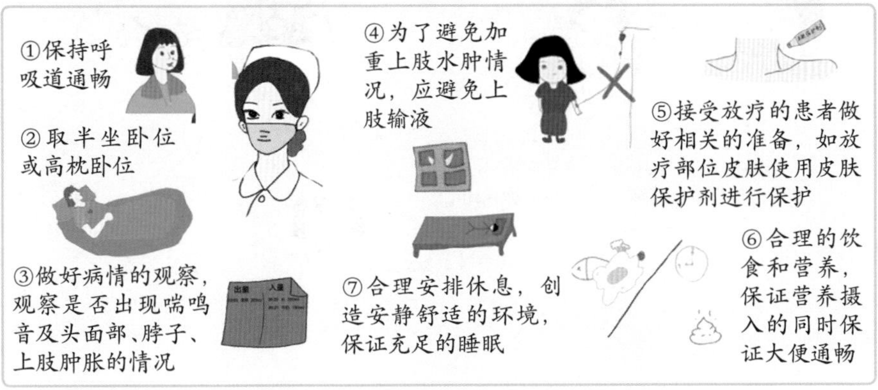
①保持呼吸道通畅
②取半坐卧位或高枕卧位
③做好病情的观察，观察是否出现喘鸣音及头面部、脖子、上肢肿胀的情况
④为了避免加重上肢水肿情况，应避免上肢输液
⑤接受放疗的患者做好相关的准备，如放疗部位皮肤使用皮肤保护剂进行保护
⑥合理的饮食和营养，保证营养摄入的同时保证大便通畅
⑦合理安排休息，创造安静舒适的环境，保证充足的睡眠

缓解上腔静脉压迫综合征

2. 什么情况下化学治疗患者需要进入隔离病房

化学治疗不仅会杀伤癌细胞，同时也会损伤正常细胞。化学治疗后骨髓抑制期，此时粒细胞绝对值降低，人体的抵抗力下降，发生各种感染的可能性就会增大。对正常人群是无严重危害的菌群，对骨髓抑制患者却可能是致命的。

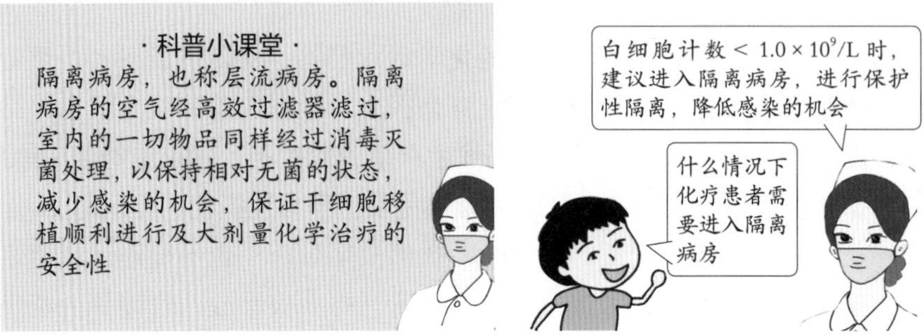
·科普小课堂·
隔离病房，也称层流病房。隔离病房的空气经高效过滤器滤过，室内的一切物品同样经过消毒灭菌处理，以保持相对无菌的状态，减少感染的机会，保证干细胞移植顺利进行及大剂量化学治疗的安全性
白细胞计数 < 1.0×10⁹/L 时，建议进入隔离病房，进行保护性隔离，降低感染的机会
什么情况下化疗患者需要进入隔离病房

隔离病房

3. 口服伊布替尼有什么注意事项

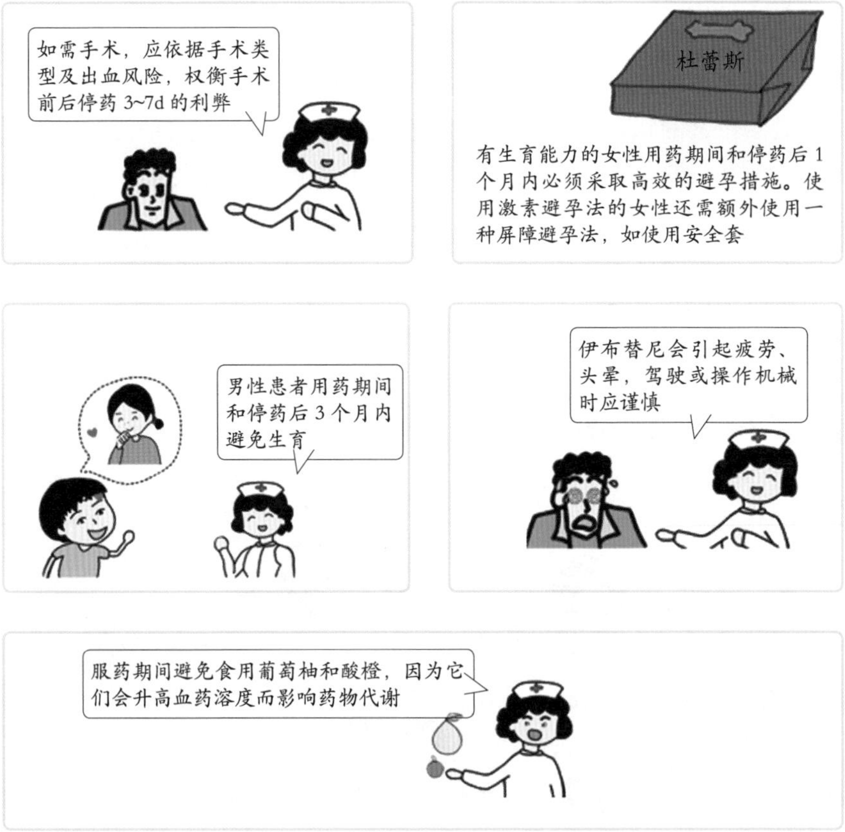
如需手术，应依据手术类型及出血风险，权衡手术前后停药 3~7d 的利弊
杜蕾斯
有生育能力的女性用药期间和停药后 1 个月内必须采取高效的避孕措施。使用激素避孕法的女性还需额外使用一种屏障避孕法，如使用安全套
男性患者用药期间和停药后 3 个月内避免生育
伊布替尼会引起疲劳、头晕，驾驶或操作机械时应谨慎
服药期间避免食用葡萄柚和酸橙，因为它们会升高血药溶度而影响药物代谢

伊布替尼的注意事项

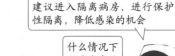

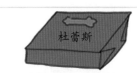

4. 使用西达本胺有什么注意事项

西达本胺用于既往至少接受过 1 次全身化学治疗的复发或难治的外周 T 细胞淋巴瘤的靶向治疗药。

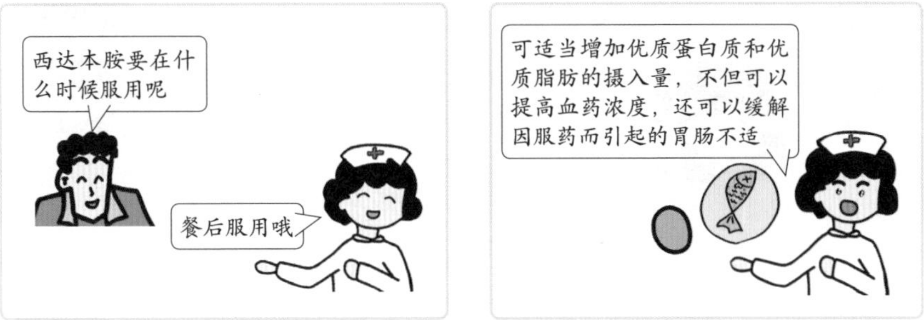

西达本胺的注意事项

5. 心电图检查的意义是什么

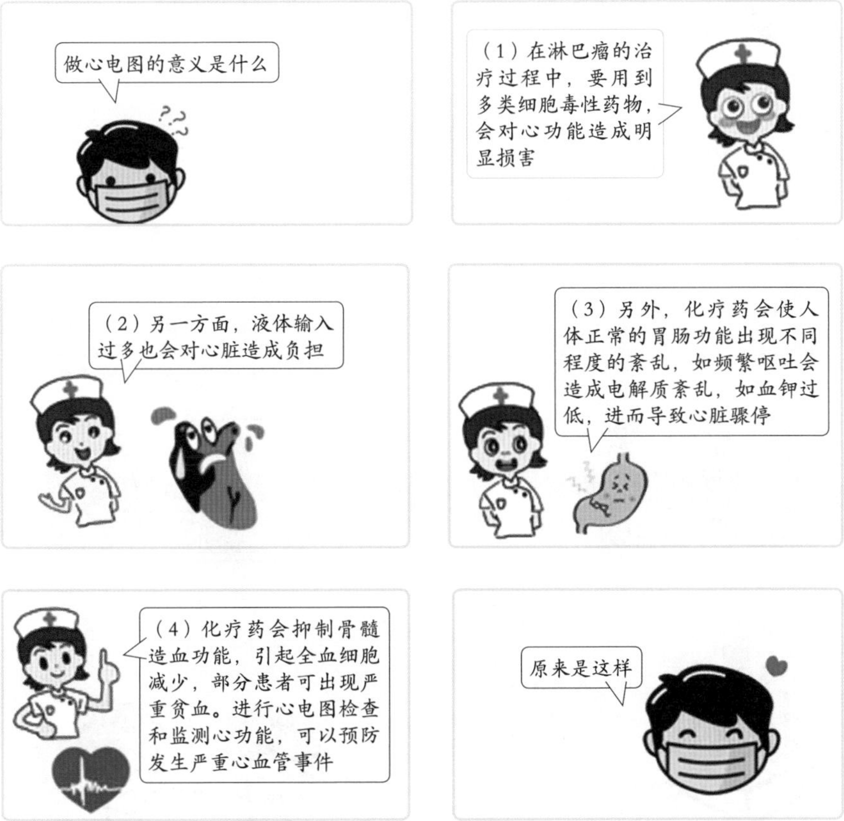

心电图检查的意义

6. 治疗结束后如何随访呢

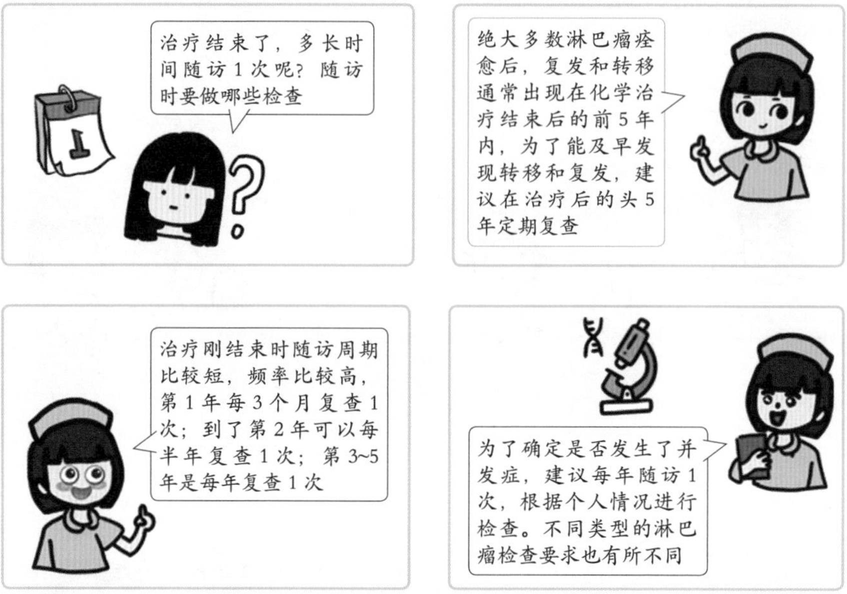
治疗结束了，多长时间随访1次呢？随访时要做哪些检查
绝大多数淋巴瘤痊愈后，复发和转移通常出现在化学治疗结束后的前5年内，为了能及早发现转移和复发，建议在治疗后的头5年定期复查
治疗刚结束时随访周期比较短，频率比较高，第1年每3个月复查1次；到了第2年可以每半年复查1次；第3~5年是每年复查1次
为了确定是否发生了并发症，建议每年随访1次，根据个人情况进行检查。不同类型的淋巴瘤检查要求也有所不同

随访注意事项

7. 淋巴瘤治疗结束后为什么会复发呢

治疗已经结束了，医生说已经达到“完全缓解”，为什么还会复发呢？

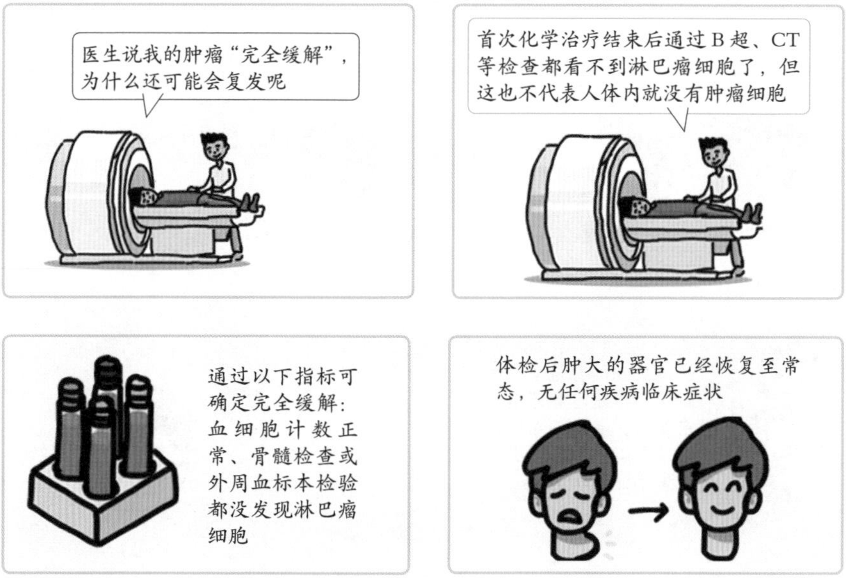
医生说我的肿瘤“完全缓解”，为什么还可能会复发呢
首次化学治疗结束后通过B超、CT等检查都看不到淋巴瘤细胞了，但这也不代表人体内就没有肿瘤细胞
通过以下指标可确定完全缓解：血细胞计数正常、骨髓检查或外周血标本检验都没发现淋巴瘤细胞
体检后肿大的器官已经恢复至常态，无任何疾病临床症状

淋巴瘤复发

8. 淋巴瘤复发有什么后果呢

如果淋巴瘤不幸复发，后果会怎样？与绝大多数恶性肿瘤相比，庆幸的是，淋巴瘤的整体疗效和预后都较好。虽然存在高复发的特点，但是多数淋巴瘤即使复发了，再次接受规范治疗后也能达到相对较好的疗效。建议患者到正规、专业、有丰富经验的医院就诊。再次治疗时，建议在获得较好疗效的情况下，听取医生的建议尽早接受大剂量化学治疗联合自体干细胞移植，部分患者仍然有治愈的希望。

9. 如何应对淋巴瘤复发

淋巴瘤的复发给患者带来的心理伤害严重影响他们的正常生活，患者出现失眠、食欲减退、焦虑等症状，患者认为疾病不可能再治愈了，甚至放弃了治疗。

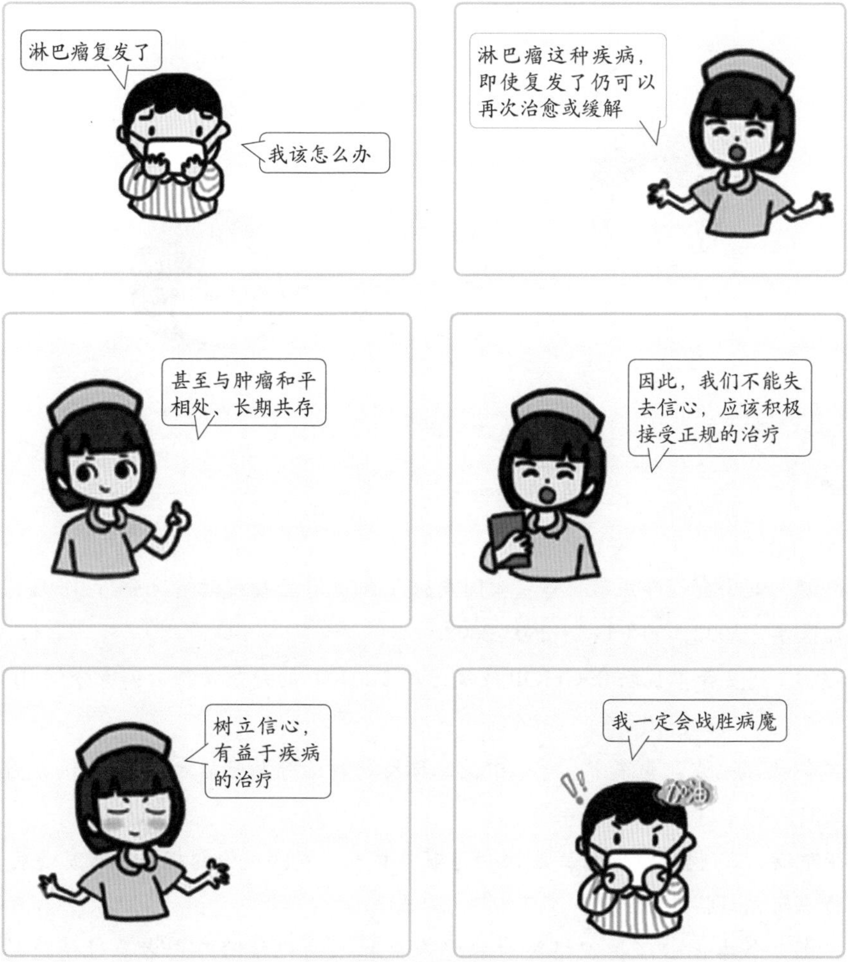

淋巴瘤复发的应对措施

10. 化学治疗会对血糖产生影响吗

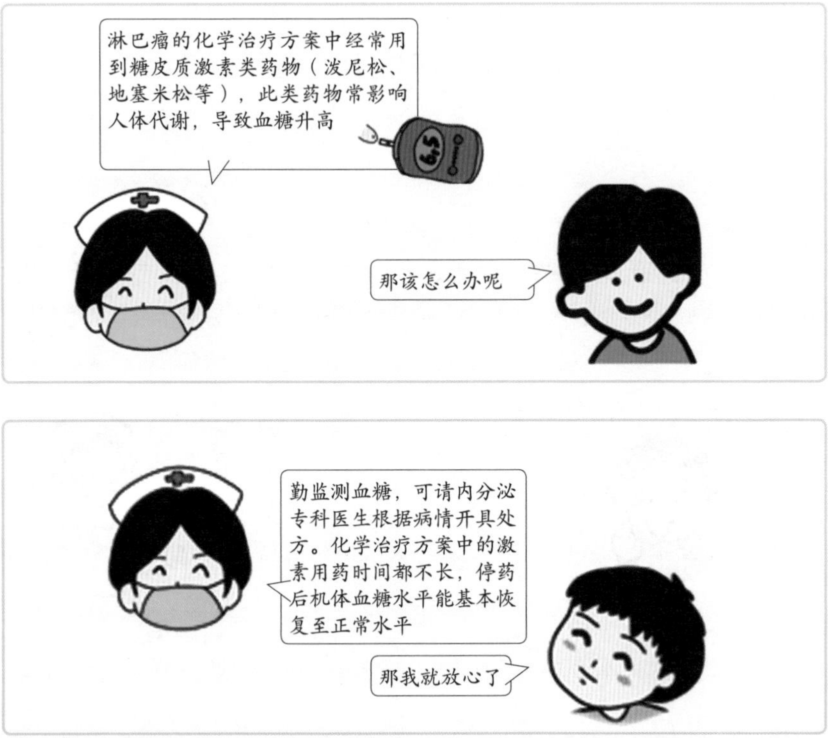

化学治疗对血糖的影响

参考文献

[1] 舒骁，刘小会，李成敏，等. 我国皮肤 T 细胞淋巴瘤发病情况分析 [J]. 现代肿瘤医学，2022，30（14）：2603-2608.

[2] 赵博. 利妥昔单抗联合 CHOP 方案治疗 DLBCL 的疗效及预后因素分析 [J]. 临床研究，2022，30（6）：36-40.

[3] 吴剑秋，沈波，曹军宁，等. 中国蒽环类药物治疗淋巴瘤专家共识 [J]. 癌症，2021，40（11）：465-474.

[4] 张晓瑶，王列样. 生活方式及饮食习惯与淋巴瘤发病风险的相关性研究进展 [J]. 肿瘤研究与临床，2021，33（8）：630-633.

[5] 王茜. 个体化心理护理措施对非霍奇金淋巴瘤化学治疗患者负性情绪的影响 [J]. 心理月刊，2021，16（3）：148-149.

[6] 蔡晓琳，陈丽玲，张伟玲，等 . 异环磷酰胺化学治疗后骨髓抑制期血常规波动状况及护理策略 [J]. 全科护理，2021，19（1）：74-77.

[7] 彭艳妮，胡娟，缪英霞，等 . 22 例难治性非霍奇金淋巴瘤患者行 EPOCH 方案化学治疗期间的护理 [J]. 全科护理，2020，18（34）：4774-4775.

[8] 冯薇臻，欧阳楚桐，余思思，等 . 中性粒细胞 / 淋巴细胞比值与淋巴细胞 / 单核细胞比值对外周 T 细胞淋巴瘤患者的预后影响分析 [J]. 国际输血及血液学杂志，2020，43（3）：241-250.

[9] 符锦英，韦德湛 . 基于儿童浅表器官结外淋巴瘤的超声诊断及病理特征及临床价值 [J]. 影像研究与医学应用，2020，4（9）：168-169.

[10] 唐甜甜，胡雄彬，陆秀玲，等 . 微粒给药系统经淋巴转运的实验模型研究进展 [J]. 中南药学，2012，10（2）：124-127.

[11] 田野，石成文，鱼莎，等 . 癌症化学治疗患者饮食管理体验质性研究的 Meta 整合 [J]. 中国临床护理，2023，15（2）：115-120.

[12] 牛润花 . 肿瘤患者化学治疗期间如何合理饮食 [J]. 健康向导，2022，28（4）：44.

[13] 任盼盼，赵小强，赵静 . 吡柔比星联合阿霉素化学治疗方案在淋巴瘤患者中的应用 [J]. 云南医药，2021，42（5）：497-498.

[14] 李海容，林海玲，王小红 . 血液系统恶性肿瘤患者化学治疗后骨髓抑制期应用无菌饮食预防肠道感染效应研究 [J]. 中外医疗，2021，40（5）：166-168.

[15] 黄曦悦，石明巧，苟瑜，等 . 64 例 HIV/AIDS 患者合并肿瘤临床特征分析 [J]. 四川医学，2018，39（7）：743-747.

第二十二章 黑色素瘤家庭护理和康复

第一节

认识黑色素瘤

不少读者对黑色素瘤的了解或许来自2010年的贺岁片《非诚勿扰》，剧中李香山就是罹患黑色素瘤，最终遗憾离世。他渴望能够有尊严地离世，并为自己举办了一场生死告别会，大家也因此认识了鲜为人知的黑色素瘤。

我们所认识的“痣”，其实就是黑色素细胞痣。皮肤分为上层的表皮层和下层的真皮层，黑色素细胞位于表皮层和真皮层的交界区域，它们在这里聚集、成团，形成良性增生，这就是痣，也称色素痣。

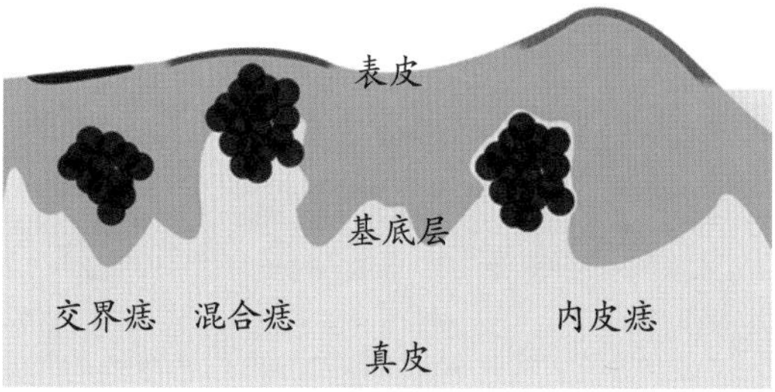

色素痣分类

黑色素瘤是起源于外胚叶神经嵴的恶性肿瘤，属于高度恶性肿瘤，在我国虽然是少见的恶性肿瘤，但病死率高，发病率也在逐年增加。在亚洲人种和其他有色人种中，原发于肢端的黑色素瘤约占50%，原发部位多为足底、足趾、手指末端及甲下等；原发于黏膜，如鼻咽、口咽、食管、直肠肛管、阴道、泌尿道等隐匿部位的黑色素瘤占20%~30%。在白种人中，原发于皮肤的黑色素瘤约占90%，常见于背部、胸腹部和下肢皮肤；原发于肢端、黏膜的黑色素瘤分别只占5%、1%。

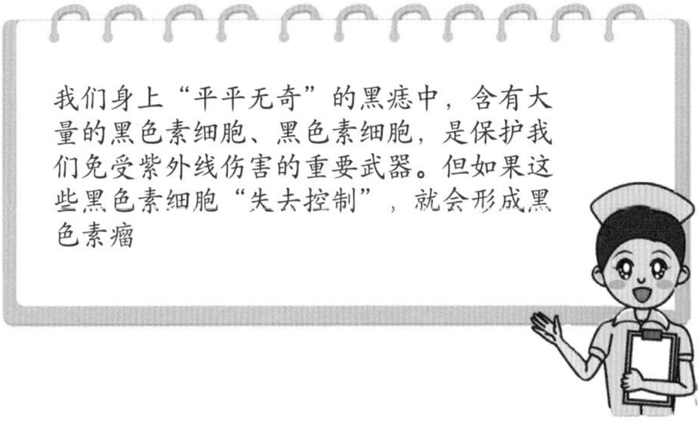
我们身上“平平无奇”的黑痣中，含有大量的黑色素细胞、黑色素细胞，是保护我们免受紫外线伤害的重要武器。但如果这些黑色素细胞“失去控制”，就会形成黑色素瘤

黑色素瘤形成机理

一、黑色素瘤的症状

黑色素瘤是早期较容易被忽略的肿瘤，一开始皮肤上会长出新的斑点，或原有斑点、痣发生变化，如面积扩大、形状或颜色改变，较容易被认为是生活中的污迹或原本身上的痣。

黑色素瘤好发于中老年人，男性发病率略高于女性，下肢多于上肢，其次是躯干、头颈部。黑色素瘤临床表现为原有的色素痣在短期内迅速增大或破溃、出血、发疱等。黑色素瘤的外观并不典型，形态各异，典型的可表现为在色素痣的基础上呈现局灶性隆起、结节肿物，可能伴有破溃及出血；也可以向皮下组织呈浸润性生长，或在皮下形成结节肿物，或向原发灶周边呈卫星样播散，出现点状、斑片状黑斑或小结节。黑色素瘤容易出现区域淋巴结转移，部分患者以淋巴结肿大为首发症状就诊。晚期黑色素瘤容易出现血行转移，常见转移部位为肺、肝、骨、脑等器官。

出现以下情况时要特别注意。①皮肤上出现直径大于 5mm 的黑痣，形状不对称，色泽不均一，边缘不规整，在几个月的时间内体积成倍增加，出现瘙痒、疼痛或破溃出血等症状，有可能呈现“丑小鸭征”。②指甲中呈线

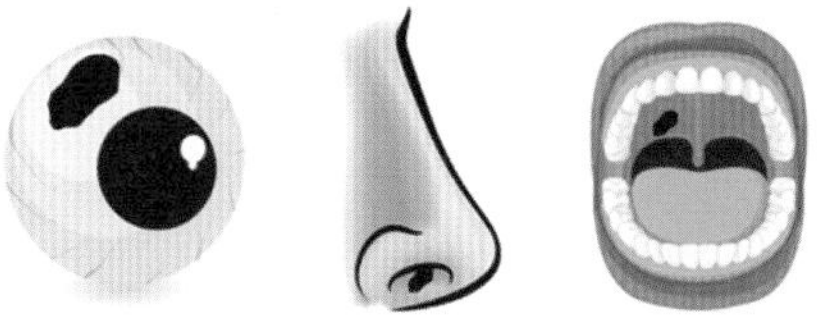

黏膜黑色素瘤

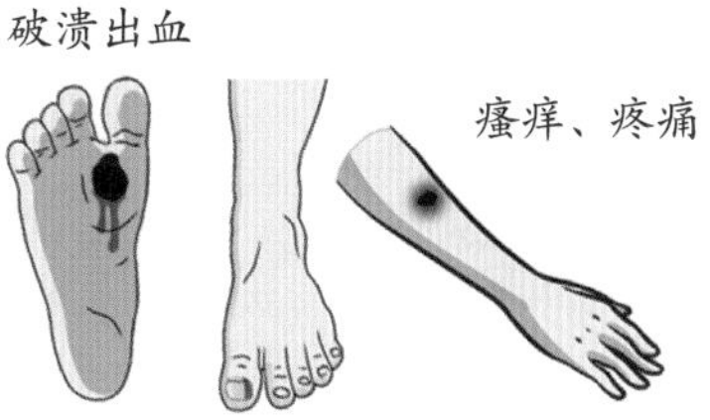
破溃出血
瘙痒、疼痛

肢端黑色素瘤

条状的黑痣增粗，指甲盖模糊或指甲盖破裂。③口腔内、眼结膜、鼻腔、阴道内出现黑色斑块，逐渐增大甚至破溃出血。

二、黑色素瘤的致病因素

不同亚型的黑色素瘤的病因可能不一样，目前只对皮肤亚型的致病因素进行充分研究。

（1）长期的紫外线照射是皮肤型黑色素瘤的主要致病因素。研究发现，紫外线中的 UVB（波长 280~320nm）能够直接损伤黑色素细胞的 DNA，UVA（波长 320~400nm）可通过体内的非 DNA 感光分子，产生活性氧，产生的氧自由基导致细胞 DNA 损伤断裂。细胞在修复 DNA 的过程中有可能出错，最终导致基因突变，黑色素细胞恶变，形成黑色素瘤。

（2）黑色素瘤的发生也有一定的遗传因素。研究发现，有黑色素瘤家族史者罹患黑色素瘤的风险较高，尤其是具有先天性结构不良痣（如 Spitz 痣）的人群，恶变的概率也更高。此外，携带 CDKN2A 胚系突变的遗传综合症，也常表现为黑色素瘤。

（3）我国常见的肢端型和黏膜型黑色素瘤，其发病可能与炎症刺激（如皮肤和黏膜慢性损伤、经久不愈）有关。

（4）免疫力低下也是黑色素瘤的病因之一，所以日常应注重防晒。

三、黑色素瘤的高危人群

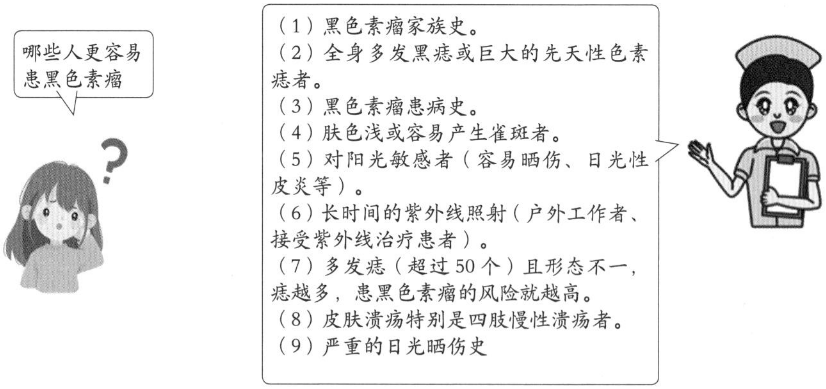
哪些人更容易患黑色素瘤
（1）黑色素瘤家族史。
（2）全身多发黑痣或巨大的先天性色素痣者。
（3）黑色素瘤患病史。
（4）肤色浅或容易产生雀斑者。
（5）对阳光敏感者（容易晒伤、日光性皮炎等）。
（6）长时间的紫外线照射（户外工作者、接受紫外线治疗患者）。
（7）多发痣（超过 50 个）且形态不一，痣越多，患黑色素瘤的风险就越高。
（8）皮肤溃疡特别是四肢慢性溃疡者。
（9）严重的日光晒伤史

第二节

早诊早治，远离黑色素瘤

一、如何预防黑色素瘤

（一）一级预防

（1）远离有害因素，注重防晒。长期的紫外线照射是黑色素瘤的主要诱因，因此应尽量减少阳光强烈时的户外活动时间，采取适当的防晒措施，如涂抹 SPF 值高的防晒霜、戴宽边帽、穿长袖衣物等。

（2）注重皮肤自身检查，注意动态观察色素痣的变化。忌对原因不明的色素沉着的皮肤疾病进行物理治疗，如冷冻、激光治疗等。祛除色素斑、痣一定要选择正规的医院，不要盲目相信网上及社会上流行的点痣水，以防不当处理造成癌细胞扩散及再种植。

（3）养成健康的饮食习惯。

（4）加强体育锻炼，提高机体免疫力。

（二）二级预防

（1）自我筛查。手掌、足底等身体摩擦部位的色素痣，若痣的形态不对称、边界不规则、颜色不均匀、直径大于 5mm 等，应定期拍照、动态观察，不可自行处理。

（2）定期体检。

（3）及时就诊。

（三）三级预防

确诊黑色素瘤后，患者应积极采取有效的治疗措施，防止病情恶化。

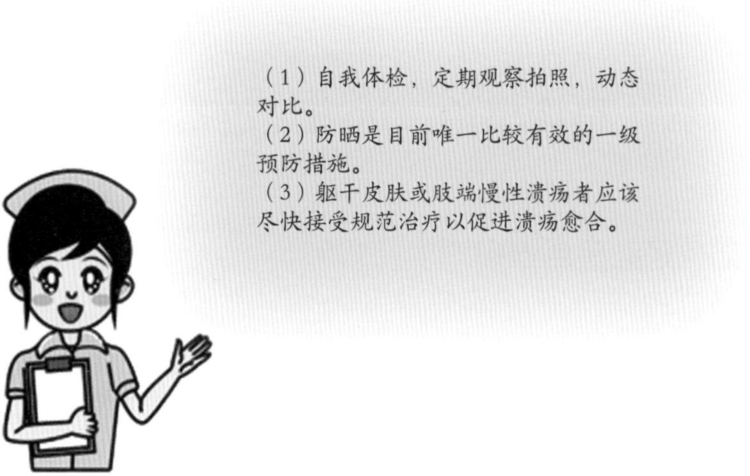
（1）自我体检，定期观察拍照，动态对比。
（2）防晒是目前唯一比较有效的一级预防措施。
（3）躯干皮肤或肢端慢性溃疡者应该尽快接受规范治疗以促进溃疡愈合。

预防黑色素瘤的注意事项

二、黑色素瘤的检查

如果我们能够发现黑色素瘤的“早期信号”，及时去医院检查和治疗，做到早发现、早诊断、早治疗，就能够为黑色素瘤的治疗争取更多机会。因此，高危人群的自我体检非常重要，定期拍照、体格检查是自查的重要手段，必要时到专科医院就诊，不可自行随意处理。

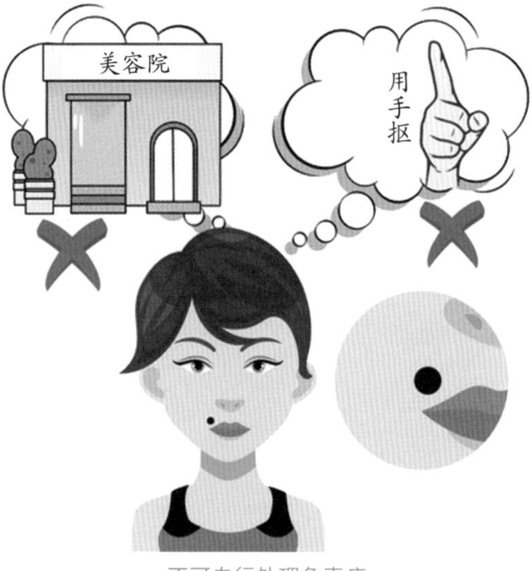

不可自行处理色素痣

1. 自我检查

（1）了解个人身上的胎记、痣和色素斑的位置及外观。

（2）用尺子测量范围大小，用手机拍照记录，按时对照变化。

（3）建议在洗澡后，在光线充足的房间里借助镜子和手电进行皮肤自我检查。

（4）特别关注新长出来的痣，尤其是异常的痣，包括出生就存在的胎记、痣和色素斑的形状、大小、颜色、性状是否有较大的改变。可通过 ABCDE 法则判断痣是否发生早期恶变，一旦怀疑恶变，及时就诊。

自我检查

记录痣的大小、形态

ABCDE 法则

A（asymmetry）：非对称。痣的一半与另一半不对称。

B (border)：边缘不规则。边缘不规整或有切迹、锯齿等形状，不像正常色素痣那样具有光滑的圆形或椭圆形的轮廓。

C（color）：颜色改变。正常痣通常为单色，而黑色素瘤具有褐、棕、棕黑、蓝、粉、黑甚至白色等多种不同颜色。

D(diameter)：直径。痣的直径 >5mm 或在短期内明显长大时要特别注意。

E（elevation）：隆起。一些早期的黑色素瘤，整个瘤体会有轻微的隆起。任何一处色素沉着病变如果有迅速隆起或表面不平，应当立即做检查

ABCDE 法则

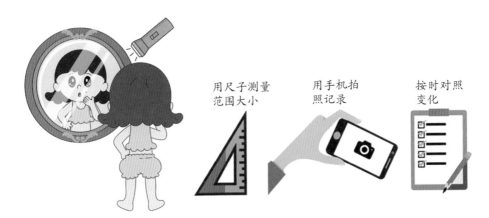

（5）特别注意检查鼻腔、口腔黏膜、头皮、躯干皮肤（包括隐秘部位皮肤，如腋窝、足底、指缝、肛门、阴道等视线无法直接观察的部位）。一旦发现异常，建议尽早就诊。

2. 常规检查

黑色素瘤的检查方法主要有视诊、皮肤镜检查、组织活检、CT、MRI及超声检查等。其中，组织活检是诊断黑色素瘤最重要的手段。

三、如何治疗黑色素瘤

手术切除是早中期黑色素瘤的主要治疗方法。放射治疗可能改善肿瘤局部控制率。晚期不可切除的黑色素瘤，需考虑以药物治疗为主的系统性治疗，并以多学科联合诊疗为基础，以改善生活质量、延长生存时间。黑色素瘤的药物治疗包括化学治疗、靶向治疗和免疫治疗三大部分。中医药治疗是重要的辅助手段。

第三节

做好黑色素瘤的家庭护理

一、居家健康指导

（一）居家护理

（1）居家环境。房间避免噪声，定时开窗通风。房间的温度尽量保持在18～22℃之间，空气相对湿度以50%～60%为宜，但也要依据个人对温、湿度的敏感性来调整。

（2）个人卫生。养成良好的个人卫生习惯，注意口腔清洁，可降低口腔溃疡的发生率，也可改善患者的食欲。女性患者注意每日清洗会阴部，避免会阴部感染。

（3）注意保暖。关注温度变化，及时调整着装，预防感冒。手足麻痹的患者，特别要注意四肢保暖。

（4）饮食调理。饭菜形式尽量多样化，注重营养，色、香、味俱全，多补充蛋白质。进食前清洁口腔，可以进食酸青瓜来达到开胃的目的，饭后也要注意清洁口腔。如有恶心，进食前 0.5h 可遵医嘱口服止吐药，也可采取少量多餐的方式进食。多吃蔬菜水果，保持大便通畅。

（5）适当运动。根据患者体力，保持适量的运动，若活动时感到不适，请立即停止活动。卧床患者，家属要帮助其活动手、脚，避免关节僵硬。

（6）预防感染。遵医嘱定期监测血常规。如果有白细胞下降，要注意预防感染，患者尽可能不去人多的地方，尽量减少室外活动，尽量避免接触感冒人群，出门戴口罩。

（7）减少暴晒。阳光强烈时尽量避免外出，如有外出，宜戴帽，穿长袖上衣和长裤，必要时涂防晒霜；皮肤瘙痒时可涂抗过敏软膏；皮肤干燥时可涂温和无刺激性的润肤霜。

（二）健康指导

1. 避免受孕

一般情况下，患者可以有性生活，但应有节制；化学治疗期间，应当避免受孕。如果出现以下情况，请尽快就医！

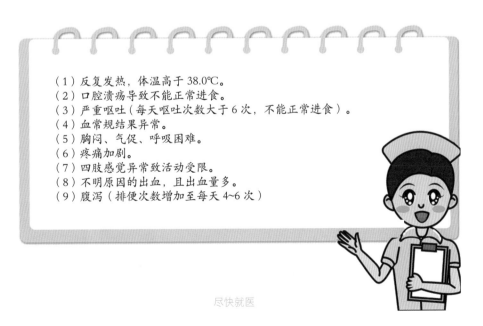

（1）反复发热，体温高于 38.0℃。
（2）口腔溃疡导致不能正常进食。
（3）严重呕吐（每天呕吐次数大于 6 次，不能正常进食）。
（4）血常规结果异常。
（5）胸闷、气促、呼吸困难。
（6）疼痛加剧。
（7）四肢感觉异常致活动受限。
（8）不明原因的出血，且出血量多。
（9）腹泻（排便次数增加至每天 4~6 次）

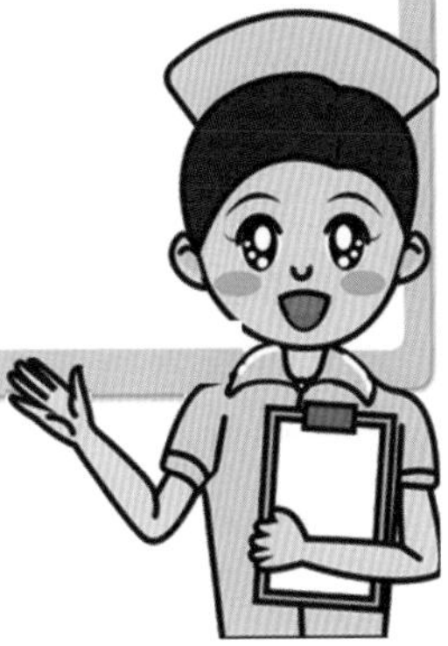

尽快就医

2. 用药管理

（1）进食的时间可能会影响药物代谢，尤其是靶向药物，所以口服靶向药物时应参照用药说明书或主治医师意见，并科学合理调节用药时机，一般建议空腹服用。

（2）避免服用会影响药物代谢或疗效的食物，如西柚，因为西柚及西柚制品中含有大量呋喃香豆素类物质，会干扰肝脏代谢药物的作用。咖啡因也会影响药物作用，如巧克力、咖啡、浓茶等。

3. 癌性伤口的护理

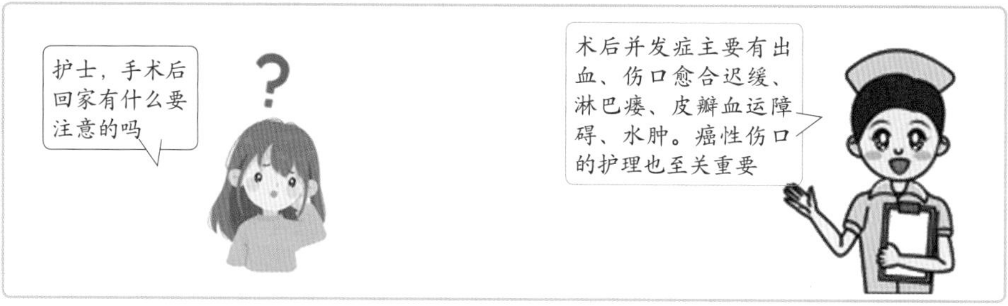

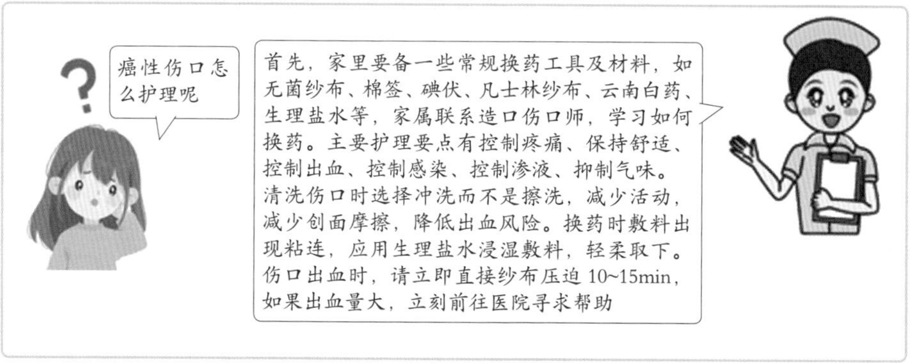

癌性伤口的护理要点

祛除异味可用以下这些工具：含过滤网的造口袋、茶叶包和空气净化剂等。

患者及家属应掌握换药方法：先用生理盐水清洗伤口，祛除异味，再用碘伏消毒，必要时使用藻酸盐敷料、凡士林纱布，最后用无菌纱布覆盖伤口，绷带包扎。

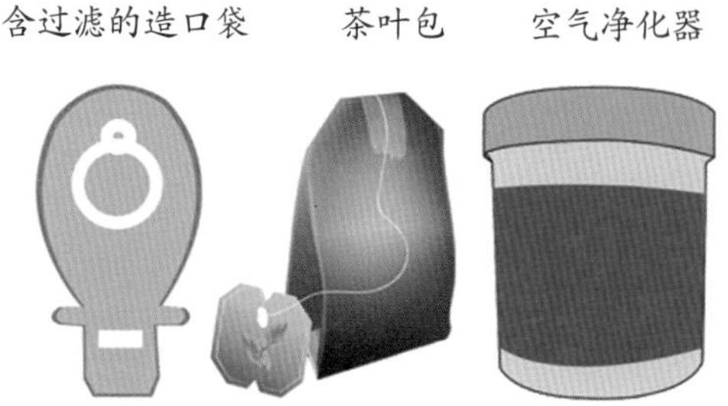

祛除异味的工具

二、化学治疗相关不良反应的护理

黑色素瘤患者的主要化学治疗用药为达卡巴嗪、紫杉类、替莫唑胺、铂类等。不良反应主要包括恶心、呕吐、骨髓抑制、肾毒性、外周神经毒性、手足综合征等。

1. 胃肠道反应的护理

患者多表现为恶心、呕吐、食欲不振等。

（1）治疗前后1~2h避免进食，家属协助患者在呕吐间隙期进食。

（2）少量多餐，以清淡且容易被胃肠道消化吸收的食物为主，食物种类宜多样化。

（3）保证环境清洁、居室空气清新，及时清除呕吐物。

（4）治疗前遵照医嘱预防性口服止吐药。

（5）不良反应较严重或无法正常进食的患者，必要时可采取鼻饲或肠外营养。

2. 骨髓抑制的护理

骨髓抑制是指骨髓中的血细胞前体的活性下降，表现为白细胞减少，尤其是粒细胞减少，继而表现为血小板减少，严重者出现全血细胞减少。

（1）遵医嘱定时抽血检测。

（2）尽量减少陪护者，控制探视，并尽量少到人流量大的区域，避免交叉感染。

（3）注重个人卫生，并依据具体情况给予适当口腔护理，加强营养，增强身体抵抗力。

3. 肾毒性的护理

肾毒性，即药物引起的肾脏毒性反应。肾毒性临床表现轻重不一，最初的症状可为蛋白尿和管型尿，继而可发生氮质血症、肾功能减退，严重时可出现急性肾衰竭和尿毒症等。

（1）病情允许的情况下用药期间每日进水量至少2500ml，使尿量保持在2000~3000ml之间。

（2）遵医嘱定期检查，尤其是血常规、肝功能、肾功能。

（3）若出现耳鸣、尿液异常等，及时就医。

4. 外周神经毒性的护理

（1）患者需及时向医务人员报告不适症状，如手足麻木、刺痛、感觉异常等，这些都是周围神经毒性的常见临床表现。

（2）手足麻木的患者要预防摔倒、预防磕碰、预防锐器伤、预防烫伤、预防冻伤。

5. 脱发的护理

（1）保持头皮和头发清洁，用性质柔和的洗头水“如婴幼儿产品”。

（2）梳头动作宜轻柔，选用大梳子或软毛梳。

（3）枕巾要用棉质的，避免化学纤维、尼龙等会刺激头皮的材质。

（4）勿烫发、染发，减少风筒、卷发筒的使用频次。

（5）外出时可使用防护用品遮挡头皮，如帽子、伞、头巾等，睡觉时若觉得头部冷，可戴头巾；如果有睫毛脱落，外出时最好戴太阳眼镜，以免阳光或灰尘损伤眼睛。

6. 手足综合征的护理

手足综合征常表现为肢端特别是手掌和足底出现红斑、红肿、脱皮、角化、疼痛等，前驱症状有手足麻木、感觉异常等，并呈逐渐加重趋势。手足综合征分级护理如表 22-3-1 所示。

表 22-3-1　手足综合征分级护理

分级	症状	日常护理
Ⅰ级手足综合征	手足色素沉着，感觉异常，发红，无疼痛感，不影响日常生活	患者注意保持肌肤湿润，可将双手、双足在温水中浸泡 10min，然后涂凡士林软膏，注意御寒防冻，避免触及冷水。穿适当的鞋袜、手套，鞋袜不要过紧，防止磨伤或擦伤，尽量避免剧烈运动及用力捆绑的动作，避免触及洗衣粉、肥皂等碱性清洁剂
Ⅱ级手足综合征	手足皮肤肿胀、红斑，伴疼痛，影响日常生活	协助患者做好日常生活护理工作，引导患者睡觉时用枕头适量垫高上、下肢，促使肢体静脉循环回流。尽量避免采用粗硬的布料以防摩擦受伤，注重保暖，遵医嘱停止用药

续表

分级	症状	日常护理
Ⅲ级手足综合征	手足皮肤脱屑、水疱、溃疡伴疼痛，无法进行日常生活	注意切勿用力抓挠局部肌肤、撕脱皮屑，可用柔软的纱布进行护理，避免外涂刺激性的药品和酒精，外用氢化可的松软膏。肌肤水疱壁已破溃出血的患者，遵医嘱及时予以局部清洁和换药等处理，必要时还可局部喷氧至少20min，以促使尽快痊愈。尽量穿长衣长裤，防止阳光直接照射。遵医嘱用药，必要时给予地塞米松减轻双足炎性反应、胸腺五肽增加免疫力及维生素 B_6 保护神经

三、免疫治疗相关不良反应的护理

免疫治疗指通过提高人类自身免疫功能来实现杀伤癌细胞的目的，但是因为复杂的机制，同时也会误伤到正常细胞，由于误伤导致相应脏器产生的

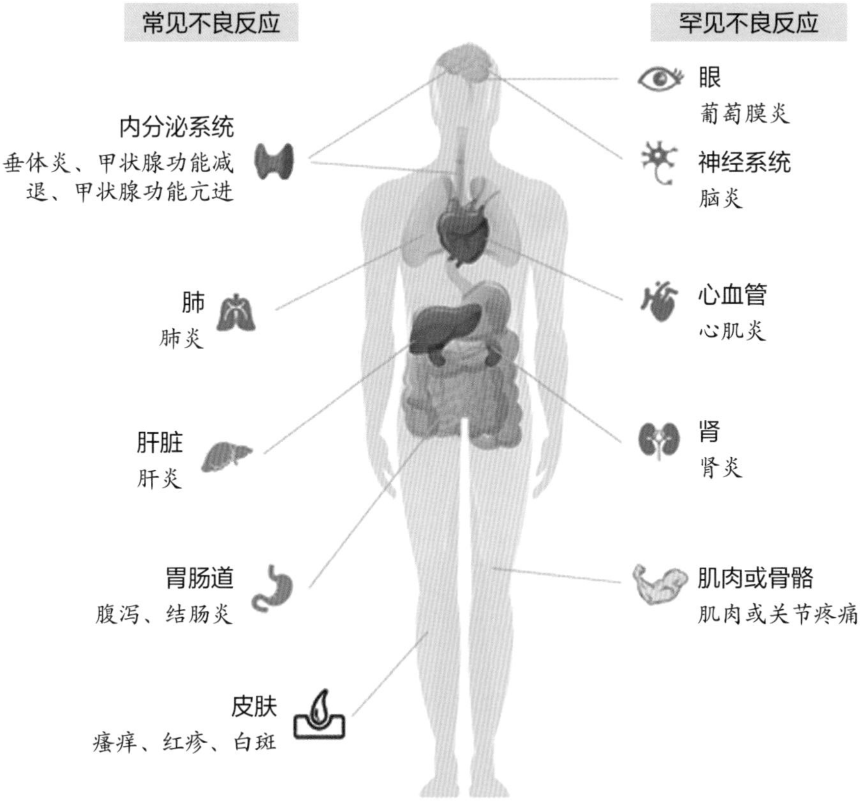

免疫治疗相关不良反应

不适症状，即免疫治疗相关不良反应。治疗期间可能会出现皮肤毒性、肝毒性、胃肠道毒性、免疫相关性肺炎、内分泌毒性、输注相关不良反应、肌肉骨骼毒性等，还有一些罕见不良反应如眼毒性、胰腺损伤、心脏毒性、肾毒性、重症肌无力、涎腺炎等。

1. 皮肤毒性

皮肤毒性一般出现较早，多在治疗的前几天或前几周，是最常见的免疫治疗相关不良反应，表现为瘙痒、斑丘疹，水疱，白癜风等。

（1）患者在接受免疫治疗前，可通过教育手册、视频、图片等资料了解相关知识。

（2）出现皮疹、皮肤瘙痒时，需要维持皮肤洁净与干燥状态，防止用手指去抓挠肌肤，禁止用香皂、热水、蒸汽等清洁皮肤，注意保持患处皮肤组织的相对完整性，防止局部皮肤组织发生二次感染，发现脓疱时禁止挤压。

（3）建议穿纯棉服饰，并保证衣物的整洁和干爽。

（4）最好不要吃刺激性的食物，饮品也需要忌口，忌浓茶、咖啡、白酒等。

（5）鼓励患者改变不良生活习惯，规律生活，保持良好心情，积极进行适量的运动，提高免疫力，减少皮疹和皮肤瘙痒的发生概率。

（6）如果出现了严重的皮肤毒性反应，需要借助药物控制时，需遵医嘱合理用药。

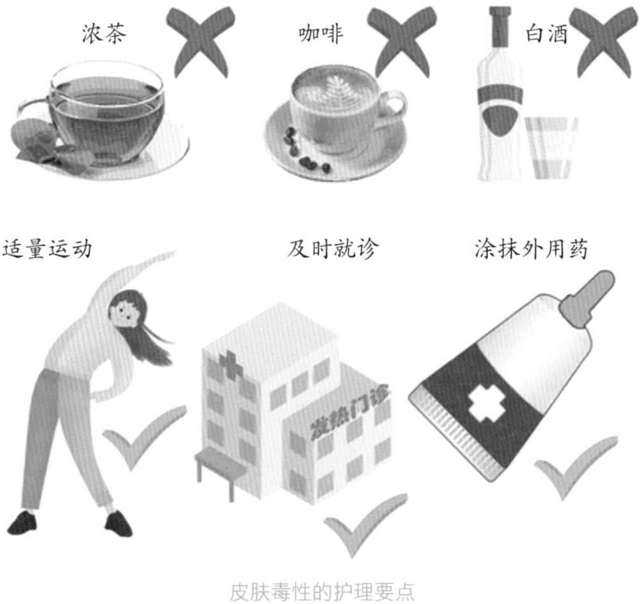

皮肤毒性的护理要点

2. 胃肠道毒性的护理

胃肠道毒性也是常见的免疫治疗相关不良反应，表现为腹泻、腹痛、严重者伴有血便。

（1）患者在接受免疫治疗前应充分了解胃肠道毒性的相关知识。

（2）腹泻、结肠炎患者，应关注是否有腹痛，观察并记录粪便的颜色、性状及肛周皮肤情况。

（3）密切关注体温，看是否出现发热。

（4）保护肛周黏膜完整，轻柔擦拭，保持皮肤干燥，若肛周皮肤发红，及时使用皮肤保护剂保护皮肤。

（5）遵医嘱口服蒙脱石散等止泻药，补充电解质，观察生化指标的变化，避免发生电解质紊乱。

（6）少食多餐，避免进食高纤维素的食物。

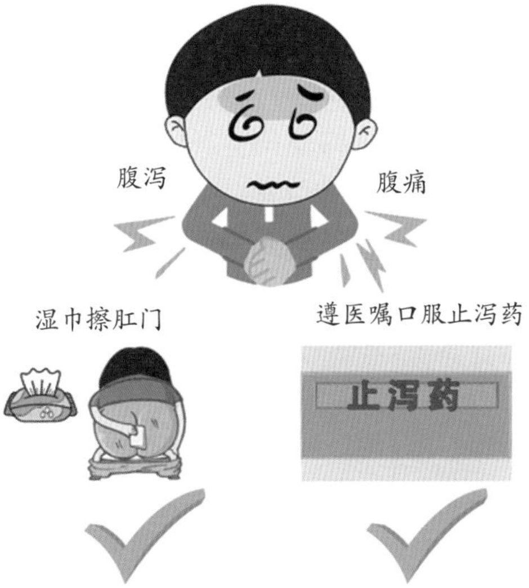

胃肠道毒性的护理要点

3. 肝毒性的护理

肝毒性通常出现在首次治疗后 8~12 周，主要表现为转氨酶升高，同时也经常出现胆系的损伤，如谷氨酰转肽酶、碱性磷酸酶及胆红素升高。

（1）患者应定期复查肝功能。

（2）患者可选择高热量、高维生素、高蛋白质、低脂肪饮食，如新鲜的瘦肉、蔬菜、水果、鱼汤等。

（3）严格遵医嘱使用保肝药物。

4. 内分泌毒性的护理

免疫治疗介导的内分泌腺功能障碍主要表现为甲状腺功能亢进、甲状腺功能减退、垂体炎、1 型糖尿病和原发性肾上腺功能不全。甲状腺功能异常的发生概率为6%~20%，甲状腺功能亢进的患者可能出现多吃多喝还不长肉、烦躁心悸的症状；甲状腺功能减退的患者容易出现乏力、虚胖、便秘、嗜睡、淡漠等症状。出现无法解释的持续头痛或视觉障碍、乏力、发热，有可能是垂体炎的表现。

（1）患者应定期抽血，关注内分泌指标的变化。

（2）患者应遵医嘱合理用药，包括用药的时间、剂量等，关注是否发生不良反应，有异常情况请及时就医。

5. 肺毒性

肺毒性属于严重不良反应，甚至可能导致死亡，通常发生在免疫治疗后的 2~3 个月，临床表现为呼吸困难（53%）、活动后气喘且耐量下降、干咳（35%）、发热（12%）及胸痛（7%），但约 1/3 患者无任何症状，仅有影像学异常。诊断的主要依据是胸部 CT，多见斑片状结节影或磨玻璃结节影，也可以出现大片状肺实变或间质性改变。

（1）观察生命体征变化，特别是体温和血氧饱和度，做好高热护理，使用温水擦浴等物理降温方法。如果体温控制不佳应遵医嘱使用药物降温，降温后及时更换衣物及床单，提高患者舒适度。

（2）家属应指导患者有效咳嗽、深呼吸，改善肺功能。

（3）遵医嘱合理使用药物，观察不良反应。

6. 肌肉骨骼毒性的护理

大部分肿瘤患者存在肌肉骨骼症状，多出现在免疫治疗后 2~24 个月，主要表现跟类风湿关节炎相似，早期症状为晨起发现手、足小关节僵硬，持续 30~60min，伴有疼痛、肿胀，严重时出现关节畸形。

（1）症状较轻的患者应遵医嘱使用非甾体类抗炎药（如布洛芬）或小剂量激素，重者则有可能需要联合使用其他免疫抑制剂。

（2）如果出现比较典型的关节疼痛症状，应及时去风湿科就诊。

四、靶向治疗相关不良反应的护理

目前，黑色素瘤患者的口服靶向药物主要有维莫非尼、曲美替尼、达拉非尼、伊马替尼等，患者可能会出现发热综合征、皮疹、胃肠道反应、疲乏、光敏反应、肝功能异常等。

1. 发热综合征的护理

服药期间自行监测体温，若腋温超过 37.3℃提示发热。发热前有可能会出现恶寒，甚至寒战，此时应注意保暖。体温升高后可物理降温，减少盖被及衣物，及时联系医生，遵医嘱用药。退热后及时更换衣物，避免着凉。

2. 皮疹的护理

有些患者仅表现为皮肤颜色变化，有的伴随表面隆起且有水疱，有些会出现瘙痒。

（1）避免日光直晒和热水淋浴，勿选用碱性或刺激性强的沐浴用品，保证肌肤清爽干燥。

（2）穿棉质衣物，勤换衣服、被褥。

（3）修剪指甲。

（4）遵医嘱予外用药涂抹。

3. 胃肠道反应的护理

常见的胃肠道反应有恶心、呕吐、食欲不振等。

（1）饮食宜清淡、易消化，避免甜和油腻的食物；强调少量多餐，每日进餐次数 6~8 次；持续补水，包括清汤、水、果汁等，如果脱水，恶心会加重。

（2）若在进餐过程中感到疲倦或不适，可休息一会儿再进食。

（3）可适当进食红萝卜粥、鲜藕姜汁粥、鲜芦根汤、萝卜酸梅汤等缓解恶心症状；可食用多糖类食物，如香菇、蘑菇、猴头菇、木耳等增进营养、提高机体免疫力。

4. 疲乏的护理

患者表现为全身无力，无法集中足够的精力完成日常活动。

（1）肿瘤患者常常因为甲状腺功能减退、贫血、骨髓抑制、疼痛、抑郁等因素引起疲劳，需要请医务人员鉴别。

（2）根据自身体力状况，安排休息与活动，选择喜欢的娱乐活动，分散注意力，安排规律、适度的体育锻炼。

5. 光敏反应的护理

患者主要表现为水肿性红斑，重者可能出现水疱，自觉灼热感、刺痛感、瘙痒感。

（1）尽量在阴凉处行走，如需在烈日下活动，可通过撑太阳伞、戴遮阳帽、穿防晒服、涂防晒霜等方式来抵御紫外线。

（2）如果不是必须早上服用的药物，可以调整用药时间，选择晚上服用来减少可能发生的光敏反应。

（3）用药期间及停药后至少7d内要注意防晒。

6. 肝功能异常的护理

患者常出现瘙痒、黄疸、恶心、呕吐等，宜多吃富含维生素的食物，如蔬菜水果，忌油腻食物，定期监测肝功能。

五、心理护理

因为患者缺乏黑色素瘤相关的知识，就会对黑色素瘤产生强烈的恐惧感，可能会耽误诊治。接受手术切除的患者，可能会留下不美观的疤痕，术后外观的变化，会引起患者的适应性困难，此时需要家属的关心与陪护。对于晚期黑色素瘤患者，家属要正确引导患者，使患者获得安全感、舒适感，从而减轻沮丧和不安。

第四节 黑色素瘤的饮食管理

一、饮食原则

能够自主进食对肿瘤患者至关重要。当肿瘤发展到一定阶段，或在术后、放射治疗、化学治疗等特殊时期，如果不能自主经口进食会对患者的精神造成显著打击，消磨患者与疾病斗争的信心。对此医务人员要根据患者实际所需告诉患者蛋白质的重要性，人体最宝贵的便是“肌肉”，它可以轻易“失去”，却很难恢复。因此要鼓励患者多进食富含优质蛋白质的食物，如鱼、肉、蛋、奶等，补充患者体力。

合理的营养有助于减轻不良反应、减少并发症、提高生存质量和帮助康复。每天要摄取充足的能量，特别是蛋白质，应在 1.0g/（kg·d）以上，若机体存在炎症反应，蛋白质摄入量可增至 1.2~1.5g/（kg·d）。但是，如果存在肾功能不全，蛋白质摄入量不应超过 1.0g/（kg·d），其中优质蛋白质应占总蛋白质摄入量的一半以上。

在肿瘤患者的不同治疗阶段和病情发展的不同时期，均应秉承营养均衡的原则，在日常膳食中提供丰富的营养成分。

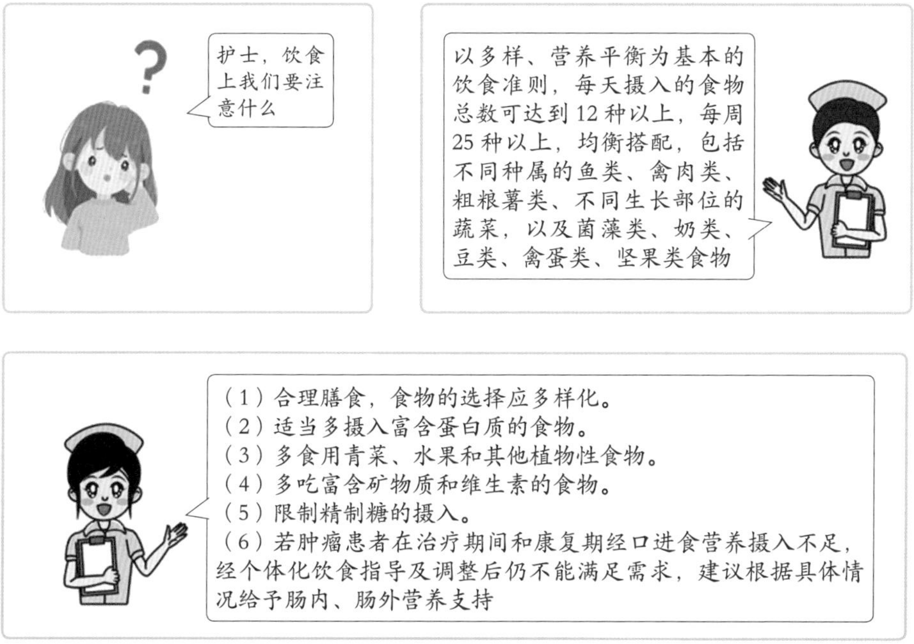
护士，饮食上我们要注意什么
以多样、营养平衡为基本的饮食准则，每天摄入的食物总数可达到 12 种以上，每周 25 种以上，均衡搭配，包括不同种属的鱼类、禽肉类、粗粮薯类、不同生长部位的蔬菜，以及菌藻类、奶类、豆类、禽蛋类、坚果类食物
（1）合理膳食，食物的选择应多样化。
（2）适当多摄入富含蛋白质的食物。
（3）多食用青菜、水果和其他植物性食物。
（4）多吃富含矿物质和维生素的食物。
（5）限制精制糖的摄入。
（6）若肿瘤患者在治疗期间和康复期经口进食营养摄入不足，经个体化饮食指导及调整后仍不能满足需求，建议根据具体情况给予肠内、肠外营养支持

饮食原则

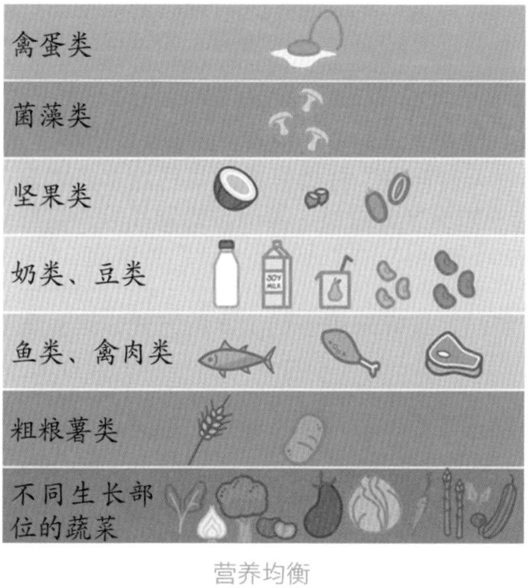

营养均衡

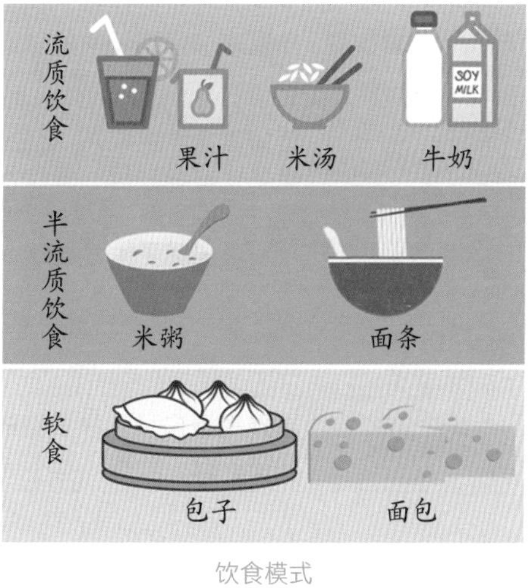

饮食模式

二、出现不良反应时的饮食管理

接受化学治疗、靶向治疗、免疫治疗后，患者会出现各种不良反应，此时要特别注意患者的饮食管理，如表 22-4-1 所示。

表 22-4-1　不良反应的饮食管理

不良反应	饮食护理
疲乏	补充铁含量高的食物，如动物肝脏、牛肉、瘦肉等。另外还可用补益气血的中药材来炖汤，如黄芪、人参、当归等
恶心、呕吐	烹饪方面宜采用蒸、煮等方式，不要采用红烧、煎炸等方法；选择较清淡的食物，如面包片、苏打饼干、烤面包等。出现恶心、呕吐或不想吃东西时，不要强迫自己进食；避免辛辣油腻的食物，避免高脂肪饮食（如肥肉、花生、核桃、全脂乳及各种油煎炸的食品等），少吃肉蛋类食物，多饮水；吃开胃的食物，如酸菜、酸梅汤、果汁等
厌食	进餐时，保持良好的用餐条件和环境，有助于愉悦心境，促进食品的消化和吸收；选择患者平时喜欢的食物来激发食欲，同时可搭配略带酸味的开胃食物，如柠檬、新鲜果蔬汁、山楂等；选择高能量、高蛋白的食物，如酸奶、坚果、曲奇饼干等以增加能量摄入
吞咽困难	采用煮、蒸、炖的方式烹调食物，例如，将肉类、蔬菜、五谷等打碎再炖烂，这样可以提高营养素的摄入，便于患者吸收；使用食品破壁机等把各种食品打碎捣烂或加水做成稀泥糊状食用，如小米粥糊、疙瘩汤、鸡蛋羹、牛乳粥、脱脂牛奶、肉泥粥、鱼泥、蔬菜泥等
咽喉肿痛、口腔痛	选用煮的方式烹饪食物；食用细软、易吞咽的食品，如蔬菜浓汤、蛋糕、燕麦粥、南瓜粥和蔬果汁等；挑选有舒缓效果、温和或清凉的食品，如酸奶、冰淇淋等
味觉、嗅觉改变	烹饪方式可选择煮、炖、蒸、炒；食物多酸甜，少苦辣。通过用糖或柠檬来加强甜和酸的味道，不要吃苦味特别重的食品，如苦瓜、芥菜等
便秘	增加富含维生素 A、维生素 C、维生素 E 的食物摄入，如蛋类、胡萝卜、橙子、植物油等；多饮水，每天晨起喝 1 杯温开水，每日饮水量需要超过 3000ml；选择产气食品，如玉米、豆类、萝卜、奶制品等，这些食物可在肠子里面发酵，然后产生气体，最后促进大便顺畅排出
口干	要注意补充水分，保持口腔湿润，最好采用小口饮水的方式，可适量添加柠檬酸；还可以尝试咀嚼口香糖、口含西洋参等来刺激唾液分泌
骨髓抑制	选择高蛋白及含铁量高的食物，如鱼肉、鸡蛋、猪肉、牛肉、鸡肉、动物肝脏、红枣、黑木耳等，避免喝浓茶

三、特殊患者的饮食管理

1. 靶向治疗合并高血压的饮食管理

（1）饮食中增加不饱和脂肪酸的摄入，有利于控制血压；膳食纤维可降低钠盐吸收，增加钠离子排出，抑制血压上升；五花肉、排骨、肥牛、肥羊等食物，容易引发身体炎症，应避免；选用优质脂肪如橄榄油、牛油果油、三文鱼、深海鱼等食物来减轻胰岛素抵抗。

（2）肿瘤患者合并高血压，膳食应清淡，选用新鲜食材；盐用量每天控制在6g以内，并减少酱油、味精、腐乳等钠含量高的调味品的摄入；不吃咸菜、酸菜、咸肉、咸鱼、香肠、腊肉、腊鱼、熏肠等食物，注意减少钠含量高的饼干、面包等加工食品的摄入。

（3）每天添加糖的摄入量不超过50g，最好控制在25g以下。戒掉"糖瘾"，包括市面上各种含糖饮料及食品，如奶茶、蛋糕、饼干、碳酸饮料、冰激凌、巧克力等。每天饮水量不低于1.5L，根据患者自身状况进行调整，不建议选择浓茶、咖啡、甜饮料，提倡少量、多饮用温开水或淡茶水。

2. 癌症患者合并肝功能异常的饮食管理

（1）急性肝损伤患者常伴有食欲不振、消化吸收不良，应少量多餐，选择低脂、半流质饮食，让肝脏"休息"一下。饮食模式可适当调整到每天4~6次，可以是"三餐两点"方式。食欲不佳、进食量不足的情况下可适当增加新鲜蔬果汁、蜂蜜等的摄入。如果进食量太少也可以口服补充肠内营养制剂或给予一定肠外营养支持。

（2）慢性肝损害患者应注意营养均衡，作息规律，避免劳累，保持心情愉悦。进食太多或太少都会影响肝功能恢复。患者应戒酒，忌油腻、辛辣刺激食物，并慎用任何需在肝、肾进行代谢的药品和食品，如发霉、烟熏、腌制、烧烤、煎炸食品，以及带有人工合成的香精、色素的熟食和饮品等。

第五节

黑色素瘤的康复锻炼

下肢肢端黑色素瘤的患者往往需要清扫腹股沟淋巴结，这会增加下肢深静脉血栓的风险。一旦发生深静脉血栓，血栓脱落有可能导致肺栓塞，严重时可致突然死亡，所以预防下肢深静脉血栓至关重要。以下两种锻炼方式可有效预防深静脉血栓。

一、踝泵运动

踝泵运动

二、股四头肌泵运动

股四头肌泵运动

三、有氧运动

患者也可以进行适当的有氧运动，常见的有氧运动方式有散步、快走、骑自行车、瑜伽、慢跑、太极拳、健身操、游泳等。卧床患者可以在床上做抬臀运动，每组 5~10 次，每天 6~8 组。一般选择早上或下午进行运动，不建议在饱食后或饥饿时活动，以免出现不适；运动前需要做 5~10min 的准备工作，运动后也需要做 5~10min 的放松活动，每次运动不少于 30min。可以采用心率法来衡量目前的运动强度适不适合患者，比较适合肿瘤患者的运动心率范围为最大心率的 50%~70%。例如，60 岁患者运动时心率范围为 160（由 220 减去年龄后得到的数值）的 50%~70%，即 80~112 次 / 分。

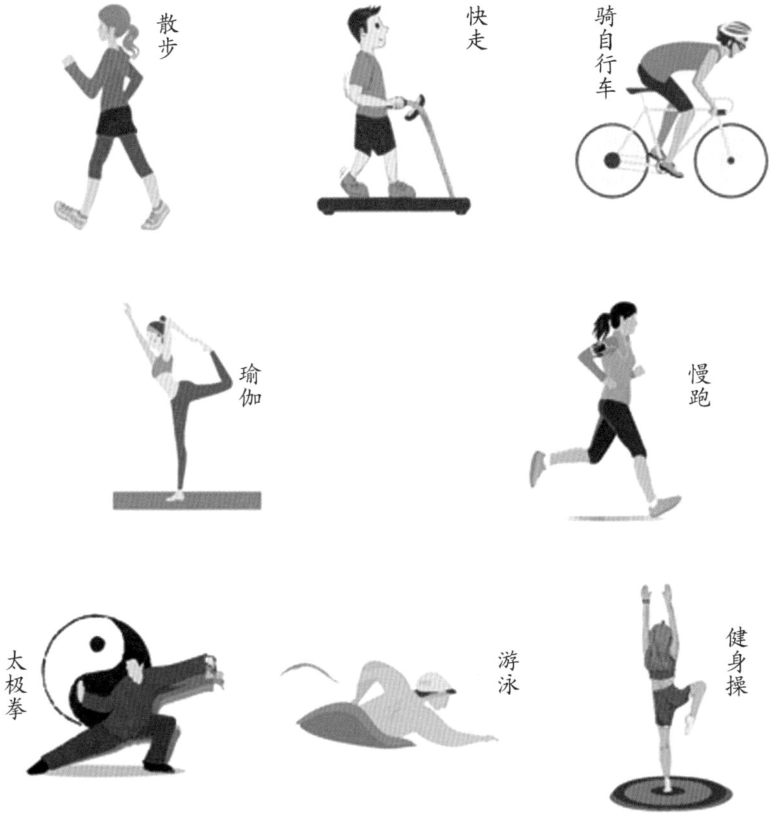

有氧运动

TIPS

小贴士

1. 痣都会变成黑色素瘤吗

痣是由成簇的黑色素细胞及周围组织构成，呈粉红色、褐色、黄褐色或接近正常肤色。痣呈圆形或椭圆形，外观扁平或凸出于皮肤表面，一般小于 5mm。我国患者的皮肤黑色素瘤好发于四肢末端。大多数的普通痣不会进一步发展为黑色素瘤。但是，当痣的大小、形态、色泽和性状改变时，应加以重视，包括颜色不均匀、形态混乱的新生痣。

2. 身上有痣，可以做激光或冷冻吗

绝大多数情况下，身上的黑痣处于稳定状态，演变成黑色素瘤的概率很低，平时不要长期反复搔抓、揉捏或自行去除。出现异常情况时，请及时到正规医院就诊。激光、冷冻、刀割、绳勒等局部刺激有可能诱发色素痣迅速生长和恶变，因此不建议做上述处理。

3. 长期摩擦会导致色素痣恶变吗

研究表明，摩擦不会导致色素痣恶变。但是，皮肤黑色素瘤多原发于足跟、手掌、指趾和甲下等部位，原因尚未明晰。若摩擦后，痣发生破溃、出血，应尽早就医。

4. 身上有异常的痣应该去哪些科室就诊

身上若有异常的痣，推荐去黑色素瘤专科或皮肤科就诊。若病理证实为黑色素瘤，则需要多学科联合诊疗，包括皮肤科、外科、肿瘤内科、放射治疗科及整形科等，建议去有黑色素瘤专科的医院诊治。

5. 黑色素瘤会传染或遗传吗

黑色素瘤一般不会传染，但有一定的遗传性。直系亲属罹患黑色素瘤，其近亲患病风险性将增高 8~9 倍；直系亲属罹患皮肤癌，其近亲罹患黑色素瘤的风险性将增加 2~3 倍。

6. 天生的痣就没问题吗

出生时或出生后几个月内出现的痣为先天性黑色素细胞痣。相对于获得性黑色素细胞痣，先天性黑色素细胞痣的痣细胞更深，多分布于神经血管、毛囊、皮脂腺周围，所以经常看到痣中有毛发生长。先天性黑色素细胞痣跟获得性黑色素细胞痣一样，有发生黑色素瘤的风险。

7. 黑色素瘤患者可以采取饥饿疗法饿死肿瘤细胞吗

饥饿疗法会给机体带来一定的伤害，如营养不良，影响正常细胞的生长，使自身抵抗力下降，增加感染的风险。同时，肿瘤细胞是不正常的细胞，它们快速分裂、生长，并“窃取”体内正常细胞的营养，是饿不死的。良好的营养可增强机体抵抗疾病的能力，帮助患者顺利完成治疗、减少感染等并发症、延长生存时间。因此只吃蔬菜不吃肉、只喝汤不吃肉等，试图用“素食主义”来预防或对抗肿瘤的行为是绝对不合理的。

8. 隔壁村的王大爷吃了某食物或偏方，抗癌效果很好，可以借鉴吗

“适合的才是最好的”，这是饮食第一法则，也是最重要的原则！患者经常说，某专家、医生、报纸或其他患者说吃什么好，然后赶着去模仿，吃得上吐下泻也在所不惜，这种做法非常荒谬。正确的饮食首先要做到正确认识自身，正确认识食物。

参考文献

[1] 中国临床肿瘤学会指南工作委员会 . CSCO 黑色素瘤诊疗指南 2022[M]. 北京：人民卫生出版社，2022：1-42.

[2] 中国抗癌协会 . 中国肿瘤整合诊治指南 2022 版 [M]. 天津：天津科学技术出版社，

2022：2099-2134.
[3] 秦叔逵，郭军，李进，等 . 中国临床肿瘤学会（CSCO）免疫检查点抑制剂相关的毒性管理指南 [M]. 北京：人民卫生出版社，2019：1-116.
[4] 中国营养学会肿瘤营养管理分会 . 中国肿瘤患者膳食营养建议 [M]. 北京：人民卫生出版社，2022：1-25，49-86.
[5] 中国营养学会 . 中国居民膳食指南 [M]. 北京：人民卫生出版社，2016：1-140.
[6] 中国营养学会肿瘤营养工作组 . 恶性肿瘤患者康复期营养管理专家共识 [J]. 营养学报，2017，39（4）：321-324.
[7] 中国临床肿瘤学会（CSCO）黑色素瘤专家委员会 .《CSCO 黑色素瘤诊疗指南解读——前哨淋巴结活检的意义、操作及治疗专家共识》[J]. 临床肿瘤学杂志，2021，26（9）：827-837.
[8] 唐淑慧，李丽，侯黎莉 . PD-1 抑制剂免疫相关不良反应的研究进展 [J]. 临床与病理杂志，2021，41（3）：720-725.
[9] 中华医学会病理学分会皮肤病理学组 . 黑色素瘤病理诊断临床实践指南（2021 版）[J]. 中华病理学杂志，2021，50（6）：572-582.
[10]《中国黑色素瘤规范化病理诊断专家共识（2017 年版）》编写组 . 中国黑色素瘤规范化病理诊断专家共识（2017 年版）[J]. 中华病理学杂志，2018，47（1）：7-13.
[11] 中国临床肿瘤学会肿瘤与血栓专家委员会 . 肿瘤相关静脉血栓栓塞症预防与治疗指南（2019 版）[J]. 中国肿瘤临床，2019，46（13）：653-660.
[12] 中国抗癌协会肉瘤专业委员会软组织肉瘤及恶性黑色素瘤学组 . 皮肤和肢端恶性黑色素瘤的外科治疗规范中国专家共识 1.0[J]. 中华肿瘤杂志，2020，42（2）：81-93.
[13] 雷奕 . 口服靶向抗肿瘤药物的毒副反应及其护理 [J]. 中国癌症防治杂志，2010，2（2）：167-168.